普通高等医学院校护理学类专业第二轮教材

U0746173

中医营养与食疗

（第2版）

（供护理学、助产学、医学检验技术、医学影像技术、医学美容技术等相关专业用）

主　编　朱天民　张春玲

副主编　孙有智　林海燕　王小荣

编　者　（以姓氏笔画为序）

王小荣（甘肃中医药大学）

邓淑霞（西南医科大学）

代金刚（中国中医科学院）

朱天民（成都中医药大学）

孙有智（江西中医药大学）

李　辉（成都大学）

余　阳（成都中医药大学）

张春玲（贵州中医药大学）

陈　露（贵州中医药大学）

林海燕（滨州医学院）

章道宁（北京中医药大学）

游　宇（成都中医药大学）

中国健康传媒集团

中国医药科技出版社

内 容 提 要

本教材为"普通高等医学院校护理学类第二轮教材"之一。全书分上下两篇共十四章，内容包括中医营养与食疗学概论、中医营养与食疗学基本理论、常用食物的营养价值与功效、常用食疗方、审因施膳、现代营养学概述以及临床应用等。本教材在各章设有"学习目标""案例引导""知识链接""古籍选校""本章小结"及"目标检测"等模块。纸质教材同时配套"医药大学堂"在线学习平台（包括电子教材、视频、PPT课件、题库等），从而使教材内容立体化、生动化，易教易学。

本教材具有科学性、系统性、实用性等特点，可供全国普通高等医学院校护理学类专业师生教学使用。

图书在版编目（CIP）数据

中医营养与食疗/朱天民，张春玲主编.—2版.—北京：中国医药科技出版社，2022.9

普通高等医学院校护理学类专业第二轮教材

ISBN 978 - 7 - 5214 - 3200 - 8

Ⅰ.①中… Ⅱ.①朱… ②张… Ⅲ.①中医学 - 营养学 - 医学院校 - 教材 ②食物疗法 - 医学院校 - 教材 Ⅳ.①R247.1

中国版本图书馆 CIP 数据核字（2022）第 081600 号

美术编辑 陈君杞

版式设计 友全图文

出版 **中国健康传媒集团** | 中国医药科技出版社

地址 北京市海淀区文慧园北路甲 22 号

邮编 100082

电话 发行：010 - 62227427 邮购：010 - 62236938

网址 www.cmstp.com

规格 889mm×1194mm $^1/_{16}$

印张 20 $^3/_4$

字数 615 千字

初版 2017 年 2 月第 1 版

版次 2022 年 9 月第 2 版

印次 2022 年 9 月第 1 次印刷

印刷 三河市万龙印装有限公司

经销 全国各地新华书店

书号 ISBN 978 - 7 - 5214 - 3200 - 8

定价 **65.00 元**

获取新书信息、投稿、为图书纠错，请扫码联系我们。

为了贯彻《中共中央、国务院中国教育现代化2035》"加强创新型、应用型、技能型人才培养规模"的战略任务要求，落实《国务院办公厅关于加快医学教育创新发展的指导意见》，紧密对接新医科建设对医学教育改革的新要求，满足新时代医疗卫生事业对人才培养的新需求，中国医药科技出版社在教育部、国家药品监督管理局的领导下，通过走访主要院校对2016年出版的全国普通高等医学院校护理学类专业"十三五"规划教材进行了广泛征求意见，有针对性地制定了第2版教材的出版方案，旨在赋予再版教材以下特点。

1. 立德树人，融入课程思政

把立德树人贯穿、落实到教材建设全过程的各方面、各环节。课程思政建设应体现在知识技能传授中厚植爱国主义情怀，加强品德修养、增长知识见识、培养奋斗精神灌输，不断提高学生思想水平、政治觉悟、道德品质、文化素养等。医学教材着重体现加强救死扶伤的道术、心中有爱的仁术、知识扎实的学术、本领过硬的技术、方法科学的艺术的教育，培养医德高尚、医术精湛的人民健康守护者。

2. 精准定位，培养应用人才

体现《国务院办公厅关于加快医学教育创新发展的指导意见》"立足基本国情，以服务需求为导向，以新医科建设为抓手，着力创新体制机制，分类培养研究型、复合型和应用型人才"的医学教育目标，结合医学教育发展"大国计、大民生、大学科、大专业"的新定位，注重人才培养应从疾病诊疗提升拓展为预防、诊疗和康养，以健康促进为中心，服务生命全周期、健康全过程的转变，精准定位教材内容和体系。教材编写应体现以医疗卫生事业需求为导向，以岗位胜任力为核心，以培养医工、医理、医文学科交叉融合的高素质、强能力、精专业、重实践的本科护理人才培养目标。

3. 适应发展，优化教材内容

教材内容必须符合行业发展要求：体现医疗机构对护理人才在临床实践能力、沟通交流能力、服务意识和敬业精神等方面的要求；体现临床程序贯穿于教学的全过程，培养学生的整体临床意识；体现国家相关执业资格考试的有关新精神、新动向和新要求；注重吸收行业发展的新知识、新技术、新方法，体现学科发展前沿，并适当拓展知识面，为学生后续发展奠定必要的基础；满足以学生为中心而开展的各种教学方法的需要，充分发挥学生的主观能动性。

4. 遵循规律，注重"三基""五性"

教材内容应注重"三基"（基本知识、基础理论、基本技能）、"五性"（思想性、科学性、先进性、启发性、适用性）；"内容成熟、术语规范、文字精炼、逻辑清晰、图文并茂、易教易学"；注意"适用性"，即以普通高等学校医学教育实际和学生接受能力为基准编写教材，满足多数院校的教学需要。

5.创新模式，提升学生能力

在不影响教材主体内容的基础上要保留"案例引导""学习目标""知识链接""目标检测"模块，去掉"知识拓展"模块。进一步优化各模块的内容，培养学生理论联系实践的实际操作能力、创新思维能力和综合分析能力；增强教材的可读性和实用性，培养学生学习的自觉性和主动性。

6.丰富资源，优化增值服务内容

搭建与教材配套的中国医药科技出版社在线学习平台"医药大学堂"（数字教材、教学课件、图片、视频、动画及练习题等），实现教学信息发布、师生答疑交流、学生在线测试、教学资源拓展等功能，促进学生自主学习。

本套教材凝聚了省属院校高等教育工作者的集体智慧，体现了凝心聚力、精益求精的工作作风，谨此向有关单位和个人致以衷心的感谢！

尽管所有参与者尽心竭力、字斟句酌，教材仍然有进一步提升的空间，敬请广大师生提出宝贵意见，以便不断修订完善！

普通高等医学院校护理学类专业第二轮教材

建设指导委员会

数字化教材编委会

主　编　朱天民　张春玲

副主编　孙有智　林海燕　王小荣

编　者　（以姓氏笔画为序）

王小荣（甘肃中医药大学）

邓淑霞（西南医科大学）

代金刚（中国中医科学院）

朱天民（成都中医药大学）

孙有智（江西中医药大学）

李　辉（成都大学）

余　阳（成都中医药大学）

张春玲（贵州中医药大学）

陈　露（贵州中医药大学）

林海燕（滨州医学院）

章道宁（北京中医药大学）

游　宇（成都中医药大学）

中医营养与食疗文化历史悠久，源远流长。随着社会和生命科学的发展，越来越显示出中医营养与食疗的重要意义与价值。它是中医的瑰宝，其独特的中医理论基础，通过丰富的营养学内容与现代预防医学密切关联，并在今天成为一门古老而崭新的综合性实用学科。中医营养与食疗学是护理、养生、康复专业和中药专业营养与食疗方向的专业课。故而一本方便实用，让专业学生及非专业学生都能学以致用的教材尤为重要。

在编写本教材过程中，作者在广泛查阅同类教材的基础上，取长补短，兼收并蓄，着重突出以下几个方面。①融入思政，将立德树人贯穿教材全过程，体现课程思政建设新要求，发挥中医药文化育人优势，加强救死扶伤的道术、心中有爱的仁术、知识扎实的学术、本领过硬的技术、方法科学的艺术的教育，注重培养学生的医德、医术。②目标明确，本教材顺应当代医学模式的转变，注重培养专业型、创新型、综合型的中医药高等人才。加大古籍文献深度，拓展现代研究进展，减少与同类教材重合率。③整体优化，在编写时突出中医学科特色，并将现代营养学、预防医学等相关知识与中医营养与食疗学相结合，在现代营养学、预防医学等内容编写上力求做到简明精要、重点突出、联系紧密。④精准规范，注重内容的实用与适用性。中医营养与食疗学是中华民族的传统国粹，教材编写注重中医药规范标准，真正做到准确、实用、适用。

本教材分为上、下两篇。上篇为总论，主要阐述了中医营养与食疗学概论，包括中医营养与食疗学的概念、内容及特点；基本理论，包括中医营养与食疗学的中医基础理论、治法理论及基本原则；常用食物的营养价值与功效，分别阐述了常用食物药物的性味归经、功效主治、食疗选方、使用注意及现代研究等；常用食疗方，包括各类食疗方的组成、制作方法、服法、功效和适应证、方解以及注意事项；具有中医特色的审因施膳，主要包括因人、因时、因地施膳等以及现代营养学概述等。下篇为临床应用，主要论述临床常见疾病，如呼吸系统疾病、心血管系统疾病、消化系统疾病、内分泌系统与代谢性疾病、泌尿与生殖系统疾病、妇科疾病、恶性肿瘤、儿科疾病的临床治疗，并结合历代古籍选校与现代研究等知识拓展，为学生的学习与实践提供了更为广阔的视野，本教材在上一版教材的基础上进行修订与完善，对原有内容进行充分补充，对不足之处予以修订，旨在将本教材编写为既吸收有新知识、新技术、新研究的现代化教材，又充分体现中医特色的实用性教材。本教材的编写工作得到了各位编者及其工作单位的密切配合与支持，在此表示衷心的感谢，并向上一版的编委会表示感谢！

本教材从编写到出版，几易其稿，但因中医营养与食疗涉及广泛，限于编者水平，教材疏漏之处在所难免，望广大师生批评指正以便进一步修改完善。

编　者
2022 年 5 月

目　录 CONTENTS

上篇　总论

上篇 总论

第一章 中医营养与食疗学概论

PPT

第一节 中医营养与食疗学的概念、内容及特点

一、中医营养与食疗学的概念

中医自古以来就认为"医食同源""药食同源"。古代先人们在长期与疾病斗争的过程中，不断探索尝试使用各种药物和治疗方法，逐渐形成并完善了独具特色、实用高效的中医药学体系。与此同时，先人们很早就发现，许多食物不仅能充饥果腹、维持生命，还能疗疾祛病、促进健康，故人们在食疗方面也积累了极为丰富的经验，并在此基础上，充分借鉴中医药学理论与知识，最终发展形成了中医营养与食疗学。中医营养与食疗学是在中医药理论指导下，研究食物的性能、营养作用、搭配、制作和服用方法，探寻食物与健康之间的关系，利用食物滋养身体、维护健康、预防治疗疾病、促进机体康复的学科。

中医营养与食疗学是中医药学领域中新创立的一门学科，是中医药学的一个分支，它奠基在中国传统文化的深厚底蕴之上，是在古代食疗本草和有关食疗的本草学理论知识、历代医家相关著作及临床实践、民间经验基础之上充实、发展起来的一门学科，具有博大精深的理论体系和丰富的食养方法。

"营养"在古代医籍中又写作"荣养"，有保养身体、养护生命之意。由于保障、维持机体生命活动所需的各种基本物质绝大多数来源于食物，故狭义上，"营养"指人体通过消化、吸收食物，摄取、利用食物中的各种有益成分，来供养、保养、调养身体，维持正常生命活动的过程。在古代医籍中，涉及营养的内容往往称作"食养""食疗""食治"。"食养"与"食疗""食治"的含义有所不同，"食养"是应用食物于健康人群以达到养生、防病之目的，而"食疗""食治"则是应用食物于患病者以治疗疾病。虽然三者在词义上稍有不同，但究其本质，中国古代的"食养""食疗""食治"就是在中医药理论指导下的传统营养治疗学。由于食物本身就兼具有"养"和"疗"两方面的作用，其作用可表

现在扶正与祛邪两个方面。正如孙思邈在《备急千金要方·食治篇》所说："食能驱邪而安脏腑，悦神爽志以资血气。"故中医营养与食疗学的基本原理与中医药物疗法基本一致，即《本草求真》所说的"食物入口，等于药之治病，同为一理。"并且中医营养与食疗学更重视食物在"疗"与"治"方面的特性，注重用食物来影响机体各方面的功能，使人能防病愈疾，获得健康。

目前，随着社会和经济的进步与发展，人们生活水平不断提高，医疗知识逐渐普及，人们对自身健康的维护和疾病的防治有了更高的要求。多数人都希望能获得既有效、又安全的保健强身措施，以避免受到药物副作用的伤害。作为日常的食物，其安全性远高于药物，正如近代著名医家张锡纯指出的："病人服之（指食物），不但疗病，并可充饥。不但充饥，更可适口。用之对症，病自渐愈，即不对症，亦无他患"（《医学衷中参西录》）。故食物在维护健康、防治疾病方面的作用，越来越引起人们的重视，中医营养与食疗学因此倍受青睐与推崇。中医营养与食疗学这门古老而崭新的学科，在未来必将发挥越来越大的作用。

二、中医营养与食疗学的内容

中医营养与食疗学是以中医药学理论为指导，专门研究各种食物在人体医疗保健中的作用及应用规律的一门实用性学科，其基本内容主要见于食疗本草类书籍，此外还散见于某些医书或中医临床书籍。中医营养与食疗学的主要研究内容包括食物的性能、营养成分、功效及其在保健强身、防病治病中的应用规律等，此外亦涉及食用价值、饮食卫生、加工配制等内容。

（一）基本理论

1. 基础理论　中医营养与食疗学来源于中医学，是在中医学框架体系中长期积累形成的，其理论基础基本遵循中医学的基础理论，比如中医学的整体观念；作为基本说理工具和解释模型的阴阳学说、五行学说，重在探讨人体生理构造与功能和病理变化的藏象学说、经络学说、气血津液学说；探讨药物功效与作用的四气五味和归经学说等。

2. 治法理论　食物用于疾病治疗时基本上也遵循中医学的治法理论。比如汗、吐、和、下、温、清、消、补"八法"，其中汗、下、温、清、消、补等法也是食疗中常用到的治法。考虑到人们对饮食物的要求以及"吐法"给人带来明显的不适感，故"吐法"在食疗中实际上很少用到。"和法"实质上是非常概括和广泛的一种治法，主要是指通过各种办法使人体阴阳和合、气血调和、经络通和，可以说，八法中的其他治法都可以归属于广义的"和法"范畴。在中医营养与食疗学中，则更多的是将"和法"落实到调理气血、祛除湿邪这些具体的治法层面上来加以体现。

3. 基本原则　运用食疗时需要遵循的一些基本原则，也与中医学的基本治疗原则一脉相承。比如，从发病学角度强调扶正祛邪、调整阴阳，从病情影响因素和整体观念角度强调因时、因地、因人制宜，从发病的具体物质基础角度强调要调和气血。由于中医营养与食疗学的学科特殊性质，食物要进入人体依靠脾胃运化吸收发挥作用，因此特别重视保养脾胃功能。与药物一样，食物在搭配组成食疗方时，也要考虑到食物之间的相互影响、相互作用，避免相互牵制、抵消效果甚至产生毒副作用，这就需要注意食物配伍与食用禁忌的问题。

（二）常用食物的营养价值与功效

要运用食疗，首先要了解食物中含有的营养成分和功效。这需要深入挖掘相关古籍和总结代代相传的民间经验。同时，还要遵循中医学的思维方式和研究方法，根据中医基本理论不断去摸索探究更多更广泛的食疗食物，扩展新的认识和经验，再结合现代科学技术手段加以验证。

（三）常用食疗方

食疗在应用时与中医方剂类似，往往将一种或多种食物与药物搭配在一起，扬长避短，共同发挥更大的养生保健、防病治病的作用。早在古代就已经如此应用了，许多经典食疗方至今仍然被大众认可，并广泛应用于临床实践。后来在此基础上又产生了"药膳"，即遵循中医药学的基本理论和原则等，将中药添加到食物中，采用独特的烹饪技术，如炒、焖、煎、炸、蒸、煮、熬、卤、烧等，制作成汤、羹、膏、酒、粥、面、糕、饼等各种色、香、味、形俱佳的膳食，供人们服用，具有广泛的适用性。根据功效的差别，药膳又可分为保健药膳与治疗药膳，前者主要用于强壮身体、美容养颜、延年益寿、病后调理等，后者则针对不同疾病及病情需要来发挥治疗作用，多配合药物疗法一起应用。药膳既适合于家庭食品的制作，又可作为餐馆配膳的美食佳肴，已成为中医营养与食疗的主要表现形式之一。

（四）审因施膳

临床运用食疗时，需要按照中医理论，对人群的体质和患者的病情进行了解、分析、诊断，在此基础上再有针对性地选用适合的食疗方或者药膳来进行调理。另外，除了考虑人体因素之外，还要重点考虑不同季节气候、不同地域对食材、制作方法及食疗效果等的影响。这是中医营养与食疗的主要特色之一。

（五）临床应用

除以上内容外，中医营养与食疗学还研究临床上各科疾病的具体营养搭配和食疗方法。在研究方法和手段上，现代中医营养与食疗学已不再局限于经验积累和文献整理，而是在此基础上充分借鉴和利用现代科学技术手段和思路，并注意与现代医学、现代营养学、植物化学、生物化学及烹饪学等其他学科知识领域相结合，更好地服务于临床，解决实际问题。这就为食物的开发利用和食物疗法的运用开辟了更为广阔的前景。

三、中医营养与食疗学的特点

中医营养与食疗学是以中医药理论为基础，融养护、治疗、预防、康复为一体的学科，具有以下显著特点。

1. 源远流长，资料众多　食疗在我国已有数千年的历史，其形成和发展与中医药学的形成和发展几乎是同步进行的，在漫长的历史发展过程中，人们积累了大量的实践经验，其中绝大多数被收载于古代文献和著作中。在浩如烟海的古代本草文献中，有许多是专门论述食养、食疗、食治的著作，其中很多著作至今仍然有较高的实用参考价值。而散见于各种书籍中的有关食疗、食养的记载内容，则更是难以计数。

2. 理论完整，经验丰富　中医营养与食疗学是中医药学体系中的一个组成部分，它完全建立在中医药理论的基础上，其实施也是按中医药理论为指导原则而进行的，如整体观念、辨证施膳、食物的性味、食物的宜忌等，离开中医药理论的指导，就不能称之为中医营养与食疗学。例如《内经》中早就指出"法于阴阳，和于术数，食饮有节"，这一观点被后世所公认和遵循，它包括饮食的节制与调节两方面的意义。其内容涉及四时饮食的调节、食量的节制、食品温度的适中、食品性味的调配以及饮食禁忌等。也就是说，人的饮食要有节制，既不能狂食滥饮，也不能偏食偏嗜。只有做到饮食有度、调适合理，才能起到保健强身、延年益寿的作用。古籍中也记载了众多的食疗方法和具体的药膳食谱，这些都逐渐被现代临床实践所验证。

3. 简便实用，独具特色　中医营养与食疗学具有浓厚的民族风格和传统特色，食物就地取材，种类极为丰富，食用形式纷繁多样，不仅有单味食物，还有复合食治方、食谱，更有由食物、药物同用，再加调料一起调制成的药膳。不但研究食物防病治病的作用，也讲究制餐时的烹调合宜，而且南北各地都有自己的土产食物和地方的烹调配制特色。其加工制作方法多采用我国传统的各种烹饪技术，通过这些方法加工出来的食品，都深受老百姓喜爱，不但可口，而且能疗疾，将食、养、疗、治融为一炉，色香味俱全，味美易食又有益健康，极易为人们所接受和掌握，如当归生姜羊肉汤、蜜糖蒸百合等。

4. 防治兼备，辨证施食 中医营养与食疗学在理论体系上和中医"治未病"的思想有着密切的联系。"上工治未病"，这种防患于未然的预防思想，及无病防病、有病防变的原则，始终贯穿饮食疗法的整个过程，也是中医营养与食疗学的特色之一。在中医理论指导下的营养和食疗，其最突出的特点之一就是辨证施食（膳），即根据具体食疗对象的不同体质和病证特点，分别给予适合其体质和与病证相符的食物，如素体阳虚、畏寒怕冷者，给予有温补作用的食物；阴虚体质，潮热、烦渴者，给予寒凉滋润的食物，以帮助其改善体质，恢复阴阳平衡协调，保持健康，或起到预防的作用。

目前，中医营养与食疗学，作为一种比较理想而有效的医疗保健方法，越来越受到医药学界和营养学界的重视，并已成为现代医疗保健综合措施中的一个重要组成部分。

第二节　中医营养与食疗学发展概况

一、中医营养与食疗学的发展简史

中医营养与食疗学历史悠久，源远流长，是我们祖先遗留的宝贵遗产，经历了数千年的发展演变，为中华民族的繁衍昌盛和人民的身心健康做出了巨大的贡献，其在不同历史时期都有各自的发展。

（一）萌芽时期

食物的起源与药物的发现是密切联系的，中医学从它诞生之初便与饮食物结下了不解之缘，"药食同源"之说，就反映了这一点。先人们为了生存与繁衍，在自然界觅食的过程中逐步发现了一些动植物既可饱腹充饥，又能治病疗疾。同时，通过反复的尝试实践，将营养价值不大但治疗作用明显的食物分离出来，成为专门治病的药物。因此，药物其实来源于食物。从古人发现食物到认识其有一定的治疗作用，全部都是在自觉与不自觉的探索中实现的。"神农尝百草，一日而遇七十毒"的传说，就完全印证了这一点。再如酒是人类在长期的历史发展过程中创造的一种饮料，随着酒的使用，逐渐发现了其"通血脉""行药势"的治疗作用，以及作为溶剂的作用，从而推动了食疗饮料的发展。随着社会的发展，人类学会使用火，火在食物制作中的使用对食疗烹饪方法的创立具有关键性的作用。远古先人利用火"炮生为熟""以化腥臊"，早期的食物烹调方法也随之而产生，使食物中的某些营养成分更易于消化吸收。其后发明的汤液等烹饪方法使食物、药物的制作，逐渐由"㕮咀"过渡到煮食或去渣喝汤，从而为食疗烹饪方法的发展奠定了一定的基础。

（二）理论奠基时期

西周时期，人们对饮食已相当讲究，并开始摸索更为合理的饮食方法。据《周礼·天官》记载，已有"食医、疾医、疡医、兽医"的设置和分工，其中的"食医"就是专管食疗的医官，位居当时各类医师之首，其职责是"掌和王之六食、六饮、六膳、百羞、百酱、八珍之齐"。也就是说，食医主要负责管理帝王的饮食营养。可见当时已经明确知道饮食与健康之间存在密切关系。关于疾医，《周礼》记载其职责是"以五味、五谷、五药养其病"。其中五味与五谷显然属食疗范围，至于五药，据汉代学者的解释为"草、木、虫、石、谷"，其中也有很多是食疗内容。我国现存最早的诗歌总集《诗经》中记载的一些药物，都是既可药用又可食用的，说明食疗在这一时期已具雏形，人们对饮食宜忌已有了一定的认识，而且注意到了不同食物在防治疾病、保健强身方面的不同作用。只不过其经验仍然比较原始、不成体系，食物和药物之间的界限还不够明显。

战国时期，中医学理论体系初步形成，关于食疗的内容也已显露端倪。从《汉书·艺文志》中著录有《神农皇帝食禁》7卷来看，先秦时期关于饮食禁忌的内容已经被人们极为重视，并且已经总结出了一些规律性的内容。中医学现存的奠基之作《黄帝内经》中就指出"毒药攻邪，五谷为养，五果为助，五畜为益，五菜为充，气味合而服之，以补益精气"（《素问·脏气法时论》），以及"谷肉果菜，食养尽之，无使过之，伤其正也"（《素问·五常政大论篇》）等合理饮食的内容，既明确指出用药的同时辅以食疗的重要性，又进一步说明各类食物应调配得当，互相取长补短，才能发挥对身体有益的作用。此外，《黄帝内经》中还论述了脏腑生理特性和食物性味的关系，以及对饮食性味的选择与配合等，为后世中医营养与食疗学的建立奠定了基础。

秦汉时期的经济文化发展很快，本草学著作中所载药物增多。其中，南方的热带植物药和北方的寒带植物药的品种范围都不断扩展和增加。公元122年前后，汉使张骞出使西域，带回了石榴、胡桃、胡瓜、苜蓿、蒜葫、葫荽、西瓜、无花果等多种植物的种子，大大增加了食物和药物的种类。湖南马王堆出土的汉代医学文献《五十二病方》一书中，也以大量的食物入药。这些都促进了食疗的发展，体现了当时的食疗水平。

东汉末年我国现存最早的药学专著《神农本草经》问世，其中收载了不少食物，包括谷、米、果、木、草、鱼、禽、兽等，并从药物学的角度对其性味、功效、主治病证等方面进行了论述。该书收载药物365种，其中食物约50种，并记载了这些食物有"轻身延年"的作用，说明当时对于一些食物的药用价值已经有了充分的重视和肯定。

东汉末年杰出医家张仲景的《伤寒论》中也不乏食疗的有关内容，如书中记载的"猪肤汤"和"当归生姜羊肉汤"都是典型的食疗处方，至今仍常用于临床。《金匮要略》中专列"禽兽鱼虫禁忌并治"和"果实菜谷禁忌并治"两篇，专门论述了"食禁"，认为掌握饮食五味之宜忌，对于健康和防病都十分重要，指出"凡饮食滋味以养于生，食之有妨，仅能为害"。

由此可见，随着食疗经验和知识的积累，食疗理论也逐渐产生了。汉代以前是食疗的理论奠基时期，对中医营养与食疗学的发展具有重要影响与指导意义。

（三）发展成熟时期

魏晋南北朝时期，用食物治病防病的知识有明显增加。晋代葛洪的《肘后方》里面首次记载了对于若干由营养素缺乏所致的疾病，可以用相关食物来进行治疗，比如用海带酒治疗瘿病，以及用猪胰脏治疗消渴病等。书中还记载了饮食卫生与禁忌的内容，如"羊肝不可合乌梅及椒食""天冬忌鲤鱼"等。梁代陶弘景的《神农本草经集注》一书，充分考虑到食物的特殊性，在分类上首创把果、菜、米等食物与草木、玉石并列，这种分类法对后世食疗本草的编写和中医营养与食疗学的形成起到了极大的启发和促进作用。

到了唐朝开始出现食疗专著。孙思邈在《备急千金要方》中，首次将"食治"立为专篇，这是现存最早的中医营养与食疗学专篇。在序言里，他指出："夫为医者，当须先洞晓病源，知其所犯，以食治之。食疗不愈，然后命药。"意思就是说，医生应该把食疗作为治疗疾病的首选方法，食疗无效，再用药物治疗。他还说："安身之本必资于食，食能排邪而安脏腑，悦神爽志以资气血，若能用食平疴，释情遣疾者，可谓良工。"意即能用食疗治疗疾病的才是高水平的医生。书中共收载食物百余种，分为果实、菜蔬、谷米、鸟兽（附虫、鱼）四类。由此可见，孙思邈已充分认识到食物具有营养、预防、治疗、保健等多方面的作用，他对食疗非常重视，把食疗这门学科提到了相当高的地位。这些都说明食疗已从实践升华到了理论阶段。

其后，孟诜收集民间经验和医家创见，参以自己的认识和经验，撰成《补养方》3卷，共收载药食两用的食物上百种。张鼎又在此基础上增补食物数十种，著成了《食疗本草》3卷，这是我国现存的第一部食疗专著。该书较全面地从食物的营养、治疗等方面进行了论述，对于食物的性味、产地、鉴别、调制都做了叙述，每种之下列有由该食物组成的方剂及其适应证，介绍颇详，并对当时的饮食方式做了归纳。另外，他还指出了妊娠期妇女、产妇的饮食禁忌，小儿对食品的要求及过食、久食某些食物的副作用等，并对食疗做了较为系统地总结。至此，中医营养与食疗学作为一门独立发展的学科已具雏形。

（四）全面发展时期

随着历史的发展，饮食疗法愈来愈趋于成熟。宋元时期，在本草学迅速发展的基础上，中医营养与食疗学的内容也得到极大地丰富和进一步发展，当时的医学名著如《太平圣惠方》《圣济总录》及药物学专著《证类本草》中都专设有《食治》门，收录了更多的食物。《太平圣惠方》中将食疗的作用总结为"病时治病，平时养身"，即具有食疗与食养两方面作用，而且还列举了多种保健食品，该书所载的食疗用方和食膳类型对后代食疗影响很大。陈直所撰的《养老奉亲书》是一本老年疾病治疗保健学，其中记载了很多老年食疗方。

到了元代，中医学在中医营养与食疗学方面更是有了相当大的发展。其中尤以太医忽思慧撰写的《饮膳正要》最有价值，被誉为我国现存最早的营养学专著。该书根据中医自古以来的"治未病"思想，从营养的观点出发，认为病后服药不如在未病前注意营养以预防疾病，提出："夫安乐之道，在于保养。"《饮膳正要》继承了食、养、医结合的传统，系统地介绍了食物的性味、功效、主治、宜忌等内容，同时注意每一种食物的养生和医疗效果，故本书所载的基本上都是保健食品，且对所载的各种食品均详述其制作方法、烹调细则。该书还增收记录了当时西域或少数民族所习用的食物。烧酒（蒸馏酒）作为食品，也是首次被记载于中医营养与食疗学专书中。该书注重从营养、烹饪技术、饮食卫生、饮食宜忌及治疗等各方面加以论述，将我国食物本草研究从着重于"食治"推进到着重于"食补""食养"的新阶段，可以说是中医营养与食疗学发展史上的一块里程碑，它标志着中医营养与食疗学的成熟和高度发展。

明清时期，中医营养与食疗学得到全面发展，当时大多数本草著作都注意到了中医营养与食疗学在本草学中的重要性。明代世界著名医药学家李时珍，总结了十六世纪以前我国医药学知识，编撰成本草学巨著《本草纲目》。本书内容非常丰富，对中医营养与食疗学的发展产生了巨大的影响。其一，它提供了饮食疗法的丰富资源，仅谷、菜、果三部就有300余种，虫、介、禽、兽有400余种；其二，书中保存了不少食疗佚文，使古代宝贵的食疗资料得以流传下来；其三，收载了很多食疗方法。另在谷、肉、果、菜、禽等各部"附方"中也有不少食疗方。

朱棣主持编写的《救荒本草》，共收载400多种植物，以备荒年作为食品使用，其中新增很多前人未经记载的可食野菜，直接扩大了人们利用植物的范围。卢和著有《食物本草》2卷，卷上载有水、谷、菜、果四类，卷下载有禽、兽、鱼、味，他主张多食蔬菜，少吃肉食，这样可疏通肠胃，益于身体，认为"五谷乃天生养人之物""诸菜皆地产阴物，所以养阴，固宜食之……蔬有疏通之义焉，食之，则肠胃宣畅无壅滞之患。"这些提倡素食的思想不仅丰富了中医营养与食疗学的内涵，也极大地推进了养生学的发展。

明代的中医营养与食疗学除注意各种食物的医疗作用外，还很重视各种食品的制作方法及其营养价值。值得一提的是高濂的《遵生八笺》，书中记载了各种食物的制作方法，其中有汤类32种，粥类38种。徐春甫的《古今医统》中有专卷记载茶、汤、酒、醋、酱油、菜蔬、肉类、鲜果、酪酥、蜜饯诸果的制作方法，内容丰富。同时，汪颖的《食物本草》、宁源的《食鉴本草》等，对食疗研究都有很大的参考价值。

清代的食疗著作众多，其中从食物的治疗作用方面进行深入研究的论述较多。较早的著作有沈李龙编著的《食物本草会纂》，本书对于食物的疗效记述甚详，并强调饮食有节和食疗方法两者都十分重要。袁枚的《随园食单》别具风格，且注意烹调技术。其后最有名的食疗著作是王孟英的《随息居饮食谱》，书中主张多进谷、畜、果、蔬，以食代药，反对偏食，提倡"食忌"，该书分水饮、谷食调和、蔬菜、果食、毛羽、鳞介等类来论述食物，列举的很多单方都有效验，如白扁豆治赤白带下；冬瓜行水消肿等。另外，书中还列举了很多"发物"，如发热的姜、蕹、羊肉、川椒、胡椒；发风的春芥、虾、蟹、鹅；助湿的枇杷、羊脂；动血的慈菇、胡椒；动气的比目鱼、羊肉、春芥等，为中医营养与食疗学的进一步完善做出了重要贡献。

随着温病学说的创立，清代医家对热性病的食疗也积累了很多经验。如吴鞠通的《温病条辨》中应用梨、鲜芦根、生荸荠、藕、麦冬组成的"五汁饮"养胃阴以善后，用于治疗阴虚津涸，就是典型的食疗方。费伯雄撰有《费氏食养三种》，即《食鉴本草》《本草食谱》及《食养疗法》，"食养疗法"一词即为费氏首先明确提出。黄鹄辑的《粥谱·附广粥谱》共载药粥方200多个，成为现存的第一本药粥专著。刊行于公元1642～1644年间的《食物本草》（作者不详，与卢和的著作同名）收载内容最多，该书22卷，载食物1679种，分为水谷、菜、果、禽兽、草木、火、金、玉石、土等16部，堪称我国食物本草之最。赵学敏的《串雅内编》及《本草纲目拾遗》等也有很多食疗方面的记载。另外，在张锡纯的《医学衷中参西录》中也载有食治案例。

（五）现代发展时期

中医营养与食疗学作为中医学内容之一，在清末之后也有所发展，如张拯滋著《食物治病新书》，杨志一等编写《食物疗病常识》等书，杨志一还主编了《食物疗病月刊》，提倡中国传统食疗方法。他们既继承了前人的食疗经验，又作了有益的补充和阐发。

中华人民共和国成立之后，中医营养与食疗学有了前所未有的发展。除了大量这方面的专业或科普书籍相继出版问世，中医营养与食疗学实践也方兴未艾，一些中医研究和医疗机构设立了专门的食疗科或食疗门诊，进行食疗的实践应用与推广。不少大城市还建立了传统保健餐馆、药膳餐厅、药膳饭店，深受民众欢迎。

中医营养与食疗学源远流长，在历经了3000多年漫长的发展历程后，成为中医药学领域中的一门独立学科。围绕食疗所进行的临床实践和科学研究也达到了新的高度。中医营养与食疗学在未来必将大放异彩，为保障人类的健康长寿发挥重大作用。

二、中医营养与食疗学同其他学科的联系

中医营养与食疗学是中医学的重要组成部分之一，与中医学中的中药学、方剂学、针灸学、推拿学等其他学科有着密切联系，尤其在预防医学、康复医学和老年医学等领域中占有重要地位。它与中医学的药物疗法关系极为密切，可以说是同源而异流。在现代科学迅猛发展的今天，中医营养与食疗学对营养的认识与中医学既有很大不同，又有一些相似之处，二者可以互相借鉴。

（一）中医学药物疗法

中医学中的药物疗法主要是运用各种中药，或单味，或复方，加工制作成各种剂型，用以维护健康、防治疾病，它利用的主要原材料是药物，并以药剂的形式发挥作用。中医营养与食疗利用的原材料主要是食物（比如常见的如谷肉果菜之类），辅以少量药物或者不用药物，并加工成日常食品，以饮食物的形式来发挥作用。药物疗法的主要目标是患者，其次才应用于健康和亚健康人群，范围比较局限，

是治疗与预防疾病的主要手段之一。食疗的主要应用目标是健康和亚健康人群，其次才应用于患者，适应范围较为广泛，重在预防疾病、维护健康，主要是作为药物或其他治疗措施的辅助手段。药物疗法是在生病时或者有特殊需要的情况下应用，属非常手段，见效往往较快，一般不宜长用，病情好转或者痊愈后要停用。食疗则是在日常饮食生活中自然而然应用，见效往往较慢，需要长期应用。俗话说"良药苦口利于病"，在服用时，药物制剂往往有刺激感，口感较差，而食疗则能通过食物加工后的色、香、味、形，给人感官上、精神上的享受，服用时具有天然的优势，有较好的接受性，利于长期坚持服用。

食物疗法与药物疗法相比，各有所长，也各有不足之处，在防病治病的过程中，二者应相互配合，充分发挥所长，弥补所短，更好地发挥防病治病保健的作用。

(二) 现代医学的营养学

在现代医学中，营养学是一门新兴学科，是研究人体营养过程、需求和来源以及营养与人体健康、疾病、预防、康复等之间关系的学科。其研究内容主要是食物中的营养素、人体对营养素的需要量、食物的供给量、营养与疾病的防治、各类人群各类营养素的合理配比、特殊生理条件下的营养需要和膳食问题等，以提高膳食的营养质量，促进人体健康。

现代营养学认为，营养的物质基础是食物，食物中含有维持人体正常生理功能所需要的各种营养物质，即营养素。营养素是指维持身体正常生理功能和健康所需的基本物质，合理的营养是维持人体正常生长发育和保持良好健康状态的物质基础。人体每天所需的能量、营养物质和微量元素等都要从食物中摄取，如果某些营养物质缺乏或者不均衡会导致人体出现问题。许多疾病的预防、发生和治疗都与营养有十分密切的关系，通过合理的营养支持和科学的膳食调整完全可以减轻症状、控制与稳定病情，减少并发症。

现代营养学是建立在生物化学和现代医学基础上的，重在研究膳食中的各种营养素的含量与生理功能，以及膳食中的各种化学成分与防治疾病的联系。

中医营养与食疗学不同于现代医学中的营养学，它是在传统中医理论的指导下，总结了历朝历代食疗营养方面的宝贵经验而形成的，它对食物功效的认识是建立在阴阳学说、五行学说的基础上，根据食物的来源、形态、食用后人体的感受等，对食物进行区分，并对其四气五味以及归经加以总结。其运用遵循中医藏象学说、阴阳学说、五行学说、经络学说、病因病机理论等基本理论和调整阴阳、扶正祛邪、三因制宜等基本原则，再加上合理的搭配与制作，使人易于接受，从而达到预防保健、治疗疾病、促进康复的效果。其所遵循的基本理论、基本认识，运用的方式方法和原则都与现代医学有很大不同，有其固有的理论体系和非常鲜明的中医学特色，具备了独特优势。因此，二者来源不同，分属于不同的理论体系。

当然，随着现代营养学的发展，二者之间也在不断互相学习，互相借鉴，交叉渗透，取长补短，共同促进，并肩发展。

(三) 药膳学

中医药膳是在中医药理论指导下，将不同药物与食物进行合理的组合，采用传统和现代的科学加工技术，制作出具有独特色、香、味、形、效的膳食品。中医药膳学就是研究中医药膳的起源、发展、基本理论和开发应用的一门学科，它是在中医药理论指导下，经过前人长期的医疗和生活实践，逐渐积累、不断总结起来的。近些年来，它又结合古今烹饪学、现代营养学、食品卫生学等相关理论，逐渐形成一门相对独立的中医药学的分支学科。中医药膳学主要研究中医药膳的基本理论、药膳制作的基本技能、药物与食物两类药膳原料的性能特点、传统药膳方等。可以看出，中医营养与食疗学和中医药膳学同根同源，理论体系完全相同，很多基本内容相似。区别在于，中医药膳学所研究的内容相对于中医营养与食疗学而言比较局限，中医营养与食疗学的研究内容更加广泛。药膳学的研究侧重于药物与食物两类药膳原料的性能特点、药膳方剂的组制与功效、药膳的制作、传统药膳方的实践应用；而中医营养与食疗学侧重研究中医营养与食疗的基本理论、常用食物的营养价值与功效、常用食疗方，以及临床具体疾病的营养与食疗要求等，尤其是临床具体疾病的营养与食疗要求是重点内容之一，而且还借鉴参考和结合了一部分现代医学营养学的内容。因此，可以说，药膳学是中医营养与食疗学在药膳方面的细化，中医营养与食疗学是药膳学的扩展和延伸。

三、中医营养与食疗学的现代研究

随着现代科学技术的发展，研究者们逐步开始运用先进的技术手段从动物实验、临床观察等方面对传统食疗运用的食物、食疗方、药膳方等进行微观上的深入研究。

根据中医营养与食疗学的原则，必要时可以在食物的处方中加入适当药物，但它的基本材料首先必须是食物，而绝不是药物。如果离开了食物，食疗就不可能存在了。这里所说的食物，是指广义的、可供食用或饮用的天然物质，如大米、小麦、糯米、黄豆、大豆、萝卜、牛羊肉和茶叶、菊花、玫瑰花、茉莉花等。食物，除人们都熟悉的普通饮食物之外，还有许多本身就是药、食相兼的，即既是食物又是传统的中药，如生姜、大枣、龙眼肉、枸杞子、桑椹、猪肤、羊肉等，二者之间并无非常严格的界限和区别。虽然食物的性质大多比较平和，可以长期食用，但它们又有一定保护健康、防治疾病的作用，这样一来，就必然也具有某种偏性，只是与药物相比，一般不甚明显。食物的偏性，也就是食物的性能，主要是性、味、归经及其功能，正是中医营养与食疗的基础。

而从现代营养学的观点来看，食物的营养素及其生理功能，是食疗的基础。一般来说，中医从人类摄取食物的效果中总结出来的性能，也往往与西医学在研究中发现的该食物的功效不谋而合。比如传统药食两用佳品大枣，中医学认为其有补中益气、养血安神、缓和药性等作用，多用于脾胃气虚、血虚等引起的以面色萎黄、倦怠乏力、心神不安、出血等为主要表现的贫血、紫癜等多种病。现代研究发现，大枣中含有三萜类、皂苷类、生物碱类、黄酮类、糖苷类、核苷类、糖类、蛋白质、氨基酸类、维生素类、酰胺类、有机酸类、甾体类等比较复杂的多种化学成分，具有免疫兴奋、抗氧化及抗衰老、抗肿瘤、抗突变和抗 I 型变态反应等作用。又如百合，中医学认为其有养阴润肺、清心安神、止咳祛痰之功，《本草纲目拾遗》认为"百合清痰火，补虚损"，多用于治疗阴虚燥咳、劳嗽咯血、肺痈、失眠、心悸等病证；而现代药理研究则表明，百合中除含有对人体有益的丰富的蛋白质、磷脂、氨基酸、维生素和微量元素等营养物质外，还含有百合多糖、百合甾体皂苷、生物碱等多种生物活性成分，在抗疲劳、抗抑郁、抗肿瘤、降血糖、抗氧化、免疫调节、止咳等方面有很好的作用。

现代药理研究还表明，中医营养与食疗学中的食疗方或药膳方大都具有增强机体的生理功能，改善细胞代谢和营养，改善心、肺和造血系统功能，促进血液循环等作用，并能调节机体内物质代谢平衡，从而起到防治疾病、促进机体康复、保持健康的功效，而且很多功效和古人的认识相符合。比如，现代学者研究报道，经典食疗名方当归生姜羊肉汤，临床用于治疗产后痛风、产后痹痛、虚寒咳嗽、冬季闭经、虚寒咳嗽、小儿腹泻、产后巨幼红细胞性贫血、肠易激综合征等多种病症，取得了显著疗效；又如源自《金匮要略》的另一食疗方百合地黄汤，百合地黄汤由百合和生地黄组成，具有养心润肺、清热凉血的功效，原书记载其能治疗"意欲食复不能食，常默默，欲卧不能卧，欲行不能行，欲饮食，或有美时，或有不用闻食臭时，如寒无寒，如热无热，口苦，小便赤，诸药不能治，得药则剧吐利，如有神灵者，身形如和，其脉微数"的百合病，中医多认为该病是由于心肺阴虚、虚热内生上扰而影响到心主神明的功能，导致精神异常，神志恍惚不定，且语言、行动和饮食等失调。现代研究发现，该食疗方能治疗抑郁症、焦虑症、失眠症、癔症等，较多应用于神经系统疾病，尤其是精神情感心理障碍性疾病的治疗。有学者研究分析了药膳食疗的现代疾病谱，发现其疾病谱以内科病症为多见，主要有糖尿病、高血压、便秘、咳嗽、腹泻、水肿、呕吐、神经衰弱等数十种。

这些都说明了中医营养与食疗学的宝库中蕴藏着丰富的宝藏，有待进一步深入研究挖掘。目前，中医营养与食疗作为一种比较理想而有效的医疗保健方法，越来越受到医药学界和营养学界的重视，并已成为现代社会中人体医疗保健综合措施中的重要组成部分之一。

⊕ 知识链接

"健康中国2030"背景下《黄帝内经》的现代养生价值

2016年，中共中央、国务院印发的《"健康中国2030"规划纲要》中提出"充分发挥中医药独特优势"，到2030年人均预期寿命较目前再增加约3岁，达到79岁；为达到这个目标而提出"实施中医治未病健康工程"这一措施，与我国有数千年历史的中医养生巨著《黄帝内经》古今相应。中医养生起源很早，《黄帝内经》是其渊源。《黄帝内经》的核心思想在于"不治已病治未病"，即教导人们如何不得病。《黄帝内经》的养生原则是以天人一体的整体观为统筹，讲究顺应自然、内外兼养，包括四季养生、饮食养生、运动养生等。现代医学研究表明，很多精神疾病和躯体疾病，如精神分裂症、高血压、冠心病、癌症、糖尿病、哮喘等，都与激烈的竞争、过度紧张的社会生活有直接的关系。对此，《黄帝内经》也早有预见性的阐述："今时之人不然也，以酒为浆，以妄为常，醉以入房，以欲竭其精，以耗散其真，不知持满，不时御神，务快其心，逆于生乐，起居无节，故半百而衰也。"

✿ 古籍选校

元代忽思慧《饮膳正要》："善养性者，先饥而食，食勿令饱，先渴而饮，饮勿令过。食欲数而少，不欲顿而多。"

目标检测

答案解析

单项选择题

1. 现存最早设立中医营养与食疗学专篇的著作是（　　）

    A.《黄帝内经》   B.《神农本草经集注》

    C.《备急千金要方》   D.《伤寒论》

    E.《肘后方》

2. 我国现存的第一部食疗专著《食疗本草》的作者是（　　）

    A. 孟诜   B. 陈士良   C. 孙思邈   D. 张鼎   E. 葛洪

3. 我国现存的第一部食疗专著（　　）

    A.《救荒本草》   B.《随园食单》   C.《食疗本草》   D.《饮膳正要》   E.《食鉴本草》

4. 我国现存最早的营养学专著是（　　）

　　A. 《救荒本草》　B. 《遵生八笺》　C. 《食鉴本草》　D. 《饮膳正要》　E. 《随园食单》

5. 清代首先明确提出"食养疗法"一词的是（　　）

　　A. 叶天士　　　B. 费伯雄　　　C. 黄鹄辑　　　D. 许克昌　　　E. 张锡纯

6. 传说创立了汤液的是（　　）

　　A. 张仲景　　　B. 黄帝　　　C. 神农　　　D. 伊尹　　　E. 岐伯

7. 号称"百药之长"的是（　　）

　　A. 姜　　　　B. 枣　　　　C. 酒　　　　D. 甘草　　　E. 米

书网融合……

本章小结　　　　　题库

第二章　中医营养与食疗学基本理论

PPT

知识要求：

1. 掌握　整体观念、阴阳学说、藏象系统、气血津液、食药性味等中医营养与食疗学的主要基础理论，及扶正祛邪、平调阴阳、调和气血、脾胃为本、勿犯禁忌等食疗应用的基本原则。

2. 熟悉　汗、下、温、清、消、补、理气、理血、祛湿等食疗基本治法。

技能要求：

1. 能理解整体观念、阴阳学说、藏象系统、气血津液、食药性味等主要基础理论。

2. 能理解并运用扶正祛邪、平调阴阳、调和气血、脾胃为本、勿犯禁忌等基本原则。

素质要求：

能领悟到中医营养和食疗理论所蕴含的独特智慧。

⇒ **案例引导**

案例　患者，男，38岁，有高血压病史，平素性情较为暴躁。时值冬季，天气寒冷，遂上市场购得老母鸡一只和红参2两，炖熟后1次性吃光老母鸡并将汤汁喝尽，并在进食过程中饮用了4两白酒，当夜九时突然晕倒，意识不清，送医抢救，被诊断为脑出血。

讨论　1. 此患者的脑出血跟此次进补有无关系？这是否为中医所说的"误补益疾"呢？

2. 从中医食疗的角度，食用这些进补食材后导致发生此病的机制是什么？

第一节　中医营养与食疗学的基础理论

一、整体观念

整体观念是中医学的基本特点之一，就是强调从事物本身及其与周围事物之间所存在的关联性、整体性来分析和解决问题。

（一）人是一个有机整体

中医学认为，人体是一个以脏腑经络为核心的有机整体，它以五脏为中心，生理上脏腑与皮、肉、筋、脉、骨等形体组织，以及五官诸窍之间存在着有机的联系，共同完成人体的机能活动。各脏腑组织之间是互相联系、互相影响、互相制约、互相促进的。其主要表现有以下几个方面。

1. 从构成物质来说，构成机体各部分、并维持其机能活动的物质是相同的，即精、气、血、津液。

2. 从形体结构来说，人体任何局部都是完整机体的一个有机组成部分，与整体在形态结构上有着极为密切的关联和相似性。

3. 从机能活动来说，人体各种机能活动之间相互影响、协调制约、相互为用。

4. 从病理变化来说，各脏腑之间，各局部与整体之间，在病理上相互影响、相互作用。

中医学根据传统的阴阳和五行学说，以阴阳之间"阴平阳秘"，五行之间"亢则害，承乃制，制则生化"等理论，来说明各脏腑与功能之间相互制约、相互促进、相互影响等复杂关系。中医学认为正是由于这些调控机制的存在，才能维持各个脏腑组织及功能之间的协调平衡，从而使整体处于生化不息的相对稳定状态。

（二）人与外界环境是一个有机整体

除了人体本身是一个有机整体之外，人体和外界环境也是对立统一的有机整体。正如《灵枢·岁露论》所云："人与天地相参也，与日月相应也。"从中医学的角度来看，人是自然界的产物，人和自然环境有着物质构成上的同一性；人生活在环境里，自然环境和社会环境给人体提供了赖以生存的物质基础和必要条件。

1. 人和自然界的统一性　中医学自古就强调人和自然环境的有机联系，认为季节、昼夜、地理等自然环境条件对人体的生理、病理、疾病的诊断和治疗等均有影响。自然环境对人体功能的影响涉及许多方面，如一年的季节气候可分为四时（或五季）。春温、夏热、长夏湿、秋燥、冬寒，这是一年气候变化的普遍规律。人体受自然界气候的影响，其生理活动亦必须进行与之相适应的调整。如《灵枢·五癃津液别》说："天暑衣厚则腠理开，故汗出……；天寒则腠理闭，气涩不行，水下留于膀胱，则为溺与气。"意思就是说天气暑热时，人体毛孔开泄以出汗散热来适应；天气寒冷时，人体毛孔紧闭不汗出以保温，代谢剩余的水液从小便排出。人体的这种适应功能，不仅表现在适应四季气候方面，还表现在适应地理环境、居住条件以及昼夜变化等诸多方面。一旦气候环境条件变化过于剧烈，导致人体无法调节适应，或者由于人体本身调节功能不足或减弱，对外界变化无法做出相应的调整，就会发生疾病。尤其是有明显季节性的多发病、流行病，受自然界之影响尤为明显，如痹痛、咳喘等慢性病多随气候和季节变化而变化。地方病和职业病的发生，则与周围的生活和工作环境密切相关。

2. 人和社会关系密切　人是社会的组成部分，社会的安定与和谐、变化与动荡，以及自身社会地位的变动等，都可对人体产生很大的影响。

社会进步能为人们的健康带来很多益处。但随着社会进步和发展，工作压力加大，也给人以各种各样的困扰和压力，造成了很多新的疾病的产生，使疾病谱发生变化。

个人的社会地位改变，必然造成物质生活的改变，也会造成精神上的改变，从而影响人的身心功能。正如《素问·疏五过论》有云："故贵脱势，虽不中邪，精神内伤，身必败亡。始富后贫，虽不伤邪，皮焦筋屈，痿躄为挛。"

总的来看，人与外界环境相互作用，存在着既对立又统一的关系。面对病患时，必须充分考虑到外界自然和社会环境对人体整体功能活动的影响。所以，因时、因地、因人制宜就成了中医治疗学上的重要原则。

二、阴阳学说

阴阳学说是古人用以认识自然和解释自然的一种世界观和方法论。《素问·阴阳应象大论篇》曰："阴阳者，天地之道也，万物之纲纪，变化之父母，生杀之本始，神明之府也。"《医原》也说："天地与人，不外阴阳二气。"这就是说，物质世界是在阴阳二气的相互作用下发展变化着的，是阴阳二气对立统一的结果。

（一）阴阳学说的基本内容

1. 阴阳对立　阴阳对立是指用阴阳来概括同一系统中两个不同事物或现象的两个不同方面相互对立的属性。它的运用范围较广，既可以用来表示同一系统中相互对立的两种事物，又可用来代表同一个事物内部相互对立的两个方面。如天与地、上和下、左与右、动与静、明与暗等等。要准确说明事物或现象的阴阳属性，首先必须了解阴阳的基本特性。《素问·阴阳应象大论》说："水火者，阴阳之征兆也。"《医贯》云："阴阳者，虚名也；水火者，实体也。"阴阳是一个抽象的概念，可以广泛地用来说明事物或现象的不同属性，如运动的、向外的、上升的、温热的、明亮的属性，都属于阳；相对静止的、内守的、下降的、寒冷的、晦暗的属性，都属于阴。阴阳的这些基本特性是用来确定事物阴阳属性的主要依据。

事物的阴阳属性是相对而言的，不是绝对的。这一方面表现为在一定的条件下，阴和阳之间可以相互转化。另一方面体现于事物的无限可分性，即在阴阳之中还可以继续再划分低一层次的阴阳，如相对而言昼为阳、夜为阴，而白昼根据上午与下午、夜间根据前半夜与后半夜又可再划分阴阳。

2. 阴阳依存　阴阳依存是用阴阳说明相互对立的事物之间相互依赖共生共存的关系。即阴阳的任何一方都不能脱离另一方而单独存在。正如《质疑录》所云："阴不可无阳，阳不可无阴。"阴阳依存也叫作"阴阳互根"。也即是说，事物的发展变化，阴阳二者是缺一不可的，缺少任何一方则另一方就无法存在了。这就是所谓的"孤阴不生，独阳不长"。

3. 阴阳消长　阴阳消长是指用阴阳表达事物对立双方力量对比不断变化，相互之间此消彼长、你进我退的运动变化形式。亦即是说，对立事物双方不是处于完全静止不变的状态，而是时刻不停不断地变化着的。由于阴阳两个对立面的相互排斥与制约，其结果必然会出现一增一减或一盛一衰的情况，这就是事物阴阳消长的运动变化。它含有"量变"的意思。阴阳消长的基本形式为：阴消阳长和阳消阴长。

4. 阴阳转化　阴阳转化是用阴阳来说明事物对立双方在一定条件作用下各自向其相对立的一方转变的情况。意思就是，事物对立的双方，在一定的条件作用下，可以各自向其对立面转化，即阴可以转化为阳，阳可以转化为阴。可以说，阴阳消长是一个量变的过程，阴阳转化则是在量变基础上的质变。旧事物的发展变化，就是"量变"的过程；新事物的产生，就是"质变"的过程。

事物的对立双方必须发展到"重"的程度或"极"的阶段，才有转化发生的可能，正如《素问·阴阳应象大论》说："寒极生热，热极生寒。"

（二）阴阳学说在中医学中的应用

阴阳学说，在中医中不仅用来说明人体的组织结构、生理活动和疾病发生发展规律，还能用于指导诊断和治疗。

1. 说明组织结构　阴阳对立、依存的理论，可以用来说明人体组织结构上的矛盾对立统一关系。《素问·宝命全形论》曰："人生有形，不离阴阳。"人体一切组织结构，既是相互依存的统一体，又可以划分为相互对立的两部分。人体组织器官的阴阳属性，就大体部位来说，上部属阳，下部属阴；体表属阳，体内属阴。就背胸腹四肢来说，则背属阳，胸腹属阴；胸属阳，腹属阴；四肢外侧属阳，内侧属阴。以脏腑来说，五脏心、肝、脾、肺、肾属阴，六腑胆、胃、大肠、小肠、膀胱、三焦属阳；五脏之中，心、肺属阳，肝、脾、肾属阴。由此可见人体组织器官阴阳属性的相对性，具体体现了事物的无限可分性，阴阳之中还可以再分阴阳。

2. 说明生理活动　阴阳学说在生理方面的应用，是阐明人体生命活动的关键。其中主要是用阴阳对立、依存、消长、转化等理论，来说明人体物质与功能之间的对立统一关系及其变化规律。

相对来说，物质属阴，功能属阳。人体的生理功能是以物质为基础，没有物质的运动就无以产生生理功能；而功能活动的结果，又不断促进着物质的新陈代谢。生理上，物质属阴，功能属阳，这只是相对而言的，其实物质中有属阴属阳之别，功能中亦有属阴属阳之分，这就是阴阳之中还有阴阳，即事物阴阳属性相对性的具体体现。

人体进行各种机能活动（阳），必然要消耗一定的营养物质（阴）；而营养物质（阴）的化生，又必须依赖于脏腑的机能活动并消耗一定的能量（阳）。这就是阳长阴消、阴长阳消的运动变化过程。在新陈代谢过程中，无论是物质之间或物质与功能之间，同时都存在着阴阳转化的关系。

3. 说明病理变化　阴阳理论也可以作为概括和分析病理变化的总纲。疾病的发生和发展变化，是正邪斗争而导致人体阴阳平衡协调关系被破坏，出现阴阳失衡（失调）的结果。可以用阴阳区分正气和邪气的属性，如正气中的精、血、津液属阴，气属阳。《素问·阴阳应象大论》说："阴胜则阳病，阳胜则阴病"，意即邪气必然损伤人体的正气，其中，阴邪容易损伤人体的阳气，阳邪容易耗伤人体的阴液。疾病的过程，就是邪正斗争的过程。凡正气虚则形成虚证，邪气盛则形成实证。所以人体的病理变化虽然复杂，而其总纲不外乎阴阳偏盛和偏衰两个方面。

阴阳偏盛包括阴邪和阳邪致病两种病理变化。阳邪盛所致病证的性质为实热证，阴邪盛所致病证的性质为实寒证，所以《素问·阴阳应象大论》说："阳胜则热，阴胜则寒。"胜，即盛的意思。阴阳偏衰则截然相反，包括阴液虚和阳气虚两种病理变化，可概括为："阳虚则寒，阴虚则热"。根据阴阳依存的原理，还存在所谓"阴损及阳""阳损及阴"的情况，即无论初期是阴虚还是阳虚，最终都能导致阴阳两虚的病理变化。

此外，无论阴阳偏盛或偏衰，当疾病发展至极其严重的程度时，正气耗竭，阴阳之间失去依存、消长关系，最终会导致"阴阳离决，精气乃绝"（《素问·生气通天论》），人的生命也就此终止。

4. 用于疾病的诊断　阴阳偏盛偏衰是疾病过程中病理变化的总纲，所有病证的基本性质都可以概括为阴阳两类。因此，阴阳学说贯穿于中医辨证的全过程，是中医辨证之首务，正如《素问·阴阳应象大论》所指："善诊者，察色按脉，先别阴阳。"表、里、寒、热、虚、实、阴、阳是辨别证候的纲领，被称为"八纲辨证"。其中阴、阳二纲，又可以概括其他六纲而作为总纲。临床辨证中一定要首先辨别清楚证候的阴阳属性，以便把握疾病的性质，执简驭繁，为治疗提供正确方向。

5. 用于疾病的治疗　从阴阳学说来看，疾病的根本病理变化就是阴阳失调。因此，治疗原则就是纠正阴阳之间的盛衰，即"补其不足，泻其有余"（《灵枢·邪客》），以调整阴阳失衡，使阴阳恢复相对平衡的状态。这也是治疗的基本目的。阴阳偏盛表现为邪气盛的实证，治疗时采用"泻其有余"（实者泻之）的原则；阴阳偏衰表现为正气不足的虚证，治疗时采取"补其不足"（虚者补之）的原则。

另外，阴阳也被用来归纳药物和食物的性能，作为选用药物和食物的依据之一。药物和食物的性能，主要靠其性、味来决定，药性和药味则可以用阴阳来概括说明。如基本的药性可分为寒、热、温、凉四种（即"四气"），其中，寒、凉均为阴，热、温均为阳；基本的药味主要有酸、苦、甘、辛、咸五种（即"五味"），除此之外，常见的还有淡味，其中，辛、甘、淡均属阳，酸、苦、咸均属阴。

三、藏象系统

"藏象"一词，最早见于《素问·六节藏象论》。《类经》中说："象，形象也，脏居于内，形见于外，故曰藏象"，准确地说明了"藏象"的含义。藏象学说，就是通过观察人体外在可见的生理、病理现象，运用取类比象等思维方法，研究揣测在内不可见的内脏的形态部位、生理功能、病理变化，以及脏腑之间、脏腑与外在环境之间密切关系的学说。藏象学说的核心是内脏，总称为脏腑，根据其不同的生理功能和形态结构特点而划分为脏、腑、奇恒之腑三大类。

脏，指五脏，即心、肺、脾、肝、肾。它们都是胸腹腔中内部组织比较充实的实体性脏器，功能上虽各有专司，但共同承担着"藏精气"的任务，都有化生和贮藏精、气、血、津液等精微物质的功能。正如《素问·五脏别论》所说："五脏者，藏精气而不泻也，故满而不能实。"这里"满"是对精气而言，"实"是对水谷而言。"满而不能实"指出了五脏只可充满精气，而不能容纳任何水谷浊物充实其中的生理特点。由于五脏所藏的精气是人体赖以生存的物质基础，宜固藏而不宜耗泄，即"藏而不泻"。

腑，指六腑，即胆、胃、小肠、大肠、膀胱、三焦。它们都是胸腹腔中内部组织中空的囊状或管腔性脏器。功能上亦各有专司，但共同承担着"传化物"的任务，具有主管饮食物的受纳腐熟、传导变化，以及排泄食物残渣和糟粕的功能。正如《素问·五脏别论》所说："六腑者，传化物而不藏，实而不能满"，指出了六腑容纳传输水谷浊物而不能满藏精气的生理特点。处于六腑中的水谷食物不能久留体内，必须传化为糟粕排出体外，即"泻而不藏"。

奇恒之腑，即脑、髓、骨、脉、胆、女子胞。奇，异也；恒，常也。它们都是机体内形态上中空似腑，功能上藏阴精似脏的异于常态的腑。虽然形态与腑相似，但相对密闭，又不与水谷直接接触，功能上主藏阴精，"藏而不泻"，与六腑同中有异，故称奇恒之府。奇恒之府与五脏关系密切，中医理论多将它们隶属于五脏，如肾主骨生髓通脑，心主脉等。

藏象学说有其一定特点：首先表现在以五脏为中心的整体观。其次，还表现在中医的脏腑是在解剖学基础上，对人体某一系统的生理和病理学所做的综合概括。不能简单地与西医学的组织器官等同。

（一）五脏

心、肝、脾、肺、肾，称为五脏。五脏是脏腑中的主要内容。心肝脾肺肾不仅是综合性的功能单位，其各具广泛的生理功能，而且又以其为中心，配合六腑，联系形体的五体和五官九窍等，形成了以五脏为中心的特殊系统。

1. 心　心在五脏中居于首要地位，对脏腑功能活动起着主宰作用，所以《灵枢·邪客》说："心者，五藏六府之大主也，精神之所舍也。"心的生理功能可概括为"主血脉"和"主神明"两方面。

（1）主血脉　指心能推动血液运行输布于周身。人体的血液运行依赖于心脏的搏动。所以《素问·五脏生成》说："诸血者，皆属于心。"所以血液循环的原动力是心脏。

（2）主管精神活动　心主管精神活动的功能，古人称为"心藏神"，又称作"心主神明"。此处的神是人体精神活动的总称，包括思维、意识和情志活动等。《素问·宣明五气》说"心藏神"，《素问·灵兰秘典论》说："心者，君主之官也，神明出焉。"

2. 肝　肝为人体重要的脏器之一，具有调节情志活动、促进消化吸收、促进血液运行、促进水液代谢、通调月经、贮藏血液和调节血流量等多种功能，古人将其概括为"主疏泄"与"藏血"两方面。肝气的运动特点是主升、主动，喜条达恶抑郁。

（1）主疏泄　指肝具有调节疏通全身气机，使之顺畅的功能。肝的疏泄功能，主要体现在以下几个方面：①调节情志活动；②促进消化吸收；③促进血液运行；④促进水液代谢；⑤通调月经。

（2）主藏血　《素问·调经论》所说的"肝藏血"，是指肝具有贮藏血液和调节血量的生理功能。贮藏血液是指肝脏具有贮藏一定血液于肝内及冲脉之中，以供给机体各部生理活动之所需的功能；调节血量是指肝具有根据人体各部分血液需求，合理地分配和调节各部位的血量的作用。

3. 脾　脾具有主管消化吸收、统摄血液的生理功能，古人概括为"主运化"与"主统血"两方面。脾又被称为"后天之本"。

脾的生理特性是"喜燥恶湿"，脾气的运动特点是"主升"，这具体体现在脾主运化的功能之中。

（1）主运化、升清　脾主运化，是指脾消化饮食，吸收其中的精微物质，化生成气血，然后转输至全身的功能。可分为两个方面：一为运化水谷，一为运化水液。《临证指南医案》说："脾宜升则健。"脾主升清是指脾将水谷精气和水液精微向上转输至心肺。此外，"升"还有升举、提举的含义，即脾气充足，能够固摄胃、肠等一些内脏，保持其位置恒定，防止内脏下垂。

（2）主统血　脾具有统摄血液的功能，简称"脾统血"，是指控制血液在脉管之中运行，防止溢出脉外的功能。

4. 肺　因肺叶娇嫩，不耐寒热，易被邪侵，故又被称为"娇脏"。肺具有主管呼吸、辅心行血、促进水液输布和排泄三种功能。肺气运动的特点有宣发和肃降两个方面。宣发，是宣通、发散的意思。肃降，是清肃、下降的意思。这两方面的特点具体体现在主管呼吸与促进水液输布和排泄的功能之中。

（1）主气，司呼吸　即肺有主管呼吸的功能。通过呼吸，吐故纳新，实现体内外气体的交换。

肺除主管呼吸之气外，还主一身之气。意思是说肺与宗气的生成以及全身气机的调节有关。

（2）朝百脉，辅心行血　肺朝百脉是指百脉之血汇聚于肺，经气体交换，输布全身。《素问·经脉别论》具体描述为："食气入胃，浊气归心，淫精于脉，脉气流经，经气归于肺；肺朝百脉，输精于皮毛。"所以肺对血液的运行，也起着重要的作用。即肺气有辅助心脏行血的作用。

（3）通调水道　肺具有促进水液输布和排泄的功能，古人称肺"主通调水道"。

5. 肾　肾的生理功能范围较广，包括主管生长发育、主管生殖、主管水液代谢、主管纳气和藏精气等方面。由于肾中有精、气、阴、阳，主要来源于先天，禀受于父母，故称肾为"先天之本"。如《医原》所说："肾为阴阳互根之地，精气之本原。"

（1）主生长发育　肾具有主管生长发育的功能。人体从受孕成胎至胎儿出生，从婴儿至成年时期，整个生长发育过程及其生理变化都是肾中的精气推动激发所产生的作用。

（2）主生殖　肾具有主管人类生殖繁衍的功能。肾中精气是促进并维持生殖功能的根本，肾中精气充足才能产生促进和维持生殖机能的精微物质——天癸，进而促进生殖器官的发育和生殖功能的正常。

（3）主水液代谢　肾能主水是指肾具有主持和调节水液代谢平衡的作用。人体水液代谢包括水液的生成、输布和代谢，是由多个脏腑参与的复杂过程，其中肾脏的功能最为重要。正如《素问·逆调论》所说："肾者水脏，主津液。"

（4）主纳气　指肾摄纳肺所吸入的清气，以维持呼吸保持一定深度的功能。这种功能，依赖于肾气的封藏作用。而肾摄藏清气，又能维持肾气充足。《景岳全书》说："肺出气也，肾纳气也，故肺为气之主，肾为气之根也。"

（5）藏精气　肾主藏精，是指肾具有封藏精气，防止其无故外泄的作用。精是中医对除气之外的精微物质的总称，有广义和狭义之分，广义的精指人体一切有形的精微物质，包括血、津液和水谷精微等；狭义的精是禀受于父母而贮藏于肾的具生殖作用的精微物质，又称生殖之精。肾对精的封藏，主要依赖于肾气的摄纳，也是肾的固摄作用的体现。

（二）六腑

胆、胃、小肠、大肠、膀胱、三焦，称为六腑。

胆的功能主要包括贮藏和排泄胆汁两方面。此外，中医还认为，人对事物的决定和判断能力与胆的功能有关，也就是说胆参与人的精神情志活动。这一功能，古称胆主决断。

胃，又称胃脘。其生理功能是接纳和消化饮食，古人称为受纳和腐熟水谷。《灵枢·海论》说："胃者，水谷之海。"胃的生理特性是"喜润恶燥"。胃气的运动特点是"主降""以降为顺""以通为和"，也简称为"胃主通降"。胃的功能正常与否，能直接影响气血的生成，亦关系到整个人体的生理活动，所以称胃为"水谷气血之海""脏腑之本"。

小肠的生理功能是主饮食的消化和精微的吸收。古人将其功能分为两个方面：一是主受盛和化物，二是主泌别清浊。小肠的消化吸收功能，在脏腑学说中，往往把它归属于脾主运化的范围之内。

大肠的功能是吸收部分水分，排泄粪便。这种功能，一般概括为"传导"与"变化"两方面。

膀胱具有贮尿和排尿的功能。这一功能主要依赖于肾的气化和固摄功能，贮藏尿液有赖于肾气的固摄，排泄尿液有赖于肾阳的气化和推动。

三焦是上焦、中焦、下焦的总称。上焦部位，一般是指横膈以上的胸部。中焦部位，是指横膈以下、脐以上的上腹部。下焦部位，一般是指脐以下的下腹部。三焦是人体的主要管道系统之一。它的功能：一是通行元气，二是运行水液。

（三）脏腑之间的关系

脏与腑之间的关系是比较复杂的，任何一脏都与各个腑有关，任何一腑又都与各个脏有关，一脏一腑之间有经脉在其间互相联络。就其主要关系而言，脏与腑之间存在着阴阳表里关系。脏属阴，腑属阳；阴主里，阳主表。它们的联系方式，除在结构（包括经络）上有一定的联系外，生理上也存在着协同关系与依存关系。

在病理情况下，脏腑之间也会相互影响，如"脏病多虚""腑病多实"；心火可以下移小肠；奇恒之腑的病多从五脏辨证论治等。

四、气血津液

气、血、津液，是构成人体和维持人体生命活动的基本物质。气、血、津液的生理和病理与脏腑经络等组织器官之间存在着十分密切的关系。

（一）气

气，是极精细而活力很强，不断运动着的一类物质，是构成人体和维持人体生命活动的基本物质之一。人体的构成，就是以气为其最基本的物质基础，故《医门法律·大气论》说："气聚则形存，气散则形亡。"而人的生命活动，需要从"天地之气"中摄取营养成分来维持。

1. 气的生成　人体气的来源，有先天与后天两个方面。来源于父母的是先天之气。出生后吸收的饮食中的水谷之气（亦称谷气）和自然界的清气，就是后天之气。

2. 气的功能　气在人体的重要作用，主要可以归纳为五个方面。

（1）推动作用　推动人体的生长发育和生殖；激发各脏腑、经络等组织器官的生理活动；推动血液的生成和运行，津液的生成、输布和排泄等。

（2）固摄作用　主要是指防止血、津液、精液、汗液、唾液等物质异常流失的功能。

（3）温煦作用　《难经·二十二难》说："气主煦之"。这就是说气是产生热量的主要物质，能温煦周身各组织器官，以维持其正常生理活动。

（4）防御作用　表现在两方面：一是能护卫全身的肌表，防御外邪的入侵；二是邪气入侵后，正气通过斗争，驱邪外出或消灭之，防止邪气对机体的进一步损害，促进恢复健康。

（5）气化作用　是泛指气的运动而产生的变化。人体气、血、津液等物质的新陈代谢及其相互转化的各种变化，都是气化作用的结果。

3. 气的运动　气的运动，称作"气机"。其基本形式主要有升、降、出、入四种，是维持机体生命活动的必要条件。机体的各种生理活动，实质上都是气升降出入运动的具体体现。

4. 气的分类　由于生成过程、分布部位和功能侧重的不同，气可分为元气、宗气、营气、卫气、脏腑之气和经络之气等。

（1）元气　元气，又名"原气"。是人体最根本、最重要的气，是人生命活动的原动力，来源于先天，又称为先天之气。

（2）宗气　宗气，又名"大气"。是人体后天的根本之气，由肺吸入的自然之清气和由脾吸收转输而来的水谷之气相结合而生成。宗气积聚于胸中，贯注于心肺。

（3）营气　营气，又称荣气。其阴阳属性为阴，故又称营阴。是运行于脉中，富有营养的气。营气可化生血液，是血液生成的主要物质基础，故常"营血"并称。

（4）卫气　卫气，是运行于脉外，具有保卫机体作用的气。其阴阳属性为阳，故又称"卫阳"。其主要作用有三：一是护卫肌表，防御外邪入侵；二是温养肌肉、皮毛和脏腑；三是调节腠理开合，控制汗液排泄。

（二）血

血，即血液，是红色的液态物质，也是构成人体和维持人体生命活动的基本物质之一。血液运行于脉管之中，主要由营气和津液所组成，具有营养和滋润等作用。

1. 血的生成　生成血液的物质基础是精和气，主要是由营气和津液组成。另外，肾精输泄于肝，精生髓，精髓可以化血。

2. 血的功能　血液主要有营养和滋润全身各组织器官的功能。血中所含的营气和津液，是人体所必需的养料。正如《难经·二十二难》所说："血主濡之"。

3. 血的运行　血液在经脉中运行，流布于全身，循环不息。故《灵枢·营卫生会》说它是"如环无端""营周不休"。

（三）津液

津液，是体内正常水液的总称，故亦称"水液"，也是构成人体和维持人体生命活动的基本物质之一。

1. 津液的生成　津液来源于水谷，主要通过脾胃、大小肠等脏腑的气化功能而生成。

2. 津液的功能　主要包括三个方面：即滋润和营养作用；化生血液；载运正气和运输废物。

3. 津液的输布与排泄　津液生成以后，在脾、肺、肾和三焦等脏腑的协同作用下，运行输布到全身，被机体充分利用后，剩余水分和代谢废物的排泄，主要是在肺、肾、大肠、小肠和膀胱等脏腑的共同作用下进行的。排泄途径包括出汗、排尿、呼气和排便四个方面，其中以尿液排泄为主。

人体津液代谢的全过程，依赖于气和诸脏腑生理功能的协同配合。其中肺、脾、肾三脏的生理功能起着主要的调节平衡作用，如果三脏中任何一脏的功能失常，皆可引起津液的输布排泄障碍，使水湿停留于体内，而产生痰饮、水肿等病理变化。

（四）气血津液之间的关系

气、血、津液在生理上相互依存、相互促进，在病理上相互影响、相互传变，存在着极为密切的关系。

1. 气与血的关系　气与血在生理上是密切联系的。其关系，通常概括为"气为血之帅，血为气之母"。气对血的作用，包括气生血、气行血、气摄血三个方面；血对气的作用，包括血载气、血养气两个方面。在病理情况下，气病与血病又常互相影响。

2. 气与津液的关系　由于津液主要存在于脉内，是血液的组成部分。所以气与津液的关系和气与血的关系有相似之处，即：气生津液，气行津液，气摄津液；津液载气，津液化气。

3. 血与津液的关系　血液主要由营气与津液两部分组成，经脉内的津液是血液的主要组成部分。血与津液在生理上表现为相互依存、化生，在病理上则可以相互影响。

五、食药性味

食物，除人们都熟悉的普通饮食外，有许多则是药食相兼的，即既是食物，又是传统的中药，如肉桂、生姜、大枣、龙眼肉、枸杞子、桑椹等。食物的性质大多比较平和，它们均有一定的保护健康、防治疾病的效果。食物之所以有治疗作用，主要因为它们与药物一样，本身也有性味的偏胜。只是与药物相比，一般不那么明显而已。

对食物性能的认识，是通过对长期反复食疗实践经验的总结，并与中医药学基本理论相融合而形成的。因为中医营养与食疗学是中医药学的一个分支，其理论同源异流，故在性能的表达和归纳上与中药学无本质区别。药物有药性，食物有食性。因此，自有食疗相关专著以来，都是按本草学的特点，用性、味、归经、功效等来反映并指导应用的，就是把食性也按照寒热温凉四气（或四性）和酸苦甘辛咸五味进行划分。"寒者热之，热者寒之，温者清之，凉者温之"等治疗原则同样也适用于食疗。因此，可以利用食物的不同性味针对疾病的性质，采用正治、反治等方法，以调整人体气血阴阳，祛邪扶正，使阴平阳秘，恢复健康。

（一）四性

"四性"又称"四气"，是指饮食物所具有的寒、热、温、凉四种不同的性质。寒、热、温、凉"四气"，是与病性的寒、热、温、凉相对而言。寒凉与温热是两类绝对不同的食性，而寒与凉、热与温仅是程度的差异；寒性较小的即称凉性，热性较小的即为温性。寒与凉、温与热虽然在程度上有所不同，但因其属性一致，故在功效上有一定的共同点。饮食物寒热性质的确定与药物相同，亦是从食物作用于机体，对身体所产生的影响概括出来的。它反映饮食物在影响人体阴阳盛衰、寒热变化方面的作用倾向。能减轻或消除热证，具有清热、泻火、生津作用的食物，其性多属于寒凉，如西瓜、梨、荸荠、绿豆等食用后有清凉的感觉，可清热解渴。当身体体质偏热时，食用后有祛热的作用，并有凉爽可口的滋味；而当身体体质偏寒时，食后会自觉不适，甚或有寒凉感，故可认为西瓜、梨、荸荠、绿豆等食物是寒性或凉性。能减轻或消除寒证，具有温里生热、散寒助阳作用的食物，其性多属于温热，如当盛夏时食用羊肉、狗肉会引起燥热烦渴，而严寒时或阳虚怕冷的人食用则能增强抗寒能力；又如寒冷引起的腹中冷痛者，喝生姜红糖水可温中散寒止痛，于是就将羊肉、狗肉、生姜等归入温热性食品之中。多数食物的寒热性质不甚明显，故常概括为平性，如粳米等。平性的食物一般表现为作用缓和、无明显副作用，应用范围较广。可见，食物的寒热之性是确实存在的，但表现显著的却不多见。

了解了食物的寒热属性，实际生活中就可以针对不同类型的体质或疾病进行有针对性的食疗，辨证施膳，以期达到更好的效果。此外，食物的四气还应与四季气候相适应，《素问·六元正纪大论》说："用寒远寒，用凉远凉，用温远温，用热远热，食宜同法，此其道也。"就指出在温热的季节应少吃温热的食物，寒冷的季节少食寒凉的食物，此即属于"因时调食"之法。总的来说，遇到热证、阳热体质或在炎暑、温热疫毒盛行的季节就可选用寒凉食物，此即"疗热以寒药"；遇到寒证、虚寒体质或在寒冷季节就可选用温性或热性的食物，此即"疗寒以热药"（《神农本草经》）。由此可知，掌握食物的不同属性，对于临床辨证施食具有重要的指导意义。

（二）五味

食物的味包括辛、甘、酸、苦、咸 5 种，除此五味之外，还有"淡"味和"涩"味，长期以来特有"涩附于酸""淡附于甘"，以合五行配属关系，所以习称"五味"。食物也同药物一样，其五味不同，对人体也具有不同的作用。

辛味，具有能行、能散的特点。即有发散风寒、行气活血的作用，通常用以治疗表证及气血阻滞病证，如葱、姜、薄荷、辣椒、胡椒等。此外，辛味食物又多兼有香味或辣味，所以又常成为餐桌上必不可少的调味品。现代研究认为，辛味药食可促进胃肠蠕动，刺激消化液分泌，增强淀粉酶的活性，促进血液循环和新陈代谢。

甘味，具有能补能缓的特点，即补虚、缓和的作用。具有和中缓急和补益气血作用，通常指用于滋补强壮以治疗人体气、血、阴、阳任何一方的虚证及缓解拘急疼痛的食物，如蜂蜜、饴糖、甘草、大枣等都属于甘味。但若过多食用甘味食物则易导致肥胖，甚至诱发如动脉硬化症、高脂血症等多种心血管疾病，故此类患者和糖尿病患者，则当慎食甘味食物。

酸味，具有能收、能涩的特点，即收敛固涩的作用。通常用于治疗虚汗、泄泻和遗精诸病证，如乌梅、山楂等。因气虚、阳虚不摄所致的多汗症，以及泄泻不止、尿频、遗精、滑精诸证，皆应注意摄取酸味之食物，以辅助治疗。但若过食酸物，又易导致消化功能紊乱。

苦味，具有能泄、能燥的特点，即泻下、燥湿的作用。通常用以治疗热证的便秘心烦，肺气上逆的喘促，以及湿证，如杏仁、苦瓜、莴苣、绿茶等。夏季将苦瓜与茶叶同用，沸水冲泡，频频饮服，可祛暑清热、除烦止渴、利尿，效果明显。但应注意苦味食物过度食用则易损伤脾阳，引发腹泻。

咸味，具有能下、能软的特点，即泻下和软坚散结作用。通常用以治疗体内硬结、瘰疬、肿块等。此类食品以海产品居多，如海带、海蜇、海藻等，多具有滋阴润燥、利尿消肿、软坚散结的功效，可治疗痞块、瘰疬、瘿瘤等。

淡味，具有渗利水湿的作用，多用于治疗水肿病。在各类食物中，纯属淡味者极少，一般皆显示甘、平的特点，其味虽甘，但甘味不浓，其性寒、温亦不明显，如冬瓜、白扁豆、花生、红薯、白菜、芹菜、藕、百合、豌豆等。另外，食物中的淡味还指一些清淡之品，即素菜食物，多宜于病后体虚者，与药性中的淡味概念不同。

涩味和酸味相比虽口感不同，但作用基本相同。一般来说，食物中具涩味和酸味者还有生津的功效，如菠萝、番茄、乌梅等。

食物都具备气与味的偏性，气味不同，作用各异，在食物的选择上应予以重视。食物性味用之适宜，可强身健体，但若过分偏嗜，则使脏腑失调，反而形成疾病。

第二节　中医营养与食疗学的治法理论

治法，就是治疗疾病的具体方法，是治疗原则的具体体现。中医营养与食疗学是中医学的组成部分，是在中医学理论体系的指导下发挥作用的，其治法也自然和运用方药的治法一致。

治法包括两个层次的内容，即广义和狭义的，也就是治疗大法和具体治法。治疗大法又称基本治法，是对具体治法中共性内容的高度概括，在临床上具有极为普遍的指导性作用，主要概括为汗、吐、下、和、温、清、消、补"八法"。具体治法是针对具体的病证所采取的更为细致和具体的治疗方法，如治疗风寒表证时所选用的辛温解表法。

作为中医学理论渊薮的《黄帝内经》中，就记载有多种治法。《素问·阴阳应象大论》中提到的温、补、越、竭、泻、汗、热、寒、散、攻等就是治法。汉代张仲景在其名著《伤寒论》中，又总结出很多具体的治法，诸如"当以汗解，宜桂枝汤""可发汗，宜麻黄汤""当和胃气，宜调胃承气汤""当从小便去之，苓桂术甘汤主之""当温之，宜四逆辈"等。不仅有具体的治法，还有相应的具体方药。清代程钟龄将历代医家的诸多治法加以归纳总结，概括为"八法"，在其名著《医学心悟》中说："论病之原，以内伤外感四字括之。论病之情，则以寒热虚实表里阴阳八字统之。而论治病之方，则又以汗和下消吐清温补八法尽之。"这是对治疗大法的高度凝练。

气血津液是人体的重要物质基础，是人体生命活动正常进行的保障。一旦气血津液生成、运行、输布等发生异常，就会引起人体功能失常，发生疾病。因此，调理气血、祛除湿邪也是比较重要的具体治法。

一、汗法

汗法，又称解表法，运用解表发汗的方药或食物发汗解表、开泄腠理、宣肺散邪，以祛除在体表的六淫等邪气，从而解除表证的治疗大法。代表性的药膳，如辛温解表的姜糖苏叶饮、姜葱枣汤；辛凉解表的菊花茶；益气解表的黄芪苏叶饮；发表透疹的芫荽葱豉汤等。

使用汗法时应注意不能太过，以免耗气伤津。有时候还要注意汗法与补法、下法、消法、清法、温法等其他治法的综合运用。

二、下法

下法，又称泻下法，是运用具有泻下作用的方药或食物，通过泻下大便，使停留在肠胃的有形积滞从大肠排出，以此来攻逐体内燥屎、冷积、瘀血、宿食、痰饮、虫积等病理产物结聚的治疗大法。代表性的药膳，如润下燥结的郁李仁粥、松子仁粥和肉苁蓉粥等。

下法易克伐正气，药力过猛或应用时间过久都容易损伤人体正气，故运用时应以邪去为度，不可猛浪。

三、温法

温法，又称温阳法，是依据《素问·至真要大论》"寒者热之""治寒以热"的理论确立的，是运用具有温热性质的方药或食物，通过温里、回阳、祛寒等作用，以使在里的阴寒邪气得以消散祛除的一种治疗方法。寒为阴邪，易伤阳气，故本法多配伍温热食物，以使阳气得复。代表性的药膳，如温中散寒的荜拨粥、高良姜粥；温肾壮阳的羊肾苁蓉羹；温经散寒的胡辣汤等。

使用温法需注意食物的用量，当因人、因时、因地而异，随病情轻重灵活调整变化。

四、清法

清法，又称清热法，是运用具有寒凉性质的方药或食物，通过清热、泻火、解毒、凉血等作用，以使在里的热邪得以解除的治疗大法。代表性的药膳，如清热泻火的竹叶粥、生芦根粥、五汁饮；清热解毒的马齿苋粥、栀子仁粥；清热凉血的生地黄粥；清热祛暑的绿豆汤、茶叶粥；清虚热的梨汁冰糖汤、羊肺汤等。

由于清法所用药物多系寒凉之品，容易损伤脾胃阳气，故不宜久服。

五、消法

消法，又称消导法，是运用具有消食导滞或化瘀破积、软坚散结作用的方药或食物，通过消食导滞、行气活血、化痰利水，以及驱虫等方法，使气、血、痰、食、水、虫等有形之邪渐消缓散，以消除食积、痰凝、血瘀、痞块、癥瘕、积聚等病证的治疗大法。代表性的药膳，如健脾消食的萝卜羊肉汤、五香槟榔等。

六、补法

补法，又称补益法，是运用具有补益作用的方药或食物，通过补养气血、阴阳，以达到恢复人体正气，振奋机能，改善虚弱体质或低下的功能状态的治疗大法。无论是外在形体，还是内在的精气，只要有不足的，都应该用补法来帮助恢复。由于虚证有气虚、血虚、阴虚、阳虚和不同脏腑功能下降、减退的区分，所以补法相应的就有补气、补血、气血双补、补阴、补阳、阴阳并补以及补心、补肝、补肺、补脾、补肾、滋补肝肾、补脾养心等具体治法。代表性的药膳，如补益肺脾的黄芪粥；补肝血的炒羊肝；补益气血的当归羊肉羹；补阴的枸杞菜羊肉羹；补阳的羊肉虫草膏；阴阳双补的十全大补鸡鸭汤等。

补法能扶正疗虚，但也要根据具体病情对症使用，不得滥用，以免造成"闭门留寇""误补益疾"等问题。有时又要根据具体情况，与汗法、消法等综合运用。

七、理气法

理气法，是运用具有行气或降气作用的方药或食物，通过调畅气机、降逆平冲等方法，使气机郁滞不畅甚至不通，或气机逆乱、上冲无制，而引起脏腑功能紊乱的情况得以消除的治疗大法。适用于由气机不畅造成的气机郁滞、气逆不降等证。代表性的药膳，如疏肝行气的橘皮粥；健脾行气和胃的香橼粥等。

从大法来说，理气法实质上属"八法"中的消法。使用理气法时，首先应辨清气病之虚实，勿犯虚虚实实之戒。如为虚证，应使用"八法"中的补法，切不可使用理气法，以免使虚者更虚。

八、理血法

理血法，是运用具有活血、止血、补血等作用的方药或食物，通过活血化瘀、止血、补血等方法，使血行不畅，或离经之血，或妄行之血，或血液亏虚等引起的脏腑功能紊乱的情况得以消除的治疗大法。治法又分为活血祛瘀与止血两种。血瘀宜活血祛瘀，出血宜以止血为主，血虚应当补血，而补血法已在补益法提及。代表性的药膳，如活血化瘀的当归红花酒；止血的白及猪肺汤等。

活血祛瘀剂虽能促进血行，但其性破泄，易于动血、伤胎，故凡妇女经期、月经过多者及孕妇均当慎用。

九、祛湿法

湿邪是最常见和主要的病理产物之一，湿邪导致的病证也是临床最为常见的病证之一。湿邪为病，有外湿、内湿之分。

祛湿法，就是运用具有祛除湿邪作用的方药或食物，通过燥湿、利湿、化湿、胜湿等方法，使感受外来湿邪或水湿内停引起的脏腑功能紊乱得以消除的治疗大法。适用于湿邪在表或水湿内停引起的各种病证。

水湿为病，与肺、脾、肾三脏密切相关，所以在治疗上须结合脏腑辨证施治。代表性的药膳，如化湿和胃的藿香粥；健脾化湿的茯苓粥；清热利湿的瓜皮茅根汤；利水渗湿消肿的郁李仁薏苡粥和鲤鱼冬瓜羹等。

面对具体病证，需要灵活运用各种治法，使之切合病情，方能收到满意的效果。

第三节　中医营养与食疗学应用的基本原则

一、扶正祛邪

（一）含义

中医学指出，正邪斗争是疾病发生发展变化的核心因素。其中，邪气是发病的必要条件，正气亏虚是疾病发生的决定因素，正如《黄帝内经》中说的"正气存内，邪不可干"（《素问·刺法论》），"邪之所凑，其气必虚"（《素问·评热病论》）。任何疾病发生发展的整个变化过程，都是正邪相互斗争的过程。斗争过程中止邪之间的消长进退、力量对比决定着疾病的发展和预后，邪胜正退则病进病重，正胜邪退则病轻病退。在此基础上，形成了疾病证候上的虚与实。凡是以正气不足为主要矛盾的病变就是虚证，以邪气盛实为主要矛盾的病变就是实证。因此，治疗疾病时要遵循的一个根本原则就是要扶助和增强正气，削弱和祛除邪气，改变正邪力量对比，促使疾病向好转的方向变化。

扶正和祛邪，就是基于正邪双方在疾病发生发展过程中所起的作用而建立的治疗原则，是针对虚证和实证而采取的方法。所以，《素问·三部九候论》说："虚则补之""实则泻之"；《灵枢·邪客》说："补其不足，泻其有余。"对于虚证，在治疗的时候要扶助和补充正气；对于实证，在治疗的时候要削弱和祛除邪气。

扶正和祛邪虽然是两种截然不同的治疗方向，但这两者之间又是相辅相成、密切相关的。扶正的目的是增强人体正气，正气强盛，则机体抵御病邪侵袭和祛除病邪的能力会大大提高，有利于祛邪，可以达到"养正积自除"（《卫生宝鉴》）的效果；祛邪的目的是为了削弱和祛除病邪，减少和消除病邪对正气的进一步损耗与干扰，有利于正气的恢复，亦即"邪去正自复"。所以，运用得当，扶正与祛邪就会相互促进，促使病体早日康复。

（二）运用方式

1. 单用　扶正和祛邪单独运用，主要适用于单纯的虚证或实证。

（1）扶正　适用于单纯表现为正气虚弱，或以其为主要矛盾的虚证。治疗时应用补阴、补阳、补气、补血等补法来单纯扶正即可。如补气的黄芪粥；养血暖宫的当归生姜羊肉汤；气血双补的归芪猪脚汤等。

（2）祛邪　适用于单纯表现为邪气亢盛、脏腑功能障碍，或以其为主要矛盾的实证。治疗时应用解表、泻下、清热、解毒、行气、活血、化瘀、祛痰、利水、除湿、消积等消除致病因素之法来单纯祛邪即可。如清热的马齿苋粥；解暑的绿豆汤等。

2. 并用　扶正与祛邪并用，适用于正虚邪实的虚实错杂证候。

（1）扶正兼以祛邪　即以扶正为主，兼顾祛邪。适用于正虚为主、邪盛为次的证候。

（2）祛邪兼以扶正　即以祛邪为主，兼顾扶正。适用于邪盛为主、正虚为次的证候。

并用时需要注意"扶正而不留邪，祛邪而不伤正"。这是因为，如果扶正时间过长或量过大，则可能会助长邪气而出现留邪（恋邪）的情况。如果祛邪时间过久或过量，则容易伤及正气，或导致脏腑功能下降、衰退，反而致虚。因为祛邪药大多是易损伤精气的攻伐之品。

3. 分先后使用　对于正虚邪实的虚实错杂证，有时候也要根据具体情况，尤其是某些不适合扶正和祛邪同时并用的虚实错杂证，扶正和祛邪需要分先后依次使用。具体有先祛邪后扶正和先扶正后祛邪两种情况。

（三）注意事项

1. 勿犯禁忌　扶正祛邪运用的前提是明辨虚实。一般情况下，虚证和实证容易分辨清楚。但特殊情况下，会出现真虚假实证和真实假虚证的情况，给临床诊断造成干扰，容易导致误诊，误判虚证、实证。在此基础上，误用扶正祛邪就会出现"虚虚实实"，使虚者更虚，实者更实，不仅不能治病，反而加重病情，甚至导致病情危重不可挽回。对此，古人早有明训，《难经·八十一难》说"实实虚虚，损不足而益有余。此者，中工之所害也"，《医门法律·先哲格言》说："实而误补，固必增邪，犹可解救，其祸小；虚而误攻，真气忽去，莫可挽回，其祸大。"所以，扶正祛邪运用必须在明确分清虚实的基础上合理运用。

2. 中病即止　运用扶正祛邪法时要注意中病即止，避免运用过度，否则反而损伤正气。《素问·五常正大论》中云："大毒治病，十去其六，常毒治病，十去其七，小毒治病，十去其八，无毒治病，十去其九，谷肉果菜，食养尽之，无使过之，伤其正也。"这就明确指出了祛邪时不要太过而伤及正气。而且还指出邪气祛除之后，要采用食疗的办法调养身体，帮助正气和人体机能逐渐恢复。这恰好是中医营养与食疗的长处所在。现在生活水平较高，人们都喜欢通过进补来增强体质，食疗在这方面有优势，传统上也有"药补不如食补"的说法。不过，《素问·至真要大论》里说到："气增而久，夭之由也"，意思是补得太过也会导致机体功能过于亢进而导致早衰或者出现种种异常和病变。所以，这就告诫我们补不一定就好，并非适合于所有人。在运用食疗进补时需要注意不要一味蛮补、一直进补，要根据病情和体质而定。

3. 给邪出路　在运用祛邪法时，始终要注意给邪气留出路的问题，意思就是要选择合适的方法，引领疏导以使人体内的各种致病邪气尽可能通过各种排泄途径排出体外，而不是让其留在体内，耗费正气来消灭。这便是传统上讲的不要"闭门留寇"。因为，要消灭邪气，必然要消耗大量正气，不利于病情的尽快恢复和身体的康复。临床上常用的汗法、吐法、下法就充分体现了给邪以出路来固护正气的思想。

二、平调阴阳

（一）含义

平调阴阳，是指通过药物或食物调整阴阳偏盛偏衰的情况，使阴阳之间达致平衡协调，恢复到阴平阳秘的状态。它是针对中医学所说的"阴阳失调"这一疾病发生的根本性的原因和病理变化而制定的治疗原则。根据阴阳学说，所有疾病，不管其病理变化如何转变，从根本上说，其基本病理机制都是"阴阳失调"。因此，平调阴阳，调整阴阳盛衰，就是针对阴阳失调这一基本病机所制定的基本的治疗原则。

（二）运用方式

阴阳失调的病理变化有多种情况，而其中最基本、最主要的，就是阴阳偏盛和阴阳偏衰。其次，还有在此基础上产生的阴阳格拒、阴阳互损、阴阳亡失等病理变化。因此，调整阴阳失调，最主要的就是针对其最基本、最主要的病理变化——阴阳偏盛（邪气盛）和阴阳偏衰（正气虚）来进行治疗。具体运用时，对阴阳偏衰采用扶正的办法加以补充；对阴阳偏盛而形成阴邪阳邪的情况，通过祛邪的办法加以祛除，以恢复阴阳之间的相对平衡，从而达到疾病痊愈的目的，这就是《素问·至真要大论》所说的"谨察阴阳所在而调之，以平为期"。

1. 祛其偏盛　是针对阴阳偏盛的治疗原则，又称"损其有余""实则泻之"。由于阴阳偏盛有余而成邪，故要祛除其偏盛有余之阴阳邪气。一般而言，"阴胜则寒""阳胜则热"，阴阳偏盛多表现出的是实热证、实寒证，所以对应的治疗方法主要就是清热法和祛寒法。

2. 补其偏衰　是针对阴阳偏衰的治疗原则，又称"补其不足""虚则补之"，即补充其偏衰不足之阴阳正气。

（1）单纯补阴补阳　对单纯阴虚的虚热证，采用补阴的方法治疗；对单纯阳虚之虚寒证，采用补阳的方法治疗。

（2）阴阳双补　因为阴阳之间存在着相互依存、相互化生的关系，所以阴阳偏衰若长期得不到纠正，会使阴阳互损从而导致阴阳俱损、阴阳俱虚的情况，即阴损及阳和阳损及阴。对阴阳两虚证的治疗，应该采取阴阳双补的原则。

3. 补泻并用　由于阴阳两者相互对立、相互制约，随着病情发展，阴或阳偏盛时往往会导致另一方偏衰，反过来，阴或阳偏衰时又会导致另一方偏盛。补泻并用，就是针对这种虚实错杂的复杂病理变化所制定的治疗原则。根据阴阳偏盛偏衰的轻重不同，正虚邪实的主次有别，常用的有清热兼以养阴、祛寒兼以助阳、补阴兼清阳邪、补阳兼祛阴邪等方法。

（三）注意事项

1. 阴阳亡失的处理　临床上，阴阳偏衰时，除了阴阳的亏虚，还有阴阳亡失的特殊病理变化，包括亡阴和亡阳两类。它们是指在大出血、大汗出等情况下，机体的阴液或阳气突然在短时间内大量亏耗损失，使得阴阳不能相互固守而外散，以致危及生命的严重证候。它们与阴阳偏衰时常见到的阴虚阳虚在发病缓急、病情轻重以及预后方面明显不同。机体的阴液或阳气多在短时间内大量、迅速损耗丧失，由于阴阳互根、相互依存，亡阴、亡阳往往相互影响、密切关联，由亡阴或亡阳而导致阴阳俱亡，如不能及时得到准确救治，最终就会导致"阴阳离决，精气乃绝"，出现患者死亡的严重后果。亡阴亡阳与阴虚阳虚相比，发病急，病情重，预后不良。不可耽误迁延，以免贻误时机。

2. 阴阳相济　由于阴阳之间还存在互根互用、相互化生的关系，因此，治疗阴阳偏衰的病证时，还要注意"阳中求阴""阴中求阳"，以使阴阳相济共生。就如《景岳全书·新方八略引·补略》所言："此又阴阳相济之妙用也。故善补阳者必于阴中求阳，则阳得阴助而生化无穷；善补阴者必于阳中求阴，则阴得阳升而泉源不竭"。

三、调和气血

(一) 含义

调和气血是指根据气血在人体内的作用及其相互关系，通过补益气血或者行气活血等方法，使气血充盛，且运行通畅，气血相和相协，共同发挥正常功能的治疗原则和大法。气血是维持形体、保证人体各项生命活动正常进行和脏腑功能正常发挥所必需的基本物质，在人体中有着极其重要的作用。气血充盛调和，运行有常，则人体机能正常，否则就会疾病丛生。正如《灵枢·口问》云："夫百病之生也，皆生于风雨寒暑，阴阳喜怒，饮食居处，大惊卒恐，则血气分离……血气不次，乃失其常"，《素问·举痛论》也谈到："百病生于气也，怒则气上，喜则气缓，悲则气消，恐则气下，寒则气收，炅则气泄，惊则气乱，劳则气耗，思则气结。"正如张介宾所解释的："气之在人，和则为正气，不和则为邪气。凡表里虚实，逆顺缓急，无不因气而生，故百病皆生于气"(《类经·疾病类》)。正常情况下，人体气血充足，且正常运行，流通全身，保障脏腑功能运行有序、正常发挥，营养整个机体；气血中的卫气护卫皮毛肌表，抵御外来各种邪气侵袭，这些都是正气落实到具体物质层面上的重要体现之一。反之，气血被耗伤或者生成不足，就会导致正气亏虚，脏腑功能下降、衰退，形成虚证。气血亏虚，卫气护卫不及，人体抵御外邪能力下降，又会造成邪气乘虚内侵，导致病变发生。外感六淫侵扰，内伤情志过度，或失于调摄，劳逸失常，各种因素影响人体，使气血运行失常，阻滞于局部，就会出现气郁、血瘀等证，这些又是实证经常见到的证候。故调和气血是扶正祛邪的具体体现之一。另外，相对而言，气血也是一对阴阳，气属阳，血属阴。《素问·阴阳应象大论》云："阴阳者，血气之男女也。"因此，调和气血也是调整阴阳的一个重要方面。可以说，气血是人体正气之根本，而气血失和则是疾病产生、发展、变化的根本机制。从这些方面来看，调和气血也是临床上防治疾病时需要遵循的基本原则之一，应贯穿于疾病防治的始终。

(二) 运用方式

由于气血失和的根本机理不外乎气血亏虚，或气血运行失常导致病理产物蓄积、脏腑功能减退或障碍，因此，调和气血这一原则在具体应用时可简要分为以下两种。

1. 虚则补之　这主要是针对气血亏虚导致发病的情况。气血亏虚在临床上有气虚、血虚、气血两虚的不同情况，相应地，在治疗时就有补气、补血、气血双补的不同治法，运用时应根据具体证候选用。

2. 实则泻之　这主要是针对气血运行失常导致发病的情况。气血运行失常，往往出现气郁、气滞、气逆、气闭、血瘀等不同情况，治疗时要根据具体病情施治，气郁者疏之理之，气滞者行之破之，气逆者降之，气闭者宣通之，血瘀者活之祛之破之。

（三）注意事项

1. 处理脱证　在突然大吐、大泻、大失血导致体内气血短时间内大量亡失的时候，或平素气血亏虚的基础上虚损进一步加重的情况下，会突然出现气息短促急迫、周身大汗淋漓、出血不止等气脱、血脱或气血俱脱的危急重症，这时不能再用常规的补益气血的手段和食疗方法，要采用益气固脱等方药进行紧急处理，以防延误病情，出现不可挽回的严重后果。

2. 单治同治　因为气血一阳一阴，相互化生，相互为用，就像古人所总结的"气为血之帅、血为气之母"，二者关系极为密切。一般情况下，疾病早期，气血失和多表现为气或血单方面的异常，在治疗时单独调气或理血即可。疾病的中后期，往往气病及血，血病及气，相因为患，从而出现气血两虚、气滞血瘀、气虚血瘀等气血同病的证候，这时就要气血并调。所以，临床上气血双补、行气活血、益气活血等都是比较常用的具体治法。

3. 其他因素　临床上，气血失和既可能是由于气血自身问题而失调失和，也可能是由于其他致病因素影响所致。因此，在调和气血时还要考虑到其他因素的影响，分清先后标本主次，采取更适合的治疗方法，正如明代医家王肯堂所提醒的："见痰休治痰，见血休治血……明得个中趣，方是医中杰。"比如，寒凝所致的血瘀一味活血化瘀效果就未必好，而在温阳散寒的基础上再活血化瘀才能取得理想疗效；情志不畅，肝气郁滞出现的气郁证，需要配合心理疏导和情绪调节，才能从根本上解决问题。

四、脾胃为本

（一）脾胃对于机体的重要作用

脾胃在全身五脏六腑中占有非常重要的地位。《素问·太阴阳明论》说："脾与胃以膜相连。"脾胃同居中焦，一脏一腑，通过经络相互络属，互为表里，胃主受纳，脾主运化，具有升清降浊的生理功能，二者共同主司饮食的消化、吸收及其精微的输布。人出生之后，维持生命活动所需的精、气、血、津液等各种物质基础的化生和补充，都要依赖于自身脾胃所运化的水谷精微供给，所以古人称脾胃为"后天之本"。

脾的运化水谷，体现在吸收、输布精微物质。水谷进入人体后，经胃的受纳、腐熟、消化，脾在此基础上进一步运化、吸收精微物质，并将其散于肝、归于心、归于肺，生成气血，再经肺朝百脉的作用，洒陈布散于五脏六腑，以及四肢、皮毛、筋骨、肌肉等，发挥营养滋润等作用，从而推动人体进行新陈代谢，维持机体正常的生命活动。胃主受纳、腐熟、消化水谷，并向下传输食糜到小肠，这也是胃以降为顺的具体表现之一。脾胃相互为用，相互配合，共同完成对饮食物的纳入、运化、吸收、输布。《灵枢·五味》记载"五脏六腑皆禀气于胃。"就是指五脏六腑、周身气血均禀受于脾胃化生的水谷精微。脾胃作为气血生化的源头以及人体气机升降的枢纽，地位举足轻重。

（二）脾胃在食疗中的重要作用

食疗是通过脾胃吸收饮食物中的各种有益成分，来调理脏腑功能，帮助人体恢复健康。食疗可发挥作用，其前提是脾胃受纳运化水谷的功能正常。脾胃功能如常，食疗药膳的营养成分进入人体后就能被充分、完整地吸收，化生成精微物质，补充气、血、津液、精气，为脏腑提供营养，支持和维护脏腑功能，再通过脏腑功能的作用，发挥养生保健、预防和治疗疾病的功效。反之，脾胃功能失常，不能正常纳化，饮食物进入人体后，不仅不能发挥预期的功效，还有可能给脾胃造成负担和干扰，甚或反而加重病情。

（三）食疗中要注意保养脾胃

《脾胃论·脾胃虚实传变论》中说："脾胃之气无所伤，而后能滋养元气"，意思就是说脾胃的功能正常与否，和抗病能力密切相关。所以食疗时保养脾胃是非常重要的。饮食能够养生，进食不当，可能会损伤脾胃，不仅不能有益于人体，反而造成疾病。应根据人体脾胃的虚实寒热等不同功能状态而给予相应的膳食，这是食疗辨证施膳中首先要考虑的问题。

《素问·上古天真论》提出，养生要"饮食有节"，中心思想是指人的每日饮食的摄入量应根据身体实际情况加以调节。过多的饮食，停滞于肠胃，将会给脾胃造成负担，不能及时消化，不仅影响到营养的吸收和输布，脾胃本身也会受到损害。正如《素问·痹论》所说"饮食自倍，肠胃乃伤。"长此以往，五脏就会受到损伤，影响身体健康。相反，如果长期或者过度处于饥饿状态，不能保证营养供应，气血亏虚，脏腑功能会下降，机体会逐渐衰弱，健康势必受到影响。这两种情况都会导致疾病的发生，有害健康。《吕氏春秋·季春纪》中说："食能以时，身必无灾，凡食之道，无饥无饱，是之谓五脏之葆"，就是对《内经》"饮食有节"思想的继承和阐释。进食生冷寒凉之品，或过热、油炸、烧烤、辛辣等物，易损伤脾胃的阳气和阴液。所以注意饮食物的寒热，使寒热适当，切合患者体质，也是非常重要的。过食大鱼大肉、油腻等肥甘厚味之品，会加重脾胃负担，导致痰湿内生，使脾失运化，功能发生障碍，还会进一步影响到肺、肝等其他脏腑，引起疾病发生。反之，滋味淡薄、甘平的食物有利于脾胃的消化吸收，对脾胃有很好的滋补养护作用。传统上慢性久病、年老体弱、脾胃虚弱的人采用常喝小米粥等清淡饮食的办法来帮助身体恢复健康就是此意。

总之，饮食有节、寒热适度、五味调和、食宜淡薄，是运用食疗的重要原则。否则，脾胃就会受到损伤，不仅无益反而有害。

五、勿犯禁忌

食物禁忌，习惯称为食忌、忌口，指在某种情况下某些食物不能食用，否则会导致身体出现异常，甚至引起病变。正如《金匮要略》中说："所食之味，有与病相宜，有与身为害，若得宜则宜体，害则成疾，以此致危，例皆难疗。"食忌具体体现在以下几个方面。

（一）时令禁忌

随着一年四季节气的变化，气候的不同，阴阳之间的消长进退，人体也有相应的变化，此时人体必须顺应自然变化，方能不病。在饮食上，也要相应地做出调整。如春夏阳气旺盛，万物生机盎然，应尽量少食大热之品或温燥发物，春季应尽量少食或不食狗肉、羊肉等；秋季气候干燥，万物肃杀，人们常常出现口干舌燥、鼻出血等症状，此时应尽量少食辛热燥烈食物，要多食养阴生津的滋润之品，如梨、百合、山药等；冬季严寒酷冷，应少食寒凉伤胃的食物，宜食温热性的食物，如羊肉、生姜等。

（二）配伍禁忌

日常饮食中常常需要数种食物一起搭配食用，这种搭配应用关系，从很大程度上来说，类似于中药的配伍关系，故也叫食物的配伍。食物之间，或食物与药物之间，通过搭配应用，共同作用，大多会产生更加显著的营养和保健效果，类似于中药配伍关系中的相须和相使配伍，如生姜配红糖，温补力更强；有些搭配还会减轻一些食物的不良反应，类似中药配伍中的相畏和相杀配伍，如蟹性寒凉，配合生姜则可缓解其寒凉之性。这些都是相宜的配伍，应尽可能多地使用。

有一些食物是不宜搭配食用的。有些食物搭配之后会减弱其功效，类似中药配伍中的相恶配伍，如人参和白萝卜同用，会削弱人参的补气之力；银耳和辣椒同食，会削弱银耳滋阴之效。另外，有些食物搭配使用之后可能产生毒副作用，不仅无益，反而有害，类似中药配伍中的相反配伍，如柿子不宜和茶、螃蟹、红薯等一同食用，因其会导致胃部不适。这些都是不利于食疗的，故应当注意避免使用。

（三）偏嗜禁忌

适时适量搭配食物，使五味调和，有益于身体健康。五味各有所偏，过食反而致病，正如《素问·

生气通天论》所说："阴之所生，本在五味，阴之五官，伤在五味。是故味过于酸，肝气以津，脾气乃绝；味过于咸，大骨气劳，短肌，心气抑；味过于甘，心气喘满，色黑，肾气不衡；味过于苦，脾气不濡，胃气乃厚；味过于辛，筋脉沮弛，精神乃央。是故谨和五味。"食物品种也应该注重多样化。否则，过食某些食物，会导致体内营养失衡，弊病丛生，如经常食用猪肉易导致发胖、多痰；嗜食油炸烧烤等食物易出现火旺等。

（四）胎产禁忌

妇女在孕期与产后，属于胎与产的特殊生理阶段，此时，饮食调养尤为重要。

1. 孕期　妊娠期女性气血多汇聚于小腹胞宫及冲、任经脉，供胎儿生长发育之需，可多进食甘平之品以补充气血。妊娠恶阻应明显地减少或避免进食肥甘厚味之品，以免增加脾胃运化负担，助长痰湿，加重恶阻。此时，可多进食能健脾益气、理气和胃、降逆止呕的食物，如粳米、生姜、山药等。

2. 产后　《保婴家秘》云："乳子之母当节饮食，慎七情，调六气，养太和。盖母强则子强，母病则子病，故保婴者必先保母，一切酒、面、肥甘、热物、瓜果、生冷、寒物皆当禁之。"即产后的饮食调养尤为重要。中医认为，产后饮食当以补养气血为要，宜温不宜凉，同时还要保证食物容易消化吸收，如传统经验认为，产后一个月之内饮食以小米粥加红糖为主，可配用猪骨头汤、猪蹄汤等，这对于母体尽快复原、保证乳汁分泌都具有重要意义。

（五）病中禁忌

患有某种疾病时，某些食物在此期间不宜食用。在疾病过程中因进食某些食物会影响到药效和疾病的痊愈，所以应特别注意，避免食用。一般来说，在服药期间，凡属生冷、黏腻、腥臭等不易消化的食物均应避免食用。具体来说，则不同的疾病又有不同的饮食禁忌：如久患疮疡、皮肤疾病患者不宜食发物，如公鸡、羊肉、海鲜、鲤鱼及辛辣之品；阳虚寒盛者忌食生冷、寒凉的食物；阴虚热盛者忌食辛辣燥烈动火之品等等。《素问·宣明五气》中所说的"五味所禁，辛走气，气病无多食辛；咸走血，血病无多食咸；苦走骨，骨病无多食苦；甘走肉，肉病无多食甘；酸走筋，筋病无多食酸，是谓五禁，无令多食"，则是根据五行学说，从五味与五体之间关系提出的饮食禁忌，在中医食疗中有重要的指导作用。

此外，在疾病初愈时，因胃气未复，不宜进食油腻厚味食物，而宜以粥食调养。《素问·热论》就专门指出："病热少愈，食肉则复，多食则遗，此其禁也。"这些均应加以注意。

总的来说，病中的饮食应该多食对疾病好转和痊愈有益处的，忌食与药物性能功效相反、不利于疾病治疗的食物。这是食疗最重要的原则。

⊕ **知识链接**

发　物

发物是民间饮食禁忌之一，但历代医学文献中对发物记载较少，且缺乏系统、完整、准确的理论阐释。"发"包含诱发、复发等含义，传统上发物是指能"助邪发病"的食物，特别是指能诱发旧病宿疾的食物。其中大多与过敏性疾病（如哮喘、荨麻疹等）或疮痈肿毒有关，如《证治要诀·搭毒门》记载："有人一生不可食鸡肉及獐鱼动风等物，才食则丹随发。"哪些食物可能成为"发物"，与人的体质遗传、所患疾病类型、病证、季节、年龄、情绪等诸多因素有关。

⚛ 古籍选校

《素问·六微旨大论》:"物之生从于化,物之极由乎变,变化之相薄,成败之所由也……;成败倚伏生乎动,动而不已则变作矣。"

《医门法律》:"阴自在内,为阳之守;阳自在外,为阴之护。"

《素问·金匮真言论》:"夫言人之阴阳,则外为阳,内为阴。言人身之阴阳,则背为阳,腹为阴。言人身之脏腑中阴阳,则脏者为阴,腑者为阳。肝、心、脾、肺、肾五脏皆为阴,胆、胃、大肠、小肠、膀胱、三焦六腑皆为阳。"

《血证论·脏腑病机论》:"经云脾统血,血之运行上下,全赖乎脾。脾阳虚,则不能统血。"

《素问·六微旨大论》:"非出入,则无以生长壮老已;非升降,则无以生长化收藏。"

《灵枢·营气》:"营气之道,内谷为宝。谷入于胃,乃传之于肺,流溢于中,布散于外,精专者行于经隧。"

《素问·通评虚实论》:"邪气盛则实,精气夺则虚。"

《景岳全书·卷之一·传忠录上·虚实篇》:"实言邪气实,则当泻;虚言正气虚,则当补。"

《素问·阴阳应象大论》:"定其血气,各守其乡。"

目标检测

答案解析

单项选择题

1. 在中医学基本概念中,强调从事物本身所存在的统一性、完整性和联系性来观察分析和研究处理问题是指 ( )
   A. 阴阳学说　　　B. 藏象学说　　　C. 整体观念　　　D. 气血津液　　　E. 药食性味

2. 在阴阳学说中,用阴阳说明相互对立的事物之间,各以对方为自己存在前提的相互依赖关系是指 ( )
   A. 阴阳依存　　　B. 阴阳对立　　　C. 阴阳消长　　　D. 阴阳转化　　　E. 阴阳互制

3. 在中医藏象学说中被称为"后天之本"的是 ( )
   A. 心脏　　　　　B. 肝脏　　　　　C. 脾脏　　　　　D. 肺脏　　　　　E. 肾脏

4. 能温煦周身各组织器官,以维持其正常生理活动,是指气的 ( )
   A. 推动作用　　　B. 固摄作用　　　C. 营养作用　　　D. 温煦作用　　　E. 防御作用

5. 在"五味"中,具有能下能软的特点,即具有泻下、软坚、散结作用的是 ( )
   A. 辛味　　　　　B. 甘味　　　　　C. 酸味　　　　　D. 苦味　　　　　E. 咸味

6. 通过解表发汗的方药或食物发汗解表、开泄腠理、调和营卫、宣肺散邪,以达到祛除在体表的六淫等邪气,从而解除表证的治疗大法是八法中的 ( )
   A. 汗法　　　　　B. 吐法　　　　　C. 和法　　　　　D. 温法　　　　　E. 清法

7. 在临床中,对于热性疾病患者,当判断其疾病发展在热在气分时,该用"清法"中的 ( )
   A. 清热泻火　　　B. 清热解毒　　　C. 清气分热　　　D. 清营凉血　　　E. 气血两清

8. 在临床中，对于食积患者，根据其病情，该用"消法"中的（　　）

    A. 行气消癥　　B. 软坚消痰　　C. 化瘀散结　　D. 消食导滞　　E. 消痞化积

9. 在使用理血剂时，常辅以养血益气之品，其目的是（　　）

    A. 以求气化则湿化　　　　　　　　　B. 中病即止，勿使过之

    C. 使血止而不留瘀　　　　　　　　　D. 防止伤津耗气

    E. 使祛瘀而不伤正

10. "先攻后补"适用于正虚邪实病变中的（　　）

    A. 正尚耐攻　　B. 正不耐攻　　C. 邪不甚重　　D. 邪气过盛　　E. 正气强盛

11. "塞因塞用"治法适用于（　　）

    A. 虚实夹杂　　B. 真实假虚　　C. 表实里虚　　D. 真虚假实　　E. 表虚里实

书网融合……

本章小结　　　　　题库

第三章　常用食物的营养价值与功效

PPT

📖 学习目标

知识要求：

1. 掌握　解表食物、清热食物、化湿食物、安神食物、理气食物、消食食物、止咳化痰食物、补益食物以及其他食物的功效与主治。

2. 熟悉　食物在膳食中的配伍、应用、用法用量，特殊食物使用方面的特殊性。

3. 了解　食物的现代研究结果。

技能要求：

1. 能够在临床中恰当使用各类药食，合理配伍，从而发挥膳食的治疗作用。

2. 能够独立制作部分膳方。

⇒ 案例引导

案例　患者，男，18岁。昨日淋雨后咳嗽咽痒，微有恶寒发热，头身疼痛，无汗，舌苔薄白，脉浮。

讨论　1. 对于该患者的病情，可以选用哪些食疗方？

2. 若患者自述前额头痛（阳明头痛），可加入哪味中药？

食物，是组成各种食疗膳食的基本要素，人们利用不同性能的食物，组成具有食用价值和治疗作用的食疗方以调整人体气血阴阳，治疗疾病或维持人体健康。除了人们熟悉的普通饮食物外，还有许多是药、食相兼的，即既是食物，又是药物，如薄荷、藿香、知母等。因中医营养与食疗学是中医药学的一个分支，其理论同源异流，人们对食物性能的认识，也是通过长期反复食疗实践，并与中医药学基本理论相融合而形成的。因此在性能的表达和性能的归纳上与中药学无本质区别。药物有药性，食物有食性。因此，自有食疗相关专著以来，都是按本草学的特点，用性味、归经、功效等来反映并指导应用的。

本章所涉及的常用食物，按照其主要功效和性能分为解表食物、清热食物、化湿食物、安神食物、理气食物、消食食物、止咳化痰食物、补益食物以及其他食物。解表食物主要是指具有一定的发散表邪功效的食物，例如薄荷、生姜、葛根等，可组成食疗方薄荷粥、香薷粥、姜汤、葱豉豆腐汤等，用于预防和治疗风寒、风热等表证；清热食物主要是指具有一定的清热解毒、凉血泻火功效的食物，例如知母、夏枯草、苦瓜、鱼腥草等，可组成食疗方牡蛎知母莲子汤、芦根麦冬饮、苦瓜排骨汤等，用于预防和治疗里热证；化湿食物主要是指具有运脾化湿功效的食物，例如藿香、砂仁、草果等，可组成食疗方藿香鲫鱼、草果赤豆炖青鸭等，用于预防和治疗湿阻中焦、湿阻脾胃证等；安神食物主要指具有一定的宁心安神功效的食物，例如酸枣仁、合欢皮等，可组成食疗方枣仁桂圆饮、柏子仁茶等，用于预防和治疗心神不宁证；理气食物主要是指具有一定的舒畅气机功效的食物，例如陈皮、薤白、佛手、玫瑰花等，可组成食疗方陈皮鲫鱼汤、薤白粥、玫瑰木耳红枣汤等，用于预防和治疗肝郁气滞证；消食食物主要是指具有消食化积功效的食物，例如山楂、鸡内金、麦芽等，可组成食疗方山楂糖、鸡内金肉清汤、麦芽粥等，用于预防和治疗饮食积滞证；止咳化痰食物主要是指具有缓解咳嗽、化痰平喘功效的食物，例如川贝母、胖大海等，可组成食疗方川贝炖雪梨、胖大海茶等，用于预防和治疗咳嗽、喘证；补益食物主要是指具有补益功效的食物，例如人参、山药、熟地黄、当归、白芍、阿胶等，可组成食疗方人参酒、山药炖排骨、地黄首乌粥等，用于预防和治疗各种虚证；其他类食物主要是指其功效不便归于以上某一类的食物，如木瓜、松子等，但也为人们日常频繁食用，具有预防、治疗疾病的功效。

本章除详细描述了各食物的性味归经、功效主治、使用注意之外，还列举了部分简、便、廉、验的食疗方，同时也简要介绍了这些食物的现代研究成果。

第一节　解表食物

薄荷

【性味归经】辛，凉。入肺、肝经。

【功效及主治】散风清热，清利头目，利咽，透疹，解郁。适用于风热表证见头痛鼻塞、目赤，咽喉肿痛，风疹、隐疹瘙痒；或肝郁胁痛等。

【食疗方】

［方一］薄荷饮：薄荷6g，白糖5g。上二味沸水冲泡，代茶饮。具有疏散风热之功效。主治风热目赤、咽喉肿痛等病症。

［方二］薄荷粥：鲜薄荷5g，粳米50g。薄荷洗净先煎留汁待用，再将粳米加水煮粥，将成时入薄荷汁，煮沸即可。早晚餐温热、空腹服食。具有辛凉解表、清热解毒的功效。主治外感风热头痛、发热、目赤、咽喉肿痛，或麻疹初起透发不畅等病症。

【使用注意】表虚汗多、阴虚血燥者忌服。

【现代研究】新鲜薄荷叶含挥发油、薄荷酮、薄荷醇、柠檬烯、桉叶素、氨基酸等成分。

桑叶

【性味归经】苦、寒、甘。入肺、肝经。

【功效及主治】散风清热，清肝明目。适用于风热感冒、头痛发热、风热目赤；肺热咳嗽等。

【食疗方】

［方一］桑叶枸杞子猪肝汤：桑叶10g，枸杞子10g，猪肝100g，生姜2片。桑叶、枸杞子洗净，稍浸泡；猪肝洗净，切为薄片，用少许生油、生抽、生粉拌腌10分钟；先将桑叶、枸杞子、生姜放进锅中，加入清水750ml，武火煲沸改中火滚约15分钟，加入猪肝滚至熟，调入适量盐、油便可。佐餐食用。具有疏风养肝明目的功效。用于肝肾阴虚，头晕眼花及视疲劳者。

［方二］桑菊黄豆茶：桑叶10g，菊花10g，黄豆40g，白糖15g。将黄豆浸透，同桑叶、菊花一起加水适量，煎后去渣，放入白糖，待溶化后即可饮用。具有清肝明目、消散风热之功效。主治急性眼结膜炎等病症。

【使用注意】脾胃虚弱者慎用。

【现代研究】桑叶含芸香苷、酚类化合物、槲皮素、维生素C、黄酮、桑素、γ-氨基丁酸等成分，具有降血脂、降血压、抗病毒等作用。

紫苏

【**性味归经**】 辛，温。入肺、脾经。

【**功效及主治**】 发表散寒，行气宽中，解毒。适用于风寒表证；脾胃气滞，胸闷呕恶；咳喘；胎动不安等。

【**食疗方**】

[方一] 紫苏炖鲫鱼：鲫鱼一条，紫苏9g，豆腐150g，姜、葱白、料酒、油适量，盐、香油、香菜少许。紫苏洗净待用，鲫鱼洗净加水大火煮沸，转文火炖30分钟，入紫苏及各佐料，至香气大出即可。佐餐食用。具有行气宽中之功效。主治风寒外感，胎动不安等病证。

[方二] 紫苏姜枣汤：紫苏9g，生姜3片，红枣5枚。红枣破开去核，与生姜入水先煎，大火煮沸后转文火熬煮15分钟，入紫苏叶，煮至一二沸即可。不拘时服用。具有温胃散寒之功效。主治脾胃虚寒，消化不良等病症。

【**使用注意**】 气虚者慎用。

【**现代研究**】 紫苏叶含挥发油如薄荷酮、紫苏醛、紫苏醇、薄荷醇、维生素、丁香油酚等，具有解热抑菌、升血糖作用。

白芷

【**性味归经**】 辛，温。入肺、脾、胃经。

【**功效及主治**】 祛风解表，排脓生肌，活血止痛，通鼻窍，燥湿止带。适用于风寒表证，阳明头痛，齿痛，鼻塞，寒湿带下，疮痈脓肿等。

【**食疗方**】

[方一] 白芷川芎鱼头汤：鱼头半个，白芷10g，川芎10g，红枣5枚，姜3片，葱白适量。鱼头洗净待用，红枣去核，同其余食材浸泡15分钟，入砂锅煮开，鱼头煎香，放入砂锅，煮沸后转文火炖煮1小时。具有发散风寒、祛风止痛的功效。主治风寒头痛，鼻塞流涕等病症。

[方二] 白芷粥：粳米100g，白芷10g，白糖5g，冷水适量。粳米淘洗干净，白芷研成细末；取锅放入冷水、粳米，先用旺火煮开，然后改用文火煮至粥成，调入白芷末和白糖搅匀，再略煮片刻即可。早晚分服。具有祛风解表、通窍止痛之功效。主治风寒头痛、鼻塞、齿痛、流涕等病症。

【**使用注意**】 阴虚血热者忌服。

【**现代研究**】 白芷含挥发油环十二烷、十四醇乙酸酯，以及香豆素类等，具有抗炎抗菌、解热镇痛的作用；所含香柑内酯、花椒毒素有光敏作用。

香薷

【**性味归经**】 辛，微温。入肺、胃经。

【**功效及主治**】 发汗解表，化湿和中，利水消肿。适用于风寒表证，暑湿感冒，泻泄呕吐，水肿等。

【**食疗方**】

[方一] 香薷粥：香薷9g，粳米100g。将香薷洗净加水煮沸，去渣取汁，入粳米熬煮稀粥即可。每日分2~3次凉食或温食。具有祛暑化湿、利水消肿之功效。主治暑湿感冒等病证。

[方二] 香薷薄荷茶：香薷5g，薄荷5g，淡竹叶5g，车前草10g。诸药洗净加水适量，水煎。代茶饮。具有清热除烦、利尿清心之功效。主治中暑头疼、暑湿泄泻、暑热咳嗽以及水肿、脚气等病证。

【**使用注意**】 暑热，表虚有汗者慎用。

【**现代研究**】 香薷挥发油中含百里香酚、芳樟醇、香荆芥酚等成分，具有抗菌抑菌、解热镇痛、增强免疫等作用。

生姜

【性味归经】辛，微温。入肺、胃、脾经。

【功效及主治】解表散寒，温中止呕。适用于风寒表证，胃寒呕吐，寒痰喘咳者。

【食疗方】

［方一］姜糖水：生姜 10g，红糖 30g。生姜洗净切片，加水大火煮开，放入红糖，大火煮 3 分钟即可。具有解表散寒、温胃止呕之功效。主治风寒感冒等病证。

［方二］仔姜肉丝：嫩姜 50g，猪肉 200g。嫩姜、猪肉洗净切丝，将肉丝入锅翻炒至变色，入姜丝，加入调味料，翻炒均匀即可。佐餐食用。具有健脾开胃、温胃止呕之功效。主治脾胃虚寒所致的胃痛、食少纳差、神疲乏力、手足不温、大便溏薄等病症。

【使用注意】热盛及阴虚内热者慎用。

【现代研究】含挥发油姜酚、姜油萜、樟脑萜、水茴香以及姜辣素等，能够促进消化液分泌，有兴奋循环系统及呼吸系统中枢，以及止呕作用。

葱白

【性味归经】辛，微温。入肺、胃经。

【功效及主治】散寒解表，通阳散结。适用于风寒表证，阴寒内盛，脉微厥冷，疮痈疔毒等。

【食疗方】

［方一］葱白香菜汤：葱白 15g，香菜 15g。二味洗净，葱白切段，同置锅中加水煮沸即可。佐餐食用。具有解表散寒之功效。主治外感风寒等病证。

［方二］葱豉汤：葱白 15g，豆豉 10g。葱白洗净切段，同豆豉加水煮沸即可。具有通阳发汗之功效。主治风寒感冒初起见恶寒、发热、无汗、头痛、鼻塞等病症。

【使用注意】表虚多汗者慎用。

【现代研究】含挥发油蒜素以及二烯丙基硫醚、维生素等，具有杀菌抑菌作用。

菊花

【性味归经】甘、苦，微寒。入肺、肝经。

【功效及主治】疏风散热，清肝明目，清热解毒。适用于头痛目眩，目赤肿痛，疮痈肿毒等。

【食疗方】

［方一］菊花猪肝汤：猪肝 100g，鲜菊花 12 朵，油、盐、酒适量。猪肝洗净，切薄片，用油、酒腌 10 分钟；鲜菊花洗净，取花瓣。先将菊花放入清水锅内煮片刻，再放猪肝，煮 20 分钟调味即可。佐餐食用。具有养血柔肝之功效。主治肝血不足所致的眼目干涩等病症。

［方二］菊花茶：菊花 10g，冰糖适量。菊花沸水冲泡，加入适量冰糖即可。代茶饮。具有清肝明目、清热解毒之功效。主治风热感冒以及目赤肿痛，目暗昏花，头目眩晕等病症。

【使用注意】菊花清热解毒力强，过服易伤中阳，气虚胃寒、食少泄泻者慎用。

【现代研究】含挥发油菊油环酮、樟脑以及菊苷、腺嘌呤、胆碱、氨基酸、黄酮类、维生素等，具有解热镇痛、抗炎抑菌、降压作用。

牛蒡

【性味归经】辛、苦，寒。入肺、胃经。

【功效及主治】散风热，消肿疗疮，解毒透疹，利咽。适用于风热感冒，风毒面肿，头痛目赤，咽喉肿痛，疮痈肿毒等。

【食疗方】

［方一］牛蒡炒肉丝：鲜牛蒡100g，猪肉100g。牛蒡去皮切丝待用，猪肉洗净切丝后入油锅爆炒，变色后加入牛蒡丝，入调味料，翻炒均匀，文火收汁即可。佐餐食用。具有清热利咽之功效。主治慢性咽炎所致咽喉不适等病症。

［方二］牛蒡子粥：牛蒡子10g，粳米100g。牛蒡子洗净煎煮15分钟，去渣取汁，入粳米熬成粥即可。每日温服1~2次。具有疏风散热、解毒透疹之功效。主治麻疹透发不畅，咽炎、扁桃体炎以及腮腺炎等病症。

【使用注意】脾虚便溏者慎用。

【现代研究】牛蒡果实含牛蒡酸、异绿原酸、维生素A、维生素B1、脂肪油、棕榈酸等；牛蒡根中含多种多酚物质如咖啡酸、绿原酸等，以及多烯类、牛蒡酸等，以及果胶性多糖、固醇类等。具有降血脂血糖、抗菌、抗衰老作用。

葛根

【性味归经】甘、辛，凉。入肺、脾、胃经。

【功效及主治】疏风解表，升阳止泻，透疹。适用于外感表证之发热，斑疹不透，咽痛，脾虚泄泻等。

【食疗方】

［方一］葛根茶：葛根15g。沸水冲泡，代茶饮。至味淡。具有清热解肌，改善脑部血液循环的功效。主治颈椎病引起的头痛、眩晕、耳鸣以及腰酸腿痛等病症。

［方二］葛根炖排骨：鲜葛根200g，排骨250g，大枣、红萝卜、姜片、食盐适量。排骨与姜片洗净入沸水焯水，加水大火烧开后入其余食材转文火炖煮1小时，加入调味料即可。佐餐食用。具有健脾养阴、生津止渴的功效。主治精神、肌肉紧张，以及心情烦躁等病症。

【使用注意】胃寒者慎用。

【现代研究】主要含淀粉、黄酮类物质如葛根素、葛根素木糖甙、花生酸等，有解热解痉、降压降血糖作用。

淡豆豉

【性味归经】辛、苦，凉。入肺、胃经。

【功效及主治】疏散表邪，退热除烦。适用于外感表证之轻证，胸脘烦闷等。

【食疗方】

［方一］淡豆豉粥：淡豆豉15g，粳米100g。豆豉择洗干净，清水中浸泡5~10分钟，煎煮15分钟，去渣取汁，加粳米煮粥即可。每日早晚分服。具有解表除烦之功效。主治风寒、风热感冒，头身疼痛，以及热病后期胸中烦闷，虚烦不眠等病症。

［方二］葱豉豆腐汤：淡豆豉20g，豆腐250g，葱白20g，食盐适量。将豆腐放在锅内煎至淡黄色，然后加入淡豆豉及一碗半清水，煎至大半碗，加入葱白、食盐，再煮片刻即可。趁热饮汤食豆腐。具有疏风解表散寒之功效。主治风寒感冒等病证。

【使用注意】无特殊禁忌。

【现代研究】含蛋白质、脂肪、酶类及碳水化合物等，具有发汗、助消化作用。

第二节　清热食物

知母

【性味归经】苦、甘，寒。入肺、胃、肾经。

【功效及主治】清热泻火，生津润燥。用于外感风热，高热烦渴，肺热咳嗽，骨蒸潮热等。

【食疗方】

[方一] 牡蛎知母莲子汤：生牡蛎20g，知母9g，莲子30g，白糖适量。生牡蛎、知母、莲子洗净备用，牡蛎、知母先入小瓦罐内，加水适量煎煮，去渣取汁，入莲子，文火炖1小时，加白糖适量，炖至莲子酥烂即可。佐餐食用。具有健脾安神、潜阳固精之功效。主治心烦不寐及相火旺盛之梦遗等病症。

[方二] 知母炖鹌鹑：知母10g，薏米30g，鹌鹑1只，姜蒜适量。知母、薏米洗净清水浸泡待用，鹌鹑洗净，去爪、肠杂，共入炖盅，加姜、蒜、水适量，隔水炖两个半小时，出锅时加入适量调味料即可。具有祛风湿、止痹痛之功效。主治风湿热痹之关节红肿疼痛等病症。

【使用注意】脾胃虚寒，大便溏泄者忌服。

【现代研究】具有抗病原微生物作用，能够抑制葡萄球菌、伤寒杆菌等；具有解热作用。

栀子花

【性味归经】苦，寒。入心、肺、肝、三焦经。

【功效及主治】泻火除烦，清热利尿，凉血解毒。用于热病心烦，黄疸，血淋涩痛，目赤肿痛，火毒疮疡，痔疮等。

【食疗方】

[方一] 凉拌栀子花：栀子花250g，葱花、姜丝适量。栀子花洗净，入沸水中煮一沸，捞出沥水晾干，撒上葱花、姜丝，浇入香油等适量调味料，搅拌均匀即可。凉拌食用。具有清热凉血、解毒止痢的功效。主治肺热咳嗽，痈肿，肠风下血等病症。

[方二] 栀子蛋花：栀子花200g，鸡蛋3枚，葱花、姜丝适量。栀子花去杂洗净，放入沸水中稍焯一下，切成碎末；鸡蛋磕入碗中，打匀；将栀子花放入鸡蛋中，搅拌均匀；锅中加油，烧至八成热，倒入栀子蛋花，炸熟，撒上葱花、姜丝，入食盐、味精，炒匀即可。具有清热泻火、健脾养胃之功效。主治胃热口臭，牙龈肿痛，大便不畅等病症。

【使用注意】本品苦寒伤胃，脾虚便溏者忌服。

【现代研究】栀子花含乙酸苄酯、乙酸芳樟酯，色素苷、木蜜醇等，有镇静、降压、抑菌、导泻、镇痛、抗炎，调节平滑肌，加速软组织愈合等作用。

芦根

【性味归经】甘，寒。入肺、胃经。

【功效及主治】清热生津，除烦止呕，利尿。用于热病烦渴，胃热呕哕，肺热咳嗽，肺痈吐脓，热淋涩痛等。

【食疗方】

[方一] 芦根麦冬饮：鲜芦根30g（干品用15g），麦冬15g。沸水冲泡，加盖焖制10分钟，其后可加开水频频饮用。代茶饮。具有养阴润燥、生津清热之功效。主治热病伤津见渴饮不止、口燥咽干，以及肺热咳嗽等病症。

［方二］芦根青皮粳米粥：新鲜芦根 30g，青皮 5g，粳米 100g，生姜 2 片。将鲜芦根洗净后，切成 1cm 长的细段，与青皮同放入锅内，加适量冷水，浸泡 30 分钟后，武火煮沸，改文火熬 20 分钟，捞出药渣，加入洗净的粳米，煮至粳米开花，粥汤粘锅。端锅前 5 分钟，放入生姜。具有泄热和胃、养阴止痛之功效。适用于消化性溃疡病辨证为肝胃积热证者。

【使用注意】脾胃虚寒者忌服。

【现代研究】本品有解热镇痛、镇静、降血压、降血糖、抗氧化作用，对乙型溶血链球菌有抑制作用，所含薏苡素对骨骼肌有抑制作用，首蓿素对肠管有松弛作用。

淡竹叶

【性味归经】甘、淡，寒。入心、胃、小肠经。

【功效及主治】清热除烦，利尿。用于热病烦渴，小便赤涩淋痛，口舌生疮等。

【食疗方】

［方一］竹叶茶：淡竹叶 6~9g。将适量竹叶晒干，制成粗末。每次取 6~9g，用开水冲泡，并可反复加水。代茶频饮。具有清凉解暑、除烦利尿之功效。主治夏季暑热、口腔溃疡、疖痈疮肿；以及口苦、口渴、小便短少属心火旺盛等病症。

［方二］竹叶豆腐汤：淡竹叶 9g，豆腐 100g，白糖适量。淡竹叶洗净，加水 100ml，煮 25 分钟，过滤取汁，备用；豆腐洗净切块。淡竹叶药汁、豆腐块同入锅中，再加适量清水，大火烧沸，改文火煮 20~30 分钟，加入白糖，待糖均匀溶化即可。具有清热解毒明目之功效。主治目赤肿痛等病症。

［方三］淡竹叶酒：淡竹叶 30g，白酒 500ml。淡竹叶洗净，剪成长约 2cm 的节，纱布袋包扎好后，置于酒罐中。将白酒倒入酒罐，加盖密封，浸泡 3 天后即可饮用。具有疏风热、畅心神之功效。主治风湿热痹之关节热痛、心烦、小便赤黄等病症。

【使用注意】孕妇忌服。

【现代研究】茎、叶含三萜化合物：芦竹素、印白茅素、蒲公英赛醇和无羁萜。地上部分含酚性成分、氨基酸、有机酸、糖类。水煎剂体外试验对金黄色葡萄球菌、溶血性链球菌有抑制作用。

夏枯草

【性味归经】辛、苦，寒。入肝、胆经。

【功效及主治】清热泻火，明目，散结消肿。用于暑热，肝火目赤，风火牙痛等。

【食疗方】

［方一］夏枯草煲鸡脚：夏枯草 15g，鸡脚 3 只，猪瘦肉 120g，生姜 4 片。夏枯草稍浸泡、洗净；鸡脚洗净，去甲、切对半；猪瘦肉洗净。一起与生姜下瓦煲，加清水 1300ml，武火滚沸后改文火煲约 2 小时，下盐即可。具有清肝泻火、解郁散结之功效。主治盛夏暑热，以及肝气郁结、气郁化火所致急躁易怒、目赤、心烦等病症。

［方二］夏枯草黑豆汤：黑豆 25g，夏枯草 15g，冰糖适量。夏枯草洗净，用纱布包裹；黑豆浸泡半小时，洗净。一起放入瓦煲，加清水 500ml，武火滚沸后改文火煲 30~40 分钟，下冰糖即可。具有补肾水、平肝火之功效。主治高血压所致头昏、头胀等，亦可用于风火牙痛。

【使用注意】脾胃虚弱者慎服。

【现代研究】夏枯草含三萜皂苷、芸香苷、金丝桃苷等苷类物质及熊果酸、咖啡酸、游离齐敦果酸等有机酸；花穗中含飞燕草素、矢车菊素的花色苷、d-樟脑、d-小茴香酮等。夏枯草茎、叶、穗及全草均有降压作用，但穗的作用较明显；本品煎剂在体外对痢疾杆菌、伤寒杆菌、霍乱弧菌、大肠埃希菌、变形杆菌、葡萄球菌及人型结核杆菌均有一定的抑制作用。

苦瓜

【性味归经】 苦，寒。入心、脾、肺经。

【功效及主治】 清暑涤热，明目，解毒。适用于暑热烦渴，消渴，赤眼疼痛，痢疾，疮痈肿毒等。

【食疗方】

[方一] 苦瓜排骨汤：排骨 400g，鲜苦瓜 200g，鸡蛋 1 只，香菇 20g，香葱 2 棵，生姜 1 块，适量五香粉、料酒及面粉。排骨洗净后砍成块，撒上五香粉，再在排骨两面拍上干面粉，鸡蛋打匀涂在排骨上面；苦瓜去籽洗净，切成厚片；香葱洗净切段，生姜洗净切片；香菇泡软洗净；将排骨放在砂锅底部，两边放上香菇；加料酒、水、香葱段、生姜片，用文火焖 40 分钟；加精盐和苦瓜再炖 15 分钟，撒上味精即可。具有清暑除热、明目解毒之功效。主治暑热汗多、口渴、心烦等，亦可用于暑疖、痱子、结膜炎等病症。

[方二] 双菇苦瓜丝：鲜苦瓜 200g，香菇 20g，金针菇 20g。苦瓜、姜片、香菇切丝，金针菇切去尾端洗净。油爆姜丝后，加入苦瓜丝、香菇丝及盐，同炒至苦瓜丝变软。将金针菇加入同炒，加入调味料炒匀即可。具有清热解毒、降脂之功效。主治高胆固醇血症等病症。

【使用注意】 孕妇、脾胃虚寒者慎食。

【现代研究】 含苦瓜皂苷、5 - 羟色胺、多种有机酸、胡萝卜素、维生素、钙、磷、铁等，具有降低血糖等作用。

荷叶

【性味归经】 苦、涩，平。入肝、脾、胃经。

【功效及主治】 清热解暑，升发清阳，凉血止血。用于暑热烦渴，暑湿泄泻，脾虚泄泻，血热吐衄，便血崩漏等。

【食疗方】

[方一] 荷叶冬瓜汤：鲜荷叶 1 张，鲜冬瓜 500g，食盐适量。将冬瓜去瓤，切成小块，荷叶切成小片，一同放入锅中，加水煲汤，煮至冬瓜熟软，食盐调味即食。具有清热解毒、生津止渴、利尿祛湿之功效。主治暑热心烦，肺热咳嗽，水肿腹胀，口舌生疮等病症。

[方二] 莲蓬荷叶煲鸡汤：鸡 1 只，莲蓬 30g，荷叶 10g，红枣 20g，食盐适量。鸡洗净，斩块；莲蓬、荷叶浸泡 1 小时，洗净；红枣去核洗净；将适量清水放入煲内，煮沸后加入以上材料，武火煲沸后改用文火煲 2 小时，加盐调味即可。具有清热消暑、利水消炎、生津除烦之功效。主治口渴心烦，咽痛口干，热痱，湿疹，疮痈等病症。

【使用注意】 气血虚弱者慎服。

【现代研究】 荷叶含荷叶碱、O - 去甲荷叶碱、N - 去甲荷叶碱等多种生物碱，以及维生素 C、枸橼酸、酒石酸、苹果酸、草酸、琥珀酸，还含抗有丝分裂作用的碱性成分。

金银花

【性味归经】 甘，寒。入肺、心、胃经。

【功效及主治】 清热解毒，疏散风热。用于痈肿疔疮，喉痹，丹毒，热毒血痢，风热感冒，温病发热等。

【食疗方】

[方一] 三花茶：金银花 10g，菊花 10g，茉莉花 3g。加入沸水泡茶饮用。具有清热解毒之功效。主治风热外袭所致的头痛口渴、咽喉肿痛等病症。

[方二] 金银花露：金银花 300g，冰糖适量。金银花的花、叶加水，先用武火后用文火蒸 30 分钟，

滤出汤汁加冰糖后适量饮用。具有清热解暑之功效。主治暑湿所致身热、胸闷、呕恶、四肢酸痛、口干、小便黄等病症。

【使用注意】脾胃虚寒及气虚疮疡脓清者忌服。

【现代研究】本品含环己六醇、黄酮类、肌醇、皂苷、鞣质等。对金黄色葡萄球菌、溶血性链球菌、痢疾杆菌、伤寒杆菌等有抑制作用。此外，本品具有利胆、抗肿瘤、升高白细胞、解热、利尿、镇静等作用。

蒲公英

【性味归经】苦、甘，寒。入肝、胃经。

【功效及主治】清热解毒，消肿散结，利尿通淋。用于疔疮肿毒，乳痈，瘰疬，目赤，咽痛，肺痈，肠痈，湿热黄疸，热淋涩痛等。

【食疗方】

[方一]凉拌蒲公英：鲜蒲公英叶150g，味精、盐、香油、醋、蒜泥等适量。将洗净的蒲公英用沸水焯1分钟，沥出，用冷水冲一下，加入辣椒油、味精、盐、香油、醋、蒜泥等拌匀。具有清热解毒、消肿散结、利尿通淋之功效。主治疔疮肿毒，乳痈，目赤，咽痛等病症。

[方二]蒲公英猪肚汤：蒲公英15g，猪肚1个。猪肚洗净，加水加蒲公英炖烂，可适当加葱、姜、盐等调料。具有清热解毒、健脾益胃之功效。主治胃热炽盛所致口臭、口渴、口舌生疮、便秘等病症。

【使用注意】阳虚外寒、脾胃虚弱者忌用。

【现代研究】蒲公英全草含蒲公英甾醇、胆碱、菊糖、果胶等，具有抗菌、通乳、抗肿瘤、利胆等作用。

鱼腥草

【性味归经】辛，微寒。入肺经。

【功效及主治】清热解毒，消痈排脓，利尿通淋。用于肺痈吐脓，痰热喘咳，热痢，热淋，痈肿疮毒等。

【食疗方】

[方一]鱼腥草蒸鸡：嫩母鸡1只（重约1500g），鲜鱼腥草100g。将鸡宰杀，去毛、内脏，脚爪洗净，放入沸水锅内焯一下，捞出洗净血污；将鱼腥草去杂洗净切段；取汤盆1只，放入全鸡、精盐、葱、姜、胡椒粉和适量清水，上笼蒸至鸡熟透，再加入鱼腥草、味精，略蒸即可出笼。具有清热解毒、温中益气之功效。主治肺脓疡，虚劳瘦弱，水肿，脱肛等病症。

[方二]凉拌鱼腥草：鱼腥草适量。将鱼腥草的老根、须掐去，留下嫩白根及叶片，用清水洗净，冷水浸泡10分钟，捞出控干水分待用；将干辣椒切成段，放到温油中炸至酥脆、发出香味，连同油一块倒入碗中待用；将鱼腥草放到盆里，放入盐、酱油、白糖、醋、鸡精及炸好的辣椒油拌匀，即可食用。具有清火解毒、止咳之功效。主治肺热咳嗽，痰黄，扁桃体炎，咽炎等病症。

【使用注意】虚寒证及阴性外疡忌服。

【现代研究】含槲皮苷、芸香苷、鱼腥草素、钾盐、氯化钾、硫酸钾、挥发油等，具有抗菌、抗病毒、提高机体免疫力的作用，尚有利尿、抗钩端螺旋体、镇痛、止血等作用。

绿豆

【性味归经】甘，寒。入心、胃经。

【功效及主治】清热解毒，消暑利水。用于暑热烦渴，疮毒痈肿等。可解附子、巴豆毒。

【食疗方】

[方一] 百合绿豆粥：绿豆 30g，大米 30g，红米 20g，干百合 10g，西米 30g。绿豆、大米、红米洗净，浸泡 30 分钟；干百合浸泡 30 分钟。在高压锅中倒入绿豆、大米、红米、百合，洗净的西米。加入小半锅清水，煮粥。具有清热解毒、养血安神之功效。用于肺热咳嗽，以及热病后期气阴两伤、余热未消者。

[方二] 薏米绿豆饮：绿豆 50g，薏米 50g，辅料冰糖适量。将绿豆和薏米淘洗干净，绿豆浸泡半小时左右，薏米浸泡 1 小时左右。取锅，注入 2500ml 清水或者半锅的清水，倒入浸泡好的薏米，大火煮开后转小火煮 5 分钟左右，将浸泡好的绿豆倒入锅中，继续小火煮至绿豆都浮起，打开盖子，放适量的冰糖，小火再煮 2 分钟关火，焖 5 分钟，即可食用。具有清热解暑利湿之功效。主治夏季暑热伤津口渴以及粉刺、脂溢性皮炎、皮疣等病症。

【使用注意】 脾胃虚寒滑泄者忌用。

【现代研究】 本品含有蛋白质、脂肪、碳水化合物、多种维生素、胡萝卜素、菸碱酸、叶酸、钙、磷、铁等，有降血脂、抗菌、抗过敏、抗肿瘤、增强食欲、保肝护肾等作用。

玄参

【性味归经】 甘、苦、咸，微寒。入肺、胃、肾经。

【功效及主治】 凉血滋阴，泻火解毒。用于热病伤阴，舌绛烦渴，温毒发斑，津伤便秘，骨蒸劳嗽，目赤，咽痛，瘰疬，白喉，痈肿疮毒等。

【食疗方】

玄参炖猪肝：玄参 15g，猪肝 500g。玄参先煮 30 分钟以后，再放入猪肝 500g，同煮 5 分钟，捞出切片，然后用姜、葱、白糖、酱油、原汤等炒猪肝片后食用。具有滋阴降火、养肝明目之功效。主治肝阴不足所致的目涩、昏花、夜盲等病症。

【使用注意】 脾胃虚寒，食少便溏者不宜服用；不宜与藜芦同用。

【现代研究】 乙醇提取物能明显增加离体兔的冠脉血流量，对心肌缺血有保护作用，增加小鼠耐缺氧能力；对氯化钾及肾上腺素所致的血管痉挛有一定的缓解作用。根提取物对伤寒疫苗发热的家兔有解热作用，浸剂在体外有抗菌作用；还有扩张下肢血管，降低血糖，减少毛细血管通透性及镇静、抗惊厥、利胆作用。

第三节　化湿食物

藿香

【性味归经】 辛，微温。入肺、脾、胃经。

【功效及主治】 祛暑解表，化湿和胃。主夏令感冒之寒热头痛、胸脘痞闷、呕吐泄泻，及妊娠呕吐、鼻渊、手足癣等。

【食疗方】

[方一] 藿香粥：藿香末 10g，粳米 50g。先将粳米入锅中，加水煮粥，待米花将开时，加入藿香粉，再炖至粥熟即成。每日早晚分服。具有解暑祛湿、开胃止呕之功效。主治暑湿之邪所致的发热胸闷、食欲不振、呕恶吐泻、精神不振等病症。

[方二] 藿香饮：藿香 15g，白砂糖 5g。先将藿香叶去杂质，清水洗净；将藿香叶放入煮锅内，加入适量的清水煮沸，加入白糖即可。代茶饮。具有祛暑化湿之功效。主治夏季食欲不振及暑湿型感冒。

【使用注意】 阴虚血燥者不宜。

【现代研究】广藿香含挥发油，其主要成分为广藿香醇，其他成分有苯甲醛、丁香油酚、桂皮醛、广藿香奠醇、广藿香吡啶、表愈创吡啶等，另有多种半萜类化合物。挥发油能促进胃液分泌，增强消化力，对胃肠有解痉作用。

佩兰

【性味归经】辛，平。入脾、胃、肺经。

【功效及主治】芳香化湿，醒脾开胃，发表解暑。用于湿浊中阻见脘痞呕恶、口中甜腻、口臭、多涎，及暑湿表证见头胀胸闷等。

【食疗方】

[方一] 绿豆佩兰粥：绿豆500g，佩兰10g，薄荷5g，藿香5g，薏苡仁、冰糖少许。除薄荷、冰糖外，其余材料洗净同熬，出锅前加入薄荷、冰糖，再熬10分钟即可。具有祛火降暑之功效。主治夏季暑湿，牙龈咽喉肿痛及痤疮等病症。

[方二] 佩兰茶：鲜佩兰叶20g。水煎服或热水浸泡代茶饮。具有清胃降火之功效。主治胃火旺盛，或体内湿热积聚，引起的口臭伴口渴舌干、牙龈肿痛等病症。此外，常喝佩兰茶还有消暑、预防中暑的作用。

【使用注意】阴虚、气虚者忌服。

【现代研究】全草含挥发油，油中含聚伞花素、乙酸橙花醇酯；叶含香豆精、邻香豆酸、麝香草氢醌，此外尚含有三萜类化合物。佩兰水煎剂对白喉杆菌、金黄色葡萄球菌、八叠球菌、变形杆菌、伤寒杆菌等有抑制作用。

苍术

【性味归经】辛、苦，温。入脾、胃经。

【功效及主治】燥湿健脾，祛风散寒，明目。用于脘腹胀满，泄泻，水肿，脚气痿躄，风湿痹痛，风寒感冒，夜盲等。

【食疗方】

苍术冬瓜祛湿汤：苍术9g，泽泻9g，冬瓜250g，猪瘦肉500g，生姜片、盐、鸡精各适量。苍术、泽泻、冬瓜洗净；猪瘦肉洗净切块；锅内烧水，水开后放入猪瘦肉，焯去血水；将苍术、泽泻、冬瓜、猪瘦肉、生姜片一起放入煲内，加入适量清水，大火煲沸后，用文火煲1小时，调味即可。具有减脂瘦身、清润养生之功效。适用于肥胖，痰湿中阻者。

【使用注意】阴虚内热，气虚多汗者忌服。

【现代研究】本品主要含挥发油，油中主含苍术醇，其他尚含少量苍术酮、维生素及菊糖，具有调节胃肠运动、抗溃疡和抑制腺体、保肝、抑菌、抗氧化等作用。

厚朴

【性味归经】苦、辛，温。入脾、胃、肺、大肠经。

【功效及主治】燥湿消痰，下气除满。用于湿滞伤中，脘痞吐泻，食积气滞，腹胀便秘，痰饮喘咳等。

【食疗方】

厚朴薏仁猪肚汤：猪肚半个，猪瘦肉200g，红枣4枚，薏苡仁20g，厚朴10g。猪肚半个，以粗盐搓擦数次，至起浆液，洗净备用；瘦猪肉、红枣、薏苡仁、厚朴洗净备用；将准备好的材料，一起放入瓦煲内，加水1000ml，文火煲3小时；将猪肚及瘦肉捞起，切块，加调味品上碟佐膳，汤中加入少量食盐调味饮汤。具有温中行气、健脾燥湿之功效。主治气虚脘痞、口淡涎多、脘腹痞满、纳呆、胃中冷逆欲呕等病症。

【使用注意】气虚津亏者及孕妇慎用。

【现代研究】厚朴含挥发油，其中主要含β-桉油醇，另含厚朴酚及其异构体。此外，还含有少量的木兰箭毒碱、厚朴碱及鞣质等。

砂仁

【性味归经】辛，温。入脾、胃、肾经。

【功效及主治】化湿开胃，温脾止泻，理气安胎。用于湿浊中阻，脘痞不饥；脾胃虚寒，呕吐泄泻；妊娠恶阻，胎动不安等。

【食疗方】

[方一]砂仁猪扇骨汤：排骨300g，砂仁6g，枸杞、红枣、党参、黄芪各适量。药材洗净备用；排骨斩大段，洗净，入热水内焯水待用；砂仁用刀背拍开；排骨及各种药材均倒入砂锅，大火烧开后转文火煲1.5小时即可。佐餐食用。具有温胃散寒、调中益气之功效。主治脾胃虚寒所致的胃寒呕吐以及妊娠呕吐等病症。

[方二]砂仁酒：砂仁15g，黄酒500g。将砂仁略炒，捣研成粗末，用绢布袋盛，浸于酒中，密封瓶口，5日后即可服用。每日2~3次，每次餐后温服15~20ml。具有行气和中、开胃消食之功效。主治湿滞中焦所致的胸腹胀满、食欲不振、恶心呕吐、胃脘胀痛、腹泻等病症。

【使用注意】阴虚血燥者慎用。

【现代研究】砂仁种子含挥发油1.7%~3%，油中主要含乙酸龙脑酯、樟脑、柠檬酸、莰烯、α-和β-蒎烯等，另含皂苷约0.69%；本品煎剂可增强胃的功能，促进消化液分泌及肠道运动。

草果

【性味归经】辛、温。入脾、胃经。

【功效及主治】燥湿温中，除痰截疟。用于寒湿内阻见脘腹胀痛、痞满呕吐及疟疾寒热等。

【食疗方】

[方一]草果砂仁猪肾粥：粳米100g，草果6g，砂仁6g，陈皮3g，猪肾1对。将猪肾洗净切块，与陈皮、草果、砂仁共煎取汁，入白酒少许，再与粳米同煮成稀粥，食用即可。早晚温服，每天或隔天1次，连用5~7天，间断再食。具有补肾健脾、祛寒除湿之功效。主治脾肾亏虚见月经不调、眩晕、腰膝酸软、下肢痿弱等病症。

[方二]草果赤豆炖青鸭：鸭1500g，草果6g，赤小豆250g。将鸭剥净，除去头、尾和内脏，洗净；将赤小豆淘洗干净；赤小豆同草果、食盐、葱装入鸭腹内；将鸭放入锅内，加清水适量，置武火烧沸，改文火炖2小时至鸭熟即成。佐餐同食。具有健脾开胃、利水消肿之功效。主治痰湿咳嗽，水肿，小便不利，小儿热惊，头生疮肿等病症。

【使用注意】阴虚血少者忌服。

【现代研究】本品含挥发油，以及锌、铁等多种微量元素。

第四节　安神食物

酸枣仁

【性味归经】甘、酸，平。入肝、胆、心经。

【功效及主治】补肝宁心，敛汗生津。用于虚烦不眠，惊悸多梦，体虚多汗，津伤口渴等。

【食疗方】

［方一］猪心枣仁汤：猪心 1 个，酸枣仁 15g，茯苓 15g，远志 6g。将猪心剖开洗净，茯苓、酸枣仁、远志一起放入纱布袋内，与猪心一起放入砂锅加水，先用武火烧沸，打去浮沫，改用文火，炖至猪心烂熟，去药袋，加调料即可。佐餐食用。具有宁心益神之功效。主治心悸、失眠、多梦、健忘等属心之阴血不足的病症。

［方二］枣仁桂圆饮：芡实 12g，酸枣仁 10g，桂圆 10g，白砂糖适量。酸枣仁捣碎，用纱布袋装；芡实加水 500ml，煮半小时后，加入龙眼肉和酸枣仁，再煮半小时，取出酸枣仁，加适量白糖，滤出汁液。不拘时用。具有养血安神、益肾固精之功效。主治心肾不交所致的心悸、怔忡、失眠、健忘、神倦、遗精等病症。

【使用注意】凡有实邪郁火及滑泄者慎服。

【现代研究】本品含酸枣仁皂苷、白桦脂酸、桦木素等。具有镇静催眠及抗心律失常的作用，并能协同巴比妥类药物的中枢抑制作用；其水煎液及醇提取液还有抗惊厥、镇痛、降体温、降压作用；此外，还具有降血脂、抗缺氧、抗肿瘤、抑制血小板聚集、增强免疫力及兴奋子宫作用。

柏子仁

【性味归经】甘，平。入心、肾、大肠经。

【功效及主治】养心安神，止汗，润肠。用于虚烦失眠，心悸怔忡，阴虚盗汗，肠燥便秘等。

【食疗方】

［方一］柏子仁炖猪心：柏子仁 10g，猪心一个。将猪心洗净，放在沸水锅中焯去血水捞出洗净；将柏子仁去杂洗净，放入猪心内；烧热锅加入猪油，煸香葱姜，烹入料酒，注入肉汤，倒入炖盅内，放入猪心，上笼蒸至猪心熟烂，拣去葱、姜即成。佐餐食用。具有养心安神、补血润肠之功效。主治心血不足所致的心悸、怔忡、失眠，以及阴虚血少、产后血虚等引起的肠燥便秘等病症。

［方二］柏子仁茶：柏子仁 500g。上药除去残留的外壳和种皮后研碎，瓷器贮存。用时取 10g，放保温杯中，冲入沸水盖焖 15 分钟，随意饮用。具有养心安神、益智润肠之功效。适用于心悸、失眠、盗汗等属心血亏虚者，以及老人、产后血虚肠燥便秘等病症。

【使用注意】便溏及痰多者忌服。

【现代研究】含脂肪油及少量挥发油、维生素 A、皂苷及植物甾醇、蛋白质等。柏子仁单方注射液可使猫的慢波睡眠深睡期明显延长，并具有显著的恢复体力作用。

首乌藤

【性味归经】甘、微苦，平。入心，肝经。

【功效及主治】养心安神，祛风通络。用于失眠、多梦、血虚身痛、肌肤麻木、风湿痹痛、风疹瘙痒等。

【食疗方】

［方一］首乌藤煲乌鸡汤：首乌藤 15g，合欢皮 10g，酸枣仁 10g，干百合 15g，乌鸡 1 只。首乌藤、合欢皮洗净，酸枣仁洗净，捣碎，前三者纳入干净纱布袋内包好；干百合温水泡开；乌鸡洗净，斩大块，先飞水去血水；将所有材料放锅中，加适量水，武火先煮 15 分钟后，改文火煲 1 小时，加食盐调味即可。佐餐食用。具有滋心阴、宁心神之功效。主治心肝阴血亏虚见忿怒忧郁、虚烦不眠、多梦、惊悸、体虚多汗等病症。

［方二］首乌藤粥：首乌藤 15g，粳米 50g，大枣 2 枚，白糖适量。取首乌藤用温水浸泡片刻，加清

水 500ml，煎取药汁约 300ml，加粳米、白糖、大枣，再加适量水熬至粥稠，盖紧焖 5 分钟即可。每晚睡前 1 小时趁热食，连服 10 天为一疗程。具有养血安神、祛风通络之功效。主治虚烦不寐，顽固性失眠，多梦以及风湿痹痛等病症。

【使用注意】燥狂属实火者慎服。

【现代研究】本品茎主要含大黄素、大黄酚或大黄素甲醚等蒽醌类物质，茎叶含多种黄酮，具有镇静催眠作用，并能促进免疫功能。

远志

【性味归经】苦、辛，温。入心、肾、肺经。

【功效及主治】安神益智，祛痰，消肿。用于心肾不交引起的失眠多梦，惊悸健忘，神志恍惚，咳痰不爽，疮疡肿毒，乳房肿痛等。

【食疗方】

[方一] 远志枣仁粥：远志肉 10g，炒酸枣仁 10g，粳米 50g。如常法煮米做粥，煮沸后即放入远志、酸枣仁。每晚睡前做夜宵食用。具有宁心安神、交通心肾之功效。主治心血不足、心肾不交引起的惊悸、健忘、不寐、多梦等病症。

[方二] 远志酒：远志 10g，白酒 500ml。先将远志研成末状，浸入白酒，浸泡 3 日即可饮用。每日服用 1 小杯。具有安神益智、消肿止痛之功效。主治惊悸失眠，健忘，痈疽肿毒等病症。

【使用注意】实热或痰火内盛者慎用。

【现代研究】本品含皂苷，水解后可分解为远志皂苷元 A 和远志皂苷元 B。此外，还含远志酮、生物碱、糖及糖苷、远志醇树脂等。全远志有镇静、催眠及抗惊厥作用；远志皂苷有祛痰、镇咳、降压及溶血等作用。

第五节　理气食物

陈皮

【性味归经】苦、辛，温。入肺、脾经。

【功效及主治】理气健脾，燥湿化痰。用于胸脘胀满，食少吐泻，咳嗽痰多等。

【食疗方】

[方一] 陈皮蜜枣乳鸽汤：乳鸽 1 只，猪瘦肉 250g，陈皮 10g，蜜枣 20g，食盐适量。乳鸽去毛、内脏，洗净；猪瘦肉洗净；陈皮浸软，洗净；蜜枣洗净；将适量清水放入煲内，煮沸后加入以上材料，猛火煲滚后改用文火煲 2 小时，加盐调味即可。佐餐食用。具有温肺化痰、滋养补虚之功效。主治肺虚、肺寒引起的久咳不愈，夜间咳多、咳嗽痰白、咳甚气促等病症。

[方二] 陈皮鲫鱼汤：活鲫鱼 250g，陈皮丝 10g，生姜 10g。将鲫鱼除去鳞、内脏及鳃，洗净；生姜洗净切片，陈皮切丝，用纱布将生姜、陈皮丝一并填入鲫鱼肚内，扎好，加入清水适量；用文火煨熟，放入调味料即可。每 2～3 日食用 1 次。具有散寒止痛之功效。主治慢性胃炎等病症。

【使用注意】气虚体燥、阴虚燥咳及内有实热者慎服。

【现代研究】本品中含有川陈皮素、橙皮苷、新橙皮苷、陈皮素、对羟福林、黄铜化合物及挥发油；具有升压、抗血小板聚集、抗氧化、抗衰老、强心、抗休克、抗过敏等作用。

枳实

【性味归经】 苦、辛、酸，温。入脾、胃经。

【功效及主治】 破气消积，化痰散痞。用于痰阻气滞，胸腹胀满等。

【食疗方】

［方一］牛肚枳实砂仁汤：牛肚250g，枳实10g，砂仁2g。牛肚洗净，切条备用；锅中加入适量水，放入枳实、砂仁和牛肚后大火煮沸，然后转文火继续煮约2小时；食用时加入适量盐调味即可。佐餐食用。具有健脾补气之功效。主治食滞内停见痞满胀痛、泻痢后重、大便不通；或气滞痰阻见于胸痹、结胸；以及胃下垂，脱肛，子宫脱垂等病症。

［方二］油焖枳实萝卜：枳实10g，白萝卜、虾米、植物油、葱、姜、盐各适量。枳实以水煎汁，滤渣后备用；白萝卜洗净，切块；葱、姜洗净切丝；锅中加入适量油烧热，下入虾米、萝卜翻炒片刻，浇入药汁，煨至极烂；加入葱、姜、盐调味即可。佐餐食用。具有润肠通便之功效。主治食欲不振、肠燥便秘等病症。

【使用注意】 体虚久病者及孕妇慎服。

【现代研究】 本品中含有川陈皮素、橙皮苷、新橙皮苷、陈皮素、对羟福林、黄铜化合物及挥发油；具有升压、抗血小板聚集、抗氧化、抗衰老、强心、抗休克、抗过敏等作用。

木香

【性味归经】 辛、苦，温。入脾、胃、大肠、三焦、胆经。

【功效及主治】 行气止痛，健脾消食。用于胸脘胀痛，泻痢后重，食积不消，不思饮食者。煨木香实肠止泻，可用于泄泻、腹痛等。

【食疗方】

［方一］大枣木香粥：木香6g，粳米60g，大枣20枚，白糖适量。将大枣去核，浸泡后连水同粳米煮粥，粥将熟时加木香再煮片刻，放入白糖调匀即可。每日温服2~3次。具有健脾和胃、燥湿止泻之功效。主治小儿脾虚之腹胀泄泻等病症。

［方二］双香炖猪大肠：猪大肠250g，海参10g，木香10g，沉香5g，调味料适量。将海参泡发，洗净切片；将沉香、木香一同装入纱布袋中；猪大肠洗净，切细。锅内加水适量，放入大肠，煮沸去沫，加葱、姜煮至肠将熟，放海参、药袋，煮至大肠极软，再加适量盐、酱油调味后稍煮即成。佐餐食用。具有行气养血、润肠通便之功效。主治气滞兼津亏的便秘等病症。

【使用注意】 阴虚津液不足者慎服。

【现代研究】 本品含木香内酯、二氢木香内酯、风毛菊内酯、木香烃内酯、二氢木香烃内酯等。木香对胃肠道有兴奋或抑制的双向作用，能促进消化液分泌；有松弛气管平滑肌、利尿及促进纤维蛋白溶解的作用；能抑制链球菌、金黄色葡萄球菌等的生长。

佛手

【性味归经】 辛、苦、酸，温。入肝、脾、肺经。

【功效及主治】 舒肝解郁，理气和中，燥湿化痰。用于肝胃气滞，胸胁胀痛，胃脘痞满，食少呕吐等。

【食疗方】

［方一］佛手粥：佛手10g，粳米50g，冰糖适量。先将佛手洗净，切碎，加清水1200ml，煎取1000ml果汁，放瓦罐中备用；粳米淘洗干净，与冰糖一起放入佛手汁中，小火慢炖30分钟成粥即可。主治肝郁气滞所致的胃脘疼痛、咳嗽痰多、胸闷、食欲不振、消化不良、胁胀、呕吐等病症。

[方二]佛手炒芹菜:鲜佛手50g,芹菜200g,调味品适量。将佛手、芹菜洗净,切丝;锅中放素油烧热后,放葱姜煸香,而后放入佛手、芹菜同炒;待熟时,调入食盐、味精等,炒熟服食。佐餐食用。具有清热平肝之功效。主治肝火上炎,头目眩晕,肝脾气滞,脘腹胀满等病症。

【使用注意】阴虚有火及无气滞者慎服。

【现代研究】本品含挥发油、香豆精类化合物,主要成分有佛手内酯、柠檬内酯、橙皮苷、布枯叶苷等。佛手提取物对肠道平滑肌有明显的抑制作用;还有扩张冠状血管,增加冠脉血流量的作用,高浓度时抑制心肌收缩力、减缓心率、降低血压、保护实验性心肌缺血。此外,本品有一定的平喘、祛痰作用。

香橼

【性味归经】辛、苦、酸,温。入肝、脾、肺经。

【功效及主治】舒肝解郁,理气和中,燥湿化痰。用于肝胃气滞,胸胁胀痛,脘腹痞满,呕吐,痰多咳嗽等。

【食疗方】

[方一]香橼浆:鲜香橼1~2只,麦芽糖适量。先将香橼洗净切碎,同麦芽糖一起放入带盖的小碗中,隔水蒸数小时,以香橼稀烂为度。每次服1汤匙,早晚各1次。具有理气宽胸、解郁宁神之功效。主治肝脾郁滞、气阻生痰而致的胸中痞塞、痰多色白等病症。

[方二]香橼蜜酒:鲜香橼100g,蜂蜜50ml,白酒200ml。将鲜香橼洗净、切碎,加水200ml,放锅内煮烂后,加蜂蜜及白酒至煮沸停火,待凉后装入瓶中,密闭贮存,一月后即可饮用。每日2次,每次10ml。具有理气化痰止咳之功效。主治气滞痰壅所致久咳等病症。

【使用注意】阴虚血燥及孕妇气虚者慎服。

【现代研究】枸橼及香橼均含有橙皮苷、柠檬酸、苹果酸、维生素C及挥发油等。具有抗炎、抗病毒,以及促进胃肠蠕动、健胃、祛痰的作用。

玫瑰花

【性味归经】甘、微苦,温。入肝、脾经。

【功效及主治】行气解郁,和血止痛。用于肝胃气痛,食少呕恶,月经不调,跌仆伤痛等。

【食疗方】

[方一]玫瑰妙香猪舌:鲜玫瑰花3朵,酸枣仁6g,猪舌1只,丁香1g,料酒10g,葱段、姜片、八角、花椒、盐、酱油、味精、白糖适量。将花撕成瓣状洗净,酸枣仁炒香,猪舌用沸水煮5分钟后去舌苔备用;将玫瑰花等调配料一并放入锅内,加入上汤适量,待香气逸出时,放入猪舌卤熟即成。佐餐食用。具有活血化瘀、宁心安神之功效。主治心神不宁所致失眠等病症。

[方二]玫瑰木耳红枣汤:鲜玫瑰花3朵,黑木耳30g,红枣20枚。将玫瑰花瓣、黑木耳、红枣均洗干净,沥干水分;将红枣、木耳加水约3000ml,大火烧沸,转文火煮约20分钟,下入花瓣,再煮约10分钟即可。每日早晚饭后饮用。具有行气活血之功效。主治肝郁气滞、气血不和所致胁肋疼痛、月经不调等病症。

【使用注意】阴虚火旺者慎服。

【现代研究】本品含挥发油,油中主要成分为香茅醇、牻牛儿醇、橙花醇、丁香油酚,苯乙醇等;此外,尚含槲皮苷、鞣质、脂肪油、有机酸等。玫瑰油对大鼠有促进胆汁分泌作用;玫瑰花对实验性动物心肌缺血有一定的保护作用。

罗汉果

【性味归经】甘，凉。入肺、大肠经。

【功效及主治】清热润肺，滑肠通便。用于肺火燥咳，咽痛失音，肠燥便秘等。

【食疗方】

罗汉果粥：罗汉果1个，猪肉末50g，粳米100g，各种调料适量。罗汉果切片，与粳米、猪肉末一起熬至黏稠时，加盐、味精、麻油调味。每日1次。具有清热化痰止咳之功效。主治肺热咳嗽等病症。

【使用注意】妇女经期慎用，脾胃虚寒者忌服。

【现代研究】本品含罗汉果苷，另含果糖、氨基酸、黄酮等；果中含非糖甜味的成分，主要是三萜苷类；又含锰、铁、镍、硒、锡、碘、钼等多种无机元素、蛋白质、维生素C等。本品有止咳作用，能提高血液渗透压，降低颅内压，且罗汉果对肠管运动机能有双向调节作用。

薤白

【性味归经】辛、苦，温。入肺、胃、大肠经。

【功效及主治】通阳散结，行气导滞。用于胸痹疼痛，痰饮咳喘，泻痢后重等。

【食疗方】

［方一］薤白粥：薤白10g，粳米100g。取薤白同粳米煮粥。早晚餐温服。具有宽胸行气止痛之功效。主治寒凝气滞、瘀阻脉络所致的胸痹疼痛等病症。

［方二］薤白三七鸡肉汤：鸡肉500g，薤白10g，陈皮6g，三七9g，生姜、红枣、米酒适量。三七洗净，打碎成小粒状；鸡肉洗净，切块；陈皮水浸洗净；薤白除去根须，洗净；生姜洗净切片；红枣洗净去核。将三七、鸡肉、陈皮、生姜、红枣放入开水锅内，武火煮沸后，文火煲2小时，放入薤白再煮沸片刻，调味，放入米酒搅匀。佐餐食用。具有行气消肿、通阳散结之功效。主治痰瘀凝滞所致的胸痹。

【使用注意】本品辛苦性温，多食易伤阴助火，不宜多服、久服。气虚者慎用。

【现代研究】本品含大蒜氨酸、甲基大蒜氨酸、大蒜糖等。其水煎剂对金黄色葡萄球菌、肺炎球菌、八叠球菌有抑制作用；薤白所含的特殊香气和辣味，不仅能加强血液循环，还具有促消化、利尿的作用。

刀豆

【性味归经】甘，温。入胃、肾经。

【功效及主治】温中，下气，止呃。用于虚寒呃逆，呕吐等。

【食疗方】

［方一］刀豆冰糖水：刀豆50g，冰糖适量。刀豆洗干净，加水500ml，煎煮约10分钟，去渣加冰糖即可。每天分三次饮用。具有下气止咳平喘之功效。主治小儿百日咳，老年痰多喘咳等病症。

［方二］刀豆炒香菇：鲜刀豆250g，水发香菇50g，调味料适量。将刀豆洗干净，切成段；香菇用温水浸泡，洗净切丝。将以上两物加入烧热的油锅里，翻炒至熟，加适量的清水、细盐、味精即可。佐餐食用。具有温中散寒、下气止呕之功效。主治脾肾阳虚之呕吐、呃逆等病症。

【使用注意】无特殊使用注意。

【现代研究】本品含有尿毒酶、刀豆氨酸等，具有镇静、抗癌作用，可以增强大脑皮质的抑制过程。

第六节　消食食物

山楂

【性味归经】酸、甘，微温。入脾、胃、肝经。

【功效及主治】消食化积，行气散瘀。用于肉食积滞，胃脘胀满，泻痢腹痛，瘀血经闭，产后瘀阻，心腹刺痛，疝气疼痛等。

【食疗方】

[方一]银耳山楂羹：鲜山楂50g，仙人掌100g，银耳50g，冰糖适量。银耳挑去杂质，洗净后用常法熬炖。将仙人掌去皮后切小丁，山楂洗净切片，在银耳酥烂时，与冰糖一同放入，熬成糊状即可。每日服用1~2次。具有滋阴益胃、和血通脉的功效。主治产后失血及瘀阻脉络等病证。

[方二]桃仁山楂茶：山楂9g，桃仁9g，贝母9g，绿茶适量，荷叶半张。以上药食（除绿茶外）洗干净放入锅中，加适量水，烧沸，改文火煎15分钟，去渣取汁，以此冲泡绿茶即可。具有活血消积、健脾化湿之功效。主治脾胃食滞、血瘀湿阻所致的胃脘疼痛胀满等病症。

[方三]山楂梨丝：山楂200g，梨500g，白糖、蜂蜜各适量。山楂洗干净，除去核后备用；梨去皮和核后切成细丝。在锅中放入少量水，加入糖、蜂蜜，煎至起黏丝后，放入山楂和梨丝，捞出拌匀即可。佐餐食用。具有健脾益胃、润肺生津之功效。主治小儿疳积等病症。

【使用注意】胃虚弱者、孕妇慎用；不宜与牛奶、柠檬同食。

【现代研究】山楂主要含牡荆素、槲皮素、槲皮苷、金丝桃苷、芦丁等黄酮类，以及山楂酸、柠檬酸、熊果酸等有机酸类化合物。研究表明山楂对痉挛状态的胃肠平滑肌有抑制作用，对松弛状态的平滑肌有兴奋作用；山楂黄酮可显著降低实验性高脂血症动物的血清总胆固醇、低密度脂蛋白胆固醇和载脂蛋白B的浓度，显著升高高密度脂蛋白和载脂蛋白A浓度；山楂水解产物能增加缺血心肌营养性血流量；山楂提取物对在体、离体蟾蜍心脏能增强心肌收缩力。此外，山楂对志贺菌属、变形杆菌、大肠埃希菌、金黄色葡萄球菌等有较强的抑菌作用。

神曲

【性味归经】甘、辛，温。入脾、胃经

【功效及主治】消食化积，健脾和胃。用于饮食积滞，脘腹胀满，食欲不振，呕吐泻痢等。

【食疗方】

[方一]神曲粥：神曲15g，粳米100g。将神曲捣碎放入锅中，加入适量水煎煮15分钟，去渣取汁；入粳米，煮粥食之。每日1剂。具有健脾胃、助消化之功效。主治食积，呕吐，胃脘疼痛，嗳腐吞酸，脘腹胀满等病症。

[方二]麦曲消食液：麦芽15g，神曲15g，焦山楂15g。将三味共研成粉，做成饼，在柴火炭中烧成焦黄；将烧焦的饼捣碎放入杯中，冲入开水，搅匀澄清；在清液中加入少许白糖调味即可。餐后食用。具有消食化滞之功效。主治食积腹泻、腹胀、呕吐酸腐臭气等病症。

【使用注意】脾阴不足、胃火盛者及孕妇慎服。

【现代研究】本品为酵母制剂，含酵母菌、淀粉酶、B族维生素、麦角甾醇、蛋白质、脂肪及挥发油等。具有增进食欲、促消化的作用。

麦芽

【性味归经】甘，平。入脾、胃经。

【功效及主治】行气消食，健脾开胃，退乳消胀。用于食积不消，脘腹胀痛，脾虚食少，乳汁郁积，乳房胀痛，妇女断乳等。

【食疗方】

麦芽粥：粳米 50g，生麦芽、炒麦芽各 15g，红糖适量。将麦芽入锅，加适量清水煎煮，去渣取汁，入粳米煮粥，待粥熟时，加入红糖即可。具有健脾回乳之功效。适用于妇女乳汁郁积等病症。

【使用注意】哺乳期妇女不宜使用。

【现代研究】本品主要含 α - 及 β - 淀粉酶、催化酶、麦芽糖以及大麦芽碱、腺嘌呤、胆碱、蛋白质、氨基酸、多种维生素等。具有助消化、降血糖、抗真菌、抑制催乳素分泌等作用。

莱菔子

【性味归经】辛、甘，平。入肺、脾、胃经。

【功效及主治】消食除胀，降气化痰。用于饮食停滞，脘腹胀痛，大便秘结，痰壅喘咳等。

【食疗方】

［方一］莱菔子粥：莱菔子 10g，粳米 100g。将粳米洗净，清水浸泡 1 小时；莱菔子放入锅中炒熟；锅中加入适量水，放入粳米与莱菔子共煮粥。每日 2 次。有健胃消食、化痰下气之功效。主治气滞痰阻所致咳喘等病症。

［方二］莱菔炖猪肚：莱菔子 10g，猪肚 200g，辅料适量。猪肚洗净，切条；药物用纱布袋装好扎紧口；姜拍松，葱切段；将猪肚、药包、姜、葱、料酒、盐同放入锅内，加水适量，将锅置武火烧沸，再改用文火炖煮 30 分钟即可。佐餐食用。具有消食化积之功效。主治食滞腹痛等病症。

【使用注意】气虚者慎服。

【现代研究】本品含莱菔素、芥子碱、脂肪油、β - 谷甾醇、糖类及多种氨基酸、维生素等。具有解毒、降压作用，还有一定的抗菌、祛痰、镇咳、平喘作用。

鸡内金

【性味归经】甘，平。入脾、胃、小肠、膀胱经。

【功效及主治】健胃消食，涩精止遗。用于食积不消，呕吐泻痢，小儿疳积，遗尿，遗精等。

【食疗方】

［方一］鸡内金山药饼：鸡内金 10g，干山药 30g，面粉 200g。鸡内金、干山药共研细粉，加入面粉及适量水，和成面团，再加入黑芝麻、白糖，烙成薄饼即可。每日 1 张，10 天为 1 个疗程，可连用 2～3 个疗程。具有健脾开胃、消食导滞之功效。主治小儿疳积，营养不良等病症。

［方二］鸡内金肉清汤：鸡内金 7g，鸡脯肉 50g，清汤皮子 20 张，鸡蛋黄 1 个。将鸡内金焙干碾成细末；鸡脯肉斩成茸，装碗内加甜酒汁、鸡蛋黄、精盐、味精、胡椒粉、鸡内金粉搅拌均匀备用；取清汤皮子将馅心包入，投入沸水中煮熟，捞出装入调好味的鸡汤中即成。佐餐食用。具有健脾消食、缩尿止遗之功效。主治食积不化，脘腹胀满，小儿疳积，消瘦无力，食欲不振以及小便频繁等病症。

［方三］桑枝鸡内金瘦肉汤：猪肉 120g，鸡内金 8g，桑椹 15g，桑枝 10g。上几味洗净待用，瘦肉洗净切块入煲中，煮沸后入其他药物，加水适量，煲 2 小时出味，去药渣即可。佐餐食用。具有健脾消食的功效。主治饮食积滞所致的脘腹胀满、食欲不振等病症。

【使用注意】脾虚无积者慎服。

【现代研究】本品含角蛋白、微量胃蛋白酶、淀粉酶、多种维生素与微量元素以及氨基酸等。口服本品粉剂能促进胃液分泌，提高其酸度和消化力，明显增强胃运动机能；体外实验显示本品能增强胃蛋白酶、胰脂肪酶活性。

第七节　止咳化痰食物

川贝母

【性味归经】苦、甘，微寒。入肺、心经。

【功效及主治】清热润肺，化痰止咳。用于肺热燥咳，干咳少痰，阴虚劳嗽，咯痰带血等。

【食疗方】

［方一］川贝炖雪梨：雪梨 1 个，冰糖 25g，川贝 5g，枸杞 3g。将梨削去皮，用小刀去掉上层约 1/5 的顶部，去核，注意不要挖透底部；将冰糖、枸杞和川贝粉放入雪梨内，添加白开水适量，上锅蒸 1～1.5 小时即可。每日 1 个。具有润肺、化痰、止咳之功效。主治痰热蕴肺所致咳嗽、咳痰等病症。

［方二］川贝枇杷膏：枇杷叶 70g，川贝母 7g，麦芽糖 70g，蜂蜜适量。枇杷叶煎水 2 次，去渣取汁，加川贝末、麦芽糖、蜂蜜熬成膏即可。每日 2 次，每次 10ml，开水冲服。具有润肺化痰、止咳平喘之功效。主治肺热咳嗽等病症。

【使用注意】不宜与乌头同用；脾胃虚寒及有痰湿者不宜用。

【现代研究】川贝母含川贝母碱等生物碱及皂苷，具有镇咳祛痰平喘作用，此外还有一定的降压作用。棱砂贝母所含西贝母碱对动物肠管平滑肌有松弛与解痉作用。

桔梗

【性味归经】苦、辛，平。入肺经。

【功效及主治】宣肺，利咽，祛痰，排脓。用于咳嗽痰多，胸闷不畅，咽痛，喑哑，肺痈吐脓，疮疡脓成不溃等。

【食疗方】

［方一］凉拌桔梗：鲜桔梗 50g，黄瓜 1 根，白芝麻 1 小匙，辣椒酱、醋、糖、辣椒粉、酱油、麻油等适量。桔梗洗净泡软，黄瓜洗净、去头尾切片，将所有材料及调料拌匀至入味即可。佐餐食用。具有祛痰镇咳降血糖之功效。主治咳嗽痰多，胸闷不畅，咽痛，失音等病症。

［方二］大豆甜桔梗猪腰汤：猪腰 2 个，大豆芽 250g，桔梗 15g，党参 15g。猪腰洗净，开边切去白脂膜，切片，用适量酒、油、盐拌匀；大豆芽洗净，去根；甜桔梗、党参洗净，入煲内，加清水适量，武火煮沸后，加入大豆芽，文火煲 15 分钟，再加入猪腰，煲 15 分钟，调味即可。佐餐食用。具有滋肾润燥、益气生津之功效。主治燥热伤阴或气阴两伤所致咽痛、喑哑等病症。

【使用注意】阴虚久嗽、气逆及咯血者忌服。

【现代研究】本品含桔梗皂苷，能够直接刺激口腔、咽喉、胃黏膜，使支气管黏膜分泌亢进，进而稀释痰液，使其易于排出。具有镇咳、抗炎和增强免疫的作用，其水提物能增强巨噬细胞的吞噬功能，增强中性粒细胞的杀菌力，提高溶菌酶活性。

胖大海

【性味归经】甘，寒。入肺、大肠经。

【功效及主治】清热润肺，利咽解毒，润肠通便。用于肺热声哑，干咳无痰，咽喉干痛，热结便闭，头痛目赤等。

【食疗方】

胖大海茶：胖大海2颗，绿茶4g，橄榄4g，蜂蜜少许。将橄榄放入水中煮沸，再用橄榄水冲泡胖大海与绿茶，最后加入蜂蜜即可。具有清热利咽的功效。主治肺热咽干、咽痛等病症。

【使用注意】 不宜多服、久服。

【现代研究】 种子外层含胖大海素，果皮含半乳糖、戊糖。本品对血管平滑肌有收缩作用；能改善黏膜炎症；减轻痉挛性疼痛；水浸液具有促进肠蠕动及缓泻作用。

海藻

【性味归经】 苦、咸，寒。入肝、胃、肾经。

【功效及主治】 软坚散结，化痰，利水。用于瘿瘤，瘰疬，睾丸肿痛，痰饮水肿等。

【食疗方】

［方一］凉拌海藻沙拉：海藻9g，苹果1个，小黄瓜2条，红萝卜、盐、水、白醋、白细糖各适量。将海藻用水洗净，再用热水氽烫捞起后冲凉，彻底沥干备用；将适量盐加入2杯水中溶化，苹果洗净切开去籽与蒂部，切薄片，浸泡于盐水中30秒立即捞起沥干备用；将小黄瓜与红萝卜分别洗净切片，加入适量盐，拌匀静置10分钟后，滤除盐水备用；将全部材料与调味料一起拌匀即可。佐餐食用。具有爽口开胃、软坚散结之功效。主治瘿瘤，瘰疬等病症。

［方二］海藻绿豆粥：粳米100g，糯米50g，绿豆30g，海藻10g。海藻用清水浸泡15分钟左右，洗去表面浮盐，切碎备用；粳米、糯米和绿豆一起放入锅中，清水淘净，加水入锅，大火煮开，转文火，煮至米和绿豆熟软，加入海藻，再煮5分钟即可出锅。佐餐食用。具有清热解毒、化痰软坚之功效。主治瘿瘤、瘰疬、痰饮水肿等病症。

【使用注意】 不宜与甘草同用；脾胃虚寒者忌服。

【现代研究】 本品含褐藻酸、甘露醇、碘、钾等，具有抗病毒、防癌抗癌、降血压、抗甲状腺功能亢进等作用。

昆布

【性味归经】 咸，寒。入肝、胃、肾经。

【功效及主治】 软坚散结，消痰，利水。用于瘿瘤，瘰疬，睾丸肿痛，痰饮水肿等。

【食疗方】

［方一］昆布粥：昆布10g，粳米100g，猪瘦肉适量。上三物同煮粥，用适量食盐（或白糖）调味食用。每日1次。具有软坚散结、利水消肿之功效。主治瘿瘤，瘰疬，痰饮水肿等病症。

［方二］糖渍昆布：湿昆布100g，白糖50g。昆布清水浸泡，洗净切小块，煮熟后捞出，加白糖拌匀，腌渍1日后即可食用。每日两次，每次食用50g。具有软坚散结之功效。主治瘿瘤、瘰疬等病症。

【使用注意】 脾胃虚寒蕴湿者忌服。

【现代研究】 本品含碘、多糖类、藻胶素、胡萝卜素、褐藻氨酸等，可纠正由缺碘而引起的甲状腺机能不足，同时也可以暂时抑制甲状腺功能亢进的新陈代谢而减轻症状。海带氨酸单枸橼酸盐对麻醉兔静脉注射，可使血压短暂下降，此作用不被阿托品阻断；海带根粗提取液对豚鼠有平喘作用，对大鼠、猫的咳嗽有一定的镇咳作用。

白果

【性味归经】 甘、苦、涩，平；有毒。入肺经。

【功效及主治】 敛肺定喘，固精缩尿，止带。用于痰多喘咳，遗尿尿频，带下白浊等。

【食疗方】

[方一] 白果粥：粳米 150g，鲜白果 12g，白砂糖适量。粳米洗净，清水浸泡 20 分钟，加水大火煮开，改文火煮 10 分钟；白果洗净，加入粥内同煮至熟软，将成时加入白砂糖调味即可。每日 1 次。具有敛肺定喘、收涩止带之功效。主治脾虚型、湿毒型带下等病证。

[方二] 白果炒虾仁：白果 15g，海虾 100g，佐料适量。白果去壳，放入热水里浸泡片刻，撕衣，取出绿色胚芯待用；虾仁去头去壳去虾肠，洗净后放入碗中，加入料酒、盐、味精抓匀，再加蛋清、水淀粉上浆腌渍半小时，葱白、姜切成末待用；炒锅放适量花生油烧热，放入虾仁、白果，炒至白果熟、虾身卷曲时出锅即可。佐餐食用。具有固精缩尿、收涩止遗之功效。主治遗精，尿频等病症。

【使用注意】 有实邪者忌服；生食或炒食过量可致中毒，小儿误服中毒尤为常见。

【现代研究】 本品外种皮含白果酸、氢化白果酸、氢化白果亚酸、白果酚和白果醇；种子含少量氰甙、赤霉素等物质。白果酸能抑制结核杆菌的生长，体外对多种细菌及皮肤真菌有不同程度的抑制作用。

第八节　补益食物

人参

【性味归经】 甘、微苦，平。入脾、肺、心经。

【功效及主治】 大补元气，复脉固脱，补脾益肺，生津，安神。用于体虚欲脱，肢冷脉微，脾虚食少，肺虚喘咳，津伤口渴，久病虚羸等。

【食疗方】

[方一] 人参鲜鸡汤：鲜活母鸡 1 只，人参 10g，辅料适量。人参切薄片，鸡切块洗净；二味同放入砂锅内，加适量清水，下姜、葱、料酒和花生油，武火烧开，除去汤面上浮沫，再改用文火慢炖 2 ~ 3 小时，最后加入食盐即可。佐餐食用。具有滋补强身之功效。主治脾肺气虚所致倦怠乏力、少气懒言等病症。

[方二] 人参酒：人参 30g，白酒 1200ml。用纱布缝一个与人参大小相当的袋子，将人参装入，缝口；放入酒中浸泡数日；之后倒入砂锅内，微火煮至 500 ~ 700ml 时，将酒倒入瓶内；将其密封，冷却，存放备用。每次饮 10 ~ 30ml，每日 1 次。具有大补元气、温通血脉之功效。主治老年或病后体虚，身倦乏力，食少便溏等病症。

【使用注意】 不宜与藜芦同用。

【现代研究】 本品含多种人参皂苷、挥发油、氨基酸、微量元素及有机酸、糖类、维生素等成分。能调节中枢神经系统兴奋过程和抑制过程的平衡，能促进蛋白质、RNA 及 DNA 的合成；能增强机体对各种有害刺激的反应能力，加强机体适应性；对多种动物的心脏均有先兴奋后抑制，少量兴奋、大量抑制的作用；以及抗休克、抗衰老、抗肿瘤等作用。

黄芪

【性味归经】 甘，温。入肺、脾经。

【功效及主治】 补气固表，利尿托毒，排脓，敛疮生肌。用于气虚乏力，食少便溏，中气下陷，久泻脱肛，便血崩漏，表虚自汗，气虚水肿，疮痈久溃难敛等。

【食疗方】

[方一] 黄芪枸杞乳鸽：黄芪、枸杞各 15g，乳鸽 1 只，辅料适量。将乳鸽宰杀，去毛、内脏，斩

脚爪，洗净，入沸水中焯水，捞出洗净斩块放炖盅内；加入洗净的黄芪、枸杞及料酒、盐、味精、姜片等，武火煮沸，转小火炖至鸽肉烂熟即可。佐餐食用。具有补气壮阳、固表止汗、解毒祛风之功效。主治中气虚弱，体倦乏力，表虚自汗及痈疽疮溃久不愈合等病症。

［方二］黄芪陈皮粥：黄芪 15g，陈皮 3g，粳米 100g，红糖适量。陈皮研末待用；黄芪水煎 3 次，去渣取汁，同粳米共煮为粥，再加陈皮末稍煮，加糖即可。每日 1 次，连食 5～7 天。具有补脾益气、利水消肿之功效。适用于产后气虚型恶露，证见恶露色淡红、质稀、时觉疲倦头晕者。

【使用注意】表实邪盛，气滞湿阻，食积停滞，痈疽初起或溃后热毒尚盛等实证，以及阴虚阳亢者忌服。

【现代研究】本品含皂苷、蔗糖、多糖、多种氨基酸、叶酸及硒、锌、铜等多种微量元素，可增强心肌收缩力、机体免疫功能；有保肝、利尿、抗衰老、抗应激、降压、调节血糖和较广泛的抗菌作用。

白术

【性味归经】苦、甘，温。入脾、胃经。

【功效及主治】健脾益气，燥湿利水，止汗，安胎。用于脾虚食少，腹胀泄泻，痰饮眩悸，水肿，自汗，胎动不安等。

【食疗方】

［方一］白术猪肚粥：白术 30g，猪肚 300g，槟榔 10g，生姜 2g，粳米 60g。将猪肚洗净，切成小块，白术、槟榔、生姜装入纱布袋中，与猪肚一起煮至熟软，取汤汁，加入淘洗净的粳米，煮至粥熟。猪肚进食前根据个人口味可用麻油、酱油调味食用。具有补气健脾、理气和中之功效。主治脾胃虚弱所致食欲不振，食后胀满，恶食生冷等病症。

［方二］白术鲫鱼粥：白术 10g，鲫鱼 100g，粳米 30g，白糖适量。鲫鱼去杂，洗净切片；白术洗净先煎汁 100ml，将鱼肉、粳米煮粥，粥成时加入药汁和匀，加糖调味。每 1～2 日 1 剂。具有健脾益气之功效。主治脾胃气虚所致食少纳呆、腹胀泄泻等病症。

【使用注意】阴虚内热、津液亏耗者慎服；内有实邪壅滞者忌服。

【现代研究】本品含挥发油，主要成分为苍术醇、苍术酮等，并含糖类及树脂等，具有抗炎、抗肿瘤作用，能够调节胃肠道功能、促进营养物质吸收。

山药

【性味归经】甘，平。入脾、肺、肾经。

【功效及主治】补脾养胃，生津益肺，补肾涩精。用于脾虚食少，久泻不止，肺虚喘咳，肾虚遗精，带下，尿频，虚热消渴等。

【食疗方】

［方一］拔丝山药：鲜山药 250g，桂花卤 2g，冰糖 30g，熟白芝麻 5g，熟花生油适量。山药刮去皮切滚刀块待用；冰糖碾碎成末待用；锅内注入油烧至五成热，放入山药至色金黄、皮脆里熟，倒入漏勺内待用。锅内留油少许，放入冰糖末和一匙清水，加桂花卤熬糖，待糖汁微微变红时，将炸过的山药倒入裹匀糖汁，倒入涂油的盘中即可。佐餐食用。具有补中益气、消渴生津之功效。主治肺脾气虚，食少纳呆等病症。

［方二］山药粥：鲜山药 30g，红枣 4 枚，粳米 100g。山药去皮洗净切丁，放入滚水中焯水备用；取一汤锅，放入高汤、红枣、山药、粳米熬煮成粥即可。佐餐食用。具有补虚培元、固肠止泻之功效。主治久泻、久痢等病症。

【使用注意】山药有收涩的作用，故大便燥结者不宜食用；另有实邪者忌食山药。

【现代研究】本品含有大量淀粉及蛋白质、维生素 E、葡萄糖等。此外，还含钾等微量元素，以及淀粉糖化酶、淀粉酶等多种消化酶。具有助消化、降血糖、抗氧化等作用。

淫羊藿

【性味归经】辛、甘，温。入肝、肾经。

【功效及主治】补肾阳，强筋骨，祛风湿。用于阳痿遗精，筋骨痿软，风湿痹痛，麻木拘挛等。

【食疗方】

[方一] 淫羊藿山药面：干面条适量，淫羊藿 9g，鲜山药 100g，桂圆肉 20g，料酒、酱油各适量。山药去皮，洗净切块；淫羊藿洗净，煎煮取汁，药汁加水、山药、桂圆肉煎煮 20 分钟后，下面条，面条熟后加料酒和酱油即可。每日 1 次，连服 1 周。具有补肾益血、安神定志之功效。主治肾虚血亏引起的失眠健忘、腰膝酸软、阳痿早衰等病症。

[方二] 二仙炖狗肉：狗肉 150g，淫羊藿、仙茅各 10g，肉桂 5g，小茴香 5g，生姜 5g。狗肉洗净切块，其他药物洗净，所有用料放入炖盅内，加入适量沸水，先用大火炖 30 分钟，改文火炖 2 小时。将药渣捞出，放入调味料，喝汤食肉。具有温补肾阳之功效。主治阳痿，小便频数，肾气亏损等病症。

【使用注意】阴虚而相火易动者忌服。

【现代研究】本品含有黄酮类化合物、木脂素、生物碱和挥发油等。具有促进精液分泌，增强机体免疫功能，延缓衰老，抗骨质疏松等作用。

巴戟天

【性味归经】甘、辛，微温。入肾、肝经。

【功效及主治】补肾阳，强筋骨，祛风湿。用于阳痿遗精，宫冷不孕，月经不调，少腹冷痛，风湿痹痛，筋骨痿软等。

【食疗方】

[方一] 巴戟天酒：巴戟天 18g，牛膝 18g，石斛 18g，羌活 27g，当归 27g，生姜 27g，花椒 2g，酒 1000ml。将以上药材捣细，放入干净的器皿中，倒入酒浸泡，密封煮 1 小时，取下冷却，过滤后装瓶备用。每次 15～20ml，温热服用，不拘时饮。具有补肾壮阳、活血通经、舒筋利关节之功效。主治腹部瘀结冷痛，折伤闪挫，腰膝痹痛，足痿无力，肢节不利，四肢拘挛，肾虚阳痿等病症。

[方二] 巴戟苁蓉鸡：巴戟天、肉苁蓉各 10g，仔鸡 1 只。二药纱布包扎，鸡去肠杂等，洗净切块，加水一同煨炖，以姜、花椒、盐等调味。去纱布包后，饮汤食肉。具有补肾阳、益精血之功效。主治肾虚阳痿等病证。

【使用注意】阴虚火旺及有湿热者忌服。

【现代研究】本品主要含糖类、氨基酸、少量的蒽醌类及维生素 C 等。乙醇提取物及水煎剂有明显的促肾上腺皮质激素样作用。

杜仲

【性味归经】甘，温。入肝、肾经。

【功效及主治】补肝肾，强筋骨，安胎。用于肾虚腰痛，筋骨无力，妊娠漏血，胎动不安等。

【食疗方】

[方一] 杜仲炖猪腰：杜仲 15g，猪腰 1 个，胡椒适量。猪腰洗净，剔除筋膜后切成腰花，用开水余烫后洗去浮沫；杜仲洗净，放入砂锅中，加入适量清水后用大火煮开，转文火煮成一碗浓汁后熄火；砂锅置火上，倒入适量清水，加葱段、姜片、腰花与杜仲药汁同煮 10 分钟，加盐调味即可。佐餐食用。

具有健筋骨、补腰肾之功效。主治腰酸腿疼，阳痿遗精等病症。

[方二] 杜仲茶：杜仲10g，七叶参6g，山楂6g。置于带盖瓷杯或玻璃杯中，沸水冲泡，加盖焖5分钟即可。代茶饮。具有补肝肾、强筋骨之功效。主治肾虚腰痛，筋骨无力等病症。

【使用注意】阴虚火旺及实证、热证者慎用。

【现代研究】本品含杜仲胶、糖苷、生物碱、有机酸、果胶、醛糖、维生素C及多种氨基酸等。杜仲的水溶液、醇溶液、醚溶液及经提纯的生物碱等均有良好的降压作用；本品能减少胆固醇的吸收，可使小鼠肝糖原含量显著升高，且具有增强体力、抗疲劳，提高机体非特异性免疫功能的作用。此外，尚有镇静、镇痛、利尿及延缓衰老的作用。

补骨脂

【性味归经】辛、苦，温。入肾、脾经。

【功效及主治】温肾助阳，止泻。用于阳痿遗精，遗尿，尿频，腰膝冷痛，肾虚作喘，五更泄泻等。

【食疗方】

[方一] 补骨脂炖羊肉：羊肉100g，补骨脂10g，杜仲12g。先将羊肉切片加适量水炖30分钟，后加入杜仲、补骨脂，再煮15分钟，饮汤食肉。佐餐食用。具有补血益肾、健脾益气之功效。主治气血亏虚，腰背冷痛等病症。

[方二] 补骨脂烧牛筋：牛蹄筋250g，补骨脂5g，盐、料酒、淀粉、胡椒粉、葱、姜各适量。将补骨脂洗净放入罐内，加清水上笼蒸汁；葱切段，姜切片。将牛筋用清水加料酒、葱、姜余煮，去其异味；取锅，锅内垫好算子，下入上汤、牛筋及补骨脂汁，文火焖2.5小时，熟后将算子取出将牛筋装盘，锅内留汁调好口味，用淀粉汁40ml（20g淀粉加水）勾芡，即可盛入盘内。佐餐食用。具有补肾壮腰、健脾益气之功效。主治肾虚腰痛等病证。

【使用注意】阴虚火旺者忌服。

【现代研究】本品含香豆素类、黄酮类及单萜酚类，对由组胺引起的气管收缩有明显扩张作用；补骨脂酚有雌激素样作用，能增强阴道角化，增加子宫重量。补骨脂能通过调节神经和血液系统，促进骨髓造血，增强免疫和内分泌功能，发挥抗衰老作用。

菟丝子

【性味归经】甘，温。入肝、肾、脾经。

【功效及主治】滋补肝肾，固精缩尿，安胎，明目，止泻。用于阳痿遗精，遗尿，尿频，腰膝酸软，目昏耳鸣，肾虚胎漏，胎动不安，脾肾虚泻等。

【食疗方】

[方一] 菟丝子狗肉汤：菟丝子15g，狗肉300g，盐、味精、姜、葱各适量。洗净狗肉，切块入沸水焯水，捞出沥干待用。将狗肉放入锅内，同姜煸炒，加入料酒，然后将狗肉、姜一起倒入砂锅内，再将菟丝子用布袋装好扎紧，与盐、葱放入砂锅内，加清汤适量，用大火烧沸后改文火炖至肉烂即成。佐餐食。具有温肾壮阳、补益精髓之功效。主治阳虚精亏，腰膝酸软等病症。

[方二] 菟丝子茶：菟丝子10g，红糖适量。菟丝子洗净捣烂，加适量红糖，沸水冲泡即可。不拘时饮用。具有补肾益精、养肝明目之功效。主治肝肾阴亏所致目昏耳鸣等病症。

【使用注意】阴虚火旺者忌服。

【现代研究】本品含树脂样糖苷、胆甾醇、芸苔甾醇、谷甾醇、豆甾醇及三萜酸类、糖类等，具有保肝、助阳和增强性活力、增加非特异性抵抗力等作用。

沙苑子

【性味归经】 甘，温。入肝、肾经。

【功效及主治】 温补肝肾，固精缩尿，明目。用于肾虚腰痛，遗精早泄，白浊带下，小便余沥，眩晕目昏等。

【食疗方】

[方一] 沙苑菟丝甲鱼汤：沙苑子 15g，菟丝子 15g，鳖肉 500g。将沙苑子、菟丝子洗净滤干备用；将鳖活杀，剖腹留肝、蛋，去肠杂，切成大块；将菜籽油放入锅中，武火烧热，先入姜片，随即倒入鳖肉块，翻炒 5 分钟后，加入冷水少许，再焖炒 5 分钟，盛入砂锅内；沙苑子、菟丝子装入纱布袋内，扎紧袋口，放入砂锅，加冷水适量，武火煮沸后，改用文火慢炖 60 分钟，放入调味料，再炖 30 分钟即可。佐餐食用。具有补肾益精之功效。主治肾虚精衰所致阳痿遗精、失眠多梦等病症。

[方二] 沙苑猪肝汤：鲜猪肝 150g，枸杞 5g，沙苑子、干豆粉各 15g，鸡蛋一个。沙苑子用水煎煮两次，每次 20 分钟，去渣取汁；猪肝洗净，去筋膜切片；取蛋清与豆粉调成蛋糊，将猪肝浆好；砂锅加水，入除猪肝以外的原料，武火煮开后放入猪肝，再沸后改文火，入药汁，再煲 10 分钟即可。佐餐食用。具有益肾养血、补肝明目之功效。主治肝肾阴亏之腰膝酸软、头晕、目眩等病症。

【使用注意】 相火炽盛、阳强易举者忌服。

【现代研究】 本品含黄酮类、生物碱、三萜类成分、酚类、鞣质、氨基酸、多肽、蛋白质以及多种微量元素。具有抗疲劳作用，能显著延长小鼠游泳时间；沙苑子总黄酮有降压，降低血清胆固醇、甘油三酯及增加脑血流量的作用。

熟地黄

【性味归经】 甘，微温。入肝、肾经。

【功效及主治】 滋阴补血，益精填髓。用于肝肾阴虚，腰膝酸软，骨蒸潮热，盗汗遗精，血虚萎黄，心悸怔忡，月经不调，眩晕耳鸣，须发早白等。

【食疗方】

[方一] 地黄首乌粥：制何首乌 15g，熟地黄 9g，粳米 50g，大枣 2 枚，冰糖适量。先将制何首乌、熟地黄入砂锅煎取浓汁，去渣取汁，入粳米、大枣（去核）、冰糖，同煮为粥。早、晚餐服食。具有补益肝肾、养血补血之功效。主治肝肾不足、阴血亏损见头晕耳鸣、须发早白等病症。

[方二] 三才炖鸡汤：人参 10g，熟地黄、天冬各 15g，鸡 1 只，红枣 8 枚，生姜 3 片。人参洗净切薄片；天冬、熟地黄洗净，红枣洗净去核待用；鸡洗净，去头颈部、脚爪及尾部。将以上原料放进鸡肚内，将鸡放入炖盅，加入冷开水适量，隔水炖 3 个小时，调入适量食盐和生抽即可。佐餐食用。具有补气养血、滋阴润燥之功效。适用于气血虚弱，阴虚血燥者。

【使用注意】 表实证者不宜用，脾虚痰多气郁者慎服。

【现代研究】 本品含梓醇、地黄素、甘露醇、糖类及氨基酸等。能防止肾上腺皮质萎缩，能对抗连续服用地塞米松后血浆皮质酮浓度的下降。

当归

【性味归经】 甘、辛，温。入肝、心、脾经。

【功效及主治】 补血活血，调经止痛，润肠通便。用于血虚萎黄，眩晕心悸，月经不调，经闭痛经，虚寒腹痛，肠燥便秘，风湿痹痛，跌仆损伤，痈疽疮疡等。

【食疗方】

[方一] 当归补血汤：当归 9g，黄芪 10g，红枣 15g，鹌鹑蛋 4 颗，冰糖 20g。红枣洗净去核，黄

芪、当归洗净后清水浸泡 5 分钟；鹌鹑蛋加水煮熟，剥去外壳；将鹌鹑蛋除外的所有材料倒进锅中，加入适量清水，大火煮开后转文火煮 10 分钟，加入鹌鹑蛋，再继续煮 10 分钟，熄火，焖 10 分钟即可。空腹时温服。具有补气生血之功效。适用于妇人经期、产后发热属血虚阳浮者。

[方二] 当归羊肉汤：羊肉 250g，当归头 9g，黄芪 30g，党参 15g，红枣 5 枚，姜 3 片。羊肉焯水沥干备用；红枣洗净去核；当归头切片，连同所有材料一起放入煲内大火煮沸，再文火炖煮 3 小时，加入适量调味料即可。佐餐食用。具有补益气血之功效。主治产后血气两虚，头晕眼花等病症。

【使用注意】湿阻中满及大便溏泄者慎服。

【现代研究】本品含有挥发油、有机酸、氨基酸、维生素、微量元素等，具有促进机体造血功能，升高红细胞、白细胞和血红蛋白的作用；能够抑制血小板凝聚、抗血栓，调节血脂；还具有抗心肌缺血、心律失常，扩张血管，降低血压的作用。此外，本品还具有增强免疫、抗炎、保肝、抗氧化和清除自由基等作用。

白芍

【性味归经】苦、酸，微寒。入肝、脾经。

【功效及主治】平肝养肝，养血调经，敛阴止汗，止痛。用于肝血不足的头痛眩晕，胁痛，腹痛，四肢挛痛，血虚萎黄，月经不调，自汗，盗汗等。

【食疗方】

白芍养血止痛粥：白芍 15g，黄芪 15g，当归 9g，泽兰 10g，粳米 100g，红糖适量。将白芍、黄芪、当归、泽兰煎煮 15 分钟，去渣取汁，入粳米煮粥，将熟烂时加入适量红糖即可。早晚温热食用。具有补气养血、健脾养胃、止痛之功效。主治妇女痛经等病症。

【使用注意】不宜与藜芦同用。

【现代研究】本品含芍药苷、牡丹酚、芍药花苷、树脂、鞣质、糖、淀粉、黏液质、蛋白质、β-谷甾醇和三萜类。白芍提取物具有镇痛，解痉，抗炎，抗溃疡，扩张血管、增加器官血流量，保肝和解毒，抗诱变与抗肿瘤等作用；在体内和体外均能促进巨噬细胞的吞噬功能；在试管内对金黄色葡萄球菌、溶血性链球菌、草绿色链球菌、肺炎链球菌、伤寒杆菌、乙型副伤寒杆菌、痢疾杆菌、大肠埃希菌、铜绿假单胞菌、变形杆菌、百日咳杆菌、霍乱弧菌等有不同程度的抑制作用，在体外对皮肤真菌也有不同程度的抑制作用。

阿胶

【性味归经】甘，平。入肺、肝、肾经。

【功效及主治】补血滋阴，润燥，止血。用于血虚萎黄，眩晕心悸，肌痿无力，心烦不眠，虚风内动，肺燥咳嗽，劳嗽咯血，吐血尿血，便血崩漏，妊娠胎漏等。

【食疗方】

[方一] 黄酒炖阿胶：阿胶 250g，黄酒 30ml。阿胶、黄酒置锅内，隔水加盖蒸 2～3 小时，待其全部溶化后取出即可。每日一至两次，每次服两匙。具有活血补血之功效。适用于血虚诸证。

[方二] 蜂蜜鸡蛋阿胶膏：阿胶 6g，蜂蜜、鸡蛋各适量。阿胶烊化，加入鸡蛋一个，蜂蜜一匙。每日空腹服一次。具有滋阴补血之功效。主治血虚萎黄，心烦不眠等病症。

【使用注意】脾胃虚弱，消化不良者慎服。

【现代研究】本品含赖氨酸、精氨酸、组氨酸、胱氨酸、色氨酸、羟脯氨酸、天门冬氨酸等，对实验动物有促进血中红细胞和血红蛋白生成的作用，具有较强的补血作用。

何首乌

【**性味归经**】苦、甘、涩，温。入肝、心、肾经。

【**功效及主治**】解毒，消痈，润肠通便。用于瘰疬疮痈，风疹瘙痒，肠燥便秘等。

【**食疗方**】

［方一］首乌制黑豆：制首乌5g，枸杞子10g，黑豆50g。制首乌、枸杞子先煎，去渣取汁，下黑豆，并加水适量煮至豆熟透、汁收尽。每日早晚食豆10g。具有补益肝肾之功效。主治肝肾虚损，早衰发白等病症。

［方二］首乌煮鸡蛋：制首乌粉5g，鸡蛋2个，葱、姜、盐、料酒等适量。制首乌粉加适量水，放入2个鸡蛋，再加入适量的葱、姜、盐、料酒等；武火烧沸，改文火煮至鸡蛋熟，取出鸡蛋剥去蛋壳再于锅内煮2~3分钟即可。吃蛋喝汤，每天1次。具有补肝肾、益精血之功效。主治血虚体弱，腰膝酸软，头昏眼花，须发早白等病症。

【**使用注意**】大便溏泄及有痰湿者不宜。

【**现代研究**】本品主要含蒽醌类化合物，主要为大黄酚、大黄素，其次为大黄酸、大黄素甲醚、大黄酚蒽酮和羟基蒽醌衍生物，后者被认为是何首乌降血脂的主要有效成分。

龙眼肉

【**性味归经**】甘，温。入心、脾经。

【**功效及主治**】补益心脾，养血安神。用于气血不足，心悸怔忡，健忘失眠，血虚萎黄者。

【**食疗方**】

龙眼橘饼糖：龙眼肉100g，橘饼100g，白糖500g。将白糖放入锅内，加水适量，用文火熬至稠时，加入龙眼肉、橘饼调匀，再继续煎熬至用锅铲挑起成丝状时停火。将糖倒入涂有熟菜油的搪瓷盘内，摊平，稍冷，用刀划成条，再划成小块即成。不拘时服。具有健脾养血之功效。主治久泻、久痢等病症。

【**使用注意**】湿盛中满或有停饮、痰、火者忌服。

【**现代研究**】本品含葡萄糖、酒石酸、蔗糖、维生素等。龙眼水浸剂（1:2）在试管内对奥杜盎氏小芽孢癣菌有抑制作用；其提取物可促进生长，增强体质。

百合

【**性味归经**】甘，寒。入心、肺经。

【**功效及主治**】养阴润肺，清心安神。用于阴虚久咳，痰中带血，虚烦惊悸，失眠多梦等。

【**食疗方**】

蜂蜜蒸百合：鲜百合50g，蜂蜜10g。以上材料拌和均匀，蒸令百合熟软即可。含服百合，不拘时服用。具有清热补肺润燥之功效。主治肺燥咳嗽，咽喉干痛等病症。

【**使用注意**】实证热证咳嗽者不宜用。

【**现代研究**】本品鳞茎含秋水仙碱等多种生物碱及淀粉、蛋白质、脂肪等。其煎剂对氨水引起的实验小鼠咳嗽有止咳作用，还具有抗哮喘作用。

麦冬

【**性味归经**】甘，微苦，微寒。入心、肺、胃经。

【**功效及主治**】养阴生津，润肺清心。用于肺燥干咳，阴虚痨嗽，喉痹咽痛，津伤口渴，内热消渴，心烦失眠，肠燥便秘等。

【**食疗方**】

［方一］麦冬石斛排骨汤：猪排500g，麦冬15g，石斛10g，甘草3g，调味料适量。先用温水将石斛泡软，用剪刀剪成约6cm的小段，再用刀拍散；排骨洗净，用加了姜、葱、料酒的水焯过；汤煲一次

性加足水，下入排骨，大火烧开、打净浮末，下入洗净的麦冬、石斛、甘草，以及姜片、葱段、料酒，烧开后中小火慢煲1.5小时即可。佐餐食用。具有清热养阴、生津止渴之功效。主治热盛伤阴，干咳无痰及内热消渴等病症。

[方二] 麦冬鸡蛋瘦肉丁：鸡蛋5枚，枸杞、花生、瘦猪肉各30g，麦冬10g，湿淀粉适量。先将花生煎熟，枸杞洗净，入沸水中略余一下；麦冬洗净，入沸水中煮熟，切成碎末，瘦猪肉切丁，鸡蛋打在碗内，加盐少许打匀，把蛋倒进另一碗中隔水蒸熟，冷却后将蛋切成粒状；锅置旺火上，放花生油，把肉丁炒熟，再倒进蛋粒、枸杞、麦冬碎末，炒匀，放盐少许及湿淀粉勾芡，放味精调味，铺上花生米即成。每日2次，佐餐食用。具有滋补肺肾之功效。主治肺肾阴亏咳嗽、口渴等病症。

【使用注意】脾胃虚寒泄泻、痰饮湿浊及暴感风寒咳嗽者均忌服。

【现代研究】本品含β-谷甾醇、氨基酸及葡萄糖苷等。具有提高免疫、抑菌作用；能增强垂体肾上腺皮质系统功能，提高机体适应能力；有抗心律失常和扩张外周血管的作用；能提高耐缺氧能力以及降血糖。

枸杞子

【性味归经】甘，平。入肝、肾经。

【功效及主治】滋补肝肾，益精明目。用于虚劳精亏，腰膝酸痛，眩晕耳鸣，内热消渴，血虚萎黄，目昏不明等。

【食疗方】

[方一] 山药枸杞粥：鲜山药600g，枸杞15g，小米、面粉适量。枸杞洗净；山药洗净去皮，磨成泥，放入碗中，加入面粉拌匀成面团，以汤匙舀入滚水中煮至浮起，捞出备用；小米洗净，放入锅中，加入适量水煮开，改文火煮成粥，加入枸杞、煮熟的山药及盐，略煮沸即可。佐餐食用。具有健脾和胃、补益肝肾之功效。主治肾精不足或肝血不足所致视物昏花等病症。

[方二] 枸杞菊花茶：枸杞10g，菊花12g，冰糖少许。将枸杞入水，大火煮沸，转文火炖煮20分钟，再将菊花放入，大火煮沸后熄火五分钟，捞去菊花，再以冰糖调味。不拘时饮用。具有清肝明目之功效。主治肝经有热，目昏不明等病症。

【使用注意】外邪实热、脾虚有湿及泄泻者忌服。

【现代研究】本品含甜菜碱、氨基酸、胡萝卜素、维生素、钙、磷、铁等成分。其浸液对四氯化碳引起肝损伤的小鼠，有轻微抑制脂肪在肝细胞内沉积和促进肝细胞新生的作用，还具有降低胆固醇的作用，能防止家兔实验性动脉粥样硬化的形成。

鳖甲

【性味归经】咸，微寒。入肝、肾经。

【功效及主治】滋阴潜阳，软坚散结，退热除蒸。用于阴虚发热，劳热骨蒸，虚风内动，经闭，癥瘕等。

【食疗方】

海带鳖甲猪肉汤：海带40g，鳖甲20g，猪肉100g。将鳖甲切成小碎块备用；猪肉洗净切块，放进沸水中焯水沥干备用；用热水将海带泡开、切丝，姜切成片，葱切成段。将焯好的猪肉倒入盛有热水的砂锅中，把海带丝、葱、姜、鳖甲入锅，改文火再煮1个小时，加入适量调味料即可。佐餐食用。具有滋阴清热、软坚散结之功效。用于阴虚发热及癥瘕肿块者。

【使用注意】脾胃虚寒、食少便溏者及孕妇忌服。

【现代研究】本品含动物胶、碘质、维生素等，具有强壮、抗疲劳，免疫促进，增加血浆蛋白的作用。

第九节　活血食物

红花

【性味归经】辛，温。入心、肝经。

【功效及主治】活血通经，散瘀止痛。用于痛经，经闭，产后瘀滞腹痛，胸痹心痛，跌打损伤，瘀滞肿痛等。

【食疗方】

[方一] 红花当归酒：红花100g，当归50g，桂皮50g，赤芍50g，40%食用酒精适量。首先，将上述药干燥研成粗末，装入纱布袋内。然后，用40%食用酒精1L浸渍10～15天，补充一些40%食用酒精续浸药渣3～5天，滤过，添加食用酒精至1L。每日3～4次，每次服10～20ml。本方具有活血祛瘀、温经通络之效，适用于跌倒损伤导致的血瘀疼痛证，本方亦可用于涂擦跌倒扭伤但未破之患处。

[方二] 红花菜羊肉汤：葱花15g，羊肉150g，红花250g，准备适量羊肉切片，加入淀粉、蛋清、盐搅拌均匀，把红花洗净，切段放入沸水中氽烫，捞出沥干；在锅中放入一定量的鲜汤，再放盐、料酒，开火煮沸后，放羊肉，煮沸撇去浮沫，放入红花，再煮沸调味即可。本方可以温中补血、调经散寒，适用于阳虚寒凝、血液瘀滞导致的月经不调，腹痛等证。

【使用注意】孕妇忌用，有出血倾向者慎用。

【现代研究】本品含有红花醌苷、新红花苷、红花黄色素和黄色素、红花油。具有保护和改善心肌缺血，缩小心肌梗死范围的作用。

⊕ 知识链接

番红花

番红花，别名西红花、藏红花等，中国药典以西红花为正名。叫"花"，不是"花"，而是鸢尾科植物番红花 Crocus sativus L. 的干燥柱头。西红花与菊科植物红花都是由"西域"传入中国，外观颜色性状"相近"，也都具有"活血化瘀"的功效，且二者都含有水溶性的黄色素，外观颜色性状"相近"，两者也常被混淆。依据《中国药典》2020年版记载，西红花，性味甘，平。入心，肝经。功效为活血化瘀，凉血解毒，解郁安神。用量宜小，1.5～3g。煎服或沸水泡服。孕妇慎用。

丹参

【性味归经】苦，微寒。入心、心包、肝经。

【功效及主治】活血祛瘀，通经止痛，清心除烦，凉血消痈。用于月经不调，经闭、痛经及产后瘀滞腹痛；血阻之胸痹心痛；跌打损伤，肢体瘀肿疼痛等。

【食疗方】

[方一] 丹参大枣粥：丹参10g，大枣6颗，粳米80g，红糖2块，先把丹参放到砂锅中熬煮20分钟，之后滤渣取汁，再放入粳米、大枣和适量的水再熬煮40分钟，等到粥变黏稠，放入红糖，再熬煮几分钟即成。每天至少喝一次，可以补血虚，活血化瘀，安神，缓解烦躁失眠和心口疼痛的症状。

[方二] 丹参烤里脊：猪里脊肉300g，丹参（煎水）9g，番茄酱25g，葱、姜（切末）各3g，水发兰片、熟胡萝卜（切粒）各5g，精盐1.5g，白糖50g，绍酒10ml，酱油25ml，醋25ml，花椒10g，豆油70g。首先，将猪里脊肉切块，顺切刀口1cm深，拌上酱油，入油锅炸成金黄色，置小盆内。然后，

加丹参水、酱油、花椒水、绍酒、姜、葱、清汤，搅匀，入烤炉，烤熟取出，顶刀切成木梳片，摆于盘内。再在锅内放油，入兰片，胡萝卜粒煸炒一下，加清汤、白糖、番茄酱、绍酒、精盐、花椒水，大火煮开，加明油，浇在里脊片上即成。本方具有活血祛瘀、安神除烦之效，适用于瘀血所致的月经不畅，经闭痛经，特别是瘀血日久，兼有气血津液亏损者，尤为适宜。

【使用注意】不宜与藜芦同用。孕妇慎用。

【现代研究】本品含有丹参酮，丹参醇丹参酚等脂溶性成分，以及丹参素。丹参素儿茶酸等水溶性成分。有抗凝血、抗血栓形成、改善微循环、改善血液流变性、抗心肌缺血、抗脑缺血等作用。

郁金

【性味归经】辛、苦，寒。入肝、胆、心经。

【功效及主治】活血止痛，行气解郁，清心凉血，利胆退黄。用于肝郁气滞血瘀之痛症；肝郁气滞之胸胁刺痛；心脉瘀阻之胸痹心痛；湿浊蒙蔽心窍之神昏等。

【食疗方】

[方一] 郁金炒猪肝：郁金 10g，合欢花（干品）6g，猪肝 150g，食盐少许。将郁金、合欢花加入清水浸泡 5 小时左右，再将猪肝切片，同入碟中加食盐少许，隔水蒸熟，食猪肝。具有活血止痛、行气解郁的功效，适用于气滞血瘀兼有内热烦躁的病证。

[方二] 荷叶郁金焖鸡肉：新荷叶 1 张，郁金 15g，鸡肉 250g。荷叶、郁金布包，塞入剖净的鸡腹内，入锅加水，以小火焖熟，早晚温热食用。具有芳香祛湿、疏肝解郁、理气活血的功效。适用于气滞血瘀型闭经。

【使用注意】孕妇慎用，畏丁香。

【现代研究】本品含有挥发油（樟脑、莰烯等）、姜黄素、姜黄酮等。具有保护肝细胞、促进肝细胞再生、去脂和抑制肝细胞纤维化的作用。

益母草

【性味归经】辛、苦，微寒。入心、肝、膀胱经。

【功效及主治】活血调经，利水消肿，清热解毒。用于血滞经闭、痛经、经行不畅、产后恶露不尽、瘀滞腹痛，经闭、痛经、月经不调，瘀滞腹痛，跌打损伤等。

【食疗方】

[方一] 益母草粥：益母草嫩茎叶 150g，粳米 250g。将益母草嫩茎叶去杂洗净，入沸水锅内焯一下，捞出洗去苦味，挤干切碎。油锅烧热，下葱花煸香，投入益母草煸炒，加盐炒入味，出锅待用。粳米洗净和益母草一同下锅熬制成粥。具有活血祛瘀、健脾益胃的功效。用于小儿疳积，女性月经不调。

[方二] 益母草豆羹：将益母草嫩茎叶 250g，黄豆 100g。将益母草洗净，入沸水锅焯一下，捞出洗去苦味，挤干水切段。黄豆泡发去杂洗净，磨成豆沫。油锅烧热下葱花煸香，投入益母草煸炒，加入精盐调味。将豆沫放入锅中烧熟，放入炒好的益母草煮沸调味即可。具有调经消水、活血祛瘀的功效。适用于月经不调，浮肿水停等病症。

【使用注意】阴虚血少、月经过多、瞳孔散大者禁服。忌铁器。孕妇忌用。

【现代研究】本品含有益母草碱，水苏碱、益母草定、亚麻酸等。具有增加冠脉流量和心肌营养性血流量的作用。

牛膝

【性味归经】苦、甘、酸，平。入肝、肾经。

【功效及主治】活血祛瘀，补肝肾，强筋骨，利水通淋，引火（血）下行。用于瘀阻经闭、痛经、月经不调、产后腹痛，治腰膝关节酸痛，淋证等。

【食疗方】

［方一］牛膝复方酒：牛膝120g，丹参、生地黄、杜仲、石斛各60g，白酒1.5L。将上述五味药料共捣碎，装入纱布袋内。然后将药袋放入瓷罐中，加入白酒浸泡，密封罐口，7天即成，去袋留酒备用。每次服用30ml，每日1~2次。有活血通络、补肾强骨的功效，适用于血脉瘀滞、肝肾不足所导致的各种关节不利、筋骨疼痛、肌肉酸疼、肾虚腰疼等。

［方二］牛膝拌海蜇丝：牛膝20g，海蜇丝300g。将海蜇丝煮熟，切成4cm长的段；牛膝洗净润透，切成3cm长的段；把牛膝和海蜇丝放入碗中加调味料搅拌即可食用。有活血除痹、补益肝肾之效。适用于肝肾不足、瘀血阻滞导致的腰膝疼痛。

【使用注意】孕妇及月经过多者忌服。因本品性专下行，中气下陷，脾虚泄泻，下元不固，多梦遗精者慎用。

【现代研究】本品含有三萜皂苷、蜕皮甾酮、牛膝甾酮、紫茎甾酮等。本品具有抗生育、抗着床及抗早孕的作用。

月季花

【性味归经】甘、淡、微苦，平。入肝经。

【功效及主治】活血调经，疏肝解郁，消肿解毒。用于月经不调，痛经、闭经及胸胁胀痛，跌打损伤，瘀肿疼痛等。

【食疗方】

［方一］月季花汤：黄酒10g，月季花5朵，冰糖适量。月季花洗净，加清水150ml，用文火煎至100ml，去渣取汁，然后加入黄酒、冰糖搅拌均匀即可。温热服用，每天1次。有消肿止痛、活血调经的功效。适用于月经不调的人群。

［方二］月季花大枣茶：大枣2枚，月季花10g，冰糖适量。将大枣、月季花、冰糖一起放入茶杯，冲入开水，盖上盖子焖5~10分钟即可，可以反复冲泡3~5次。具有调经止痛、活血化瘀的功效。适用于痛经，月经不调的人群。

【使用注意】孕妇慎用。用量不宜过大，多服久服可引起腹痛及便溏泄泻。

【现代研究】本品含有香茅醇、橙花醇、丁香油酚、没食子酸等，具有很强的抗真菌作用。

⊕ 知识链接

中华民族食粥的文化传统与人文色彩

粥是一种最古老的饮食形式，在距今约8000年前的磁山文化遗址中就发现了先民煮食粟米粥的痕迹。"粥"米可以是粳米、粟米、高粱米，也可以是糯米、秫米、黍米和小麦。谷物的成分决定了"粥"具有养生保健的作用。李时珍在《本草纲目》中分别引用北宋张耒《粥记》、妙齐和尚和苏轼书帖的记载，阐述食粥养生的妙处。他认为粥"最为饮食之良"，与"肠胃相得"，能"畅胃气，生津液""利膈益胃""寝食之间，即能养生求安乐"。食粥除了可以表达生活追求之外，诗人作家还常常以食粥暗示生活的窘境，如宋代秦观《春日偶题呈钱尚书》："日典春衣非为酒，家贫食粥已多时。"而"煮粥焚须"的典故表达了亲人间的关爱之情，民间有关"粥公粥婆"的传说，则将药粥与善行结合。最为人们熟知的是历史上官府及仁人志士设置粥厂，施粥济困的义举。在中国古代，粥这种极为普通的日常饮食被赋予浓厚的人文色彩。

❋ **古籍选校**

　　唐代孙思邈《千金翼方》："中食后，还以热手摩腹，行一二百步。缓缓行，勿令气急。行讫，还床偃卧，四展手足，勿睡，顷之气定。"

目标检测

答案解析

单项选择题

1. 以下不是薄荷的功效是（　　）
　　A. 散风清热　　　B. 清利头目　　　C. 利咽　　　　　D. 排脓　　　　　E. 透疹
2. 以下属于桑叶的主治病症的是（　　）
　　A. 风热感冒　　　B. 麻疹　　　　　C. 表虚证　　　　D. 脾胃虚弱　　　E. 脾胃气滞
3. 能用于治疗热病心烦便赤的药食是（　　）
　　A. 栀子　　　　　B. 知母　　　　　C. 石膏　　　　　D. 菊花　　　　　E. 香薷
4. 下列不属于苦瓜的功效的是（　　）
　　A. 解暑　　　　　B. 清热　　　　　C. 疏风　　　　　D. 明目　　　　　E. 解毒
5. 下列哪项不是藿香的主治证（　　）
　　A. 呕吐泄泻　　　B. 暑湿感冒　　　C. 湿阻中焦证　　D. 阳虚水肿　　　E. 中暑
6. 具有养心安神、祛风通络之功效的药食是（　　）
　　A. 酸枣仁　　　　B. 首乌藤　　　　C. 灵芝　　　　　D. 柏子仁　　　　E. 合欢皮
7. 鸡内金具有的功效是（　　）
　　A. 健胃消食　　　B. 行气解郁　　　C. 化痰止咳　　　D. 消痞散结　　　E. 降逆止呕
8. 下列不属于山楂的主治病症的是（　　）
　　A. 疝气　　　　　B. 肉食积滞　　　C. 乳汁瘀积　　　D. 瘀血阻络　　　E. 胃脘胀满
9. 既能宣肺利咽又能祛痰排脓的药食是（　　）
　　A. 竹沥　　　　　B. 海藻　　　　　C. 沙棘　　　　　D. 半夏　　　　　E. 桔梗
10. 既有大补元气、复脉固脱的作用，又能补益肺脾、生津安神的药食是（　　）
　　A. 黄芪　　　　　B. 白术　　　　　C. 山药　　　　　D. 人参　　　　　E. 鹿茸

书网融合……

本章小结　　　　　题库

第四章　常用食疗方

📖 **学习目标**

知识要求：

1. 掌握 各类食疗方的定义、分类、功效、适应证及注意事项。

2. 熟悉 各类食疗方的方解。

3. 了解 各类食疗方的制作方法。

技能要求：

1. 能够制作常用的食疗方。

2. 具备选用合适的食疗方的能力。

素质要求：

1. 能够独立完成根据患者病证选用合适的食疗方的工作。

2. 具备制备食疗相应的职业素养和钻研精神。

⇒ **案例引导**

案例 患者，男，40岁，2021年12月6日初诊，自诉昨天外出时不慎受寒，当晚回家后即出现恶寒微发热，鼻塞流清涕，周身微有疼痛。今天早晨诸症未见减轻，故来就诊。刻下诊见：恶寒微发热，鼻塞流清涕，时见喷嚏，周身微有疼痛，无汗，舌苔薄白而润，脉浮紧。

讨论 1. 该患者应辨为何证？

　　　 2. 该患者适合用哪种食疗方？

食疗，是在中医理论指导下，有目的地选择不同饮食，来治疗或辅助治疗疾病，以助恢复健康的方法。《太平圣惠方》中记载："夫食能排邪而安脏腑，清神爽志以资气血，若能用食平疴，适情遣疾者，可谓上工矣。"食疗方是由一种或几种食物搭配在一起所组成，不同的食疗方根据食物的性味、归经和功效不同，具有不同的治疗作用。

1. 按功效分类

（1）解表类　能疏散风寒或风热表邪，如荆芥粥等。

（2）清热类　能清热解毒，如五汁饮等。

（3）温里类　能温里祛寒，如丁香鸭等。

（4）祛湿类　能利水渗湿，如薏苡仁粥等。

（5）泻下类　能泻下通便，如莱菔子粥等。

（6）化痰止咳平喘类　能健脾化痰，如橘皮粥等。

（7）理气类　能舒畅气机，如茴香粥等。

（8）理血类　能活血化瘀，如益母草煮鸡蛋等。

（9）补益类　能补益气血阴阳诸虚，如山药茯苓包子、枸杞羊肾粥等。

（10）消食健胃类　能消食导滞，如麦芽山楂饮等。

2. 按其形态分类

（1）粥食类　选用粳米、小米等富含淀粉的食物，搭配对证的食物，经过熬、煮等工艺制作而成的半流质状食品，易于被人体消化吸收，适合日常保健和病后康复，如荆芥粥、灵芝粥等。

（2）菜肴类　选用肉类、蔬菜类、水产品等原料，经过切配和烹调加工制作的食品，菜肴口味多样，能促进食欲，如核桃鸭子等。

（3）米面食类　即面点、糕点，是以米、面为原料制成，可作为主食，如山药茯苓包子等。

（4）汤羹类　汤是用少量食物加入较多量的水烹制成的汤汁稀薄的菜式，羹是以肉、蛋、蔬菜为主料，加水烹制成汤汁稠厚的菜式。汤羹类食品咀嚼量少，易于被人体消化吸收，如薏苡仁荸荠汤、银耳羹等。

（5）鲜汁、饮类　鲜汁是将汁液丰富的植物果实、茎、根经捣烂和压榨取得的汁液，饮是将植物的花、叶、果实、皮、细根、茎枝，切薄或粉碎，用开水冲泡、温浸而成的液体。鲜汁、饮类含有大量水分，且口感清甜，适合日常食用，如西瓜番茄汁、麦芽山楂饮等。

（6）糖渍食品类　以糖类为主要辅料，加水熬制而成，口味甜，如蜜饯萝卜等。

第一节　解表类

一、概述

（一）定义

解表类食疗方是以发散表邪，治疗表证为主要功效的食疗方。本类食疗方选用具有辛散宣发作用的药食两用之品，如生姜、葱白可发散风寒；菊花、淡豆豉可发散风热，以食代药，宣散祛除表证。

（二）功效与适应证

解表类食疗方通过宣散作用，以祛除在表的六淫外邪，缓解或消除恶寒发热、头身疼痛、鼻塞流涕、脉浮等症状。其功效是发散表邪，适用于表证。

根据外邪性质有寒热暑湿的差异，人体正气有强弱的不同，表证常见的有风寒证、风热证、暑湿证和气虚证。风寒表证，证见恶寒发热，无汗，肢体疼痛，鼻流清涕，口淡不渴，舌苔薄白，脉浮或浮紧；风热表证，证见发热，恶风，出汗，鼻流浊涕，口渴，舌苔薄黄，脉浮数；暑湿证，症见发热，汗出热不解，鼻塞流浊涕，头昏重胀痛，身重倦怠，心烦口渴，胸闷欲呕，尿短赤，舌苔黄腻，脉濡数；气虚感冒发生于素体气虚，复感外邪，邪不易解，症见恶寒较重，或发低热，鼻塞流涕，头痛无汗，肢体倦怠乏力，舌质淡，苔薄白，脉浮。部分食疗方兼有透疹、祛风湿、平喘止咳的功效，能治疗麻疹、风湿痹痛、喘咳等病证。

（三）分类

根据表证的不同类型，解表类食疗方分为发散风寒、发散风热、清暑祛湿和益气解表四种。

（四）使用注意

1. 准确掌握适应证。解表法是治疗表证的方法，无表证者禁用。解表食疗方应因时、因地、因人而施。炎热天气，身体虚弱，容易出汗的人，用量宜轻；反之，则其用量稍重。阴虚阳亢的眩晕头痛以及上部失血患者应慎用或忌用辛温发散力量强的解表方。

2. 解表类食物多含芳香挥发成分，不宜煎煮时间过长，否则解表作用会降低或丧失。该类食疗方多制成粥品、汤饮，适合温服，服后当覆被以发汗祛表邪，全身微汗为佳。汗出不畅，邪气难解；汗出太过，伤津耗气。服后，应忌食生冷、油腻食物，以免影响食物功效的充分发挥。

二、食疗方

（一）发散风寒食疗方

葱白粥

[组成] 连须葱白 5 根，生姜 5 片，粳米 50g，米醋 5ml。

[制法] 将连须葱白、生姜洗净，和糯米一起放入锅中，加适量水，煮至粥熟。

[服法] 把 5ml 米醋加入粥中，趁热服用。

[功效和适应证] 散寒解表，温胃止呕。适用于外感风寒引起的恶寒无汗、头身疼痛、恶心呕吐等症。

[方解] 本方是以葱白、生姜、粳米配制而成的粥食类食品。方中葱白味辛，性温，入肺、胃经，具有发散解表的功效。生姜味辛，性温，入脾、肺、胃经，具有发表散寒的功效。粳米味甘，性平，入脾、胃、肺经，能补中益气。加食醋调味，助健脾消食。四味合用，共奏散寒解表、温胃止呕之功，是治疗风寒感冒初起之良方。

[注意事项] 本品辛温，外感风热、阴虚内热、阳热旺盛者忌用。

姜糖苏叶饮

[组成] 生姜 3g，紫苏叶 6g，红糖 15g。

[制法] 将生姜洗净切丝，苏叶洗净，同装入杯内，倒入沸水 200ml，加杯盖浸泡 10 分钟。

[服法] 加入红糖搅匀，趁热饮用。

[功效和适应证] 温中和胃，发汗解表。适用于风寒感冒，兼夹恶心呕吐、胸闷等症。

[方解] 本方是以生姜、苏叶、红糖配制而成的茶饮类食品。生姜味辛，性温，入脾、肺、胃经，具有发表散寒的功效。紫苏叶味辛，性温，功能散寒发汗解表、行气宽中，能够治疗风寒感冒、胸闷呕吐等症。红糖味甘，性温，入脾、胃、肝经，能补中、和胃降逆，并起到调味功效，缓解生姜、苏叶之辛辣苦涩的味道。三味合用，具有温中和胃、发汗解表之功效。

[注意事项] 本品辛温，外感风热、阴虚内热、湿热内蕴、阳热旺盛者忌用。

核桃葱白粥

[组成] 核桃肉 50g，葱白 20g，生姜 20g，粳米 100g。

[制法] 把核桃肉、生姜和粳米一起放入锅中，加适量水，武火煮开后，改为文火煮至粥将熟时，放入切好的葱白段，煮沸后即成。

[服法] 温热食用，汗出则愈。

[功效和适应证] 疏散风寒，温肺定喘。适用于风寒感冒或外感风寒喘证。

[方解] 本方是以核桃肉、葱白、生姜、粳米配制而成的粥食类食品。方中葱白味辛，性温，有解表、散寒、通阳的功效。生姜味辛，性温，能解表散寒。核桃味甘，性温，入肾、肺经，具有补肾固精、温肺定喘的功效，《医学衷中参西录》论其能"滋补肝肾""治虚劳喘嗽，气不归元"。粳米味甘，性平，能健脾益胃。四味合用，共奏疏散风寒、温肺定喘之效。

[注意事项] 本品性温，阴虚火旺、痰热咳嗽者忌用。

（二）发散风热食疗方

菊花茶

［组成］杭菊花 10g。

［制法］将菊花用沸水冲泡。

［服法］代茶饮，频服。

［功效和适应证］清热解表。适用于感冒风热证。

［方解］本方是以杭菊花制成的茶饮类食品。杭菊花（黄菊花）味辛、甘、苦，性微寒，入肺、肝经，体轻达表，气清上浮，具有疏散风热的功效。

［注意事项］本品辛凉，外感风寒、寒湿内蕴者忌用。

淡豆豉粥

［组成］淡豆豉 15g，粳米 100g。

［制法］将洗净的淡豆豉和粳米放入锅中，加适量水，武火烧开后，改用文火继续煮至粥熟即成。

［服法］空腹食用，每日 2 次。

［功效和适应证］辛凉解表。适用于风热感冒证。

［方解］本方是以淡豆豉制成的粥食类食品。淡豆豉味辛、甘、微苦，用青蒿、桑叶发酵具有寒性，归肺、胃经，辛散轻浮，能疏散表邪，且发汗解表力量平稳，具有疏散风热的功效。粳米味甘，性平，入脾、胃、肺经，能补中益气。二者合奏辛凉解表的功效，用于风热感冒的治疗。

［注意事项］本品辛凉，外感风寒、寒湿内蕴者忌用。

芫荽发疹饮

［组成］芫荽 60g，荸荠 40g，胡萝卜 90g。

［制法］将芫荽、荸荠、胡萝卜洗净后切碎，先将胡萝卜、荸荠放入锅中，加水 1200ml，煎煮至 600ml，再加入芫荽稍煮即可。

［服法］温热饮用，连服 3~5 天。

［功效和适应证］清热透疹。适用于小儿麻疹初起，疹出未畅，症见发热、恶风、口渴等。

［方解］本方是以芫荽、荸荠、胡萝卜制成的汤饮类食品。芫荽，功能发汗透疹，清热，消食下气，利尿，"能辟一切不正之气，故痘疮出不爽快者，能发之"（《本草纲目》）。荸荠味甘，性寒，入肺、胃经，具有清热、化痰、消积的作用。胡萝卜味甘，性平，入肺、脾经，具有健脾化滞的功效。三者合用，既能透疹清热，又能健胃消食，是小儿麻疹初期的良方。

［注意事项］芫荽久煮会使其有效成分挥发，因此，入锅时间要短，稍煮即可。因热毒壅盛而疹出不透者，忌用芫荽。

（三）清暑祛湿食疗方

西瓜皮汤

［组成］西瓜皮 250g。

［制法］将西瓜皮洗净，切成条，放入锅内，加入清水，煮 20 分钟，去渣取汁即可。

［服法］不拘时频服。

［功效和适应证］清热解暑利湿。适用于感冒暑湿证。

［方解］本方是以西瓜皮制成的汤饮类食品。西瓜皮味甘，性寒，入心、胃、膀胱经，能清热解暑、除烦止渴，适用于暑热烦渴，小便短赤等症。

［注意事项］本品性寒，脾胃虚寒、大便滑泄者忌用。

绿豆丝瓜花汤

［组成］绿豆 100g，鲜丝瓜花 3 朵。

［制法］将绿豆洗净，放入锅内加水煮熟后捞出，再放入丝瓜花烧开即可。

［服法］不拘时频服。

［功效和适应证］清热解暑利湿。适用于感冒暑湿证。

［方解］本方是以绿豆、鲜丝瓜花制成的汤饮类食品。绿豆味甘，性凉，入心、胃经，能清热解毒、消暑利水，适用于暑热，小便不利等症。丝瓜花味甘、微苦，性寒，功能清热解毒，增强绿豆清热消暑之功。二味合用，能清热解暑利湿。适用于感冒暑湿证。

［注意事项］本品性寒，脾胃虚寒、大便滑泻者忌用。

（四）益气解表食疗方

葱豉豆腐汤

［组成］葱白 20g，淡豆豉 20g，豆腐 250g，食盐适量。

［制法］将豆腐放在锅内煎至淡黄色，然后加入淡豆豉及一碗半清水，煎至大半碗，加入葱白、食盐，再煮片刻即可。趁热饮汤食豆腐。

［服法］趁热服用，服后盖被取微汗出。

［功效和适应证］祛风解表，益气和中。适用于感冒气虚证。

［方解］本方是以葱白、淡豆豉、豆腐制成的菜肴类食品。葱白味辛，性温，入肺、胃经，具有发散解表的功效。淡豆豉味辛、甘、微苦，归肺经，辛散轻浮，能疏散表邪。豆腐味甘，性凉，入脾、胃经，具有生津润燥、清热解毒的功效，《食鉴》中论其能"宽中益气，和脾胃"，《随息居饮食谱》称其能"补中，宽肠"。三味合用，辛散而不燥烈，扶正而不滞邪，功能益气健脾、疏散表邪，是中气虚弱，易患感冒者的食疗良方。

第二节　清热类

一、概述

（一）定义

清热类食疗方是以清热泻火、凉血解毒为主要功效，治疗里热证的食疗方。本类食疗方选用具有清热作用的食物，如西瓜、丝瓜、绿豆、扁豆、荷叶、马齿苋等，以食代药，清解里热。

（二）功效与适应证

清热类食疗方具有清热作用，适应于各种里热病证。里热证常有发热喜凉，面红目赤，口渴饮冷，小便短赤，大便干结，舌红苔黄，脉数等症状。

根据发病原因的不同，病情发展变化的阶段不同，以及患者体质的差异，里热证既有热在气分和血分之分，又有实热与虚热的差异。温热病热在气分，证见高热，烦躁，口渴多饮，汗出，舌红苔黄，脉洪大有力；温热病邪入营分、血分，证见高热，烦躁，入夜尤甚，谵语神昏，身上出现斑疹，舌绛少苔，甚或血热妄行，吐血、衄血、皮下出血；瘟疫、火热毒盛证导致的热毒病，证见高热，烦躁，神昏，或疔疮、痈肿、痄腮、咽喉肿痛、丹毒等；暑热病证，证见感受暑热，身热汗出，心烦口渴；热邪偏盛于某一脏腑所产生的火热病证，如心与小肠火热证，证见心烦失眠，口舌生疮，舌红脉数或小便热淋涩痛；肝火上炎证，证见头痛眩晕，目赤口苦，耳聋耳鸣，胁肋疼痛，脉弦数；阴虚内热证，证见低热不退，骨蒸劳热，盗汗，脉虚数。

（三）分类

针对里热证的不同类型，清热食疗方分为清气凉营、清热解毒、清热祛暑、清脏腑热和清退虚热五种。

（四）使用注意

1. 清热法是治疗里热证的方法，应辨清热证的病变部位、病变阶段、热证的虚实等，准确选择合适的食疗方。尤其应注意辨清热象的真假，真热假寒者适用本类食疗方，真寒假热者不可误用清热方。

2. 清热食疗方多由寒凉食物组成，阳虚之体、脾胃虚弱之人、冬令时节、寒冷地带，均应慎用本类食疗方，以免损伤脾胃阳气。

二、食疗方

（一）清气凉营食疗方

五汁饮

［组成］鲜芦苇根100g（干品减半），荸荠500g，鲜麦冬500g（干品减半），梨1000g，藕500g。

［制法］芦苇根洗净，荸荠去皮、切碎，麦冬切碎，梨去皮、核，并切碎，藕去皮、节，将上述鲜品绞取汁液。如无鲜芦苇根、鲜麦冬，可选用干品另煎取汁，与其他三味汁液和服。

［服法］凉饮。不喜凉饮者，可隔水炖温服。

［功效和适应证］清热生津，润燥止渴。适用于温热病热伤津液，发热，汗出，口渴，烦躁，苔黄，脉洪大或数。

［方解］本方是以五种植物的汁液混合配制而成的鲜汁类食品。方中芦根味甘，性寒，入肺、胃经，具有清热生津、除烦止呕的功效，长于清透肺胃气分实热，具有清热不伤胃、生津而不恋邪的特点。荸荠味甘，性寒，入肺、胃经，具有清热、化痰、消积的功效，治疗温病口渴，肺热咳嗽。《日用本草》记载荸荠能"泻胃热"。麦冬味甘、微苦，性微寒，入心、肺、胃经，能养阴润肺、益胃生津、清心除烦，治疗热病伤阴引起的口渴心烦，肺热燥咳。梨味甘、微酸，性凉，入肺、胃经，能生津润燥、清热化痰。《本草通玄》论其："生者清六腑之热，熟者滋五脏之阴。"藕味甘，性寒，入心、脾、胃经，能清热润肺、凉血行瘀。五味甘寒清润之品，富含汁液，共奏清热养阴之功，是退热除烦、生津止渴的良方。

［注意事项］本品甘寒，故脾胃虚寒者慎用。

（二）清热解毒食疗方

蒲公英粥

［组成］蒲公英30~45g（鲜品60~90g），粳米30~60g。

［制法］先煎煮蒲公英，去渣，取药汁，放入粳米中，煮至粥熟。

［服法］空腹食用。

［功效和适应证］清热解表。适用于火热毒盛病症。

［方解］本方是以蒲公英制成的粥食类食品。蒲公英味甘、苦，性寒，入肝、胃经，苦以泄降，甘以解毒，寒能清热，兼散滞气，为清热解毒、消痈散结之佳品，主治内外热毒痈疮诸证。《本草衍义补

遗》论其能"化热毒，消恶疮疔肿。"粳米能补中益气，防蒲公英苦寒伤胃。

　　[注意事项] 本品甘寒，故脾胃虚寒者慎用。

无花果炖肉

　　[组成] 鲜无花果 120g（干品 60g），猪瘦肉 120g。

　　[制法] 将猪瘦肉切成薄片，和无花果一起放入锅中，加水适量，炖煮至肉熟，调味后食用。

　　[服法] 佐餐服用。

　　[功效和适应证] 解毒消肿，健胃清肠。适用于咽喉肿痛，肠炎痢疾，痔疮肿痛。

　　[方解] 本方是以无花果、猪瘦肉制成的菜肴类食品。无花果味甘，性凉，入肺、胃、大肠经，具有清热生津利咽、健脾开胃清肠、解毒消肿的功效，《本草纲目》谓其"甘平，无毒，治咽喉痛。"用于治疗咽喉肿痛，肠热便秘，痢疾，热毒壅盛，痈疮肿毒病证。猪瘦肉味甘、咸，性平，入脾、胃、肾经，能滋阴，润燥，益气。二者合用，达到解毒消肿、健胃清肠的作用。

　　[注意事项] 本品甘凉，脾胃虚寒者慎用。

马齿苋粥

　　[组成] 马齿苋鲜品 100g，粳米 60g。

　　[制法] 将马齿苋切碎，放入粳米中，加水煮至粥熟。

　　[服法] 空腹食用。

　　[功效和适应证] 清热解表，凉血止痢。适用于痢疾，证见大便赤白脓血，腹痛，里急后重。

　　[方解] 本方是以马齿苋制成的粥食类食品。马齿苋味酸，性寒，入大肠、肝、脾经，能清热祛湿、散血消肿、利尿通淋，用于治疗肠炎痢疾、尿血、小便热淋。《本草经疏》论其能"凉血散热，主散结，治痈疮疔肿。"粳米能补中益气，防马齿苋性寒伤胃。

　　[注意事项] 本方性寒，散血消肿，脾虚便秘者及孕妇忌服。

青龙白虎汤

　　[组成] 鲜青果 30g，白萝卜 60g。

　　[制法] 将青果剖开成两半，萝卜切成小块，一起放在锅中，加适量水煎煮，取汤汁。

　　[服法] 频服。

　　[功效和适应证] 解毒利咽，清肺生津。适用于咽喉肿痛，口渴喜饮。

　　[方解] 本方是以青果、白萝卜制成的汤饮类食品。橄榄又名青果，味甘、酸、涩，性凉，入肺、胃、脾、肝经，具有清肺利咽、生津止渴、解毒的功效，用于治疗肺热咳嗽，热邪伤津引起的口干舌燥及咽喉肿痛。《本草纲目》谓其能"生津液，止烦渴，治咽喉疼。"白萝卜，味辛、甘，性凉，入脾、胃、肺、大肠经，具有消食化痰、下气宽中的功效。用于饮食积滞，脘腹胀满，痰热咳嗽。《随息居饮食谱》赞其"治咳嗽失音、咽喉诸病。熟者下气和中，补脾运食。"二味合用，共奏清利咽喉，解毒生津的功效。

　　[注意事项] 本方性凉，脾胃虚寒者慎用。

口数粥

　　[组成] 赤小豆 50g，粟米 100g。

　　[制法] 将赤小豆洗净，放入温水中浸泡两个小时，与洗净的粟米一同放入锅中，加水适量，武火烧开后，用文火继续煮至豆熟烂即成。

［服法］空腹食用。

［功效和适应证］解毒辟瘟。适用于预防瘟疫。

［方解］本方是以赤小豆和粟米制成的粥类食品。赤小豆味甘、酸，性平，入心、小肠经，具有利水除湿、消肿解毒的功效，《本草纲目》谓其能"治痈疽疮疥及赤肿。"粟米味甘、咸，性凉，入脾、胃、肾经，具有健脾和胃的作用。二味合用，能扶助正气，清热解毒，以辟瘟气。民间习俗"腊月二十五日，以赤豆杂米作粥，大小遍餐，有出外者亦覆贮待之。名曰口数粥，以辟瘟气。"

［注意事项］本方阴虚津伤者慎用。

（三）清热祛暑食疗方

西瓜汁

［组成］西瓜 2000g。

［制法］将西瓜瓤去子，绞取汁液。

［服法］不拘时频服。

［功效和适应证］清热解暑，生津止渴，利尿。适用于暑热证或其他温热病之发热、口渴、心烦、尿短少色赤者。

［方解］本方是以西瓜制成的鲜汁类食品。西瓜味甘，性寒，入心、胃、膀胱经，能清热解暑、除烦止渴，适用于暑热烦渴，小便短赤等症。《日用本草》记载西瓜能"消暑热，解烦渴，宽中下气，利水。"

［注意事项］本品性寒，脾胃虚寒、大便滑泻者少食。

绿豆汤

［组成］绿豆 100g。

［制法］将绿豆淘净，加水 1500ml，大火煎煮一沸，汤呈碧绿色时，取汤放冷饮用。

［服法］不拘时频服。

［功效和适应证］清热，解暑，止渴。适用于暑热烦渴。

［方解］本方是以绿豆制成的汤饮类食品。绿豆味甘，性凉，入心、肝、胃经，善解暑热，止烦渴。《本草汇言》谈及绿豆能"清暑热，静烦热"。本方是暑月日常饮用的佳品。

［注意事项］本品性寒，脾胃虚寒者少食。

荷叶冬瓜汤

［组成］鲜荷叶 1 张，鲜冬瓜 500g，食盐适量。

［制法］将冬瓜取瓤，切成小块，荷叶切成小片，一同放入锅中，加水煲汤，煮至冬瓜熟软，食盐调味即食。

［服法］饮汤食冬瓜。

［功效和适应证］清热祛暑，利尿除湿。适用于暑湿所致的发热烦闷、口渴尿赤等症状。

［方解］本方是以荷叶、冬瓜制成的汤饮类食品。荷叶味苦、涩，性平，入肝、脾、胃经，能清暑利湿，适用于感受暑湿引起的头晕胸闷、腹胀泄泻、烦渴、小便短赤等症。冬瓜，味甘、淡，性微寒，归肺、大肠、小肠、膀胱经，具有清热生津、利尿的功效，能治疗热病烦躁、水肿、疮疡痈肿。两味合用，达到清暑利湿的功效。

［注意事项］本品性偏凉，脾胃虚寒者不宜多服。

苦瓜塞肉

［组成］苦瓜 500g，猪肉 200g，葱、姜、植物油、食盐各适量。

［制法］将苦瓜洗净去籽切段，葱、姜切碎，猪肉剁成肉末，加入葱、姜、食盐搅匀，塞入苦瓜段中，装盘后放入蒸锅中，蒸熟即可。

［服法］佐餐食用。

［功效和适应证］清暑涤热，明目。适用于暑热证。

［方解］本方是以苦瓜、猪肉及调味品制成的菜肴类食品。苦瓜味苦，性寒，入心、脾、胃经，能清暑涤热、明目，适用于中暑发热，眼疾，如《随息居饮食谱》论其能"青则苦寒，涤热、明目、清心。"猪肉滋阴、益气，与苦瓜配伍，能去其苦味，味道清新可口，适合暑月食用。二味合用，共奏清热解暑、明目之功。

［注意事项］本品性寒，脾胃虚寒者忌用。

糖渍柠檬

［组成］鲜柠檬 500g，白糖适量。

［制法］将鲜柠檬去皮、核，切块，放入锅中加入白糖，浸泡 1 日后，以文火煨至柠檬汁液干即可。冷却后，加少许白糖，拌匀，装瓶，放入冰箱冷藏。

［服法］作零食，适量食用。

［功效和适应证］防暑，生津止渴，开胃安胎。适用于暑热证出现的食欲不振，口干口渴。

［方解］本方是以柠檬、白糖制成的蜜饯类食品。柠檬味酸，性平，入肺、胃经，能生津止渴、防暑、安胎。孕妇宜食。白糖润肺生津、补益中气。二味合用，共奏防暑、生津止渴之功。

［注意事项］素体痰湿者慎食本品。

白扁豆汤

［组成］白扁豆 200g。

［制法］将鲜嫩白扁豆洗净后放入锅中，加适量清水，煮至豆熟即可。

［服法］不拘时食用。

［功效和适应证］健脾除湿，清暑生津。适用于暑湿证。

［方解］本方是以白扁豆制成的汤饮类食品。白扁豆味甘，性平，入脾、胃经，能健脾和中、解暑化湿，适用于暑月脾胃虚弱，饮食不进而呕吐、泄泻。如《本草纲目》论其能"止泄泻，消暑，暖脾胃，除湿热"。本方是解暑祛湿的佳品。

（四）清脏腑热食疗方

菊苗粥

［组成］菊花苗 30g，粳米 60g。

［制法］把菊花苗洗净，切碎，备用。粳米淘洗后放入适量水，煮至粥将熟，加入菊花苗和少许食盐后，再煮 5 分钟即可。

［服法］空腹服用。

［功效和适应证］清肝明目。适用于肝火上炎证。

［方解］本方是以菊花苗、粳米制成的粥食类食品。菊花苗为菊花的幼嫩茎叶，味辛、甘、苦，性微寒，入肺、肝经，具有清热解毒、平肝明目的功效。本品甘寒益阴，尤善解疔毒，用于治疗疔疮肿

毒。《本草便读》言其："平肝疏肺，清上焦之邪热。"粳米能补中益气，煮粥后减轻菊花苗的苦寒之性。二味合用，共奏清肝明目的功效。

［注意事项］本品偏寒，脾胃虚寒者慎用。

青头鸭羹

［组成］青头鸭1000g，冬瓜250g，白萝卜250g，食盐适量。

［制法］将鸭子洗净，去肠杂，白萝卜、冬瓜均洗净，切片，葱切细。先在锅内放适量清水煮鸭子，待到半熟时，放入白萝卜、冬瓜继续煮。待鸭子熟后加适量盐调味即可。

［服法］空腹食肉饮汤或佐餐食用。

［功效和适应证］清热，利湿，通淋。适用于膀胱湿热引起的小便短少、色赤涩痛者。

［方解］本方是以青头鸭、冬瓜、白萝卜制成的菜肴类食品。青头鸭味甘、咸，性平，入脾、胃、肺、肾经，能滋阴养胃、利水消肿、健脾补虚，适用于膀胱湿热证出现的小便短赤等症。《本草纲目》记载"鸭，水禽也，治水利小便，宜用青头雄鸭。"冬瓜味甘、淡，性凉，入肺、大肠、膀胱经，具有清热利水、消肿解毒、生津除烦的作用，正如《名医别录》所言："主治小腹水胀，利小便止渴。"白萝卜味辛、甘，性凉，入脾、胃、肺、大肠经，有解渴、利尿的功效。三味合用，有清热化湿、通淋消肿之功。

［注意事项］本品性寒，脾胃虚寒者慎用。

凉拌水芹

［组成］水芹200g，生姜丝、芝麻油、食盐各适量。

［制法］把水芹洗净，切段，用开水焯过，加入适量芝麻油、食盐调味即可。

［服法］佐餐食用。

［功效和适应证］清热利水，通利肠胃。适用于小便淋痛，尿血，胃肠积热便秘。

［方解］本方是以水芹和调味料制成的菜肴类食品。水芹味甘、辛，性凉，入肺、胃经，具有清热利水、止血的功效，能治疗小便淋痛、出血病证。《随息居饮食谱》论水芹能"清胃涤热，祛风，利口齿、咽喉、头、目。"

［注意事项］脾胃虚寒者慎用。

（五）清退虚热食疗方

枸杞叶粥

［组成］鲜枸杞叶60g，粳米60g。

［制法］把枸杞叶洗净，切碎，备用。粳米淘洗后放入适量水，煮至粥将熟，加入枸杞叶，煮开锅后即可。

［服法］空腹食用。

［功效和适应证］退热除烦，养阴止渴。适用于虚劳发热，烦躁口渴。

［方解］本方是以枸杞叶、粳米制成的粥食类食品。枸杞叶为枸杞的嫩茎叶，味苦、甘，性凉，入肝、肾经，具有清热补虚、除烦渴，兼以养阴的功效。《食疗本草》谓其："坚筋耐老，除风，补益筋骨，能益人去虚劳。"粳米能补中益气。二味合用，甘而不腻，苦而不伤胃，具有良好的养阴、清退虚热的作用。

［注意事项］本品清热为主，滋阴力量不足，如阴虚而热象不显者，不宜使用。

第三节 温里类

一、概述

（一）定义

温里类食疗方是选用既是温里药又是调味品的干姜、肉桂、茴香、胡椒、花椒等，配伍羊肉、狗肉等温补食物，达到祛寒温养作用的一类食疗方。

（二）功效与适应证

温里类食疗方具有温里助阳、散寒通脉的功效，适用于治疗里寒证。

里寒证，多由于素体阳虚，寒从中生；或阴寒邪气深入脏腑、经络之间导致寒邪在里。临床表现为但寒不热，喜暖蜷卧，口淡不渴，小便清冷，舌淡苔白，脉沉迟或细。常见里寒证分为中焦虚寒证和寒凝经脉证。中焦虚寒证多因脾胃阳气虚弱，运化无力，导致寒湿内生，证见脘腹胀痛，肢体倦怠，手足不温，或恶心呕吐，或腹痛下利，不思饮食，口淡不渴，舌苔白滑，脉沉细或沉迟。寒凝经脉证多因阳气不足，经脉受寒，导致局部血行不畅或气机郁滞，证见肢体冷痛，肤色紫暗，腹痛，舌紫暗，有瘀斑，脉沉细涩。

（三）分类

根据里寒证的不同类型，温里类食疗方分为温中散寒食疗方和温经散寒食疗方两种。

（四）使用注意

1. 准确掌握适应证。温里类食疗方选用温热之品，凡温热实火、阴虚内热、湿热内蕴、血热妄行者均忌食。在温热地域、炎热之时，也应慎用。

2. 应用温里食疗方不可过服，以免助热生火，耗灼阴液。

二、食疗方

（一）温中散寒食疗方

砂仁肚条

［组成］砂仁10g，猪肚1000g，花椒、胡椒末、葱白、生姜适量。

［制法］猪肚洗净后放入沸水锅中焯去血水，刮去内膜后放入锅中，加水、葱、姜、花椒各适量，煮沸后文火炖至猪肚将熟，加砂仁、胡椒末，再煮至猪肚熟软即成。

［服法］早晚佐餐用。

［功效和适应证］温中化湿，行气止痛。适用于脘腹冷痛，胀闷不舒，不思饮食，呕吐泄泻。

［方解］本方是以猪肚、砂仁和温热调味品配制而成的菜肴类食品。方中砂仁味辛，性温，入脾、胃经，具有化湿行气、温中止呕、温脾止泻的功效，用于脾胃虚寒病证，是居家常用调味增香的佳品。《药性论》谓其能"主冷气腹痛，止休息气痢，劳损。消化水谷，温暖脾胃。"猪肚味甘，性温，入脾、胃经，具有补虚损、健脾胃的功效，治疗虚劳羸瘦，脾虚食少。正如《本草经疏》所言："猪肚，为补脾胃之要品，脾胃得补，则中气益，利自止矣。"花椒、胡椒，均味辛，性温，入胃经，能温中散寒止痛。二味与猪肚、砂仁配伍，助其温中健脾，亦能调味增香。全方共奏温中健胃、行气止痛的功效。

［注意事项］阴虚血燥，火热内盛者忌用，砂仁不宜久煮。

丁香鸭

[组成] 丁香、肉桂、草豆蔻各5g，鸭子1000g，葱、姜、食盐、冰糖、麻油等调料适量。

[制法] 将丁香、肉桂、草豆蔻用水煮两次，每次煮20分钟，共取汁3000ml，鸭子宰杀后，去毛和内脏，洗净。将药汁、净鸭与葱、姜同放入锅中，武火煮沸后转为文火慢炖至肉熟，捞出。锅内留卤汁加冰糖，文火烧至糖化，放入鸭子，一面滚动鸭子，一面用勺浇烫卤汁，至鸭色呈红亮时出锅，再均匀涂上麻油即成。

[服法] 切块，早晚佐餐食用。

[功效和适应证] 温中和胃，暖肾助阳。适用于脾胃虚寒引起的胃脘冷痛，反胃呕吐，食少腹泻，呃逆嗳气。

[方解] 本方是以鸭子、丁香、肉桂、草豆蔻配制而成的菜肴类食品。丁香味辛，性温，入脾、胃、肾经，具有温中降逆、散寒止痛、温肾助阳的功效，用于胃寒呕吐、呃逆或脘腹冷痛，正如《药性论》所云："治冷气腹痛"，故丁香是治疗中焦虚寒、呕吐呃逆之要药。肉桂味辛、甘，性热，归脾、肾、心、肝经，功能补火助阳、散寒止痛、温经通络，甘热助阳以补虚，辛热散寒以止痛，治疗寒邪内侵或脾胃虚寒的脘腹冷痛。草豆蔻味辛，性温，入脾、胃经，芳香温燥，长于温中散寒，燥湿化浊，能温中止呕。三药合用，能健运中阳，消解寒凝。鸭肉味甘、咸，性微寒，能健脾补虚，与以上温阳药配伍，达到阴阳并调、阴生阳长的作用。全方既散寒止痛，补益脾胃，又无温燥伤胃之弊。

[注意事项] 阴虚火旺、急性热病者忌用本品。

川椒面

[组成] 四川花椒（简称川椒）6g，小麦粉200g，食盐适量。

[制法] 将川椒研粉，与小麦粉拌匀，加少量食盐、清水，和面作成面条，放入沸水锅中，煮熟即可。

[服法] 作为主食食用。

[功效和适应证] 温中补虚。适用于脾胃虚寒证引起的脘腹冷痛，呕吐清水，不能饮食。

[方解] 本方是以花椒、小麦粉制成的面食类食品。花椒，以四川产者为佳，故又名川椒。其味辛，性热，入脾、胃、肾经，辛散温燥，长于温中燥湿、散寒止痛，用于脾胃虚寒、脘腹冷痛、呕吐。小麦味甘，性平，有良好的健脾益气作用，用于脾胃虚弱、食少纳呆、倦怠乏力、大便溏泄。《本草拾遗》言其能"补虚，厚肠胃，强力气"。二味合用而成温中补虚食疗方。

[注意事项] 本品阳盛者、阴虚火旺者忌用。

红糖酒

[组成] 红糖20g，黄酒200ml。

[制法] 将黄酒和红糖一同放入陶瓷杯中，再把杯子放入装有水的锅中，加热炖煮，待糖溶化后即可。

[服法] 温热饮服。

[功效和适应证] 温中缓急，散寒止痛。适用于寒邪袭人引起的腹痛、腹泻。

[方解] 本方是以红糖、黄酒制成的酒类食品。红糖味甘，性温，入脾、胃、肝经，具有补中缓急、散寒活血、舒筋止痛的功效。黄酒味甘、苦、辛，性温，入心、肝、脾、肺、胃经，有良好的通血脉、御寒气、助肾兴阳的作用。二味合用，增强了温热之性，促进气血运行。

[注意事项] 本品温热病、阴虚内热者忌用。

胡椒煨姜汤

[组成] 胡椒 10g,煨生姜 15g。

[制法] 将胡椒、煨生姜一起放入锅内,加适量水,武火煮开后,改为文火继续煮 15 分钟,取汤汁即成。

[服法] 温热食用。

[功效和适应证] 温胃止呕。适用于胃冷呕逆、完谷不化、寒痰积冷、四肢不温者。

[方解] 本方是以胡椒、生姜制成的汤饮类食品。胡椒味辛,性热,入胃、大肠经,具有温中下气、消痰、和胃的功效,治疗反胃呕哕吐食,《本草衍义》论其能"去胃中寒痰吐水"。生姜温中止呕,为"呕家圣药"。二味合用共奏温胃止呕之功,尤其适用于寒饮停胃,呕哕食吐者。

[注意事项] 本品实热者、阴虚内热者忌用。

罗姜饼

[组成] 小麦粉 500g,茴香菜 50g,生姜 30g,胡椒粉 10g,食盐、植物油各适量。

[制法] 将生姜捣烂取汁,茴香菜洗净,切碎备用。小麦粉加适量清水、茴香菜碎末、生姜汁、胡椒粉、食盐,和成面团,擀成饼状。在平底锅中放适量植物油,烘热后,将饼子放入锅中烙熟即可。

[服法] 作主食适量食用。

[功效和适应证] 温中散寒,和胃止痛。适用于胃寒腹痛者。

[方解] 本方是以小麦粉、茴香菜、生姜、胡椒为主要食材制成的面点类食品。方中茴香菜味甘、辛,性温,具有行气止痛的功效。生姜温中止呕。胡椒温中散寒止痛。三味与具有补虚、厚肠胃作用的小麦粉合用,共奏温中散寒,和胃止痛的功效。

[注意事项] 本品阴虚内热及实热证者忌用。

脊肉粥

[组成] 猪脊肉 100g,粳米 100g,花椒、食盐、植物油各适量。

[制法] 将猪脊肉洗净,切成小块,在锅中倒入植物油,待油热时,放入花椒,炒香后,放入猪脊肉煸炒,炒至肉将熟,加适量食盐调味,盛出肉块,将淘洗干净的粳米、炒好的猪脊肉块和适量清水放入锅中,武火烧开后,用文火煮至粥熟即可。

[服法] 空腹食用。

[功效和适应证] 温中散寒,除湿止痛。适用于脾胃虚寒,呃逆泄泻者。

[方解] 本方是以猪脊肉、粳米、花椒为主要食材制成的粥类食品。方中猪脊肉味甘、咸,性平,具有滋阴润燥、益气养血的功效。粳米补中益气。花椒温中散寒、除湿、止痛,用于呃逆、泄泻不止。三味合用,对素体脾胃虚弱、阳气不足,导致的呃逆、泄泻尤为适宜。

[注意事项] 本品阴虚内热及实热证者忌用。

(二) 温经散寒食疗方

樱桃酒

[组成] 鲜樱桃 250g,白酒 1000ml。

[制法] 将鲜樱桃洗净,放入细口瓶中,加入白酒,密封瓶口,浸泡 2 周即可。

[服法] 每次 10ml,每日 2 次。

[功效和适应证] 温经散寒,祛风除湿。适用于风湿腰腿疼痛。

[方解] 本方是以樱桃、白酒为主要食材制成的酒类食品。方中樱桃味甘,性温,具有祛风湿、透

疹的功效，用于瘫痪、四肢不仁、风湿腰腿疼痛。白酒助药力而行血脉，通经络，增强樱桃祛风湿的功效。二味合用，共奏温经散寒、祛风除湿之功，用于寒痹证的治疗。

［注意事项］本品阴虚内热及实热证者忌用。

当归生姜羊肉汤

［组成］当归20g，生姜12g，羊肉300g，食盐适量。

［制法］将羊肉去骨，放入沸水锅中焯去血水，捞出晾凉，切成肉块。把当归和生姜装入纱布袋。在砂锅内加适量清水，放入羊肉块、当归、生姜，武火烧沸后，改为文火炖至羊肉熟烂，加适量食盐调味即成。

［服法］饮汤食肉。

［功效和适应证］养血补虚，温阳散寒，通经止痛。适用于血虚寒凝引起的脘腹冷痛，寒疝腹痛，产后腹痛等。

［方解］本方是以羊肉、当归、生姜配制而成的菜肴类药膳。方中羊肉味甘，性温，入脾、肾经，具有益气补虚、温中暖下的功效。古代医学家李杲云："羊肉甘热，能补血之虚，有形之物也，能补有形肌肉之气。"在方中羊肉温阳养血能补虚以御寒。当归味甘、辛，性温，入肝、心、脾经，具有补血、活血、调经、止痛的功效，能治疗血虚或血虚兼有寒凝的疼痛症，在方中温阳活血以通经脉之气。生姜味辛，性温，为温中散寒要药，在方中辛温发散以逐凝滞之寒。三味配伍，共奏养血补虚、温阳散寒的功效。

［注意事项］本方是温经散寒食疗方，阴虚血燥、火热内盛、湿热内蕴者忌用。

第四节　祛湿类

一、概述

（一）定义

祛湿类食疗方是以渗泄水湿、通利水道为主要功效，用以治疗水肿、小便不利、淋证、黄疸等水湿病证的食疗方。本类食疗方选用具有利水除湿作用的食物，如薏苡仁、赤小豆、冬瓜等祛除体内水湿。

（二）功效与适应证

祛湿类食疗方具有利水除湿的功效，治疗水湿证。

湿邪有外湿、内湿之分。外湿是自然界湿气过重，超过了人体对水湿的适应能力，成为湿邪，逐渐浸淫入里而发为湿证；内湿是由于肺、脾、肾三脏功能失调，肺失通调水道之责，脾失运化水湿之职，肾失统摄水液之权，水湿内停，湿证内生。湿邪致病，具有头重身困、阻遏气机、损伤阳气、缠绵难愈的特点。湿邪停聚于体内会出现多种病证，常见的有水肿、淋证、黄疸、痰饮等。

（三）分类

根据水湿病证的不同种类，祛湿类食疗方分为利水渗湿食疗方、利水通淋食疗方和利湿退黄食疗方三种。利水渗湿方应用于水湿内停导致的水肿、痰饮等水湿病证，证见水肿，腹胀，脚气，小便不利；利水通淋方适用于湿热淋证，证见小便短数，灼热刺痛，溺色黄赤，少腹拘急胀痛等，或有寒热，口苦，或有腰痛拒按，或有大便秘结，苔黄腻，脉滑数；利湿退黄方适用于湿热黄疸，证见皮肤发黄，小便黄赤短少等。

（四）使用注意

1. 祛湿类食疗方多有伤阴之弊，应中病即止。若素体阴虚而水湿停滞者，应慎用，必要时配伍养阴之品。

2. 本类食疗方多有滑利之性，孕妇慎用。

二、食疗方

（一）利水渗湿食疗方

薏苡仁粥

［组成］薏苡仁 60g，粳米 60g，白糖适量。

［制法］将薏苡仁洗净捣碎，粳米淘洗后，一同放入锅中，加适量清水，煮至粥熟，再根据个人口味加适量白糖出锅。

［服法］空腹食用。

［功效和适应证］健脾利水，渗湿消肿。适用于脾虚运化失调、水湿内停导致的水肿，小便不利，泄泻，湿痹经脉挛急，四肢屈伸不利等症。

［方解］本方是以薏苡仁、粳米配制而成的粥食类食品。方中薏苡仁味甘，性淡，性微寒，入脾、胃、肺经，具有利水渗湿、健脾的功效，是药食两用的祛湿佳品，既能治疗脾虚湿滞引起的小便不利、水肿、泄泻；又能渗湿，舒筋缓急，治疗湿痹。粳米能补中益气，二味相合，共奏健脾利水、渗湿消肿的功效。

［注意事项］薏苡仁粥为清补脾胃之品，效力较缓，食用时间需长，方可奏效，大便秘结者慎用。

玉米扁豆粥

［组成］玉米粒 50g，山药 50g，白扁豆 25g，大枣 30g，粳米 100g。

［制法］将玉米粒、白扁豆、大枣、粳米洗净，山药洗净切片后，一同放入锅中，加适量清水，武火煮沸后转为文火煮至玉米、山药、扁豆熟烂即可。

［服法］空腹食用。

［功效和适应证］健脾利水，化湿消肿。适用于脾虚水湿浸渍之水肿。

［方解］本方是以玉米、山药、白扁豆、大枣、粳米配制而成的粥食类食品。方中玉米味甘，性平，入胃经，具有调中和胃、利尿的功效，《本草推陈》论其"煎服有利尿之功"。山药、大枣、粳米补益脾气。白扁豆健脾化湿。诸味合用，共奏健脾利水、化湿消肿的功效。

鳢鱼赤小豆汤

［组成］鳢鱼 500g，赤小豆 100g。

［制法］赤小豆淘洗干净，用清水浸泡 8 个小时，备用。将鳢鱼洗净，去鳞、腮、肠，和赤小豆一起放入锅中，加水适量，武火煮沸后转为文火煮至豆烂即可。

［服法］一日两次，空腹食用。

［功效和适应证］健脾利水。适用于水肿、腹水。

［方解］本方是以鳢鱼、赤小豆配制而成的汤饮类食品。鳢鱼，别名乌鱼，具有补脾益胃、利水消肿的功效，用于脾虚水肿、脚气、小便不利。《神农本草经》载其能"主面目浮肿，下大水"，《本草经疏》谓其"乃益脾除水之要药""补其不足，补泻兼施"。赤小豆味甘、酸，性平，归心、小肠经，功能利水除湿，消肿解毒，治疗水肿病。二味合用，补而不腻，利而不伤，是健脾利水的食疗良方。

［注意事项］本品多用于水肿、腹水患者，饮食需要控制盐摄入，因此不要加食盐调味，淡食即可。

冬瓜粥

［组成］冬瓜（不去皮）100g，粳米100g。

［制法］将冬瓜洗净，削下冬瓜皮备用，把剩下的冬瓜切成块，备用。将粳米洗净放入锅中，加水适量煮粥，待米粥半熟时，放入冬瓜块和冬瓜皮，再加适量水，继续煮至瓜熟米烂即可。捞出冬瓜皮不食。

［服法］空腹食用。

［功效和适应证］利尿消肿，清热止渴。适用于水肿胀满，脚气浮肿，小便不利，暑热烦躁，肺热咳嗽，肥胖症。

［方解］本方是以冬瓜、粳米制成的粥食类食品。冬瓜味甘、淡，性凉，入肺、大肠、膀胱经，具有清热利水、消肿解毒、生津除烦的功效，用于水肿烦渴、小便少以及热病烦躁，或感受暑热。如《名医别录》所说"主治小腹水胀，利小便止渴"，《日华子本草》所说"除烦，治胸膈热，消热毒痈肿"。冬瓜皮利水效果尤强。粳米健脾益气。二味合用而成清热利水的食疗方。

［注意事项］虚寒性水肿，脾胃虚寒者，久病滑泄者忌食本方。食用本方需要长时间方可奏效。

黑豆莼菜羹

［组成］黑豆100g，莼菜200g，食盐适量。

［制法］将莼菜洗净切碎备用，黑豆洗净后放入锅中，加适量水，武火煮沸后转为文火煮至豆将熟时，加入莼菜熬制成羹，用食盐调味即可。

［服法］佐餐食用。

［功效和适应证］清热祛湿，消肿解毒。适用于水肿、脚气、小便不利等病症。

［方解］本方是以黑豆和莼菜制成的汤羹类食品。黑豆味甘，性平，入脾、胃经，具有活血利水、解毒的功效，用于治疗身面浮肿。莼菜味甘，性寒，入肝、脾经，具有清热解毒、利水消肿的功效，《日华子本草》记载其能"逐水"。二味合用共奏清热祛湿、消肿解毒的功效。

［注意事项］素体阳虚者忌食本方。

蒜梗炖蛏干

［组成］蛏干100g，蒜梗50g。

［制法］将蛏干和蒜梗洗净后放入锅中，加适量水，武火煮沸后转为文火，煮至蛏干熟软即可。

［服法］佐餐食用。

［功效和适应证］清热利湿。适用于湿热水肿，小便短赤等病症。

［方解］本方是以蛏干和蒜梗制成的菜肴类食品。蛏干味甘、咸，性寒，入心、肾、肝经，具有清热利湿的功效，用于治疗湿热水肿。《泉州本草》谓其能"主治湿热水肿"。蒜梗味辛，性温，入脾、胃、肺经，具有通诸窍、利湿解毒的功效。二味合用共奏分利湿热的功效。

［注意事项］素体阳虚者忌食本方。

（二）利水通淋食疗方

甘蔗白藕汁

［组成］甘蔗100g，莲藕100g。

［制法］洗净莲藕，去皮，切碎、绞汁；洗净甘蔗，去皮，切碎榨汁；每次取甘蔗汁、莲藕汁各一半混合而成甘蔗莲藕汁。

［服法］每日 3 次，连服 3 天。

［功效和适应证］清热利湿，凉血通淋。适用于尿赤短涩、尿频不利、小便灼热刺痛、小腹拘急、口渴心烦、肺燥咳嗽、热病大便秘结等病症。

［方解］本方是以甘蔗、莲藕配制而成的鲜汁类药膳。方中甘蔗味甘，性寒，入肺、胃经，具有清热生津、下气润燥的功效，用于治疗发热口干、小便涩、虚热咳嗽等症。莲藕味甘，性寒，入心、脾、胃经，生用具有清热润肺、凉血行瘀的功效，治疗各种出血证。二味合用，甘寒清润，共奏清热利湿、凉血通淋的功效。

［注意事项］本方是利水通淋食疗方，脾胃虚寒者慎用。

荠菜鸡蛋汤

［组成］荠菜 250g，鲜鸡蛋 1 个，食用植物油、食盐少许。

［制法］将荠菜洗净，切段，放入沸水锅中，鸡蛋去壳打匀，倒入锅内，煮成汤。

［服法］佐餐食用。

［功效和适应证］清肝泄热，祛湿利尿。适用于湿热淋证。

［方解］本方是以荠菜、鸡蛋制成的汤饮类食品。荠菜味甘、淡，性凉，入肝、脾、膀胱经，具有清热利湿、凉肝止血、平肝明目的功效。如《福建药物志》所说，荠菜能"清热解毒，利水凉血"。鸡蛋清味甘，性凉，清肺利咽，清热解毒，《本草拾遗》谓其能"解热烦"；蛋黄味甘，性平，健脾和胃，《本草纲目》言其能"解热毒"。二味合用达到清热、祛湿、利尿的作用。

［注意事项］本方是清热利水通淋食疗方，脾胃虚寒者慎用。

大麦汤

［组成］大麦 150g，生姜汁 20ml，蜂蜜 20ml。

［制法］将大麦洗净，放入锅中，加适量水，武火煮开后，用文火继续煎煮 15 分钟，再慢慢倒入生姜汁和蜂蜜，搅拌均匀即成。

［服法］分 3 次食用。

［功效和适应证］清热通淋。适用于素体虚弱，卒患湿热淋证。

［方解］本方是以大麦、生姜汁和蜂蜜制成的汤类食品。大麦味甘、咸，性凉，入脾、胃经，具有利尿通淋、健脾胃的功效。如《本草别录》所说，大麦能"主消渴、除热、益气、调中"。生姜味辛，性温，助大麦健脾胃之功，同时佐制大麦的寒凉之性。蜂蜜味甘，能缓急止痛。三味合用，达到清热通淋止痛的功效，对平素身体虚弱，卒患湿热淋证者尤为适宜。

［注意事项］脾胃虚弱，便溏者慎用本品。

炒苋菜

［组成］苋菜 200g，植物油、食盐各适量。

［制法］把苋菜洗净，沥干，锅烧热后放入植物油，油热后下苋菜煸炒，将熟时放入适量食盐调味。

［服法］佐餐服用。

［功效和适应证］清热利尿。适用于小便涩痛症。

［方解］本方是以苋菜制成的菜肴类食品。苋菜味甘，性凉，入大、小肠经，具有清热利尿的功效，用于小便涩痛。《滇南本草》谓其能"治小便不通"。

［注意事项］脾胃虚弱，便溏者慎用本品。

（三）利湿退黄食疗方

泥鳅炖豆腐

［组成］泥鳅 150g，鲜嫩豆腐 100g，食盐少许。

［制法］将泥鳅去内脏洗净，和豆腐一起放入锅中，加适量水，用文火慢炖，至泥鳅熟烂，放入少量食盐调味。

［服法］食泥鳅、豆腐，喝汤，每日 2 次。

［功效和适应证］健脾益气，除湿退黄。适用于湿热黄疸以湿为主，症见身目发黄如橘，无发热或身热不扬，头重身困，嗜卧乏力，胸脘痞闷，纳呆呕恶，口黏不渴，小便不利，便溏不爽，舌苔厚腻微黄，脉濡缓或弦滑。

［方解］本方是以泥鳅、豆腐配制而成的汤饮类药膳。方中泥鳅，味甘，性平，入脾、肝、肾经，具有补益脾肾、利水解毒的功效，在方中起到补中气，祛湿邪的作用，祛邪而不伤正，扶正而不留邪，尤其适合黄疸病之湿邪偏盛兼有脾虚者。豆腐味甘，性凉，入脾、胃、大肠经，具有宽中益气、和脾胃、清热毒的功效。二味合用，达到健脾和胃，利湿退黄的作用。

［注意事项］泥鳅用清水放养 1 天，排清肠内脏物。

田螺蚌肉汤

［组成］田螺 300g，蚌肉 150g，食盐适量。

［制法］先用清水养田螺 2 日，勤换水，除去泥污后，用水略煮，挑出田螺肉，与蚌肉一同放入锅中，加适量清水煮汤，将熟时放入适量食盐调味即可。

［服法］佐餐服用。

［功效和适应证］清热利湿，退黄疸。适用于肝胆湿热证。

［方解］本方是以田螺、蚌肉制成的菜肴类食品。田螺味甘、咸，性寒，入膀胱、胃、肝、脾经，具有清热、利水、退黄的功效，用于黄疸病，如《本草纲目》谓其能"利湿热，治黄疸"。蚌味甘、咸，性寒，入肝、肾经，具有清热、滋阴、解毒的功效。两味相合，增强清热利湿、退黄解毒的功效。

［注意事项］脾胃虚寒者忌用本品。

第五节　泻下类

一、概述

（一）定义

泻下类食疗方是以润滑大肠、促进排便为主要功效，用以治疗便秘的食疗方。本类食疗方选用植物种仁，如芝麻、松仁等，富含油脂，味甘质润，能润滑大肠，使大便软化易于排出。

（二）功效与适应证

泻下法是通过泻下作用分别达到通便、导滞、泻热、逐水湿之效，用以治疗各种里实证，有攻下、润下、峻下的区别。其中攻下、峻下法较少在食疗中使用，因此，本类食疗方介绍的是由润下类食物组成，具有生津养液、润滑大肠的作用，达到泻下不峻烈效果的泻下食疗方。

泻下食疗方适用于年老体弱，肠道干燥，津液不足，失于濡润的大便坚涩难解之症。

（三）使用注意

1. 对实热结聚、水饮内停的实证，润下类食疗方药力不足，应采用攻下或峻下类药物以攻逐病邪。

2. 久病正虚，体质过于虚弱，妇女胎前产后，应慎用本类食疗方。

二、食疗方

黑芝麻粥

［组成］黑芝麻25g，粳米50g。

［制法］将黑芝麻炒熟后研为细末，粳米淘洗干净。二味一同放入锅中，加适量清水，武火煮沸后，改为文火煮至粥熟。

［服法］空腹直接食用或加适量蜂蜜调食。

［功效和适应证］补益肝肾，滋阴润燥。适用于肝肾不足，肠燥便秘，病后虚羸，须发早白等症。

［方解］本方是以黑芝麻、粳米配制而成的粥食类食品。方中黑芝麻味甘，性平，入肝、肾、大肠经，具有补肝肾、益精血、润肠燥的功效，治疗阴精不足、血虚津亏者。粳米能养脾胃，益虚损。二味合用，共奏补益肝肾、滋阴润燥的功效。加蜂蜜调食，增强了滋补润燥的功效。

［注意事项］本方痰湿内盛及大便溏薄者忌用。

松子仁粥

［组成］松子仁30g，粳米100g，白糖适量。

［制法］将松子仁和粳米洗净，一同放入锅内，加适量清水，武火煮沸后，改为文火煮至米熟时，调入白糖，拌匀即成。

［服法］空腹食用，每日2次。

［功效和适应证］生津养胃，润燥通便。适用于肺燥咳嗽，肠燥便秘。

［方解］本方是以松子仁和粳米配制而成的粥食类食品。方中松子仁味甘，性温，入肝、肺、大肠经，具有润肺、滑肠的功效，治疗便秘阴血亏虚证，如《本草通玄》论松子仁有"补气养血，润肠止渴"之功。粳米补养脾胃。二味合用，达到补虚不伤正、润燥通便的作用。本方尤宜于老年人便秘。

［注意事项］痰湿咳嗽及大便溏泄者忌用。

香蕉粥

［组成］香蕉150g，粳米100g，蜂蜜适量。

［制法］将粳米淘洗干净，放入锅中，加适量清水，武火煮沸后，改为文火煮至米将熟时，将香蕉剥皮，切成小段放入粥中，煮沸后，加入适量蜂蜜，拌匀，稍煮即可。

［服法］空腹食用，每日2次。

［功效和适应证］清热生津，润肠通便。适用于热盛津伤之大便秘结。

［方解］本方是以香蕉、蜂蜜和粳米配制而成的粥类食品。方中香蕉味甘，性寒，入脾、胃经，具有清热、润肠的功效。蜂蜜补中润燥、通便。粳米补养脾胃。三味相合，润肠通便而不伤正，尤宜于老年人体虚便秘。

［注意事项］痰湿咳嗽及大便溏泄者忌用。

温热病与卫气营血辨证

温热病是一类由温热病邪所引起的热象偏重、具有一定季节性和传染性的外感疾病。在初期多为表证，其中后期往往表现为各种里热证，有虚有实。为了准确系统地辨治这类疾病，清代著名医家叶天士在继承前人理论和经验的基础上，结合自己的临床经验，认真思考，创造性地总结出了卫气营血辨证这一辨证方法，将温热病发展过程划分为卫分证、气分证、营分证、血分证四个不同病理阶段，以阐明其病位浅深、病情轻重以及传变规律和发展预后，来指导临床治疗。他创立的卫气营血辨证这一温热类疾病的完整的辨证论治体系，极大地丰富了中医学理论。他为发展中医学做出了很大贡献，树立了守正创新的典范。

第六节　化痰止咳平喘类

一、概述

（一）定义

化痰止咳平喘类食疗方是以化痰止咳，降气平喘为主要功效，用于治疗咳嗽咯痰，气逆喘满病证。本类食疗方选用具有健脾化痰、止咳平喘作用的食物，如柚、梨、白萝卜、猪肺、蜂蜜等，治疗咳嗽气喘。

（二）功效与适应证

化痰止咳平喘类食疗方具有健脾化痰，止咳平喘的功效。

人体的水液代谢主要依靠脾、肺、肾、三焦、膀胱等共同完成，任何一个脏腑功能紊乱都会造成水液代谢失调而积聚为痰，痰是人体水液代谢失常，停蓄于某一局部的病理产物。咳嗽是常见的肺系病证，肺气不清，失于宣肃，上逆作声而引起咳嗽。肺气上逆，宣降失职，或气无所主，肾失摄纳，而发为喘证。因此，外感六淫、内伤七情或其他脏腑病症影响了肺气的宣散肃降功能和水液输布功能，都会导致痰证、咳嗽、喘证。痰、咳、喘互相关联。痰证常见咳痰壅盛，癫狂痫证，瘰疬瘿瘤，阴疽流注等因痰而生的病证；喘证常见呼吸困难，甚则张口抬肩，鼻翼扇动，不能平卧等症。痰是咳嗽、喘证的致病因素之一，咳嗽是痰证、喘证的症状，而喘证又可以出现在咳嗽、痰证的病证中。化痰止咳平喘类食疗方对这三种病证具有良好的辅助治疗作用。

（三）分类

根据治疗咳嗽咯痰，气逆喘满病证的侧重点不同，化痰止咳平喘类食疗方分为化痰食疗方、止咳食疗方以及平喘食疗方三种。化痰食疗方多以健脾化痰类的药食组成；止咳食疗方多以清肺化痰、降气止咳类药食组成；平喘食疗方多以调补肺肾、降气平喘类药食组成。

（四）使用注意

1. 注意准确辨证。痰证有寒、热、燥、湿的不同，咳嗽有外感、内伤的差异，应用食疗方应辨证选择。

2. 外感咳嗽、麻疹咳喘、痰浊壅滞等病证，忌用收敛性止咳平喘食物。

二、食疗方

（一）化痰食疗方

橘红糕

［组成］橘红 50g，米粉 500g，白糖 200g。

［制法］将橘红洗净，烘干研为细末，与白糖和匀做成馅备用，米粉用水和匀，放蒸笼上蒸熟，待冷后，卷入橘红糖粉，切成夹心方块米糕。

［服法］上蒸笼温热后食用。

［功效和适应证］燥湿化痰，理气健脾。适用于脾虚生痰、痰湿凝聚、阻滞气机、肺失宣降导致的咳嗽痰多，色白，呕恶满闷，食欲不振等症。

［方解］本方是以橘红、米粉、白糖配制而成的米面类食品。方中橘红味辛、苦，性温，入脾、肺经，具有燥湿化痰、理气健脾的功效，是脾虚湿阻，气滞痰凝诸证的要药。《药品化义》记载"橘红，辛能横行散结，苦能直行下降，为理气要药。""主一切痰病，功居诸痰药之上。"米粉、白糖调理中焦脾胃之气，健脾化湿，并使口味甘美不腻，服食方便。该方是痰湿咳嗽，气滞脘闷的食疗佳品。

［注意事项］肺肾阴虚、痰热犯肺、燥热伤肺引起的咳嗽、少痰忌用本品。

柚子炖鸡

［组成］新鲜柚子 1 个，新鲜雄鸡 500g，姜片、葱白、盐适量。

［制法］将柚子剥皮、去筋皮、除核，取肉 500g，备用，将鸡肉洗净切块，用沸水焯去血水。再将柚肉、鸡肉、姜片、葱白放入炖盅内，加盖置于大锅内，加水适量，用文火炖 4 小时即可。

［服法］每周两次，连服三周。

［功效和适应证］健脾消食，化痰止咳。适用于脾虚生痰，痰湿凝聚，阻滞气机，肺失宣降导致的咳嗽痰多，气郁胸闷，脘腹胀痛，食积停滞等症。

［方解］本方是以柚子、公鸡配制而成的菜肴类食品。方中柚子，味甘、酸，性寒，入脾、肝经，具有消食化痰，理气平喘的功效，适用于咳嗽气喘。其性偏凉，用蒸、炖的加热方式减轻其寒凉之性。鸡肉味甘，性温，入脾、胃经，具有温中益气、补精填髓的功效，配伍柚子理气化痰，达到健脾胃而化痰浊，理肺气而治咳喘的目的。本方更偏于补虚。

［注意事项］消化不良者，肉宜少食，以饮汤为主。

猪肺粥

［组成］猪肺 100g，薏苡仁 50g，粳米 100g。

［制法］将猪肺冲净后，放入锅中煮 10 分钟，捞出后切成小块，将薏苡仁浸泡变软后与粳米、猪肺块一起放入锅中，煮至熟烂即成。

［服法］温热食用。

［功效和适应证］清肺补肺，化痰止咳。适用于肺热痰多，咳嗽，或咯出脓血者。

［方解］本方是以猪肺、薏苡仁、粳米配制而成的粥食类食品。方中猪肺，味甘，性平，入肺经，具有补肺止咳、止血的功效，是治疗肺虚咳嗽、咯血、肺痿的重要食品。如《本草纲目》所言猪肺能"疗肺虚咳嗽。又治肺虚嗽血。"薏苡仁，味甘，性淡，微寒，入脾、胃、肺经，具有健脾渗湿，清肺热排脓的作用。全方共奏清肺热，补肺气，化痰止咳的功效。

［注意事项］食用本品时，忌辛辣食物，忌油腻肥甘食物，忌烟和酒。

雪羹汤

［组成］海蜇 50g，荸荠 4 枚。

［制法］将海蜇用温水洗净后，切块备用。荸荠去皮洗净，切成片。把二味食材放入锅中，加清水，武火烧沸后，用文火煮 15 分钟即成。

［服法］喝汤吃海蜇和荸荠。

［功效和适应证］清热化痰，化积消痞。适用于痰热咳嗽，大便燥结。

［方解］本方是以海蜇、荸荠配制而成的汤饮类食品。方中海蜇，味咸，性平，入肺、肝、肾经，具有化痰软坚、止咳的功效，治疗痰饮咳嗽等病症，有消痰食而不伤正、滋阴血而不留邪之功。荸荠，味甘，性寒，入肺、胃经，具有清热、化痰、消积的功效，能治疗肺热咳嗽，助海蜇清热化痰之力。二味合用，清肺化痰而不伤正气，兼可滋润，对痰热咳嗽而素体阴虚不耐受攻伐者尤为适宜。

［注意事项］虚寒者不宜食用本品。

雪梨藕汁

［组成］雪梨 250g，藕 250g。

［制法］将梨和藕分别洗净，切碎后，分别榨取汁液，再将两种汁液混匀即成。

［服法］慢慢饮服。

［功效和适应证］清热化痰，润燥生津。适用于痰热犯肺证，症见咳嗽，痰多，黏稠色黄。

［方解］本方是以雪梨和藕的汁液配制而成的鲜汁类食品。方中雪梨，味甘、微酸，性凉，入肺、胃经，具有生津润燥、清热化痰的功效，治疗痰热咳嗽等病症。《本草经疏》论其能"润肺消痰，降火除热。"《本草求原》亦记载梨捣汁用，能治疗咳嗽痰多。藕，味甘，性寒，入肺、胃经，具有清热凉血，生津止渴的功效。二者合用，共奏清热祛痰，润燥生津之功效，适用于痰热犯肺之咳嗽痰多，质黏色黄。

［注意事项］脾胃虚寒或便溏者不宜食用本品。

鲜姜萝卜汁

［组成］白萝卜 500g，生姜 30g。

［制法］将白萝卜和生姜洗净、切碎后，分别榨取汁液，再将两种汁液混匀即成。

［服法］慢慢饮服。

［功效和适应证］化痰止咳，利咽开音。适用于痰热咳嗽、咽喉肿痛、失音。

［方解］本方是以白萝卜和生姜的汁液配制而成的鲜汁类食品。方中白萝卜味辛、甘，性凉，入肺、胃经，具有消食化痰、下气宽中的功效。《随息居饮食谱》谓其能"治咳嗽失音、咽喉诸病"。生姜汁开痰止呕，其性温，能佐制白萝卜之寒凉。二者合用，起到化痰止咳、利咽开音的作用，适用于痰多，质黏色黄。急慢性咽喉疼痛、失音。也可用于咽喉日常保健。

［注意事项］阴虚内热、大便溏薄者不宜多食本品。

秋梨蜜膏

［组成］鸭梨 1000g，蜂蜜适量。

［制法］鸭梨洗净，去核，切碎，放入锅中，加适量清水，武火煮开后，改用文火继续煎煮，至汤汁浓缩，加入适量蜂蜜，并不断搅拌，继续煮至汤汁稠黏如蜜膏状即成。待冷装瓶，放入冰箱冷藏。

［服法］每次 1 汤匙，以温开水冲化服用，每日 2 次。

［功效和适应证］清热化痰，润肺止咳。适用于肺燥咳嗽，咽痛失音。

［方解］本方是以鸭梨和蜂蜜配制而成的蜜膏类食品。方中鸭梨清热化痰、生津润燥，《本草通玄》谓其"熟者滋五脏之阴"。蜂蜜入肺、脾经，补中润燥。二者合用，起到清热化痰，润肺止咳的作用，适用于痰少，质黏稠，咽喉疼痛，失音，口干舌燥者。

［注意事项］脾虚便溏，咳嗽痰多者忌食本品。

萝卜鲫鱼汤

［组成］白萝卜 200g，鲫鱼 200g，葱白、生姜、食盐、黄酒各适量。

［制法］将白萝卜洗净，切成丝，鲫鱼去肠杂，洗净入锅。锅中放入适量清水、鲫鱼、葱白、生姜、食盐、黄酒，煮开后加入白萝卜丝，煮熟后即可。

［服法］佐餐食用。

［功效和适应证］化痰止咳，健脾补虚。适用于肺阴虚所致的肺痿病。

［方解］本方是以白萝卜和鲫鱼配制而成的汤饮类食品。方中白萝卜具有消食下气、化痰止血的功效，如《日华子本草》谓其能"消痰止咳，治肺痿吐血。"鲫鱼味甘，性平，能健脾和胃、通血脉，如《本草拾遗》论鲫鱼能"主虚羸，熟煮食之。"二者合用，起到消痰止咳，健脾补虚的作用。

［注意事项］痈肿疮疡者慎食本品。

焖海带

［组成］海带 500g，赤小豆 100g，山楂 20g，食盐适量。

［制法］把海带洗净，切成丝，晾干备用，将赤小豆、山楂放入锅中，加适量水煮沸 30 分钟，去渣取汁，再放入海带煮至熟烂即可。

［服法］佐餐食用。

［功效和适应证］化痰利湿，软坚散结。适用于瘿瘤、痰饮病之痰湿证者。

［方解］本方是以海带、赤小豆和山楂配制而成的菜肴类食品。方中海带味咸，性寒，入肝、脾经，具有行气化湿、软坚散结的功效，能治疗瘿瘤、痰饮等病证。赤小豆利水除湿、消肿解毒。山楂消食开胃、祛瘀散结。三味合用，共奏化痰利湿，软坚散结的功效。适合痰湿证者食用。

［注意事项］痈肿疮疡者慎食本品。

（二）止咳食疗方

贝母秋梨

［组成］川贝母 10g，雪梨 1 个，冰糖 10g。

［制法］将川贝母研成细末，备用，梨洗净，靠柄部横切断，挖去核，装入贝母末，再把梨上部拼对好，放在大碗里，加入冰糖和水少许，隔水蒸约 30 分钟即可。

［服法］吃梨喝汤，每日两次。

［功效和适应证］润燥化痰，清肺止咳。适用于燥痰咳嗽，证见久咳不止，痰少黏滞，咽干口燥等。

［方解］本方是以川贝母、雪梨、冰糖配制成的药膳食疗方。方中川贝母味苦、甘，性微寒，入肺、心经，具有清热化痰、润肺止咳、散结消肿的功效，性寒凉能清肺泄热化痰，味甘质润能润肺止咳，尤宜于内伤久咳，燥痰、热痰之证。梨，味甘、微酸，性凉，入肺、胃、心经，善清肺热，味甘酸化阴以润肺生津，化痰止咳。冰糖味甘，性平，有润肺、化痰、止咳之用。三味合用，对燥热咳嗽疗效

显著。

　　[注意事项] 痰湿咳嗽、寒痰咳嗽者忌用本品。

蜜饯百合

　　[组成] 鲜百合 200g，蜂蜜适量。

　　[制法] 将百合洗净，与蜂蜜放入大碗中拌匀，再放入蒸锅内，隔水蒸 30 分钟即可。待冷装瓶，冰箱冷藏。

　　[服法] 日常适量食用。

　　[功效和适应证] 润肺止咳，清心安神。适用于肺脏壅热烦闷，咳嗽不已，或痰中带血。

　　[方解] 本方是以鲜百合和蜂蜜配制成的蜜饯类食疗方。方中百合味甘，性寒，入心、肺经，能清润肺热，治疗热邪侵袭肺脏引起的咳嗽、痰中带血、胸中烦闷。蜂蜜能润肺止咳、调补脾胃。二味合用，增强了润肺止咳的功效。

　　[注意事项] 痰湿咳嗽者忌用本品。

（三）平喘食疗方

腐皮白果粥

　　[组成] 白果 10g，豆腐皮 30g，粳米 50g。

　　[制法] 将白果去壳、皮及心，洗净。豆腐皮洗净切碎。将粳米淘洗干净，与白果、豆腐皮一起放入锅中，加水适量，武火煮沸后用文火煮至粥熟即可。

　　[服法] 每日分 2 次食用。

　　[功效和适应证] 敛肺平喘，益气养胃。适用于咳嗽气喘日久不愈，动则尤甚，体倦气短等。

　　[方解] 本方是以白果、豆腐皮、粳米配制成的粥食类食疗方。方中白果味甘、苦、涩，性平，入肺经，具有敛肺定喘的功效，如《本草便读》谓其具有"上敛肺金除咳逆，下行湿浊化痰涎"之功。豆腐皮味甘、淡，性平，入肺、胃经，具有清肺养胃、止咳消痰的作用。粳米补养脾胃。三味合用，是治疗虚喘咳痰的食疗佳品。

　　[注意事项] 白果有毒，不宜过量食用。外感咳嗽者忌用本品。

核桃蜜膏

　　[组成] 核桃肉 100g，甜杏仁 100g，生姜 20g，蜂蜜适量。

　　[制法] 将甜杏仁去皮尖，与核桃肉和生姜洗净、制干后，一同研为细末，放入锅中，加适量清水，武火煮开后，用文火继续煮至汁液浓缩，加入适量蜂蜜，继续煮至汁液黏稠如蜜膏状即可。待冷装瓶，冰箱冷藏。

　　[服法] 每次 1 汤匙，以温开水冲化服用，每日 2 次。

　　[功效和适应证] 补肾纳气，温肺平喘。适用于年老体弱，肺肾亏虚所致的咳喘、气促等症状。

　　[方解] 本方是以核桃仁、甜杏仁、生姜、蜂蜜制成的蜜膏类食疗方。方中核桃仁味甘，性温，入肾、肺经，能温补脾肾，兼润肺敛肺，故能纳气平喘，用于治疗肺肾气虚的虚寒喘咳，《医学衷中参西录》中论核桃仁能"治虚劳喘嗽，气不归元"，实乃治疗虚喘的药食两用佳品。甜杏仁，润肺平喘，治疗虚劳咳嗽、慢性咳嗽、上气喘急。生姜温肺止咳。蜂蜜润肺补虚。四味配伍，达到补肾纳气，温肺平喘之功，适合年老体弱者日常食用。

　　[注意事项] 痰热、痰湿者忌用本品。

知识链接

膏方的历史源流

　　膏方，又名膏滋、煎膏。历史悠久，其起源可上溯到成书于战国至西汉时期的《黄帝内经》，其中就有关于膏剂的记载，如豕膏、马膏，主要供外用，东汉张仲景《金匮要略》中的一些所谓"煎"已与现代膏方制作方法相似，是内服膏剂的最早记载，如大乌头煎、猪膏发煎。唐代孙思邈《备急千金要方》中个别"煎"方已与现代膏方完全一致，如地黄煎，王焘《外台秘要》中仍称之为"煎"，如"古今诸家煎方六首"。宋朝膏逐渐代替煎，基本沿袭唐代风格，用途日趋广泛，如南宋时洪文安之《洪氏集验方》收载的琼玉膏，是一首著名的膏方，沿用至今。明清时期膏方发展进入成熟阶段，命名、制剂方法基本固定，数量大增、运用日益广泛，到近现代膏方的研制与运用已得到了迅速发展。

第七节　理气类

一、概述

（一）定义

理气类食疗方是以理气类食物为主，具有行气或降气等作用，是治疗气滞或气逆病证的食疗方。

（二）功效与适应证

理气类食疗方具有行气解郁，舒畅气机的功效。

人体的气，以升、降、出、入四种基本形式不停地运动着，内达脏腑，外至肌腠，周行全身，维持人体的正常生理活动。气的升降出入运动协调平衡，则表现为"气机通畅"的状态。若因情志失常，或饮食失节，或劳倦太过，或寒温失调，均可使气升降出入运动的平衡失常，则表现为"气机失调"的病理状态，从而产生多种疾病，正如《素问·举痛论》所说："百病生于气也"。气病的范围概况起来，有气虚、气陷、气滞、气逆四种，气虚、气陷证的食疗方将在补益方中介绍，理气类食疗方的适应证主要是气滞和气逆证。气滞证以脾胃气滞和肝气郁结为主，脾胃气滞，证见脘腹胀闷，痞满疼痛，呕恶食少，嗳气吞酸，大便失调等；肝气郁结，证见胁肋胀痛，抑郁不舒，疝气疼痛，月经不调等。气逆证以胃气上逆和肺气上逆为主，胃气上逆，证见恶心呕吐，呃逆，嗳气等；肺气上逆，证见喘咳气促，胸闷气促等。

（三）分类

根据病机的不同，本节理气类食疗方分为行气食疗方和降气食疗方。

（四）使用注意

1. 本类食疗方主治实证，不宜于虚证。若是虚实夹杂证，则与补益方同用，虚实兼顾。
2. 理气方食物多属芳香辛燥，易耗气伤津，不宜过量服用、长期服用。
3. 阴虚火旺者忌用，孕妇慎用。

二、食疗方

（一）行气食疗方

橘皮粥

[组成] 橘皮 15g，粳米 50g。

[制法] 将橘皮洗净，煎煮取汁，加入粳米，煮至粥熟。

[服法] 空腹食用，每日两次。

[功效和适应证] 理气健脾，和胃止呕。适用于痰湿中阻，脾胃气滞所致的脘腹胀闷，食欲不振，恶心呕吐，或湿痰咳嗽、痰多苔白等。

[方解] 本方是以橘皮、粳米配制而成的粥食类食品。方中橘皮以陈久者入药为佳，又称为陈皮。本品味辛、苦，性温，入脾、肺经，具有理气健脾、燥湿化痰的功效，善行脾肺气滞，温燥中焦寒湿，苦降上逆胃气。因此，橘皮是理气运脾、调中和胃的良药。粳米健脾补虚，既制约橘皮辛散温燥之性，又助其健脾养胃。该方行而不伤，补而不滞，是重要的理气食疗佳品。

[注意事项] 本品辛散温燥，故阴虚燥咳、气虚或胃热吐血、燥咳无痰者忌用。

豆蔻馒头

[组成] 白豆蔻 15g，小麦粉 1000g，发酵面 50g。

[制法] 先将小麦粉、发酵面和适量清水混合，揉成团状，待面发酵后，将白豆蔻研为细末，与碱粉（或苏打粉）一起加入面粉中，制成馒头。将馒头置于笼屉上，蒸熟即可食用。

[服法] 每次食用前蒸热。

[功效和适应证] 行气，化湿，健胃。适用于寒湿阻滞中焦，脾胃气机失畅所致的腹胀，食欲不振，或胃脘冷痛，恶心呕吐，舌苔白腻等症。

[方解] 本方是以白豆蔻、小麦粉配制而成的米面类食品。方中白豆蔻味辛，性温，入脾、胃、肺经，具有化湿行气、温中止呕的功效，用于脾胃气滞及湿滞中焦的脘腹胀满、不思饮食。小麦味甘，性平，有良好的健脾益气作用。二味合用，达到厚肠胃、行滞气的作用。本品以主食代药，健脾而不呆滞，辛散而不耗泄，是行气开胃之佳品。

[注意事项] 本方药性偏于温燥，胃热或阴虚之胃脘部不适者忌用。

茴香粥

[组成] 小茴香 15g，粳米 50g。

[制法] 先将小茴香煎煮取汁，去渣，粳米淘洗干净后，放入茴香汁中，煮至粥熟。

[服法] 空腹食用。

[功效和适应证] 行气止痛，温中开胃。适用于寒疝疼痛，睾丸肿胀偏坠，或脘腹胀痛，食少呕吐等。

[方解] 本方是以小茴香、粳米配制而成的粥食类食品。方中小茴香味辛，性温，入肝、肾、脾、胃经，具有散寒止痛、理气和中的功效，治疗中焦虚寒气滞证。粳米健脾和胃。全方既温脾胃，又温肝脉。既疏肝理气，又调中开胃，凡上述病症中寒凝气滞者均有疗效。

[注意事项] 本方辛温，热证忌用。

佛手粥

[组成] 佛手 10g，粳米 50g，冰糖适量。

[制法]　先将佛手洗净，切碎，加清水 1200ml，煎取 1000ml 果汁，放瓦罐中备用；粳米淘洗干净，与冰糖一起放入佛手汁中，小火慢炖 30 分钟成粥即可。

[服法]　每日 1～2 次。

[功效和适应证]　疏肝解郁，行气止痛。适用于肝郁气滞、脾胃气滞证。

[方解]　本方是以佛手柑、粳米和冰糖配制而成的粥食类食品。方中佛手柑味辛、苦，性温，入肝、脾、胃、肺经，具有疏肝解郁、理气和中的功效，用于治疗肝郁气滞导致的胸胁、脘腹胀痛，呕恶食少。如《本草便读》论其能"理气快膈，惟肝郁气滞者宜之。"粳米补养脾胃。冰糖甘甜滋养，与佛手柑、粳米配伍，使本品香甜可口。三味合用，共奏疏肝健脾，行气止痛之功。

[注意事项]　阴虚血燥者忌用本品。

肉豆蔻粥

[组成]　肉豆蔻 3g，粳米 50g，生姜 2 片。

[制法]　将肉豆蔻研末成粉。粳米淘洗干净后，放入锅中，加适量清水，武火煮沸后，改为文火，煮 10 分钟时，加入肉豆蔻末及生姜，同煮至粥熟即成。

[服法]　空腹温服。

[功效和适应证]　行气消胀，温中开胃，涩肠止泻。适用于胃脘胀满，腹中冷痛，虚寒泻痢等。

[方解]　本方是以肉豆蔻、粳米、生姜配制而成的粥食类食品。方中肉豆蔻，味辛，性温，入脾、胃、大肠经，具有涩肠止泻、温中行气的功效，辛能行胃肠气滞，温可散中焦寒凝，涩可固肠止泻。粳米、生姜补中健脾，温阳。三味合用，辛香而不燥烈，止泻而不碍气，达到行气消胀，温中涩肠的作用。

[注意事项]　热证及湿热泻痢初起者忌用本品。

茉莉花茶

[组成]　茉莉花 10g，绿茶 10g。

[制法]　将茉莉花和绿茶放入杯中，加入适量沸水，加盖浸泡 15 分钟即可。

[服法]　徐徐饮服。

[功效和适应证]　疏肝解郁，清热生津。适用于肝郁气滞之精神抑郁、心烦易怒者。

[方解]　本方是以茉莉花、绿茶配制而成的茶饮类食品。方中茉莉花味辛、甘，性温，具有理气开郁、辟秽和中的功效，如《饮片新参》论其能"平肝解郁，理气止痛。"用于治疗精神抑郁，心烦易怒，食纳减少等症；绿茶微苦、甘，性凉，能清热生津。二者合用，寒温适宜，共奏疏肝解郁，清热生津之效。本品气味芳香，使人心情愉快，适合经常饮用。

（二）降气食疗方

蒜醋鲤鱼

[组成]　鲤鱼 500g，生姜、蒜、醋、植物油各适量。

[制法]　将鲤鱼去腮、鳞、内脏，洗净、切块、沥干。锅中放入少量的植物油烧热，再放入鲤鱼煎至两面焦黄，调入醋、蒜、生姜、清水，武火烧开后，改为文火煨至鱼肉熟烂，收汁后，盛入盘中。

[服法]　佐餐食用。

[功效和适应证]　补虚下气，止咳平喘。适用于气逆咳嗽者。

[方解]　本方是以鲤鱼、生姜、蒜、醋和植物油配制而成的菜肴类食品。方中鲤鱼味甘，性平，入脾、肾经，具有下气、止咳的功效，用于咳嗽气喘，治疗气逆咳嗽；辅以生姜温肺下气以助止咳，蒜味

辛，性温，止咳祛痰，醋味酸以收敛肺气，止咳。诸味合用，共奏下气止咳的功效。

［注意事项］风热证慎食本品。

姜汁牛乳

［组成］牛乳100ml，生姜汁20ml，白糖适量。

［制法］将新鲜生姜洗净，切细，榨汁取20ml，与100ml牛乳混合拌匀，放入锅中，文火煮至100ml，加适量白糖煮沸即可。

［服法］徐徐饮服。

［功效和适应证］温胃补虚，降逆止呕。适用于脾胃虚寒，胃气上逆之呕吐、呃逆，尤适用于小儿吐乳。

［方解］本方主要是以牛乳和生姜配制而成的汤汁类食品。方中牛乳味甘，性平，具有补虚、益肺胃的功效，用于脾胃虚弱引起的呕吐、呃逆；辅以生姜温中止呕，达到温胃止呕，补虚的作用。脾胃虚寒者、小儿尤宜食用本品以顾护脾胃，如《备急千金要方》中称牛乳"入葱，止小儿吐乳"。

［注意事项］体内痰湿积饮者慎食本品。

第八节　理血类

一、概述

（一）定义

理血类食疗方是以活血或止血食物为主，具有活血化瘀或止血作用，是治疗瘀血和出血证的食疗方。

（二）功效与适应证

理血类食疗方具有活血化瘀或活血止血的功效。

血是营养人体的重要物质，能营养五脏六腑、濡养四肢百骸。由于各种原因导致血行不畅，瘀血内停，或离经妄行，或亏损不足，均可引起血分病变，如瘀血、出血、血虚等证。瘀血病证主要见于痛经、闭经、外伤瘀肿疼痛、半身不遂瘀血证、痹病日久血行不畅、瘀血内停之胁肋疼痛，以及产后血瘀腹痛等。出血病症根据病变部位主要有吐血、咯血、尿血、便血、崩漏、紫癜及跌打损伤出血等。血虚证归于补益类部分介绍。

治疗血分病变的相应治法就是活血化瘀、止血、补血三个方面。活血化瘀法应以活血化瘀类食物为主，可适当配伍理气之品，瘀久伤正者需与补养气血之食物同用。止血法要根据出血的不同证型选择不同的止血方法。血热妄行者，应凉血止血；瘀滞出血者，应化瘀止血；气虚不摄、脾不统血者，应益气健脾摄血；阳虚摄血无力者，应温经止血；病久兼有血虚者，应益气养血止血。补血法在补益方中论述。

（三）分类

根据血分病变的不同，本节理血类食疗方分为活血化瘀食疗方和止血食疗方两类。

（四）使用注意

1. 在使用活血化瘀食疗方时，常辅以补气养血之品，虚实兼顾，使化瘀不伤正。孕妇、月经量多、失血而无瘀滞者，应慎用或禁用活血化瘀食疗方。

2. 使用止血方时，要辨明出血原因，做到审因论治。止血食疗方作用较为缓和，宜于病情轻、病程短的患者。

二、食疗方

（一）活血化瘀食疗方

玫瑰膏

［组成］玫瑰花（初开者）300 朵，红糖 500g。

［制法］将玫瑰花去净心蒂，以花瓣放砂锅内煎取浓汁，滤去渣，文火浓缩后加入红糖，继续加热，炼为膏体。舀出玫瑰膏，盛在干净的玻璃瓶里，冷却后放入冰箱冷藏。

［服法］早、晚饭前半小时用温开水冲服 10～20ml。

［功效和适应证］活血调经，行气解郁。适用于月经失调，经前腹痛，或胁肋乳房胀痛，或损伤瘀痛。

［方解］本方是以玫瑰花、红糖配制而成的蜜膏类食品。方中玫瑰花味甘、微苦，性温，入肝、脾经，具有行气解郁以调经、活血散瘀以止痛的功效，如《药性考》所言："行血破积，损伤瘀痛。"红糖味甘，性温，入肝、脾、胃经，具有补中缓肝、活血化瘀、调经的功效。《随息居饮食谱》言其能"散寒活血，舒筋止痛"。该方尤宜于气滞血瘀证，其作用缓和，无香燥温热之弊，且清香甘甜，便于久服。

［注意事项］无瘀滞者忌用。

芸苔汁

［组成］芸苔 500 朵，蜂蜜适量。

［制法］将芸苔洗净，切碎，榨取汁液，放入杯中，加适量蜂蜜混合均匀即成。

［服法］徐徐饮服。

［功效和适应证］活血凉血，解毒止痢，缓急止痛。适用于湿热郁蒸，伤及血分，气血阻滞出现的血痢腹痛，也可用于心脑血管疾病属瘀血证者。

［方解］本方是以芸苔汁、蜂蜜配制而成的鲜汁类食品。方中芸苔是油菜的根、茎和叶，味辛、甘，性平，入肺、肝、脾经，具有活血凉血、散瘀行血、消肿解毒的功效，如《日华子本草》所言："治产后血风及瘀血。"《开宝本草》论其能"破癥瘕结血"。蜂蜜味甘，性平，能补中润燥、清热解毒、缓急止痛。二者相配能活血凉血、解毒止痢。本品作用缓和，心脑血管疾病属瘀血证者，可以经常食用。

［注意事项］本品含有蜂蜜，糖尿病者慎用。

黑豆生姜汤

［组成］黑豆 50g，生姜 10g。

［制法］将黑豆与生姜分别洗净，一同放入锅中，加适量水，武火煮开后，改用文火继续煮 15 分钟，去渣取汁，拌匀即成。

［服法］温热顿服。

［功效和适应证］活血化瘀，除湿消癥。适用于寒湿伤脾，气机阻滞，瘀血内结证。

［方解］本方是以黑豆和生姜配制而成的汤饮类食品。方中黑豆味甘，性平，入脾、胃经，具有活

血利水、解毒、健脾益肾的功效。生姜性温，能和胃燥湿。二味相合，温热食用，起到活血化瘀、除湿消癖的作用。

　　[注意事项] 温热病证、素体阳盛者忌食本品。

山楂橙荠汤

　　[组成] 山楂50g，橙子300g，荸荠100g。

　　[制法] 将山楂洗净，切块后放入锅中，加适量水，武火煮开后，用文火继续煮5分钟，去渣取汁；将橙子切块后，榨取汁液。荸荠洗净，去皮榨取汁液后，与橙汁、山楂汁一同放入锅内，武火煮开后，调入适量红糖，搅拌后稍煮即成。

　　[服法] 空腹食用。

　　[功效和适应证] 行气活血，化痰消积。适用于气机阻滞引起的瘀血内结，食积，痰饮。

　　[方解] 本方是以山楂、橙子、荸荠和红糖配制而成的汤饮类食品。方中山楂味酸、甘，性微温，入脾、胃、肝经，具有消食积、散瘀血的功效。如《医学衷中参西录》谓其能"化瘀血而不伤新血，开郁气而不伤正气。"橙子味酸，性凉，能和中开胃、宽膈健脾，治疗肝郁气滞、腹胀嗳气，用于肝气郁结证，女性肝经气滞引起乳房胀痛、梅核气、痛经者，平时宜食用。荸荠味甘，具有化痰、消积的功效。红糖味甘，性温，能补中缓肝、散寒活血。四味相合，温热食用，共奏行气活血，化痰消积的功效。

　　[注意事项] 虚寒及血虚者忌食本品。

（二）止血食疗方

双耳海螺

　　[组成] 黑木耳10g，白木耳6g，净海螺肉30g，黄瓜50g，植物油20g，盐适量。

　　[制法] 将黑、白木耳水发好，去蒂，洗净，撕成瓣，备用。将海螺肉洗净，切成片。黄瓜洗净，切片。葱切花。将炒锅置于火上，放入植物油，将海螺入锅，炒至变色，放入黑、白木耳及黄瓜、葱、盐，翻炒至螺肉熟。

　　[服法] 随量佐餐食用。

　　[功效和适应证] 清热，止血，明目。适用于血热证的咯血、吐血、尿血、痔疮便血，以及肝经热盛所致的目赤肿痛等症。

　　[方解] 本方是以黑木耳、白木耳、海螺肉、黄瓜制成的菜肴类食品。方中黑木耳味甘，性平，入胃、大肠经，具有凉血止血、和血养荣、止泻痢的功效，如《随息居饮食谱》所述黑木耳能"补气耐饥，活血，治跌打损伤，凡崩淋血痢，痔患肠风，常食可瘳。"白木耳味甘、淡，性平，入肺、胃、肾经，具有滋阴润肺的作用，治疗肺阴虚、痰中带血、阴虚口渴，如《增订伪药条辨》言其能"治肺热肺燥，干咳痰嗽，衄血，咯血，痰中带血。"海螺肉味甘，性凉，专于清热明目。黄瓜味甘，性凉，入肺、脾、胃经，能清热解毒。全方滋阴清热、凉血止血、清肝明目。

　　[注意事项] 脾胃虚寒，大便稀溏者忌用。

莲花茶

　　[组成] 莲花6g，绿茶3g。

　　[制法] 取7月含苞未放的莲花大花蕾或初开之花朵阴干和茶叶研为细末，用细纱布袋装成袋泡茶。

　　[服法] 开水冲泡，每日1剂，代茶饮。

［功效和适应证］清心凉血，止血活血。适用于血热证，证见心烦，咯血、衄血、尿赤。

［方解］本方是以莲花、绿茶制成的茶饮类食品。方中莲花味苦、甘，性微温，入心、肝经，具有清心凉血、止血活血的功效。绿茶味苦、甘，性凉，能清心火，生津止渴、清热解毒。二味相合，具有清心凉血、止血活血的作用，药性平和，服用方便，是夏令祛暑生津的日常保健饮品。

［注意事项］阳虚者忌用。

藕粉糕

［组成］藕粉200g，糯米粉500g，白糖适量。

［制法］将藕粉和糯米粉放入盆中，加水调匀，放在蒸屉的纱布上，铺成块状，蒸熟即可。

［服法］做主食。

［功效和适应证］健脾开胃，补虚止血。适用于脾胃虚弱，血失统摄，症见吐血，便血，食少，泄泻。

［方解］本方是以藕、糯米制成的面点类食品。方中藕"主补中""清热除烦，……，一切血症宜食之。"熟用更增健脾益气之效。糯米补中益气。二味磨粉做糕，更宜脾胃，适用于脾虚之血证及消化不良症状。

［注意事项］糯米黏滞难化，一次不宜多食。

蕹菜汤

［组成］蕹菜250g。

［制法］将蕹菜摘洗干净，切碎，放入锅中，加清水，煮至汤熟即可。

［服法］佐餐食用。

［功效和适应证］止血。适用于脾胃虚弱，血失统摄，症见吐血，便血，食少，泄泻。

［方解］本方是以蕹菜制成的汤饮类食品。蕹菜味甘，性寒，入肺、大肠经，具有凉血清热、利湿解毒的功效，用于治疗血热引起的出血证。

［注意事项］脾虚便溏者不宜食用。

第九节　补益类

一、概述

（一）定义

补益类食疗方是以补益类食物组成，具有补养人体气、血、阴、阳作用，治疗各种虚证的食疗方。该类食疗方选择日常食用的谷米、畜肉、果品、蔬菜以及药食两用之品，达到补益耗损气血，恢复阴阳平衡的作用。

（二）功效与适应证

补益类食疗方具有补益人体气血阴阳，改善脏腑功能的功效。适用于各种虚证。

虚证，是指人体的气、血、阴、阳不足而产生的病证。虚证的形成有先天不足与后天失调两个方面，以后天失调为主。如饮食失调，脾胃虚弱；七情劳倦，内伤脏腑；房劳过度，耗伤肾精；久病伤正，气血亏虚，均可出现虚证。

虚证包括阴、阳、气、血、精、津的不足，以及脏腑不同程度的虚损。气虚证是脏腑组织机能减退所出现的证候，证见少气懒言，神疲乏力，头晕目眩，自汗，活动时诸症加剧，舌淡苔白，脉虚无力。甚或出现脱肛、子宫脱垂等症；血虚证是血液亏虚，脏腑百脉失养出现全身虚弱的证候，证见面白无华或萎黄，唇色淡白，爪甲苍白，手足发麻，头晕眼花，心悸失眠，妇女经血量少色淡，后期甚或闭经，舌淡苔白，脉细无力；气血两虚证是指气虚与血虚同时存在的证候，证见头晕目眩，少气懒言，乏力自汗，面色淡白或萎黄，心悸失眠，舌淡嫩，脉细弱；阴虚证是精津阴液不足而致的枯燥、虚热，与五脏均有密切关系，尤以肾阴虚为主，证见形体消瘦，头晕耳鸣，潮热颧红，盗汗失眠，五心烦热，腰膝酸软，咳嗽咯血，口燥咽干，舌红少苔，脉细数；阳虚证是阳气不足而不能温煦身体，不能温运脏腑而功能减退，以心、脾、肾阳虚为主，证见面色苍白，形寒肢冷，腰膝酸痛，下肢软弱无力，小便不利，或小便频数，尿后余沥不尽，少腹拘急，男子阳痿早泄，女子宫寒不孕，舌淡苔白，脉沉细。

（三）分类

根据虚证的不同类型，补益类食疗方分为补气类食疗方、补血类食疗方、气血双补类食疗方、补阴类食疗方和补阳类食疗方五类。补气类食疗方重在补益肺脾之气，常用禽畜类肉、谷米类和大枣、莲子、山药等药食两用之品组合成方；补血类食疗方侧重于心肝脾肾的补养，多由各种动物类肉、动物肝脏配伍龙眼肉等补血药食两用之品组成；气血双补类食疗方选用补气和补血的食物组成，达到同时补益气血的作用；补阴类食疗方常以甘凉滋阴液之品，配合滋补营养食物；补阳类食疗方使用温肾之品与温里食物合用，又因阳虚多兼有气虚，因此常与补气食物同用。

（四）使用注意

1. 在使用补益类食疗方时，要辨证施补，不可盲目进补。如补血类食疗方多黏滞滋腻，凡湿浊中阻、脘腹胀满、大便溏薄者应慎用；补阳类食疗方多温热之品，禁用于热证及阴虚火旺者；补阴类食疗方多甘寒滋腻，凡脾胃虚弱、痰湿内阻、胸闷食少者，不宜服用。

2. 使用补益剂要注意保护脾胃，脾胃运化能力不足者，应配伍健脾、理气之品，使其补而不滞，滋而不腻。如补气类食疗方可辅以陈皮、砂仁等健脾、行气之品，以防壅滞。

二、食疗方

（一）补气食疗方

大枣粥

［组成］大枣 30g，粳米 100g，冰糖适量。

［制法］将大枣洗净，粳米淘洗干净后放入锅中，加水适量，武火烧开后，用文火煮至粥熟烂，加入冰糖，搅拌均匀即可。

［服法］空腹食用。

［功效和适应证］补中益气，养血安神。适用于脾胃虚弱，中气不足引起的倦怠无力、食少、泄泻及血虚脏躁、精神不安等症。

［方解］本方是以大枣、粳米配制而成的粥食类食品。方中大枣味甘，性温，入脾、胃经，具有补中益气、养血安神、缓和药性的功效，正如《本经》有云其能"安中养神，助十二经""补少气少津"之功。用于脾虚食少便溏、倦怠乏力、血虚萎黄及妇女脏躁、神志不安等症。粳米健脾益胃，冰糖甘甜滋养，与大枣配伍做成粥品，香甜可口，是日常调理补气养血的一道佳品。该方作用缓和，清香甘甜，便于常服。

［注意事项］湿盛中满及湿热内蕴者忌用。

银鱼粥

[组成] 银鱼干 30g，糯米 100g，食盐和生姜各适量。

[制法] 将银鱼干、生姜洗净，糯米淘洗后，一起放入锅中，加水适量，武火烧开后，用文火煮至粥熟，加入适量食盐，稍煮即可。

[服法] 趁热空腹食用。

[功效和适应证] 健脾益肺。适用于肺胃虚弱引起的羸瘦乏力或虚劳咳嗽。

[方解] 本方是以银鱼干、糯米配制而成的粥食类食品。方中银鱼干是银鱼的干燥全体，味甘，性平，入脾、胃、肺经，具有滋养肺阴、宽中健胃的功效，如《随息居饮食谱》所述："养胃阴，和经脉。"糯米味甘，性温，入脾、胃、肺经，健脾益气而散寒，质地黏滞而止泻，与银鱼配伍做成粥品，达到健脾、益肺的作用，加入适量生姜，调味的同时促进食物消化。

[注意事项] 脾虚湿盛及中满气滞者忌用。

乌鸡豆蔻

[组成] 乌骨母鸡 1000g，草豆蔻 15g，草果 2 枚。

[制法] 将乌骨母鸡宰杀后，去毛、内脏，洗净。将草豆蔻、草果烧存性，放入鸡腹内扎定，煮熟乌鸡。

[服法] 空腹食用。

[功效和适应证] 健脾益气，补虚止泻。适用于脾胃虚弱，寒湿停滞引起的倦怠无力、脘腹胀满冷痛、泄泻等症。

[方解] 本方是以乌骨鸡、草豆蔻、草果配制而成的菜肴类食品。方中乌骨鸡味甘，性平，入肝、肾、肺经，具有益气血的功效，如《本草经疏》论其能"补血益阴"，虚劳羸弱可除，常配伍具有温中行气作用的调味品，如本方中的草豆蔻、草果，共奏补虚益气、健脾止泻的功效。方中将草豆蔻、草果烧存性用，是为减其辛热浮散，而专力于温行脾胃寒滞之效。

[注意事项] 伤食消化不良及胃肠湿热导致的泄泻忌用。

山药茯苓包子

[组成] 山药粉 100g，茯苓粉 100g，小麦粉、白糖、糖桂花、熟猪油各适量。

[制法] 将山药粉、茯苓粉放入盆中，加清水调成糊状，放在笼屉上蒸半小时，取出，加入白糖、糖桂花、熟猪油调制成馅心。把小麦粉加入适量清水和面，与馅心做成包子，蒸熟进食。

[服法] 日常作为主食食用。

[功效和适应证] 补脾固肾。适用于脾肾气虚引起的食少便溏，尿频，遗尿等症。

[方解] 本方是以山药、茯苓、小麦粉、白糖等辅料配制而成的面点类食品。方中山药味甘，性平，入脾、肺、肾经，具有益气养阴，补脾肺之气，益肺肾之阴的作用。《本草正》谓其能"治诸虚百损，疗五劳七伤。"茯苓味甘、淡，性平，入心、脾、肾经，能健脾补中、利水渗湿、安神，用于脾胃虚弱引起的食少便溏、倦怠乏力等症。小麦味甘，性平，有良好的健脾益气作用。桂花以醒脾开胃。加入白糖以调口味，加入少量熟猪油便于和成馅心。该方作用缓和，重在滋补，适合长期食用。

[注意事项] 有实邪者忌用。

莲肉糕

[组成] 莲肉 100g，茯苓 50g，粳米 100g，白糖适量。

[制法] 将莲子肉、粳米炒后研末备用，茯苓研末备用，莲肉、茯苓、粳米放入盆中，加白糖、清

水拌匀。笼屉上铺一块纱布，纱布上放一个方框，倒入莲肉粉，上面盖一块纱布，隔水蒸熟，取出晾干，揉成米糕状。

[服法] 随时当做糕点进食。

[功效和适应证] 健脾益胃。适用于脾胃气虚引起的饮食减少，久泻等症。

[方解] 本方是以莲子肉、茯苓、粳米、白糖等配制而成的面点类食品。方中莲子肉味甘、涩，性平，入脾、肾、心经，具有益肾固精、补脾止泻的功效，用于脾虚食少、久泻等症，如《本草纲目》谓其能"厚肠胃，固精气，强筋骨，补虚损。"茯苓，能健脾补中、利水渗湿，治疗脾胃虚弱引起的食少便溏、倦怠乏力。粳米能补中益气。加白糖补中且调味，制成点心。本方重在补脾气，适合长期食用。

[注意事项] 有实邪而大便燥结者忌用。

素烧鹅

[组成] 山药200g，豆腐皮1张，白糖、生姜、酱油、酒各适量。

[制法] 将山药洗净、去皮，煮烂，切成段，包入豆腐皮中，再放入锅中略煮加白糖、生姜、酱油、酒调味，待腐皮色红即成。

[服法] 佐餐食用。

[功效和适应证] 补气健脾。适用于脾胃气虚引起的食少乏力，少气懒言等症。

[方解] 本方是以山药、豆腐皮配制而成的菜肴类食品。方中山药补中益气，豆腐皮清肺养胃，二者共奏补气健脾的功效，对久病气虚者尤为适宜，适合长期食用。

[注意事项] 外感余邪未清者忌用。

蘑菇炖鸡

[组成] 鸡肉500g，蘑菇200g，葱、姜、酱油、料酒、植物油各适量。

[制法] 将鸡肉、蘑菇洗净，鸡肉切块，在锅中放入适量植物油，烧热后，加入鸡块、蘑菇、葱、姜，翻炒后，再加入适量料酒、酱油及清水，武火烧开后，文火煨至鸡块熟即成。

[服法] 佐餐食用。

[功效和适应证] 健脾益气。适用于脾胃气虚引起的食欲不振，少气懒言等症。

[方解] 本方是以鸡肉、蘑菇及葱、姜等调味料配制而成的菜肴类食品。方中鸡肉温中益气、补益精血。蘑菇味甘，性凉，入胃、肠、肺经，具有补益肠胃、增进食欲的功效。二味相合，具有健脾益气之功，适合脾胃气虚者服用。

[注意事项] 外感余邪未清者忌用。

(二) 补血食疗方

菠菜猪肝汤

[组成] 菠菜30g，猪肝100g，生姜、葱白、清汤、食盐各适量。

[制法] 将菠菜洗净，焯后，切成段。鲜猪肝切成薄片，与食盐拌匀。生姜拍破，葱白切成细段。将肉汤或鸡汤去浮油后即清汤，倒入锅中，烧沸后，加入生姜和葱白，几分钟后，再加入猪肝片，煮至肝片将熟时放入菠菜，煮熟即可。

[服法] 佐餐食用。

[功效和适应证] 补血养肝，润燥滑肠。适用于肝血虚引起的面色萎黄，视力减少，大便涩滞等症。

[方解] 本方是以菠菜、猪肝经过调味、烹饪制成的汤类食品。方中菠菜味甘，性平，入肝、大

肠、胃、小肠经，具有养血润燥而通便的功效，如《食疗本草》所述"利五脏，通肠胃热。"猪肝味甘、苦，性温，入肝、脾、胃经，具有养肝血而明目的作用，治疗血虚萎黄，肝血不足引起的视力减退、夜盲症等，《千金·食治》记载猪肝"主明目"。二者配伍，加上辅料调味烹饪后，对血虚证引起的面色萎黄、视力下降、大便涩滞等症有良好疗效，是佐餐食用的佳品。

[注意事项] 脾胃阳虚引起的泄泻忌用。

清炖牛肉

[组成] 水牛肉500g，葱、姜、食盐各适量。

[制法] 将水牛肉洗净，切成小块，放入锅中，加入洗净的葱、姜、适量清水，武火煮沸后，改为文火，炖至肉熟，加入适量食盐调味即可。

[服法] 佐餐食用。

[功效和适应证] 补脾胃，益精血。适用于脾虚精血不足引起的面色萎黄，唇白，少气懒言，大便泄泻，手足不温等症。

[方解] 本方是以水牛肉制成的菜肴类食品。方中牛肉味甘，性平，入脾、胃经，具有补益脾胃、补养气血、强壮筋骨的功效，用于脾虚精血不足之羸瘦、虚弱少气，如《医林纂要》所述"牛肉味甘，专补脾土。脾胃者，后天气血之本，补此则无不补矣。"

[注意事项] 阳盛者或阴虚火旺者忌食。

蜜饯姜枣龙眼

[组成] 龙眼肉250g，大枣250g，蜂蜜250g。

[制法] 将龙眼肉、大枣洗净，放入锅中，加水适量，武火煮沸后，改为文火，炖至七成熟时，倒入蜂蜜，搅匀，煮熟，待冷却后装入瓶中，封口即可。

[服法] 每次服用龙眼肉和大枣各6~8粒。

[功效和适应证] 补心血，健脾胃。适用于脾虚血亏引起的面色萎黄，食欲不振，心悸怔忡等症。

[方解] 本方是以龙眼肉、大枣、蜂蜜制成蜜饯类食品。方中龙眼肉味甘，性温，入心、脾经，具有补益心脾、养血安神的功效，用于心脾虚损，气血不足引起的心悸、失眠，是性质平和的滋补良药，如《本经》所述"主安志，久服强魂魄。"大枣味甘，性温，入脾、胃经，具有补中益气、养血安神的功效。蜂蜜味甘，性平，入脾、胃、肺、大肠经，调补脾胃，润泽皮肤。三味合用，达到补养心血，健运脾胃的作用。

[注意事项] 湿阻中焦或有停饮痰火者忌食。

花生炖猪蹄

[组成] 猪蹄1只，花生100g，葱、姜、食盐各适量。

[制法] 将猪蹄洗净，斩成块，与洗净的花生放入锅中，加入洗净的葱、姜和适量清水，武火煮沸后，改为文火慢炖至猪蹄熟烂，加入适量食盐调味即可。

[服法] 佐餐食用。

[功效和适应证] 补益精血，下乳。适用于精血不足导致的乳少。

[方解] 本方是以猪蹄、花生制成的菜肴类食品。方中猪蹄味甘、咸，性平，入胃经，具有补血、通乳的功效，用于脾虚精血不足之产后乳少，如《随息居饮食谱》所述能"填肾精而健腰脚，……助血脉能充乳汁，较肉尤补。"花生味甘，性平，入脾、肺经，具有补益脾胃，下乳的功效。二者配伍，具有较强的健脾益胃、补益精血、下乳的功效。

［注意事项］湿阻中焦者忌食。

乌贼鹌鹑蛋汤

［组成］乌贼肉 250g，鹌鹑蛋 2 枚，黄酒、食盐各适量。

［制法］将乌贼鱼洗净，用沸水焯一下，再放入开水锅中，加适量黄酒，煮至七成熟时，加入鹌鹑蛋，继续煮至蛋熟，加适量食盐调味即可。

［服法］佐餐食用。

［功效和适应证］养血滋阴，下乳。适用于精血不足导致的乳少。

［方解］本方是以乌贼肉、鹌鹑蛋制成的菜肴类食品。方中乌贼味咸，性平，入肝、肾经，具有养血滋阴，通经的功效，用于血虚头晕、经闭，是妇女血虚经闭之佳品。《医林纂要》论其能"养血滋阴"，《日华子本草》谓其能"通月经"。鹌鹑蛋味甘，性平，能滋补肝肾，健脾益气。二者配伍，具有养血滋阴，通乳的功效。

［注意事项］痰热、痰湿甚者忌食。

驴肉汤

［组成］驴肉 500g，黄酒、食盐各适量。

［制法］将驴肉洗净，切块，放入锅中，加适量黄酒、清水，武火烧开后，用文火煮至驴肉熟烂，加适量食盐调味即可。

［服法］佐餐食用。

［功效和适应证］补血益气。适用于气血亏虚，以血虚证为主。

［方解］本方是以驴肉制成的菜肴类食品。方中驴肉味甘、酸，性平，入心、肝经，具有补血益气的功效，用于久病体虚、或劳伤过度、气血耗损、血虚不能养心安神而出现的心烦，气血不足不能上荣头目而出现眩晕等症状。驴肉乃血肉有情之上品，《本草纲目》论其能"补血益气，治远年劳损。"驴肉以黑驴肉为上品。

（三）气血双补类食疗方

五妙汤

［组成］豆浆 100g，豆腐皮 30g，生鸡蛋 1 枚（约 50g），龙眼肉 10 枚，白糖适量。

［制法］将洗净的龙眼肉、豆腐皮与豆浆一起放入锅中，加入适量清水，武火煮开后，改为文火煮 15 分钟，调入生鸡蛋浆和白糖，稍煮至蛋熟即可。

［服法］温热食用。

［功效和适应证］益气血，补虚羸。适用于气血亏虚证，尤其适用于妇人产后身体虚弱，气血不足。

［方解］本方是以龙眼肉、豆制品、鸡蛋和白糖制成的汤饮类食品。方中龙眼肉补益心脾、养血安神。豆浆味甘，性平，入肺、胃经，具有补虚的作用。豆腐皮味甘、淡、性平，能养胃气，病后及孕妇尤为适宜。鸡蛋蛋清味甘，性凉。蛋黄味甘，性平，入心、肾经，能滋阴润燥、养心安神。白糖补中益气。五味相合，共奏益气养血补虚之功。

［注意事项］有实邪者慎食。

荷叶包鸡

［组成］母鸡 500g（去毛和内脏），豆腐皮 50g，鲜荷叶 1 片，香菇 20g，鲜笋 20g，酱油适量。

［制法］将鸡洗净，抹上适量酱油。把香菇和鲜笋切丁后放入鸡腹中。先把母鸡放入豆腐皮内，再用鲜荷叶包裹扎紧，置于蒸汽锅中，隔水蒸熟即可。

[服法] 佐餐食用。

[功效和适应证] 补益气血。适用于气血亏虚者。

[方解] 本方是以母鸡、豆腐皮、香菇、鲜笋和调味品制成的菜肴类食品。方中母鸡能补益气血。豆腐皮宽中益气、和脾胃。香菇味甘，性平，入胃经，具有益胃气的功效。笋味甘，性寒，入胃、大肠经，如《本草求原》载其能"清热除痰，同肉多煮，益阴血。"荷叶乃清新之品，包裹鸡肉，使其滋补而不腻。五味相合，共奏补益气血之功。本食疗方味香可口，是补益气血的常用方。

[注意事项] 有实邪者慎食。

笋菇烧鳜鱼

[组成] 鳜鱼500g，香菇50g，白菜心50g，竹笋50g，鲜萝卜汁、鲜姜汁、食盐、黄酒各适量。

[制法] 将鳜鱼洗净，竹笋、香菇切成小块，白菜心切片，一同放入锅中，加清水煮熟，再调入鲜萝卜汁、鲜姜汁、适量黄酒和少许食盐，煮沸后，文火炖至鱼熟即可。

[服法] 佐餐食用。

[功效和适应证] 益气养血，补脾养胃。适用于脾胃虚损，气血亏虚者。

[方解] 本方是以鳜鱼、香菇、竹笋、白菜心、萝卜汁和各种调味品制成的菜肴类食品。方中鳜鱼味甘，性平，能补益气血、健脾益胃，如《随息居饮食谱》论其能"养血，补虚劳，运饮食，肥健人。"《食疗本草》也赞其能"补劳，益脾胃。"配以香菇、竹笋、白菜心，更增其补气健脾之功，萝卜汁、生姜汁能消食化痰，避免滋补碍胃。诸味合用，味道鲜美，共奏补气养血之功。

[注意事项] 有寒湿病者慎食本品。

（四）补阳食疗方

枸杞羊肾粥

[组成] 枸杞叶250g（或枸杞子30g），羊肉60g，羊肾1个，粳米60g，葱白2根，食盐适量。

[制法] 将羊肉洗净切碎，羊肾剖开，去筋膜，洗净，切成细片，煮枸杞叶，去渣取药汁。将羊肾、羊肉、粳米、葱白一起放入枸杞叶的药汁中，再加适量清水，武火煮开后，用文火炖至粥熟，加食盐少许调味，稍煮即可。如无枸杞叶，可用枸杞子代替，煮取药汁，或是和羊肉、羊肾一起同煮。

[服法] 佐餐食用。

[功效和适应证] 温肾阳，益精血。适用于肾阳虚损引起的腰脊冷痛，头晕耳鸣，视物昏花，听力减退，夜尿频多，阳痿等症。

[方解] 本方是以羊肾、羊肉、枸杞叶或枸杞子、粳米制成粥类食品。方中羊肾味甘，性温，具有补肾气、益精髓的功效，用于肾虚劳损所致的腰脊疼痛、耳鸣耳聋、阳痿、尿频、遗尿等症。羊肉味甘，性温，能温中健脾、补肾壮阳、益气养血，李杲云："羊肉甘热，能补血之虚，有形之物也，能补有形肌肉之气。"枸杞叶是枸杞的嫩叶，味甘，性平，功能补肾益精、养肝明目，古人谓其能"补五劳七伤，壮心气""坚筋耐老，补益筋骨，益人，去虚劳"。如无枸杞叶，则选用枸杞子，补益精气。粳米补中益气。全方为粥品，补肾益精，是元代宫廷的食养要方。

[注意事项] 外感发热、阴虚火旺或痰热壅滞者忌食。

韭菜子粥

[组成] 韭菜子5～10g，粳米60g，食盐适量。

[制法] 将韭菜子研磨成细末，粳米淘洗后放入锅中，加适量清水，武火烧开后，用文火炖至粥七成熟时，加入韭菜子末及食盐，煮至粥熟。

［服法］空腹食用。

［功效和适应证］补肾壮阳。适用于肾阳虚引起的阳痿，腰膝酸软冷痛，遗精，夜尿频多等症。

［方解］本方是以韭菜子和粳米制成粥类食品。方中韭菜子是韭菜的种子，味辛、甘，性温，具有补肾温阳、宣痹止痛的作用，古人谓其能"补肝肾，暖腰膝，兴阳道"。与粳米煮粥，增强了补益作用，又可降低其辛辣气味，易于服用。

［注意事项］阴虚火旺或湿热下注者忌食。

虾仁枸杞烧豌豆

［组成］虾仁100g，枸杞15g，嫩豌豆300g，食盐适量。

［制法］将枸杞用温水泡软，虾仁、豌豆分别洗净备用。将锅烧热后放入植物油，待油七成热时，加入豌豆，爆炒后加入虾仁、枸杞子，将熟时加入盐调味，翻炒均匀即可。

［服法］佐餐食用。

［功效和适应证］补肾壮阳。适用于肾阳虚引起的阳痿，腰膝酸软等症。

［方解］本方是以枸杞、虾仁和豌豆制成的菜肴类食品。方中枸杞补肾益精。虾补肾壮阳，补胃气，尤适用于肾阳虚所致的阳痿、腰膝酸软、食欲欠佳者。豌豆调补脾胃。三味合用，共奏补肾壮阳之功。

［注意事项］阴虚火旺者忌食。

杜仲煨猪腰

［组成］猪肾1具，杜仲10g，鲜荷叶1张。

［制法］将杜仲研末备用。猪肾洗净切开，去筋膜，以椒盐腌渍后，放入杜仲末，用荷叶包裹，煨熟即可。

［服法］佐餐食用。

［功效和适应证］补肾壮阳。适用于肾阳虚引起的腰酸疼痛。

［方解］本方是以猪肾、杜仲、荷叶制成菜肴类食品。方中猪肾补肾壮腰，补虚劳，治疗肾虚腰痛、产后虚羸等症。杜仲补肝肾，强筋骨，是治疗肾虚腰痛的要药。鲜荷叶清香开胃，清利头目。三味合用，具有补肾阳，强筋骨的功效。

［注意事项］阴虚火旺者忌食。

戊戌酒

［组成］狗肉500g，糯米1000g，酒曲适量。

［制法］将狗肉洗净，切成块，煮至熟烂，捣成泥。糯米加适量水煮成糯米饭，加入狗肉，搅拌均匀，待冷后，加适量酒曲，酿制成酒。

［服法］每次10～20ml，每日2次。

［功效和适应证］补肾壮阳。适用于肾阳虚引起的遗精，腰膝酸软，尿频，带下清稀等症。

［方解］本方是以狗肉、糯米和酒曲制成酒类食品。方中狗肉味咸，性温，入脾、胃、肾经，具有温肾助阳、补中益气、理气利水的功效，是冬令常用的滋补食品。《日华子本草》记载狗肉能"壮阳，暖腰膝，补虚劳，益气力。"《医林纂要》谓其能"固肾气，壮营卫，强腰膝。"狗肉与补中益气、温性的糯米以及助肾兴阳、通血脉的酒相配伍，更增强其壮肾阳、暖腰膝、补虚劳的作用。

［注意事项］阴虚火旺者、热病初愈者忌食。

金玉羹

[组成]　鲜山药150g，板栗150g，羊肉汤、食盐、湿淀粉各适量。

[制法]　将板栗去壳切开，放入沸水锅中煮透，捞出切块，山药洗净切块后，和板栗一起放入锅中，再加入羊肉汤，煮至熟烂，用湿淀粉勾芡，放入适量食盐调味即可。

[服法]　佐餐食用。

[功效和适应证]　健脾益肾，强健腰骨。适用于肾阳亏虚引起的身体虚弱，腰膝酸软。

[方解]　本方是以山药、板栗、羊肉汤和盐制成的羹类食品。方中山药味甘，性平，入肺、脾、肾经，具有补中益气、补虚羸、长肌肉，久服耳目聪明、轻身不饥延年的功效。板栗味甘，性温，入脾、胃、肾经，具有健脾养胃、补肾强筋的功效，适用于肾虚腰膝无力，如《名医别录》论其能"主益气，厚肠胃，补肾气，令人忍饥"。用羊肉汤煮，能增强温补之效。合用能健脾补肾，强健腰骨。

[注意事项]　脘腹胀满、痞闷、食积停滞者忌食。

核桃肉炒韭菜

[组成]　核桃仁100g，韭菜200g，食盐、植物油各适量。

[制法]　将核桃仁用开水焯过，去除表皮，沥干备用。韭菜洗净，切段。将锅烧热后放入植物油，待油七成热时，加入核桃仁，煸至焦黄，再加入韭菜、适量食盐，翻炒至熟。

[服法]　佐餐食用。

[功效和适应证]　补肾壮阳。适用于肾阳亏虚引起的腰膝冷痛，遗精梦泄。

[方解]　本方是以核桃仁、韭菜和盐、植物油制成的菜肴类食品。方中核桃仁味甘，性温，入肾、肺经，具有补肾固精的功效，能治疗肾虚腰痛、阳痿遗精等病症。《医学衷中参西录》记载："核桃，为滋补肝肾、强健筋骨之要药，故善治腰疼腿痛，一切筋骨疼痛。"韭菜味辛，性温，入肝、胃、肾经，具有温阳下气、宣痹止痛的功效，适用于肾阳虚引起的腰膝冷痛。二味相合，共奏补肾壮阳的功效。

[注意事项]　阴虚火旺者忌食。

栗子猪腰粥

[组成]　栗子50g，猪腰100g，粳米100g。

[制法]　把栗子风干，研磨成粉。猪腰洗净，去筋膜，片成花状。把粳米淘洗干净，和栗子、猪腰一同放入锅中，加适量清水，煮至粥熟即可。

[服法]　空腹食用。

[功效和适应证]　温补肾阳。适用于脾肾阳亏虚引起的泄泻、腰膝酸软。

[方解]　本方是以栗子、猪腰、粳米制成的粥类食品。方中栗子味甘，性温，具有补肾强筋、健脾养胃的功效，能治疗肾虚腰脊酸软、泄泻等病症。猪腰味咸，性平，入肾经，具有补肾壮腰、补虚劳的功效，能治疗肾虚腰痛、产后虚羸。粳米补中益气。三味合用，对年老体弱、肾阳不振引起的肾虚腰痛，脾肾阳虚引起的泄泻有较好疗效。

[注意事项]　阳盛者或阴虚火旺者忌食。

（五）补阴食疗方

燕窝汤

[组成]　燕窝6g，冰糖12g。

[制法]　将燕窝放入盅内，加温水浸泡松软后，去毛，捞起用清水洗净，沥去水，撕成细条，放在

碗里。用 150ml 开水溶化冰糖，与燕窝一并放入锅内，煮沸即可服用。

[功效和适应证] 养阴润肺，化痰止咳。适用于阴虚肺燥引起的咳嗽，或痰中带血等症。

[方解] 本方是以燕窝和冰糖制成的汤类食品。方中燕窝，味甘，性平，具有养阴润肺、益气补中的作用，治疗肺阴虚咳嗽、咯血，如《本草从新》谓其"大养肺阴，化痰止嗽，补而能清，为调理虚损痨瘵之圣药。一切病之由于肺虚，不能清肃下行者，用此皆可治之。"冰糖味甘，性平，润肺、化痰、止咳。《本经逢源》记载燕窝能"调补虚劳，咳吐红痰，每兼冰糖煮食，往往获效。"全方共奏滋养肺阴，止咳化痰的功效。

[注意事项] 肺胃虚寒，湿痰停滞及有表邪者忌食。

淮药芝麻糊

[组成] 淮山药 15g，黑芝麻 120g，粳米 60g，鲜牛奶 200g，冰糖 120g。

[制法] 将粳米淘洗干净后，用清水浸泡 1 小时，捞出沥干，文火炒香，山药洗净，切成小颗粒，黑芝麻洗净沥干，炒香。将粳米、山药、黑芝麻放入盆中，加入牛奶、清水拌匀，磨细，滤去细茸，取浆液备用。在锅中加入清水、冰糖，烧沸溶化，用纱布滤净，糖汁放入锅内再次烧沸后，将粳米、山药、芝麻浆液慢慢倒入锅内，不断搅拌，成糊状，熟后起锅即可。

[服法] 早晚各服 1 小碗。

[功效和适应证] 滋阴补肾。适用于肝肾阴虚引起的大便秘结，须发早白等症。

[方解] 本方是以山药、黑芝麻、鲜牛奶、粳米和冰糖制成米面类食品。方中山药味甘，性平，入脾、肺、肾经，具有益气养阴、补脾肺之气益肺肾之阴的作用，是平补脾肺肾三脏之佳品。黑芝麻味甘，性平，入肝、肾、大肠经，具有补肝肾、益精血、润肠燥的功效。牛奶味甘，性平，入心、肺、胃经，具有补虚损、益肺胃、养血、生津润燥的功效。如《重庆堂随笔》谓："牛乳滋润补液，宜于血少无痰之证。"粳米补气，冰糖润肺。全方共奏滋补肾阴的作用，长期服用，可强健身体，达到延缓衰老，延年益寿之功。

[注意事项] 脾虚便溏者忌食。

银耳羹

[组成] 银耳 6g，冰糖 15g。

[制法] 将银耳用温水浸泡 1 小时，摘去蒂头，择净杂质，放入锅中，加适量水，武火烧开后，用文火炖 2 小时，待银耳熟烂，兑入溶化的冰糖汁即可服用。

[功效和适应证] 滋阴润肺，养胃生津。适用于肺燥阴虚引起的干咳少痰，痰黏稠，虚劳久咳，大便燥结等症。

[方解] 本方是以银耳和冰糖制成的羹类食品。方中银耳味甘，性平，入肺、胃、肾经，具有滋补生津、润肺养胃的作用，用于燥咳无痰或痰中带血，也用于久病后口干舌燥、体倦乏力等症。配伍冰糖，增加其滋润之功。

[注意事项] 风寒咳嗽者忌用，脾虚湿盛、脘腹满闷、大便溏薄者忌食。

百合鸡子黄汤

[组成] 百合 20g，鸡子黄 1 枚。

[制法] 将百合脱瓣，用清水浸泡 8 小时，待白沫出，去水，放入锅中，加适量水，武火煮开后，用文火继续煮半小时，再加入鸡子黄搅拌均匀，煮沸即可。

[功效和适应证] 滋阴润肺，清心安神。适用于心肺阴虚证，证见神志恍惚，精神不定，虚烦不安。

　　[方解] 本方是以百合和鸡子黄制成的汤类食品。方中百合味甘、微苦，性平，入心、肺经，具有润肺止咳、清心安神的功效，补益而兼清润，有虚热者最宜。鸡子黄能健脾和胃，滋阴养血。二味合用，共奏滋阴润肺，清心安神之功。

　　[注意事项] 外感病证、实热者慎用本品。

煨甲鱼

　　[组成] 甲鱼1只，葱、姜、料酒、植物油、食盐各适量。

　　[制法] 将甲鱼洗净后放入沸水中焯过，刮净黑皮，再放入沸水中煮5分钟，揭开硬盖，去除内脏，剁去爪尖，切成块状，沸水焯过。在锅中放适量植物油，油热后加入甲鱼块、葱、姜和适量料酒拌炒，再加入适量清水，武火烧开后，文火煨1小时，加入适量食盐，稍煮即可。

　　[功效和适应证] 滋补肝肾，养阴清热。适用于肝肾阴虚证。

　　[方解] 本方主要以甲鱼制成的菜肴类食品。方中甲鱼味甘，性平，入肝经，具有滋补肝肾、清退虚热之功，是滋阴之佳品，如《日用本草》所言能"补劳伤，壮益气，大补阴之不足。"

　　[注意事项] 脾胃阳虚者、痰湿壅盛者忌食。

黑芝麻枣膏

　　[组成] 黑芝麻100g，大枣500g，蜂蜜适量。

　　[制法] 先将大枣洗净放入锅中，加适量清水，武火煮开后，改用文火继续煎煮至枣熟，去除皮、核，制成枣泥汤，再将黑芝麻研成细粉，放入锅中，与枣泥汤一同煮熟，加入蜂蜜搅拌均匀，继续煮至汤汁稠黏如蜜膏状即成。待冷装瓶，放入冰箱冷藏。

　　[服法] 每次1汤匙，以温开水冲化服用，每日2次。

　　[功效和适应证] 滋补肝肾，益气补血。适用于五脏虚损，肝肾不足引起的腰酸膝痛、脱发目花、皮肤燥涩、大便闭结。

　　[方解] 本方是以黑芝麻、大枣和蜂蜜配制而成的蜜膏类食品。方中黑芝麻滋养肝肾，治疗五脏虚损，老人四肢无力，腰酸膝痛。大枣补气养血。蜂蜜补中润燥。三味合用，共奏滋补肝肾，益气补血之功。

　　[注意事项] 脾虚便溏者忌食本品。

枸杞子酒

　　[组成] 干枸杞子200g，白酒300ml。

　　[制法] 将干枸杞子洗净，剪碎后放入细口瓶中，加入白酒，瓶口密封。浸泡一周后开始饮用，

　　[服法] 每日晚餐时饮用10ml。

　　[功效和适应证] 滋补肝肾。适用于肝肾虚损证引起的目涩、目暗、迎风流泪等眼疾以及头晕目眩，腰酸遗精等。

　　[方解] 本方是以枸杞子、白酒配制而成的酒类食品。方中枸杞子味甘，性平，入肝、肾经，具有补肝肾、明目的功效，用于肝肾不足引起的视力减退、头晕目眩、腰膝酸软以及遗精等症，白酒能助行药力，通达经络。二味相合，共奏滋补肝肾的作用。

　　[注意事项] 外感热邪，脾虚便溏者忌食本品。

第十节　其他类

一、安神类食疗方

（一）定义

安神类食疗方是以滋养安神类食物组成，具有安神定志的作用，以预防和治疗神志不安的食疗方。

（二）功效与适应证

安神类食疗方具有养心安神的功效。

心藏神，肝藏魂，肾藏志。神志不安疾患的发生，主要和五脏功能失调，尤其是心、肝、肾三脏之阴阳盛衰，功能失调有密切联系。其基本病机是外受惊恐，肝郁化火，内扰心神；或为阴血不足，心神失养。若神志不安证表现为惊狂善怒，烦躁不安者，多属实证，治宜重镇安神；若神志不安证表现为心悸健忘，虚烦失眠者，多属虚证，治宜养心安神。重镇安神剂多由金石类药物组成，具有一定的毒副作用，易伤胃气，不宜久服。因此，安神类食疗方适用于偏于虚证的神志不安病症。这类病症多为忧思过度，耗伤心肝之阴血，心神失养或虚火内扰神明所致，治疗以宁心安神为主，常配伍养血、滋阴之品，常用原料有百合、龙眼肉等，作用和缓，无毒副作用，易于久服。

（三）使用注意

1. 本类食疗方主治虚证，不宜于实证。

2. 心神不安病证与精神情志密切相关，非单靠药物所能奏效，应与精神疗法、运动疗法相配合，注意劳逸适度。

（四）食疗方

百合粥

［组成］新鲜百合30g（或干品20g），糯米50g，冰糖适量。

［制法］将新鲜百合剥皮、去须、切碎，与洗净的糯米一起放入锅中，加适量水，武火烧开后，改为文火，煮至粥熟，加入冰糖稍煮后即成。

［服法］温热服用。

［功效和适应证］宁心安神，润肺止咳。适用于热病后期余热未清引起的虚烦惊悸，失眠多梦等症。

［方解］本方是以百合、糯米配制而成的粥类食品。方中百合味甘，性微寒，入肺、心经，具有清心安神的功效，如《日华子本草》谓其"安心，定胆，益智，养五脏。"糯米定心神，除烦渴，适用于慢性虚证及心悸、烦热等症。两者配伍，达到养心安神之功效，最适宜热病后期余热未清所致的心神不安，或妇女更年期综合征的治疗和调养。

［注意事项］痰湿壅盛者忌用本品。

小麦粥

［组成］小麦60g（或干品30g），粳米60g，大枣5枚。

［制法］将小麦洗净后，加适量水煮熟，捞去小麦，再加入粳米、大枣，武火烧开后，改为文火，煮至粥熟即成。

［服法］佐餐食用。

［功效和适应证］养心安神。适用于心阴不足引起的心悸，烦躁，失眠，怔忡，妇女精神恍惚，心

中烦乱，睡眠不安等症。

［方解］本方是以小麦、粳米、大枣配制而成的粥类食品。方中小麦味甘，性平，入心、脾、肾经，具有养心安神的功效，如《本草再新》谓其"养心，益肾，和血，健脾。"配伍大枣养血安神、粳米补中益气，达到养心安神之功效。

［注意事项］若治疗自汗盗汗，即用浮小麦，固表敛汗之功尤强。

葱白大枣汤

［组成］大枣10枚，葱白30g。

［制法］将大枣洗净并去核，葱白洗净后切段，与大枣一同放入锅中，加适量水，武火煮开后，改为文火继续煮10分钟即成。

［服法］温热食用。

［功效和适应证］益气养血，安神。适用于心血不足引起的心神不宁、烦躁失眠。

［方解］本方是以大枣、葱白配制而成的汤类食品。方中大枣益气血、安心神、调营卫。葱白发散之性，能推动气血运行，以解大枣滋腻碍脾、壅遏气机之弊。二味相合达到益气养血、安神除烦的作用。

［注意事项］痰湿、暑湿证慎食本品。

桑椹汤

［组成］干桑椹50g（鲜品加倍）。

［制法］将桑椹洗净，放入锅中，加水煎煮20分钟即可。

［服法］时时饮用。

［功效和适应证］益肾，安神。适用于心血不足引起的心神不宁、烦躁失眠。

［方解］本方是以桑椹制成的汤饮类食品。方中桑椹味甘，性寒，入肝、肾经，补肝益肾，用于治疗阴血不足的失眠证。《本草纲目》论其能"补五脏，通气血，……安魂镇神。"

［注意事项］脾胃虚寒及腹泻者忌食本品。

黑豆龙眼芡枣汤

［组成］黑豆50g，龙眼肉20g，大枣3枚，芡实30g。

［制法］将黑豆洗净，放入盆中，以清水浸泡半日后，同洗净的龙眼肉、大枣、芡实一同放入锅中，加适量水，用武火煮开后，再用文火继续煮至黑豆、芡实熟烂即可。

［服法］温热食用。

［功效和适应证］补肾健脾，养心安神。适用于脾肾亏虚引起的失眠。

［方解］本方是以黑豆、龙眼肉、大枣、芡实配制而成的汤饮类食品。方中黑豆补肾健脾，龙眼肉养血安神，大枣益气补血，芡实补肾健脾。四味相合，共奏补肾健脾，养心安神之功。

［注意事项］痰湿壅盛者忌用本品。

二、固涩类食疗方

（一）定义

固涩类食疗方是以具有收敛固涩作用的食物为主组成，用于治疗气、血、精、津滑脱不禁证候的食疗方。

（二）功效与适应证

固涩类食疗方具有收敛固涩的功效，具有止汗、止泻、固精、止带、止血、敛肺的作用，适用于自汗、盗汗、久泻、遗精、尿频、遗尿、崩漏、带下不止、久咳虚喘等病症。

人体的气、血、津液是构成人体的基本物质，也是维持人体脏腑经络功能活动的基本物质。气属阳，具有温煦、推动、防御、固摄的生理功能；血、精、津液属阴，具有营养、滋润、促进生长发育的作用。人体阴液的正常运行有赖于气的推动和固摄，而阴液的耗损会导致气无所依存，随之外脱。在正常情况下，人体的气、血、精、津液不断被消耗，又不断得到补充。若久病体虚或消耗过度，会导致自汗、盗汗、久咳虚喘、久泻、遗尿、遗精、崩漏、带下不止等滑脱之证，治疗当以"散者收之""涩可固脱"为基本治疗原则。

（三）分类

根据病症的不同，固涩类食疗方分为固表止汗食疗方、固精缩尿止带食疗方、涩肠止泻食疗方三种。固表止汗食疗方适用于自汗、盗汗证，气虚则肌表不固，腠理疏松，津液外泄而自汗；阴虚则不能制阳，阳热迫津外泄而盗汗。本类食疗方能调节卫分，顾护腠理，而有固表敛汗止汗之功；固精缩尿止带食疗方适用于肾虚封藏失职，精关不固之遗精、滑精，肾气不足，膀胱虚寒所致的遗尿、尿频、小便失禁，脾肾亏虚，带脉不固之带下不止等证；涩肠止泻食疗方适用于脾、肾虚寒所致的久泻、久痢。

（四）使用注意

本类食疗方只适用于虚证，忌用于实证，如表邪未解，热病多汗，泻痢初起，湿热带下者忌用。否则有闭门留寇，敛邪难出之弊。

（五）食疗方

1. 固表止汗食疗方

肉麸汤圆

［组成］小麦麸50g，猪肉100g，水磨糯米粉250g，葱白、食盐各适量。

［制法］小麦麸炒黄，葱白洗净、切碎，猪肉剁碎，加小麦麸、葱、盐制成馅心，糯米粉放入盆中，加水和面，包馅心作汤圆煮食。

［服法］佐餐食用。

［功效和适应证］补气固表。适用于气虚肌表不固所致的自汗、盗汗。

［方解］本方是以小麦麸、猪肉、糯米粉等配制而成的面点类食品。方中小麦麸收敛止汗。猪肉补益精气、充养肌肤。糯米补气固表。诸味合用，达到补气固表的功效。

［注意事项］有实邪者不宜食用。

2. 固精缩尿止带食疗方

芡实煮老鸭

［组成］芡实200g，鸭子1000g，葱、姜、食盐、料酒各适量。

［制法］将鸭子宰杀后，除去毛及内脏，洗净鸭腹内的血水，芡实洗净，放入鸭腹内。将鸭子放入锅内，加葱、姜、食盐、料酒、清水各适量，武火煮沸后，用文火煮2小时，至鸭熟烂。

［服法］佐餐食用，每周1~2次。

［功效和适应证］补益脾胃，固肾涩精。适用于脾肾亏虚所致的腰膝酸软，遗精，带下等。

［方解］本方是以芡实、鸭子和葱姜等调味品配制而成的菜肴类食品。方中芡实是固肾涩精、缩尿止带之要药，是药食两用的益肾强身之品。如《本草求真》言其"固肾，使遗精、小便不禁皆愈。"《神农本

草经》论其能"补中，益精气，令耳目聪明，久服轻身不饥，耐老神仙。"鸭肉味甘、微咸，性平，入肺、脾、肾经，《本草备要》称其"入肺、肾血分，滋阴补虚"，能滋阴养胃、健脾补虚、益肾行水，是滋阴而不黏腻碍胃的滋补佳品。芡实与老鸭相配，少佐葱、姜、食盐、料酒，能达到散寒除湿、调味增香的效果。全方健脾利湿以止泄泻，补肾益精而固下元，补而不腻，涩而不滞，是食疗的佳品。

[注意事项] 湿热带下、遗精、泻痢者忌用。

白果乌鸡汤

[组成] 莲子肉、白果肉、糯米各15g，乌骨鸡1000g，胡椒适量。

[制法] 先将乌骨鸡宰杀，去毛及内脏洗净后，剁去鸡爪不用。将莲子、白果洗净，糯米淘洗干净，一起放入鸡腹内，用麻线缝合剖口。将鸡放入锅内，加入胡椒末及适量清水，武火烧开后，改为文火，炖至鸡熟烂。

[服法] 空腹食用，每周1~2次。

[功效和适应证] 补益脾肾，除湿止带。适用于脾肾两虚或脾虚湿聚引起的白带清稀量多，纳少便溏，倦怠乏力等。

[方解] 本方是以莲子肉、白果肉、糯米配制而成的粥食类食品。方中白果是银杏的成熟种子，味甘、苦、涩，性平，入肺经，具有收涩止带的作用，如《本草便读》谓其能"上敛肺金除咳，下行湿浊化痰涎。"莲子味甘、涩，性平，入脾、肾、心经，能补脾益肾、固涩止带，与白果同用，大增其益肾气、止带下的功效。

[注意事项] 本品补虚固涩作用强，湿热带下者、外邪未清，实邪内停者忌用。

山药芡实粥

[组成] 山药50g，芡实50g，粳米50g，食盐、香油各适量。

[制法] 将山药去皮切块，芡实打碎，和粳米一同放入锅中，加水适量，武火烧开后，用文火炖至粥熟，加食盐、香油调味。

[服法] 每晚食用。

[功效和适应证] 补脾益肾，除湿止带，固精止遗。适用于脾肾两虚或脾虚有湿所致的带下清稀，遗精滑泄等。

[方解] 本方是以山药、芡实、粳米配制而成的粥食类食品。方中山药味甘，性平，入脾、肺、肾经，既补脾肺之气，又益肺肾之阴，能固涩肾精，治疗肾虚不固的遗精、尿频、带下清稀。如《本草正》谓其能"健脾补虚，滋精固肾，治诸虚白损，疗五劳七伤。"芡实味甘、涩，性平，能益肾固精，适用于肾虚不固之遗精、滑精，又能益肾健脾、收敛固涩，有良好的止带作用。二味与健脾益气之粳米合用，共奏补脾益肾，收敛固涩之功。加香油、食盐调味，味道可口。

[注意事项] 湿热带下、尿频、遗精者忌用。

3. 涩肠止泻食疗方

乌梅粥

[组成] 乌梅15g，粳米50g，冰糖适量。

[制法] 将乌梅洗净，逐个拍破，放入锅中加水，煎取药汁去渣，再加入粳米煮粥，粥熟后加冰糖少许，稍煮即可。

[服法] 趁温热空腹食用，每日早晚各1次。

[功效和适应证] 敛肺止咳，涩肠止泻，生津止渴。适用于肺虚久咳不止、脾虚久泻久痢、虚热消

渴等。

［方解］本方是以乌梅、粳米配制而成的粥食类食品。方中乌梅味酸、涩，性平，入肝、脾、肺、大肠经，酸涩收敛，能敛肺止咳，用于肺虚久咳少痰证，还能涩肠止泻，其味酸生津止渴，用于虚热消渴。配伍粳米味甘，性平，补脾，止泻痢。冰糖滋补，增强乌梅敛肺和涩肠的作用，还可"酸甘化阴"，达到生津止渴之效。本品酸甜可口，《粥谱》载其能治"久咳不止"。

［注意事项］外感咳嗽、泄痢初起、内有实邪者忌食本品。

薯蓣鸡子黄粥

［组成］薯蓣（山药）50g，熟鸡蛋黄2枚，食盐少许。

［制法］将薯蓣洗净，捣碎后放入盛有凉开水的碗里调成薯蓣浆。把薯蓣浆倒入锅内，用文火一边煮，一边搅拌至薯蓣浆煮熟，再将熟鸡子黄捏碎，调入锅内，稍煮沸后，加食盐少许调味即成。

［服法］趁温热空腹食用，每日2次。

［功效和适应证］补益脾肾，固肠止泄。适用于脾虚食欲不振，肠滑不固，久泻不止者。

［方解］本方是以薯蓣、鸡蛋黄配制而成的粥类食品。方中薯蓣味甘，性平，入脾、肺、肾经，能平补气阴，且性兼涩，能治疗脾虚便溏、食少体倦。鸡子黄味甘，性平，能健脾和胃、滋阴养血、润燥息风，如《本草纲目》谓其"补阴血，解热毒，治下痢。"两者配伍，是脾虚久泻体虚者的良好补品。

［注意事项］本品质润而收涩，故胸腹满闷者、痰湿体质者忌食本品。

炒黄面

［组成］小麦粉500g。

［制法］将小麦粉放入炒锅中，炒至焦黄即成。

［服法］趁温热空腹食用，可加入白糖以调味。

［功效和适应证］固肠止泻。适用于泄泻肠胃不固者。

［方解］本方是以小麦粉配制而成的面点类食品。小麦味甘，性凉，入心、脾、肾经，治疗肠胃不固之慢性泄泻。如《本草拾遗》所论"小麦面，补虚，实人肤体，厚肠胃，强气力。"

［注意事项］湿热泻痢者不宜食用本品。

三、消食类食疗方

（一）定义

消食类食疗方是以消积导滞、健脾助运为主要功效的食疗方，用以治疗饮食停滞、脾胃虚弱等证。

（二）功效与适应证

消食类食疗方具有消化食积的功效，其中多数还有健脾开胃的作用。适用于宿食停滞于胃脘的病症。

脾主运化，胃主受纳，脾胃的正常功能与饮食习惯密切相关。饮食不节，暴饮暴食，或过食肥甘厚味、生冷壅滞之品，阻碍气机，致使脾胃运化功能失调，出现食积内停，证见脘腹胀满，嗳腐吞酸，恶食呕逆，腹痛泄泻，治宜消食化滞；食积日久，导致脾胃虚弱，运化无力，出现脾虚食滞，证见脘腹痞满，不思饮食，面黄肌瘦，大便稀溏，治宜健脾消食，消补兼施；饮酒酒醉，证见头晕头痛，恶心呕吐，身体燥热，口干口渴，治宜解酒醒醉。

（三）分类

根据消食类食疗方的作用不同，分为消食化滞食疗方、健脾消食食疗方、解酒醒醉食疗方三种。

（四）使用注意

1. 本类食疗方总属攻伐之品，不宜长期食用，虚证而无实证者禁用。

2. 食滞而气滞不行者，配伍金橘等理气食物；兼夹痰湿者，配伍陈皮等化痰祛湿之品；解酒食疗方作用缓和，适用于轻证的治疗或酒后保健。

（五）食疗方

1. 消食化滞食疗方

山楂麦芽茶

[组成] 山楂 10g，生麦芽 10g。

[制法] 将山楂洗净、切片，与麦芽一起放入杯中，倒入开水，加盖浸泡 30 分钟即可。

[服法] 代茶饮用。

[功效和适应证] 消食化滞。适用于伤食、食积证。

[方解] 本方是以山楂、生麦芽配制而成的茶饮类食品。方中山楂、生麦芽是消食化滞的药食两用之品，山楂以消乳食、肉食最为适宜，生麦芽多用于消米面、薯类食积。本方以此两味冲泡、代茶饮服，能健胃消食、化积导滞，尤适用于乳食、肉食积滞所致纳呆纳差、恶心恶食、脘腹胀闷、或呕或泻等症，味道酸甜可口，老少皆宜。

[注意事项] 脾胃虚弱无明显积滞者不宜食用本品。

萝卜饼

[组成] 白萝卜 250g，面粉 250g，猪瘦肉 100g，葱、姜、食盐、菜油各适量。

[制法] 将猪肉剁细，萝卜切丝炒至五成熟，调和成馅，再将面粉加水适量，制成薄片，以面粉片为皮，萝卜与肉和成馅，制成夹心小饼，放入油锅中烙熟。

[服法] 空腹食用。

[功效和适应证] 消食健脾，行气化痰。适用于食积、消化不良引起的食欲不振，脘腹胀满，咳喘痰多。

[方解] 本方是以白萝卜、面粉、猪肉，加葱、姜等调味品配制而成的面食类食品。方中白萝卜味辛、甘，性凉，入肺、胃经，具有消食化痰、下气宽中的功效。《随息居饮食谱》谓其能"熟者下气和中，补脾运食，生津液，御风寒"，《本草纲目》论其能"主吞酸，化积滞。"瘦猪肉有补气血的作用。与面粉，葱、姜等调味品相合，制成烙饼代药，是健胃消食、行气化痰的良方，对积滞轻证有较好疗效。

[注意事项] 本品作用缓和，积滞重者难以取效。

期颐饼

[组成] 芡实 150g，鸡内金 30g，面粉、白砂糖各适量。

[制法] 将芡实、鸡内金研细，过筛备用。鸡内金放入盆中，加沸水浸烫，过凉后再加芡实、白砂糖、面粉，和面制成小饼，烙成焦黄色进食。

[服法] 佐餐食用。

[功效和适应证] 补脾固肾，运脾消食。适用于脾虚食积，纳差，肾虚遗尿，遗精。

[方解] 本方是以芡实、鸡内金、面粉配制而成的面食类食品。方中芡实补脾固肾，鸡内金运脾消食，两者合用补脾消食、固肾止遗。以面粉、白糖为辅佐，共成补脾固肾，运脾消食之方，对老人或小儿体虚食积尤为适宜。

［注意事项］外感未清，尿赤便秘及阴虚火旺者忌用。

胡萝卜粥

［组成］胡萝卜100g，粳米100g。

［制法］将胡萝卜洗净、切片，粳米淘洗后，一起放入锅中，武火煮开后，用文火煮至粥熟。

［服法］空腹食用，每日2次。

［功效和适应证］健脾化滞，宽中下气。适用于小儿消化不良。

［方解］本方是以胡萝卜和粳米配制而成的粥类食品。方中胡萝卜味甘，性平，入肺、脾经，能健脾胃、消积滞，如《本草求真》论其"能宽中下气，使肠胃之邪，与之俱去也。"粳米补脾胃。二者相合，健脾化滞，对小儿消化不良有较好疗效，该方同时还有润燥明目的作用。

锅焦饼

［组成］锅焦200g，神曲30g，山楂30g，莲子肉30g，砂仁15g，鸡内金15g，白糖、面粉各适量。

［制法］将锅焦、神曲、砂仁、鸡内金分别炒香后，研末备用，山楂蒸熟后，去核研泥备用，莲子肉研末备用。上几味一同放入盆中，加适量白糖、面粉和清水，和匀做成饼状。烘焙至饼熟即可。

［服法］做主食用。

［功效和适应证］健脾消食。适用于小儿饮食停滞，伤食泄泻。

［方解］本方是以锅焦、神曲、砂仁、山楂、莲子肉、鸡内金和面粉、白糖配制而成的面点类食品。方中锅焦健脾消食，砂仁、神曲、山楂、莲肉、鸡内金为辅料，以助锅焦消食化积之效。全方健脾化滞，对小儿食积有较好疗效。

［注意事项］外感未清者忌用。

2. 健脾消食食疗方

益脾饼

［组成］鸡内金15g，大枣250g，白术30g，干姜6g，小麦粉500g，食盐、菜籽油适量。

［制法］将白术、干姜放入纱布袋内，扎紧袋口，与红枣一起放入锅中，再加1000ml清水，武火煮沸后，用文火煮1小时，去药袋，把红枣去核，枣肉捣泥。鸡内金研成细粉，与小麦粉混匀，倒入枣泥，再加少量食盐，和成面团，将面团再分成若干个小面团，摊成薄饼。在平底锅内倒入少量菜籽油，放入面饼烙熟即可。

［服法］空腹佐餐食用。

［功效和适应证］健脾益气，温中散寒，开胃消食。适用于脾胃寒湿引起的纳差、大便溏泄等病症。

［方解］本方是以大枣、鸡内金、白术、干姜和小麦粉及调味料配制而成的面食类食品。方中鸡内金味甘，性平，入脾、胃经，有较强的消食化积作用，并能健运脾胃，用于米面薯芋肉食等各种食滞证。大枣味甘，性温，入脾胃二经，与白术相须为用，更增健脾益气之功。干姜温中散寒、健胃运脾，主治脾胃虚寒脘腹冷痛。全方具有良好的健脾益气，温中散寒，开胃消食的作用。

［注意事项］本品性质偏温，故中焦有热者忌用。

白术猪肚粥

［组成］猪肚300g，粳米60g，白术30g，槟榔10g，生姜2g。

［制法］将猪肚洗净，切成小块，白术、槟榔、生姜装入纱布袋中，与猪肚一起煮至熟软，取汤汁，加入淘洗净的粳米，煮至粥熟。猪肚进食前根据个人口味可用麻油、酱油调味食用。

［服法］空腹食用，每周1次，猪肚佐餐粥品。

［功效和适应证］健脾益气，消食和胃。适用于脾胃虚弱引起的不思饮食、脘腹胀满、大便稀溏等症。

［方解］本方是以猪肚、粳米、白术、槟榔、生姜配制而成的粥食类食品。方中猪肚味甘，性温，入脾、胃经，具有补益脾胃的功效，常用于脾胃虚弱引起的食少便溏、疲乏无力或小儿疳积。本方猪肚配伍健脾益气之白术、补脾养胃之粳米、消积行气之槟榔、辛温暖中之生姜，既可消食行气导滞，又能益气补中扶正，行气而不耗气，消导而不伤正，是攻补兼施之佳品。

［注意事项］气虚下陷者忌用本品。

健脾消食蛋羹

［组成］山药 15g，麦芽 15g，茯苓 15g，山楂 20g，莲子肉 15g，鸡内金 30g，槟榔 15g，鸡蛋 50g。

［制法］将上述药物研成细末，每次取 5g，加鸡蛋调匀蒸熟，根据个人口味，可加食盐服用，每日 1 次。

［服法］佐餐食用。

［功效和适应证］健脾益气，消食开胃。适用于脾胃虚弱，食积内停引起的食少难消，脘腹痞胀，大便溏泻，脉象虚弱等。

［方解］本方是以健脾益气、消积导滞的药食两用之品和鸡蛋配制而成的菜肴类食品。方中山药、茯苓和莲子肉补益脾胃，除湿止泻，是平补中焦之要药。麦芽、山楂和鸡内金共奏消食导滞之功，适用于各种类型的饮食停滞病症。槟榔行气除胀、消积导滞。鸡蛋有补益脾胃、养血安神、滋阴润燥之功，主治脾胃虚弱之食少纳呆、腹泻便溏，阴血不足之眩晕乏力，阴津亏损之失眠烦躁、咽干口渴。全方共奏补脾益气，消食开胃的功效，用于脾胃虚弱引起的饮食停滞，特别适合小儿疳积。

3. 解酒醒醉食疗方

橘味醒酒羹

［组成］橘子 250g，莲子 250g，乌梅 25g，大枣 50g，白糖 300g，白醋 30ml，桂花少许。

［制法］将大枣洗净去核，隔水蒸熟，乌梅切丁，把橘子、莲子、乌梅、大枣放入锅中，加适量清水，煮开后，再加入白糖、白醋、桂花，稍煮后即可。

［服法］晾凉后，频频食用。

［功效和适应证］清热生津止渴。适用于酒醉所致的呕逆、吞酸嘈杂、不思饮食等症。

［方解］本方是以橘子、莲子等配制而成的汤羹类食品。方中橘子开胃理气，莲子、大枣健脾祛湿，桂花行气散郁，乌梅生津止渴，白糖润肺生津，白醋消食化积。全方共奏清湿热、解酒毒、降胃气之功，是和胃解酒的良方。

目标检测

答案解析

一、单项选择题

1. 田螺蚌肉汤属于哪种食疗方（　　）

　　A. 利水通淋食疗方　　　　　　　　B. 利水渗湿食疗方

　　C. 利湿退黄食疗方　　　　　　　　D. 清退虚热食疗方

　　E. 清热祛暑食疗方

2. 枸杞叶粥属于哪种食疗方（　　）

    A. 清脏腑热食疗方   B. 清退虚热食疗方

    C. 清热祛暑食疗方   D. 清暑祛湿食疗方

    E. 清气凉营食疗方

3. 患者脘腹冷痛，胀闷不舒，不思饮食，呕吐泄泻，应选用哪种食疗方（　　）

    A. 益气解表食疗方   B. 发散风寒食疗方

    C. 温经散寒食疗方   D. 温中散寒食疗方

    E. 清退虚热食疗方

4. 患者尿赤短涩，尿频不利，小便灼热刺痛，小腹拘急，口渴心烦，肺燥咳嗽，应选用哪个食疗方（　　）

    A. 泥鳅炖豆腐   B. 黑芝麻粥   C. 黑豆莼菜羹   D. 甘蔗白藕汁   E. 薏苡仁粥

5. 西瓜皮汤属于哪种食疗方（　　）

    A. 益气解表食疗方   B. 清气凉营食疗方

    C. 清热解毒食疗方   D. 发散风热食疗方

    E. 清暑祛湿食疗方

6. 下列属于化痰类食疗方的是（　　）

    A. 葱白粥   B. 芫荽发疹饮   C. 橘红糕   D. 淡豆豉粥   E. 腐皮白果粥

7. 治疗活血化瘀的食疗方是（　　）

    A. 无花果炖肉   B. 双耳海螺   C. 藕粉糕   D. 玫瑰膏   E. 枸杞叶粥

8. 具有健脾益气作用的食疗方是（　　）

    A. 红糖酒   B. 乌鸡豆蔻   C. 砂仁肚条   D. 胡椒煨姜汤   E. 花生炖猪蹄

9. 治疗血热证的食疗方是（　　）

    A. 莲花茶   B. 黑豆生姜汤   C. 冬瓜粥   D. 大枣粥   E. 玉米扁豆粥

10. 治疗脾虚痰湿证咳嗽的食疗方是（　　）

    A. 柚子炖鸡   B. 豆蔻馒头   C. 雪梨藕汁   D. 雪羹汤   E. 秋梨蜜膏

二、多项选择题

1. 下列哪些食疗方适合外感风寒证（　　）

    A. 葱白粥   B. 芫荽发疹饮   C. 菊花茶   D. 淡豆豉粥   E. 姜糖苏叶饮

2. 治疗咽喉肿痛的食疗方是（　　）

    A. 无花果炖肉   B. 马齿苋粥   C. 青龙白虎汤   D. 口数粥   E. 枸杞叶粥

3. 具有温中散寒作用的食疗方是（　　）

    A. 红糖酒   B. 丁香鸭   C. 砂仁肚条   D. 胡椒煨姜汤   E. 川椒面

4. 治疗水肿病的食疗方是（　　）

    A. 薏苡仁粥   B. 鳢鱼赤小豆汤

    C. 冬瓜粥   D. 黑豆莼菜羹

    E. 玉米扁豆粥

5. 根据水湿病证的不同种类，祛湿类食疗方分为哪几种（　　）

    A. 利湿退黄食疗方   B. 发散风寒食疗方

    C. 利水渗湿食疗方   D. 利水通淋食疗方

    E. 泻下类食疗方

6. 具有行气作用的食疗方是（　　）

    A. 豆蔻馒头　　　　　　　　　　　　B. 橘皮粥

    C. 茴香粥　　　　　　　　　　　　　D. 佛手柑粥

    E. 肉豆蔻粥

7. 具有健脾作用的食疗方是（　　）

    A. 山药茯苓包子　　　　　　　　　　B. 莲肉糕

    C. 蘑菇炖鸡　　　　　　　　　　　　D. 素烧鹅

    E. 大枣粥

8. 具有养心安神作用的食疗方是（　　）

    A. 小麦粥　　　　　　　　　　　　　B. 黑豆龙眼艾枣汤

    C. 桑椹汤　　　　　　　　　　　　　D. 浮小麦饮

    E. 百合粥

9. 治疗腰膝酸软、冷痛，夜尿频多的食疗方是（　　）

    A. 韭菜子粥　　　B. 枸杞羊肾粥　　　C. 戊戌酒　　　D. 杜仲煨猪腰　　　E. 金玉羹

三、简答题

1. 简述柚子炖鸡的功效和适应证。

2. 简述补益类食疗方的分类，并写出气血双补类食疗方名称、功效、注意事项。

书网融合······

本章小结　　　题库

第五章 审因施膳

📖 学习目标

知识要求：

1. 掌握 "因人施膳""因时施膳""因地施膳"的食养原则。

2. 熟悉 "因人施膳""因时施膳""因地施膳"的食养方法。

3. 了解 九种体质的主要特征和食养膳食原则。

技能要求：

1. 能够审因施膳，掌握个性化配餐的原则及方法。

2. 能够制作代表性的膳食方。

素质要求：

具备审因施膳的专研精神。

⇒ 案例引导

案例 一般说来，青年人机体代谢旺盛，所需蛋白质和热量较老年人多。热量主要来源于碳水化合物、脂肪，碳水化合物则来源于粮食之中。因此，青年人应保证足够的饭量，注意粗细粮的比例搭配，并摄入适量脂肪。但随着社会经济的发展，青少年群体学习压力的增加，造成青少年肥胖的问题也日益加重。审因施膳的原则更为重要。

讨论 1. 青少年人群的营养施膳原则是什么？

2. 根据青少年群体可以指定哪些食疗方案？

第一节 因人施膳

因人施膳是指男女不同、老少不同、体质不同、所患疾病不同，则所施药膳也不同。人体本身是一个有机的整体，人体是一个有机的整体，受自然气候、环境变化的影响，如出现过度劳累、精神刺激、生活和饮食不节等均可使机体阴阳失衡，产生疾病。而不同年龄、不同性别、不同体质对外界影响的反应也各不一样。在中医看来，"以食疗病"和"以药入膳"是治病和养生的重要方式，食疗药膳具有科学性预防与治疗疾病的价值，中医食疗药膳的应用讲求辩证性的分析，按照不同人群的寒热虚实不同体征表现情况，通过饮食指导，配合中医护理，能够最大限度地改善患者身体情况，从而消除部分临床症状。例如，少年儿童宜采用促进生长发育、益智增力的药膳；中年人以补气补血，调理脏腑功能为主；老年人则宜采用抗衰老的药膳。因此选择因人而异、因人施膳、体现个性化的膳食就显得更为重要。

一、不同年龄的营养与膳食

（一）小儿食养

从胎儿出生到满 1 周岁为婴儿期，从 1 周岁到满 3 周岁为幼儿期，3 岁到 12 岁为儿童期，处于这些年龄段的孩子在中医学理论中均称为小儿期。小儿生机蓬勃，发育迅速，机体内的阴阳平衡与自和发生着动态变化，不仅功能发育不完善，而且抗病能力较差，对营养物质的需求高，而其脏腑娇嫩，形气未充，若乳食不当，即会影响脾胃功能而致病，故有"小儿脾常不足"之说。故给小儿的食养方中不宜食用大热大寒之品，以防伤及脾阳，以健脾开胃、实卫固表、固本培元等养疗方法调理脏腑功能，充养正气。

1. 食养原则

（1）提倡母乳喂养。6 个月以内可以母乳为主，4 个月时即可添加辅食，6 个月以后应增加辅食，并渐渐以辅食为主，1 岁左右即可断乳。

（2）养成良好的饮食习惯，要定时、定量进食。每餐间隔以 4 小时为宜，1～1.5 岁时每日 5 餐，1.5～3 岁时每日 4 餐为宜。

（3）选择容易消化而有营养的食物，做到细、软、温，不吃油腻、油炸、坚硬食物，忌辛辣、过酸、过咸、生冷食物，不吃零食、不偏食、不挑食、不吃腐败变质食物。膳食构成应做到数量足、质量高、品种杂、营养全四个方面。

（4）食物应合理烹调，做到细、软、烂，注意色、香、味和花样变化，以引起小儿食欲，同时尽量保持食物的营养成分不被破坏。

（5）小儿不宜随便进补，否则易引起性早熟或小儿肥胖症等。过食糖果、糕饼、煎炙之品易使儿童消化滞碍、食欲不振；辛辣、烟酒性热助火，可扰乱稚阴稚阳之体，必须禁忌。

2. 食疗方

甜浆粥

［组成］豆浆 200ml，粳米 50g。

［制法］将粳米先煮，半熟时加豆浆同煮至粥成。

［应用］空腹食用，每日 2 次。

［功效］健脾益胃，补虚润燥。

［方解］粳米味甘，性平，可健脾益胃。豆浆味甘、微咸，性凉，《药性考》中记载其可以"润肠通便"；《随息居饮食谱》记载其"清肺补胃，润燥化痰。"以二者为粥，可起到健脾益胃，强壮身体之效，且其性质平和、口味香甜，适于小儿长期食用。

煮山药

［组成］山药 150g，白糖适量。

［制法］将山药洗净，切小段入锅中，加适量清水，煮熟即可。

［应用］去皮，将山药加糖少许捣泥食之；或山药蘸糖食用。

［功效］健脾益胃，润肺止咳。

［方解］山药味甘，性平，《名医别录》记载其可以"补中、益气力"；《本草纲目》记载其可以"健脾胃""化痰涎"。以煮熟山药捣烂如泥，既可健补脾胃，培土生金，又可润肺止咳，对小儿咳嗽、不欲饮食者有益。

银耳香菇煎

[组成] 银耳50g，香菇50g，冰糖少许。

[制法] 香菇洗净后加水煮取汁，银耳洗净后加水煮烂，再加入香菇汁同煮成糊状，再加适量冰糖即成。

[应用] 每日服2~3次。

[功效] 健脾，开胃，润肺。

[方解] 银耳，味甘、淡，性平，归肺、胃、肾经，具有滋补生津润肺养胃的功效。《本草再新》中记载"润肺滋阴"。香菇味甘，性平，归肝、胃经，具有扶正补虚、健脾开胃、祛风透疹、抗癌的功效。二物共奏健脾开胃润肺的功效。

核桃红枣羹

[组成] 核桃仁2个，红枣6颗，营养米粉40g，白糖适量

[制法] 将核桃仁、红枣用清水洗净，放入锅中蒸熟。将蒸熟的红枣去皮去核，与蒸熟的核桃一起碾成糊状，可保留细小颗粒。将营养米粉用温水调成糊，加入核桃红枣泥一起搅拌均匀。

[应用] 佐餐食用。

[功效] 补中益气，养血安神。

[方解] 核桃仁具有补肾益精、温肺定喘、润肠通便的功效。《医林纂要·药性》中记载"补肾，润命门，固精，润大肠，通热秘，止寒泻虚泻。"红枣味甘，性温，具有补脾胃、益气血、安心神、调营卫、和药性的功效。此羹具有健脑益智，促进小儿生长发育之功。

（二）青少年食养

青少年时期指12~25岁。表现在身高、体重迅速增长，各脏腑、组织、器官迅速发育，性与智力发育皆逐步接近成熟。生殖系统迅速发育、第二性征逐渐明显。需要承受大量的学习和体育锻炼的任务。青少年机体属于阳气旺盛的阶段。为满足该期身体迅速生长发育之需，给青少年的食养方要做到荤素搭配、营养均衡，从而达到增强体质、益智健脑的目的。

1. 食养原则

（1）青少年阶段，食欲旺盛，食量也明显增大，体格强健，代谢增强，应供给足够热量。此时注重饮食有节，同时注重卫生，不食用垃圾食物。注重饮食不偏嗜其味，均衡饮食，注重主食与辅食、蔬菜与水果比例的均衡。

（2）限制刺激性食物，如辛辣、酸味食品不宜多食，因其可增加兴奋性，易使神经系统失去平衡而致精神及情绪改变等。禁止喝酒和抽烟，对浓茶和浓咖啡也以不饮为宜。

（3）多吃一些含有粗纤维的植物性食物，如芹菜、大白菜、豆芽、笋等，可以促进肠蠕动、通调大便，排除肠道毒物，对有肥胖倾向的青年，还有饱腹而无热量太过之弊。

（4）青春期的女孩在生理期还要注意少食生冷食物，如梨、石花、地耳等，以及冰冻的冷食。

2. 食疗方

炒蔬菜五宝

[组成] 胡萝卜100g，削皮荸荠20g，土豆、蘑菇各10g，水发黑木耳5g，盐、味精各适量。

[制法] 黑木耳洗净，撕成片。胡萝卜、土豆洗净削皮，改刀成片。削皮荸荠、蘑菇洗净，切片。炒锅加油烧热，先炒胡萝卜片，再放入蘑菇片、荸荠片、土豆片、黑木耳，炒熟后加适量盐、味精调味即可。

[应用] 佐餐食用。

［功效］健脾开胃，补气养血。

［方解］胡萝卜滋肝明目，蘑菇健脑，荸荠清热生津，黑木耳补血，土豆健脾和胃。此菜是青少年补气养血的佳肴。

蘑菇莼菜汤

［组成］莼菜100g，冬笋50g，番茄1个，蘑菇2朵，绿菜叶3根，生姜末适量。高汤、香油、盐、料酒、味精各适量。

［制法］将莼菜用沸水氽烫，沥水备用；蘑菇、冬笋洗净，切丝，用沸水烫熟；番茄洗净，切片。锅内倒油烧至五成熟，倒入高汤，放入蘑菇、冬笋、莼菜、番茄煮沸，加入盐、味精、姜末、料酒，待再次烧沸后放入绿菜叶，淋上香油即可。

［应用］佐餐食用。

［功效］益智健体。

［方解］莼菜性味甘、寒，《名医别录》言其主治"消渴热痹"；《日华子本草》记载其可"治热疸，厚肠胃"；莼菜中含有丰富的锌，为植物中的"锌王"，是小儿最佳的益智健体食品之一。笋，具有化痰消胀透疹的功效。番茄具有生津止渴、健胃消食的功效。蘑菇健脾开胃。此汤可以益智健体。

胡萝卜山药煲

［组成］胡萝卜100g，鲜山药50g，炒山楂30g，鸡胗1个（带鸡内金者）。盐、鸡清汤各适量。

［制法］胡萝卜切成小块；鲜山药去皮，切成小块；山楂放入清水中浸泡。鸡胗刮洗净，切成小块。将鸡胗放入砂锅内，倒入鸡清汤，小火炖煮40分钟后，加萝卜块、山药块、山楂、盐，再用小火炖20分钟即可。

［应用］佐餐食用。

［功效］益气健脾，开胃消食。

［方解］胡萝卜，味辛、甘，性凉，归脾、胃、肺、大肠经，具有消食下气、化痰解渴、止血利尿的功效。山药味甘，性平，归脾、肺、肾经，具有补脾养肺、益精固肾的功效。山楂味酸、甘，性微温，归脾、胃、肝经，具有消食积、散瘀滞的功效。此方具有益气健脾、开胃消食之功。

（三）中年人食养

中年是人体一生中由盛而衰的转折点。中年脂肪蓄积，人开始发胖，免疫功能降低；40岁以后人体免疫功能较青年时期要降低一半左右，记忆力减退，性功能减退。鉴于中年时期元气渐趋衰弱的体质特点，张景岳提出："人于中年左右，当大为修理一番，则再振根基，尚余强半。"倡导重振根基之理论，提出应自中年时期开始，为防患于未然，适时注意身体的修复颐养，不要等到老年阶段衰老来临了才开始保养，这对于保持健康、有效预防早衰、减少疾病发生具有重要意义。

1. 食养原则

（1）根据生理的改变，在达到营养平衡的前提下，保持饮食结构的合理搭配。

（2）注重饮食有节，饮食应定期、定量，不偏嗜肥甘厚味，不暴饮暴食。多强身健体，运动锻炼，保证身体机能的运转，适当补充具有抗衰老作用的食物。同时不食用垃圾食品，少吃烧烤、油腻类食物，避免高脂血症、高血压类疾病的发生。

（3）中年人要少吃甜食，限制盐的摄入量。避免发生肥胖，导致动脉粥样硬化、冠心病、糖尿病、肾病等。要多进含钙丰富的牛奶、虾皮、海带等，以防骨质疏松等病症的发生。

2. 食疗方

百合莲子瘦肉粥

[组成] 百合 15g，莲子 20g，枣仁 10g，精瘦肉 200g，油盐适量。

[制法] 将百合、莲子、枣仁洗净与瘦肉一起放入煲内，加水适量，先用大火煨煮 30 分钟，然后改用小火慢煲至瘦肉熟烂，加入油盐等。

[应用] 佐餐食用。

[功效] 养心安神，健脾和胃。

[方解] 百合具有养阴润肺，清心安神的功效。莲子有补脾止泻、益肾固精、清心安神的功效。枣仁具有补脾胃、益气血、安心神的功效。此粥对秋季气候干燥而引起的多种季节性疾病有一定的防治作用，还具有养心安神、润肺止咳的功效，适用于病后虚弱之人。

冰糖五果羹

[组成] 梨、香蕉各 1 个，红枣 5 枚，龙眼肉 5g，枸杞子 10g，冰糖适量。

[制法] 取梨连皮切碎，香蕉去皮切片备用。先将红枣、龙眼肉及枸杞共煮开 10 分钟，再放入梨、香蕉，加冰糖适量，水尽即能进食。

[应用] 当点心食用。

[功效] 滋阴润燥，补肝明目。

[方解] 梨清肺化痰，生津止渴。香蕉能清热润肺、滑肠解毒。枸杞子味甘，性平，入肝肾两经，能滋肝明目。加味甘性温、入脾胃两经之大枣及味甘性温、入心经之龙眼肉，可以滋五脏之阴，便于久食以调体质。具有滋阴润燥之功效。

枸杞炒肉丝

[组成] 枸杞子 30g，猪瘦肉 100g，青笋 30g，猪油、食盐、酱油、淀粉各适量。

[制法] 将猪瘦肉、青笋切成丝，枸杞子洗净，锅内放入猪油烧热，投入肉丝和青笋爆炒至熟，放入其他佐料即可。

[应用] 佐餐食用。

[功效] 滋补肝肾。

[方解] 枸杞子滋肝明目。猪瘦肉有润肠胃，生津液，补肾气，解热毒的功效。青笋利五脏，通经脉清胃热，、清热利尿。此菜具有滋肝明目、益肾助阳、养血补虚、延年益寿之功。凡肝肾阴虚、头晕耳鸣、五心烦热者，皆可作辅助食疗。

（四）老年人食养

人体进入老年期，就逐渐步入了由盛转衰的时期，精血亏虚，脏腑功能减退，精气耗损。加之青壮年时期所遗留的一些病根，往往虚实夹杂，以虚为主，表现出神疲乏力、失眠健忘、头晕目眩、腰酸腿软、腹胀、纳差、便秘等；又夹有实证，血脉不通畅，痰湿内阻，出现骨质增生、动脉硬化、组织增生等。此时的饮食治疗应以补养为主，且应长期坚持。选择清淡、熟软、易于消化吸收的食物，可适当多服具有健脾开胃、补肾填精、益气养血、活血通脉、润肠通便及延年益寿作用的药粥、汤等。

1. 食养原则

（1）饮食宜多样，不宜过于精细。粗细搭配，多种食物混吃和轮流吃，可使各种饮食中营养成分彼此取长补短，相互补充，从而满足机体各种需要。

（2）饮食宜少食多餐，晚餐不宜过饱。老年人消化功能减退，切忌贪味伤食、偏嗜成性，而应根据自身体质、活动量大小、热量消耗的多少等具体情况，实施少而精、少食多餐的原则。

（3）食品宜新鲜、忌变质，宜温软、慎冷硬。食物应选择松软、温热为主，忌坚硬、生冷之物，尤其冷饮不可过食，否则损伤脾胃，引发消化不良、腹痛、腹泻等病症。

（4）膳食勿过食荤腥。忌大肉大荤，尤其要限制富含高胆固醇之动物内脏、蛋黄等，宜多食各种蔬菜与水果，并适当食用鱼类和乳类食品，以摄取优质蛋白质和多种维生素、纤维素等营养素为宜。

（5）饮食宜清淡，不宜过甜过咸。食物烹调以蒸、炖、烩为主，忌油炸、火烤，老人宜用甘润之品，如芝麻、蜂蜜、牛奶等，以防便秘。

2. 食疗方

益脾饼

［组成］白术30g，干姜6g，红枣250g，鸡内金15g，面粉500g，菜油、食盐各适量。

［制法］将白术、干姜用纱布包成药包，放入锅内，下红枣，加1000ml水，先用武火烧沸，后用文火熬煮1小时左右。除去药包和枣核，并将枣肉捣为泥状。将鸡内金碎成细粉，与面粉枣泥和匀，加适量水，和成面团。将面团分成若干小团，做成薄饼，用文火烙熟即成。

［应用］佐餐食用。

［功效］养心健脾，补益气血

［方解］白术补气健脾；红枣健脾养血；鸡内金有良好的运脾消食开胃作用；面粉养心益肾，健脾厚肠。本方具有养心健脾，补益气血之功。

黑豆浆

［组成］黑豆100g。

［制法］将黑豆淘洗干净，磨成豆浆。

［应用］徐徐饮服。

［功效］益肾养血，健脾益胃。

［方解］黑豆味甘，性平，《本草拾遗》中称久服黑豆能够"好颜色，变白不老"；《本草纲目》言其入肾经，可"治肾病"。古人以黑豆为肾之谷，可补肾益精，是抗衰老常用的食物。故每日晨起喝黑豆浆，可以抗衰延年。

神仙粥

［组成］山药100g，芡实50g，粳米100g。

［制法］将山药蒸熟，去皮捣泥；芡实煮熟，捣为末；将二者与粳米同入锅中，文火慢煮成粥。

［应用］空腹食用，每日2次。

［功效］益气健脾，补虚止泻。

［方解］山药味甘，性平，入肺、脾、肾经，气阴双补，《神农本草经》言其可"补虚羸"，久服能使人"耳目聪明，轻身不饥延年"。芡实味甘，性平，可健脾补肾。二者与粳米同煮为粥，性质平和，可起到健脾益肾，补益虚劳之效，是老年人日常平补之佳品。

二、不同性别的营养与膳食

（一）男性的营养与膳食

1. 食养原则　男性为阳刚之体，脏腑功能较女性旺盛，气多血少，阴弱阳旺。《素问》中记载"男子二八肾气盛，天癸至，精气溢泻。"由于男性以肾精为本，精气易泄、易亏，因而男子精病多，其养生贵在节制房事以养其精，以注重保养肾精为重要原则。但肝肾同源，精血互生，肝脏藏血输血以滋养肾脏。故男子食养注重养护肾脏、肝脏。

2. 食疗方

牛髓蜜膏

[组成] 牛髓 200g，核桃肉 200g，杏仁泥 200g，山药末 200g，蜂蜜适量。

[制法] 将牛髓、核桃肉、杏仁泥、山药末一同放入锅内，加水适量，先用武火煮开后，改用文火继续煎熬浓缩，至黏稠如蜜膏时，加入 1 倍的蜂蜜，继续加热煮沸，停火，待冷装瓶备用。

[应用] 每次 1 汤匙，以沸水冲化，饮服，每日 2 次。

[功效] 补精润肺，壮阳助胃。

[方解] 方中牛髓味甘，性温，功可润五脏，补诸虚；核桃肉味甘，性温，补肾阳、强腰膝，《食疗本草》云其能"除风，令人能食……通经脉，黑鬓发……常服，骨肉细腻光润"；杏仁味辛，性温，可润肺，美白，润肠通便；山药味甘，性平，入肺、脾、肾经，气阴双补，《神农本草经》谓其"主伤中，补虚赢，除寒热邪气、补中、益气力、长肌肉、强阴，久服耳目聪明，轻身不饥延年"；蜂蜜味甘，性温，补虚润五脏。此五味合用，不仅能补精润肺、壮阳助胃，还可强腰膝、润肤美容，乌须发。

海参鱼丸

[组成] 水发海参 1 根（约 800g），鱼丸 2 只，枸杞子 2 粒，菜心 1 棵，精盐、浓缩鸡汁各适量（以上为 1 人量）。

[制法] 将水发海参洗净，入沸水锅中焯 1 分钟，捞出备用；把鱼丸、枸杞子、海参、高汤、精盐、鸡汁放入小碗中，上笼蒸 10 分钟；将菜心入沸水锅中焯 1 分钟，取出放入小碗中，再蒸 2 分钟即成。

[应用] 佐餐食用。

[功效] 温肾壮阳，双补气血，健脾消肿。

[方解] 海参具有补肾益精、养血润燥之功。尤其适宜秋冬季滋补。也适宜于肾精亏损所引起的阳痿、早泄，脾虚引起的浮肿、小便不利，肝肾阴虚所致糖尿病等病症。海参性滑，脾虚便溏及痰多者忌食。

金玉羹

[组成] 山药 150g，板栗 150g，羊肉汤、食盐、湿淀粉各适量。

[制法] 先将板栗去壳切开，放入沸水锅中煮透，捞出，和山药一同分别切成片状。再放入羊肉汤煮至熟烂，用湿淀粉勾芡，放入适量食盐即可。

[应用] 佐餐食用。

[功效] 健脾益肾，强腰健骨，长肌肉。

[方解] 山药又称薯蓣，其味甘，性平，入肺、脾、肾三经，上、中、下三焦俱补，而且气阴双补，因而列为上品。栗子入脾、肾经，功可益气健脾、补肾强筋健骨。用羊肉汤煮，意在增强温补之效。三者合用，可健脾补肾、强健腰骨。

（二）女性的营养与膳食

1. 食养原则　女性为阴柔之体，阴盛阳衰，脏腑功能较男性偏弱。女性体质有两个特点：女子以血为本，有余于气，不足于血；女子以肝为先天，主冲、任二脉。女性的一生相比于男性要经历经孕产乳的不同阶段。女子因经孕产乳而伤于血，肝为藏血之脏，血伤则肝失所养，肝气横逆，易致诸疾。至女子天癸竭，气血皆虚，肾气渐衰，当益血之源，脾主运化而为统血之脏，故此时注意健脾。女性一生应注重肾、肝、脾三脏。

2. 食疗方

生姜煮鸡蛋

〔组成〕生姜15g，鸡蛋2枚，红糖适量。

〔制法〕将生姜、鸡蛋、红糖放入锅中，加水煮至蛋熟即可。

〔应用〕饮汁吃蛋。

〔功效〕温经散寒，益气养血。

〔方解〕方中生姜味辛，性温，有温散里寒之力；鸡蛋味甘，性平，能补阴益血、补脾和胃；加红糖补血活血又能调味。本方可温里散寒、化瘀止痛、益气养血，适用于下焦虚寒所致的腹中冷痛。

乌鸡汤

〔组成〕雄乌骨鸡500g，陈皮、葱、生姜、胡椒、草果、酱、醋各适量。

〔制法〕将鸡宰杀后去毛、内脏，洗净，切成块备用；将鸡块与上述调味品拌匀，放入瓷罐内封口，蒸熟即可。

〔应用〕佐餐食用。

〔功效〕滋阴补血，养肝益肾。

〔方解〕乌骨鸡性平，味甘。入肝、肾、肺经，可益气补血、补髓填精。《本草经疏》中记载"乌骨鸡补血益阴，则虚劳羸弱可除，阴回热去则津液自生……益阴，则冲、任、带三脉俱旺，故能除崩中带下一切虚损诸疾也。"陈皮理气醒脾，生姜、胡椒温中暖胃，草果散寒燥湿。此方可温中健脾，补益气血。

樱桃龙眼汤

〔组成〕龙眼肉20g（或鲜龙眼50g），樱桃30g，白糖适量。

〔制法〕将龙眼肉洗净，放入锅内，加水适量，武火煮开后，改用文火继续煮至充分膨胀后，放入鲜樱桃，煮沸片刻，调入白糖拌匀即成。

〔应用〕温热食用，每日2次。

〔功效〕补血养血，养心安神。

〔方解〕樱桃味甘、酸，性微温，能益脾胃、滋养肝涩精，止泻；龙眼肉味甘，性平，可益心脾、补气血、安神。二者合用共奏补血养血，养心安神之功。

黄豆猪肝粥

〔组成〕黄豆50g，猪肝50g，粳米100g，食盐、湿淀粉各适量。

〔制法〕将黄豆用清水浸泡过夜待用；将猪肝洗净，切片用湿淀粉拌匀，备用。将粳米洗净，与黄豆一起入锅内，以武火煮沸后，改用文火继续煮至米、豆熟烂时，放入猪肝煮熟，最后放入食盐调味即成。

〔应用〕空腹食用，每日2次。

〔功效〕益气补血，调经固冲。

〔方解〕黄豆味甘，性平，能健脾利湿，益血补虚，解毒；猪肝味甘，性平，具有补肝益血的作用，与黄豆合用有益气补血之功。

三、不同体质的营养与膳食

中医体质的概念是指人体生命过程中，在先天禀赋和后天获得的基础上所形成的形态结构、生理功能和心理状态方面综合的、相对稳定的固有特质，是人类在生长、发育过程中所形成的与自然、社会环境相适应的人体个性特征。辨析体质类型，主要是依据不同体质在形态结构、生理功能及心理活动等3个方面的特征，经过综合分析，将其归为不同体质类型的思维与实践过程。常见的中医体质类型主要分为平和体质、气虚体质、阳虚体质、阴虚体质、痰湿体质、瘀血体质、湿热体质、气郁体质、特禀体质九种。不同体质的个体与所应用的食疗、药膳、有不同的适应性与反应表达。因此，依据体质类型与状态施用药膳食疗是养生治病有效性和安全性的保证。

（一）平和质

平和体质先天禀赋良好，后天调养得当，故神、色、形、态、局部特征等方面表现良好，同时，心理上也健康，社会适应能力较强。总体特征：阴阳气血调和，以体态适中、面色红润、精力充沛等为主要特征。

1. 食养原则　平和体质的饮食调养首先是膳食平衡，要求食物多样化。多吃五谷杂粮、蔬菜瓜果，少食过于油腻及辛辣之物。在平衡膳食的基础上，还应注意气味调和，因时施膳。根据不同季节选择适宜的饮食，保持人体自身、人体与外在环境的协调统一，以维持体质平和，促进健康，防止疾病的发生。寒温适中，不过于偏食，一般以选择平性食物为宜。五味不得偏嗜，否则过酸伤脾、过咸伤心、过甜伤肾、过辛伤肝、过苦伤肺。

（二）气虚质

气虚质多表现为全身或某一脏腑机能衰退的表现，而以心、脾、肺、肾气虚较为多见，总体特征是元气不足，以疲乏、气短、自汗等气虚表现为主要特征。不耐受风、寒、暑、湿邪。常见表现：平素语音低弱，气短懒言，容易疲乏，精神不振，易出汗，舌淡红，舌边有齿痕，脉弱，其形成的原因多是由于先天禀赋不足，后天失养，如孕育时父母体弱、早产、人工喂养不当、偏食、厌食，或因病后气亏、年老气弱等。

1. 食养原则　气虚质需遵循的食养原则是健脾益气，忌食滋腻、生冷、苦寒、破气、耗气之品。脾胃为后天之本，气血生化之源，五脏六腑之气赖之以化生，故气虚者宜健脾益气。同时气虚者脾胃的运化能力减弱，忌食肥甘厚味、生冷苦寒之品，以免损伤脾胃。还需忌服破气耗气的食品，以免加重气虚。

2. 食疗方

黄芪炖牛肉

〔组成〕黄芪片20g，净牛肉200g，西红柿300g，胡萝卜50g，生菜10g，生姜片、葱段、八角、桂皮、香叶、小茴香、料酒、植物油、白糖、精盐、鸡精、植物油各适量。

〔制法〕将净牛肉入沸水锅中煮5分钟，取出改切成小块。铁锅烧热，放入植物油，倒入牛肉块爆炒片刻，烹料酒，放入黄芪片、生姜片、葱段及八角、桂皮、香叶、小茴香、白糖，改放入炖盅中，用小火煨炖至牛肉熟烂，加入鸡精再炖沸即成。

〔应用〕佐餐食用。

〔功效〕补气升阳，补肺固表，益气养血。

〔方解〕黄芪味甘，性微温，具有补气升阳、益卫固表、托毒生肌、利水退肿的功效。牛肉性平，味甘，具有健脾益肾、补气养血、强筋健骨的功效。本方适宜健康与亚健康人群用作补气药膳食用。可防治倦怠无力、食少便溏、内脏下垂、脱肛、中风半身不遂、肌肤麻木、易于感冒、畏风自汗、肢体浮肿等病症。

桂圆山药红枣汤

［组成］桂圆肉 100g，鲜山药 150g，红枣 6 个，冰糖适量。

［制法］新鲜山药去皮，洗净切小块，红枣洗净。入锅中加水煮沸，放入山药和红枣，待山药熟透、红枣熟软，将桂圆肉加入汤中，煮至桂圆肉香甜味渗入汤中即成，也可加少许冰糖调味。

［应用］佐餐食用。

［功效］补益心脾、养血安神。

［方解］桂圆性温，味甘，归心、脾经，具有补心脾、益气血安心神的功效。山药味甘，性平，入肺、脾、肾经，气阴双补，《神农本草经》言其可"补虚羸"，久服能使人"耳目聪明，轻身不饥延年"。红枣具有补脾胃、益气血、安心神、调营卫、和药性的功效。桂圆肉与红枣、山药同炖，为我国民间喜用的汤饮，对老年人尤为适宜。

枸杞子炖乌鸡

［组成］枸杞子 15g，净乌骨鸡 1 只，精盐、味精、料酒、白胡椒粉、生姜片、葱段各适量。

［制法］先将净乌骨鸡入沸水锅中煮 5 分钟，捞出放入砂锅内。再放入枸杞子、生姜片、葱段、料酒，炖 1.5 小时，加入精盐、味精，再炖 10 分钟，加入白胡椒粉即成。

［应用］佐餐食用。

［功效］滋补肝肾，益精明目。

［方解］乌骨鸡为补血佳品，也为调经止带良药。与养血益精的枸杞子配伍制成药膳，色、香、味、形、养俱佳。适宜健康与亚健康人群用作补血药膳食用。阳虚畏寒怕冷、脾虚便溏者忌食。

（三）阳虚质

阳虚体质是由于阳气不足，以畏寒怕冷、手足不温等虚寒表现为主要特征的体质状态。耐夏不耐冬；易感风、寒、湿邪。形成的原因多为先天不足，后天失养，如孕育时父母体弱、年长受孕、早产，或年老阳衰等。常见表现：平素畏冷，喜热饮食，精神不振，睡眠偏多，口唇色淡，毛发易落，易出汗，脉沉迟。

1. 食养原则 阳虚质需遵循温补阳气，多食温热，忌食生冷的食养原则。阳虚质人多表现为畏寒肢冷，平素应多注意温补阳气，多食用温热性的食物。温补阳气有温阳、壮阳、通阳之分。温阳指温补全身的阳气，可以包括温肾阳、心阳、脾阳以及温中散寒等；壮阳指提高性机能；通阳指温通阳气，适用于肢体经脉寒冷疼痛。调养阳虚体质的食物大多有助于生火，可以改善阳虚畏冷的体质，补五脏、填精髓、强壮身体，但不宜为阴虚体质的人多食，否则会生内热，也不宜过食生冷、油腻之物。还应考虑强化锌含量较高的食物药物，如：牡蛎、动物肝脏、花生、鱼、蛋、奶、黄豆、扁豆、茄子、大白菜、白萝卜、金针菜、菠菜、芥蓝、茴香菜、核桃、花生、苹果等。

2. 食疗方

生薯药酒

［组成］薯蓣 500g，酒 20ml，酥适量。

［制法］将薯蓣放入容器中研磨成极细的泥，放入锅中，加入酥一同熬熟，再加酒边熬边搅，搅拌均匀即成。

［应用］清晨空腹饮用。

［功效］温补肝肾，健脾益肺。

［方解］薯蓣即山药，其味甘，性平，入肺、脾、肾经，有健脾补肺、益胃滋肾、固肾益精、聪耳

目明、强筋骨、长志安神、延年益寿之效；酥，即牛、羊乳制成的食物，有补益虚劳、润泽脏腑之效，牛酥味甘，性平，羊酥味甘，性温，《本草纲目》记载"羊酥不离温，病之兼寒者宜之"，故阳虚质者可在此方中选用羊酥。酒味辛，性温，入心、肝、肾经，能温脉活血、温阳散寒。三者相配，共奏温补肝肾、健脾益肺之功。

核桃肉炒韭菜

［组成］核桃仁100g，韭菜200g，食盐、植物油各适量。

［制法］将核桃仁用开水焯过，去除表皮，沥干备用。韭菜洗净，切段。将锅烧热后放入植物油，待油七成热时，加入核桃仁，煸至焦黄，再加入韭菜、适量食盐，翻炒至熟。

［应用］佐餐食用。

［功效］补肾助阳。

［方解］核桃仁味甘、涩，性温，归肾、肝、肺经，具有补肾益精、温肺定喘、润肠通便的功效。韭菜味辛，性温，补肾壮阳，有壮阳草之称。

参粉凤尾虾

［组成］白参粉2g，活基围虾10只，土豆500g，蛋黄酱100g，精盐、味精、蛋清、生粉各适量。

［制法］将基围虾去头、去壳、留尾，用精盐、蛋清拌匀，腌制10分钟。土豆去皮，切成薄片，再切成丝，入五成热油锅内炸成金黄色，捞出备用。将虾仁裹上参粉糊，入四成热油锅中炸到金黄色捞出，将蛋黄酱涂抹于凤尾虾表面，裹上炸过的土豆丝，装盘即成。

［应用］佐餐食用。

［功效］温肾补阳，益气增力。

［方解］土豆味甘、辛，具有和中调胃、健脾益气、解药毒等功效。基围虾富含蛋白质，并含有较多的维生素E和碘、钙，可抗缺钙、抗衰老。虾与白参粉配制成药膳，补肾温阳的同时，又增添补气功效。适宜健康与亚健康人群用作补阳药膳食用。可防治性功能减退、产后缺乳、神疲乏力等病症。也适宜性功能障碍、四肢痿软无力、疲劳综合征、习惯性便秘患者食用。

（四）阴虚质

阴虚体质是由于体内津液精血等阴液亏少，以阴虚内热等表现为主要特征的体质状态。耐冬不耐夏；不耐受暑、热、燥邪。其形成原因多为先天不足，如受孕时父母体弱，或年长受孕、早产等，或后天失养、纵欲耗精、积劳阴亏，或曾患出血性疾病等。以阴液亏少所致的口燥咽干、手足心热等虚热表现为主要特征。常见表现为手足心热，口燥咽干，鼻微干，喜冷饮，大便干燥，舌红少津，脉细数。

1. 食养原则　阴虚体质的食疗调养原则是滋阴潜阳。平素多食用一些滋阴的食物，以保养阴精。少食辛辣刺激性食物，以免损耗津液。阴阳是对立制约的，偏于阴虚者，由于阴不制阳而阳气易亢。肾阴是一身阴气的根本，阴虚体质者应多吃一些滋补肾阴的食物，以滋阴潜阳为法。食物性味甘寒性凉的，皆有滋补机体阴气的功效，也可适当配合补阴食疗方法有针对性地调养，并少食辛辣之物。也应强化铁含量较高的食物药物，如：海带、黑木耳、紫菜、香菇和芝麻酱、动物的内脏、血、瘦肉、黄豆、蚕豆、豇豆、桃、红枣、杨梅、葡萄干、桂圆、松子仁、南瓜子等。

2. 食疗方

木瓜汁炖燕窝

［组成］木瓜1个（约450g），水发燕窝20g，冰糖粉、湿淀粉各适量。

［制法］将燕窝用温开水浸泡30分钟，洗净，拣去杂质，挤干水分。木瓜去皮、籽，打成汁备用。

将木瓜汁、冰糖粉、燕窝同入砂锅中，中火烧开，加湿淀粉勾芡即成。

［应用］佐餐食用。

［功效］滋阴生津，养阴润肺。

［方解］木瓜可滋阴养容，健胸丰乳，中医常将木瓜当作通经活络，舒筋活血的药食两用之品。燕窝具有滋阴润燥、益气补中、治虚损的功效。本品适宜健康及亚健康人群用作滋阴药膳食用。可防治口干舌燥、皮肤干燥、毛发枯萎、面黄无华、神疲乏力等病症。也适宜干燥综合征、疲劳综合征、更年期综合征、乳房发育不良、慢性支气管炎患者食用。

一品山药饼

［组成］山药 500g，面粉 150g，核桃仁、什锦果料、蜂蜜、猪油、水生粉各适量。

［制法］将山药洗净去皮蒸熟，放在大碗内，加面粉揉成面团，放在盘中，拼成圆饼状，饼上摆核桃仁、什锦果料，然后放入蒸锅内，置武火上蒸 20 分钟。将蜂蜜、猪油、水生粉放入另一锅内熬成糖汁，浇在圆饼上。

［应用］作点心食用。连用 3～4 周。

［方解］山药性味甘平，归脾、肺、肾经，有补脾养胃、益肺生津、补肾涩精的功效；核桃益肾润燥涩精；加上蜂蜜、猪油等滋润之品合而为膳，共奏滋阴益肾、润燥止渴之功。

芝麻茶

［组成］芝麻 30g，红茶 10g，食盐适量。

［制法］先将芝麻炒香、打碎放入碗中，加食盐少许，拌匀；将红茶煎煮 20 分钟，取汁倒入装有芝麻的碗中。

［应用］代茶饮。

［功效］滋阴养血，生津止渴。

［方解］方中芝麻味甘，性平，入肝、肾、肺、脾经，可补血明目、祛风润肠、生津通乳、养发乌发，强身体，抗衰老；红茶味苦，性温，入胃、心、膀胱经，可提神清脑、生津利水、顺气消食。二者相配，共奏滋阴养血、生津止渴之功。

（五）痰湿质

痰湿体质是指体内痰湿较盛的体质，由于水液内停而痰湿凝聚，以重浊黏滞为主要特征的体质状态，对梅雨季节及湿重环境适应能力差。饮食不节，以致脾胃受损；脾失健运，而致痰湿内生。其形成的原因多是先天遗传，或后天过食肥甘。患病倾向消渴、中风、胸痹等，最受富贵病青睐，易患冠心病、高血压、高脂血症、糖尿病等疾病。常见的主要表现为面部皮肤油脂较多、多汗且黏腻、胸闷、痰多。

1. 食养原则 痰湿体质者多属阳虚，即肺、脾、肾三脏阳气不足，所以在食疗调养上以温补肺、脾、肾为主。需遵循健脾化湿、多食清淡，忌用肥甘油腻煎炸等不易消化食物的原则。痰湿体质之人，在饮食上不宜贪凉饮冷，过食生冷瓜果，或燥热的食品。

2. 食疗方

茯苓黄鳝汤

［组成］黄鳝 100g，蘑菇 100g，茯苓 20g，赤芍 12g，盐、料酒适量。

［制法］将黄鳝洗净，切小段；蘑菇洗净，撕成小片；茯苓、赤芍洗净。将黄鳝、蘑菇、茯苓、赤芍放入锅中与清水同煮，以大火煮沸后转小火续煮 20 分钟，加入盐、料酒拌匀即可。

［应用］佐餐食用。

［功效］清热利尿，降脂降压。

［方解］茯苓，具有利水渗湿、益脾和胃、宁心安神的功效。黄鳝具有益气血、补肝肾、强筋骨、祛风湿的功效。赤芍具有清热凉血、散瘀止痛的功效。用于脾虚湿盛所致之体倦乏力，食少纳呆，腹胀便溏，肢体浮肿，舌淡胖，苔白腻，脉缓或滑等。

玉米须荷叶粥

［组成］玉米须、鲜荷叶各适量，大米 80g，葱 5g，盐适量。

［制法］大米入清水浸泡，捞出沥干；荷叶洗净，加水熬汁，再拣出荷叶待用；玉米须洗净，捞出沥干水分。锅置火上，加入适量清水，放入大米煮至浓稠。加入玉米须、荷叶同煮片刻，调入盐拌匀，撒上葱即可。

［应用］晨起服用。

［功效］利水消肿，清热解毒。

［方解］荷叶性平，味苦，归心、肝、脾经，具有消暑利湿、健脾升阳、散瘀止血的功效。玉米须，具有利尿泄热、平肝利胆、降压的功效。适用于水肿、小便不利、痰热喘嗽、暑热烦闷、消渴引饮、肥胖症等。

焖海带

［组成］海带 500g，赤小豆 100g，山楂 20g，食盐适量。

［制法］把海带洗净，切成丝，晾干备用，将赤小豆、山楂放入锅中，加适量水煮沸 30 分钟，去渣取汁，再放入海带煮至熟烂即可。

［应用］佐餐食用。

［功效］化痰利湿，软坚散结。

［方解］海带可消痰软坚，泄热利水；赤小豆可利水除湿、和血排脓、消肿解毒；胡萝卜健脾消食、补肝明目；山楂消食开胃、祛瘀散结。三者相配，共奏化痰利湿、软坚散结之功。

（六）湿热质

湿热体质是以湿热内蕴为主要特征的体质状态。形成的原因多为先天禀赋，或久居湿地，喜食肥甘，或长期饮酒，湿热内蕴。以面垢油光、口苦、苔黄腻等湿热表现为主要特征。对夏末秋初湿热气候，湿重或气温偏高环境较难适应。常见表现为面垢油光，易生痤疮，口苦口干，身重困倦，大便黏滞不畅或燥结，小便短黄，男性易阴囊潮湿，女性易带下增多，舌质偏红，苔黄腻，脉滑数。

1. 食养原则　湿热质需遵循清热祛湿，忌食肥甘厚味、生冷之品，少食辛辣的食养原则。湿热体质的食疗调养可选用具有清热利湿的食物。食物宜清淡，易于消化，常食解毒、健脾、利湿、清火之品，"膏粱之变，足生大丁"即常食膏粱厚味，以致湿热内蕴，从而易患疔疮之病。故在日常饮食中应注意纠正不良的饮食习惯，如忌食辛辣、厚味、甜腻、烟酒等。膳食烹制少用烧烤、煎炸、辛辣火锅等方法，少用保健品中温阳益气之品以防助热，滋阴养血之品以防生湿。同时，也要依据湿热体质的不同类型分别采用食疗调养方法。

2. 食疗方

车前叶粥

［组成］鲜车前叶 30g，葱白 15g，淡豆豉 12g，粳米 50g，姜末、盐、陈醋、味精、香油各适量。

［制法］车前草及葱白切碎与淡豆豉同入煲中，加水 500ml，煎煮 30 分钟后倒出药液滤过、去渣。

粳米洗净放入锅中，加入车前草药液及适量水，先武火烧沸，再改文火熬煮。粥成后，调入盐、味精、香油、姜末、陈醋，即可食用。

[应用]　每日早、晚两次。

[功效]　清热利尿，通淋泄浊。

[方解]　车前叶具有热利尿、通淋泄浊之功。本品可用于湿热蕴结下焦，膀胱气化失司所致之热淋，症见小便灼热、淋漓涩痛、尿色黄赤浑浊等。亦可用于暑湿泄泻、小便短少等。车前草属"甘滑通利"之品，患有遗精、遗尿者不宜食用。

丝瓜叶粥

[组成]　丝瓜叶100g，粳米100g。

[制法]　丝瓜叶擦去细毛，用姜汁洗净；将粳米放入锅中，加水适量，武火烧沸，入丝瓜叶，移文火煮至米熟即成。

[应用]　空腹食用，每日2次。

[功效]　凉血解毒，清热除烦。

[方解]　丝瓜叶味甘，性寒，入胃、大肠经，可除热利肠、凉血解毒。《随息居饮食谱》中言丝瓜叶能"消暑解毒"；粳米味甘，性平，入脾、胃经，健脾益胃、除烦止渴。二者相配，共奏凉血解毒、清热除烦之功。

玉米须蚌肉汤

[组成]　玉米须50g，蚌肉120g。

[制法]　先将蚌肉放入瓦罐文火煮熟，再放玉米须一起煮烂。

[应用]　佐餐食用。

[功效]　利尿泄热，平肝利胆。

[方解]　玉米须具有利尿泄热、平肝利胆的功效。蚌肉清热滋阴解毒。本品用于湿热蕴结肝胆所致之阳黄。亦可用治肾炎水肿、高血压、脚气病等病证。脾胃虚寒者慎用。

（七）瘀血质

瘀血体质源于先天禀赋或后天损伤，跌仆闪挫，当时不觉，恶血在内而不去；或七情内伤，忧郁气滞，气滞血瘀，或久病入络，体质气馁，气阻血瘀。瘀血体质是指体内血液运行不畅的潜在倾向或瘀血内阻的病理基础，有气血凝滞，瘀浊不畅的特点。以血行不畅，肤色晦暗、舌质紫暗等血瘀表现为主要特征。不耐受寒邪。易患痛证、血证等。常见表现为肤色晦暗，色素沉着，容易出现瘀斑，口唇暗淡，舌暗或有瘀点，舌下络脉紫暗或增粗，脉涩。

1. 食养原则　血瘀质需遵循活血祛瘀，行气散结，忌食寒凉、收涩之品的食养原则。血瘀质宜多食用活血祛瘀的食材，气郁与血瘀常常互为因果，宜多配伍一些具有行气功能的食材。同时忌食寒凉、收涩之品，以免影响血液流通。

2. 食疗方

黑豆益母草瘦肉汤

[组成]　瘦肉250g，黑豆50g，薏米30g，益母草、枸杞子各10g，盐适量。

[制法]　瘦肉洗净，切片，汆水；黑豆、薏米均洗净，浸泡；益母草、枸杞子均洗净。将瘦肉、黑豆、薏米放入锅中，加入清水，大火煮开，转小火慢炖2小时。放入益母草、枸杞子稍炖，最后放盐调味。

［应用］佐餐食用。

［功效］滋补肝肾，活血化瘀。

［方解］黑豆具有活血利水、祛风解毒、健脾益肾的功效。益母草具有活血化瘀、调经、利水消肿的功效。薏苡仁具有利湿健脾、舒筋除痹、清热排脓的功效。本方活血补血。适用于贫血、面色萎黄、久病体弱等兼有瘀血者。

蒸茄子

［组成］茄子500g，米醋、香油、食盐各适量。

［制法］将茄子洗净，去皮切丁，入沸水中焯一下，入蒸笼蒸20分钟左右；将蒸熟的茄子取出，趁热放食盐，淋上香油、米醋，拌匀即成。

［应用］佐餐食用。

［功效］凉血解毒，活血消痈。

［方解］茄子味甘，性寒，有清热凉血、活血止痛的功效，据《本草纲目》记载其可"散血止痛，消肿宽肠。"米醋性温，可以佐制茄子的寒凉之性。本品具有凉血解毒、活血消痈之功。适用于瘀血质人食用。

月季花杏仁粥

［组成］大米30g，杏仁3g，月季花适量，白糖适量。

［制法］大米、杏仁分别洗净；锅内加水煮沸，放大米、杏仁搅匀；把一部分月季花倒入锅中，上盖小火煮40分钟。在锅中倒入白糖，轻搅片刻，煮至白糖完全溶化。把剩余的月季花撒入锅中，将煮好的甜粥盛出即可。

［应用］佐餐食用。

［功效］活血调经，理气开胸。

［方解］月季花，性温，味甘，归肝经，具有活血调经、消肿解毒的功效。杏仁味辛，性温，可润肺、美白、润肠通便。此方可活血调经、理气开胸，亦是瘀血质人调理身体之佳品。

（八）气郁质

气郁体质多与情志刺激，气血失调有关。是由于长期情志不畅、气机郁滞而形成的以性格内向不稳定、忧郁脆弱、敏感多疑为主要表现的体质状态。形成的原因多为先天遗传，或因精神刺激、惊恐、所欲不遂、忧郁思虑等。常见表现为神情抑郁，情感脆弱，烦闷不乐，舌淡红，苔薄白，脉弦。

1. 食养原则　气郁质需遵循行气解郁、芳香开郁、少食肥甘黏腻、收敛酸涩之品的食疗原则。多食行气解郁的食材，有助于气机调达，心情舒畅。食用芳香开郁的食材有助于疏肝解郁、调节情绪、舒缓压力。睡前避免饮茶、咖啡等提神醒脑的饮料。

2. 食疗方

佛手茶

［组成］鲜佛手15～30g（干6～10g）。

［制法］将佛手切薄片，沸水冲泡。

［应用］代茶频饮。

［功效］理气化痰，消食止痛。

［方解］佛手性温，味辛、苦，归肝、脾、胃、肺经，具有芳香理气、化痰止咳、和胃止呕、疏肝健脾的功效。适用于脘腹胀满、消化不良、食欲不振、恶心呕吐等。

茉莉茶

［组成］鲜茉莉花瓣 50g，蜂蜜适量。

［制法］将茉莉花瓣、蜂蜜放入茶杯中，以沸水冲泡，温浸 10 ~ 15 分钟即可。

［应用］不拘时饮服。

［功效］芳香辟秽，行气解郁。

［方解］茉莉味辛、甘，性凉，入心、肝经，可理气和中、开郁辟秽、清热解毒。蜂蜜味甘，性平，入脾胃经，可补气润肺、健脑益智、和胃通便。

青萝卜陈皮鸭汤

［组成］鸭肉 200g，青萝卜 100g，陈皮、姜片各 10g，盐适量。

［制法］鸭肉洗净斩块，入沸水余烫；青萝卜去皮切块；陈皮洗净浸软，切丝。将鸭肉、青萝卜、姜片、陈皮放入锅中，加入清水煮沸，转小火炖 2 小时，加盐调味即可。

［应用］佐餐食用。

［功效］理气化痰，润肺止咳。

［方解］鸭肉味甘，性凉，具有健脾益胃、滋阴利水的功效。萝卜，味辛、甘，性凉，归脾、胃经，有消食下气、化痰止血、解渴利尿的功效。陈皮，性温，味苦、辛，归脾、胃、肺经，具有理气健脾、燥湿化痰的功效。本品可理气化痰、润肺止咳，是气郁质人的食疗佳品。

（九）特禀质

特禀体质是指由于先天禀赋不足或禀赋遗传等因素造成的一种特殊体质。包括先天性、遗传性的生理缺陷与疾病，过敏反应等。其形成的原因多为先天禀赋不足、遗传等，或环境因素、药物因素等。常见表现：过敏体质者常见哮喘、风团、咽痒、鼻塞、喷嚏等；患遗传性疾病者有垂直遗传、先天性、家族性特征；患胎传性疾病者具有母体影响胎儿个体生长发育及相关疾病特征。

1. 食养原则　特禀质食疗原则为益气固表，调养先天，培补肾精肾气。应根据个体的实际情况制定不同的保健食谱。平时宜多食五谷杂粮，均衡清淡，粗细搭配适当，荤素搭配合理。忌生冷、辛辣、肥甘厚味以及各种"发"物，以免引起宿疾。

2. 食疗方

松子饼

［组成］松子 50g，面粉 500g，白糖、酥油各适量。

［制法］先将酥油放入容器内加热溶化，倒入白糖加水搅拌；用酥油糖水将面粉和成面团，用面烙饼，将松子撒在饼上，即成。

［应用］做主食，适量服用。

［功效］滋阴补肾，养血润燥。

［方解］方中松子可补肾养血、润肠通便、润肺止咳；酥油味甘，性平，入脾、胃、肺经，可补五脏、益气血、止消渴、润肌肤。本品具有滋阴补肾、养血润燥之功，特禀质者可经常食用。

糯米藕丸

［组成］莲藕 300g，糯米 50g，香菜、红椒各少许，盐、淀粉、香油各适量。

［制法］莲藕去皮洗净，剁蓉；糯米洗净；红椒去蒂洗净，切圈；香菜洗净备用。将剁好的莲藕与淀粉，加适量清水、盐，搅拌成泥状，做成丸子，然后蘸上糯米，入蒸锅蒸熟取出摆盘，淋上香油，用香菜、红椒点缀即可。

［应用］佐餐食用。

［功效］益气固表，健脾益胃。

［方解］莲藕具有健脾开胃的功效。糯米具有补中益气、健脾止泻、缩尿敛汗的功效。本品具有益气固表，健脾益胃之功。可作为病后虚弱、身体羸瘦保健之品。

第二节　因时施膳

四季有"春温、夏热、秋凉、冬寒"的气候变化，直接影响着人体的生理功能和病理变化，顺应"春生、夏长、秋收、冬藏"的自然规律，这是中国古代医学家在漫长的生活实践中逐步体会到的，并总结出"春夏养阳、秋冬养阴"养疗原则。因为春夏之季，阳气生长发泄，故当养护阳气，以防耗散太过，阴随阳泄。秋冬之季，收藏之令，阴精不宜外泄，故当养阴育阴，阴生则阳长，保存人体阴阳之气的平衡协调。

一、春季施膳

《素问·四气调神大论》中记载"春三月，此谓发陈，天地俱生，万物以荣。"春季天气回暖，冰雪融化，阳气回升，由暖转寒，万物勃发生机，人体的阳气也应顺应自然，向上升发。春季养生也应遵守春令之气生发舒畅的特点，饮食顺应阴消阳长，注重调动体内阳气，有耗伤阳气及阻碍阳气的情况皆应避免。春季多风，而风又为六淫之首，《黄帝内经》中说"风者，百病之长也。"春季养生，既要助长人体自身阳气，又要注意避免风邪侵袭。

（一）食养原则

1. 春季食养应遵循助阳，须食用温补肾阳的食物。

2. 减酸益甘，宜多食甜而少食酸：在这个季节多吃酸味食品，虽能缓解肝疲劳和肝虚症状，但会使本来就偏亢的肝气更旺盛，进而伤害脾胃。

3. 多食些能补充津液的食物：因风为阳邪，其性开泄，可使人腠理疏松，使人体津液外出，造成口干、皮肤粗糙、干咳、咽痛等症状。故可食些梨、蜂蜜等食物。

4. 多食用有助于疏肝养气的绿色时蔬，饮食宜清淡。因机体经过冬季的寒冷，脏腑的功能活动一直处于较低水平，脾脏的运化功能尚未达到最佳状态。

5. 忌食黏硬、生冷、肥甘厚味等食物以减轻脾胃压力。

（二）食疗方

银耳陈皮蒸乳鸽

［组成］乳鸽2只、银耳50g、陈皮、枸杞子各10g，适量的高汤、盐、鸡精。

［制法］乳鸽宰杀去内脏洗净，整只用沸水焯烫2分钟后取出；银耳用温水泡发，摘去发黄的根部，撕成小朵；陈皮和枸杞子洗净；锅内加高汤，加入适量盐和鸡精，一同煮沸。汤碗中放入乳鸽，码放整齐，四周摆上银耳，撒上陈皮和枸杞子，倒入煮沸的汤，上笼用大火蒸30分钟即可。

［应用］佐餐食用。

［功效］益气养血，滋补肝阴。

［方解］银耳具有滋补生津、润肺养胃的功效。陈皮理气和中、燥湿化痰、利水通便。乳鸽味咸，性平，归肺、肝、肾经，具有滋肾益气、祛风解毒、调经止痛的功效。三物合用，共奏益气养血、滋补肝阴之功。

鲫鱼春笋汤

[组成] 鲫鱼 1 条,春笋 200g,胡椒、食盐、植物油各适量。

[制法] 将鲫鱼宰杀、洗净,在鱼身抹少许盐及黄酒,腌制 20 分钟左右;春笋洗净、切段备用。将鲫鱼两面在油锅中略煎,加水,放入春笋,可酌加少许香菇丁以提味,武火煮沸后,文火炖 30 分钟,加入适量的盐、胡椒等调味即成。

[应用] 佐餐食用。

[功效] 益气健脾,清热化痰。

[方解] 鲫鱼味道鲜美,健脾化湿、益五脏。春笋味甘,性微寒,《本草纲目拾遗》言其可"下气益血,利膈消痰,化热爽胃,解渴利水,疗风邪"。以两者为汤,是春季时节的美味。

清炖莴笋

[组成] 莴笋 500g,香菇 50g,酱油、盐、味精、白糖、素汤、香油适量。

[制法] 将莴笋洗净,去皮,切滚刀块;香菇洗净,切成片。将莴笋和香菇放进砂锅里,倒入素汤用大火煮沸,再转小火炖 15 分钟,加入白糖、酱油、盐、味精调味,淋上香油即可。

[应用] 佐餐食用。

[功效] 健脾化痰、补中益气。

[方解] 莴笋味苦、甘,性凉,归胃、小肠经,具有利尿通乳、清热解毒的功效。香菇,味甘,性平,归肝、胃经,具有扶正补虚、健脾开胃、祛风透疹、抗癌的功效。二物合用,共奏健脾化痰、补中益气的功效。

猪肝养护汤

[组成] 新鲜猪肝、胡萝卜各 150g,香菜 1 根,植物油、葱丝、姜丝、水淀粉、料酒、鸡精、盐、酱油、清汤。

[制法] 猪肝洗净去血水,剔除血管切成薄片放碗中,加入水淀粉、料酒、酱油、植物油腌渍;胡萝卜去皮、洗净,切成小斜片;香菜洗净,切段备用。锅内倒入植物油烧至六成熟,放入葱丝、姜丝煸香,入胡萝卜片煸炒片刻后,加入适量清汤,大火煮沸后转小火 10 分钟,放入猪肝,开锅后放入适量盐和鸡精调味,撒上香菜段即可。

[应用] 佐餐食用。

[功效] 补血养肝、健脾。

[方解] 猪肝,味甘、苦,性温,入肝、脾、胃经,具有养肝明目、补气健脾的功效。胡萝卜,具有消食下气、化痰止血、解渴利尿的功效。本品是春季时令美味佳肴。

香椿头拌豆腐

[组成] 香椿头 200g,嫩豆腐 300g,精盐、鸡精、白糖、麻油各适量。

[制法] 将香椿头洗净,入沸水锅焯 20 分钟,捞出切成小段。豆腐切成 0.5cm 大小的丁,入沸水锅中加精盐煮 20 秒,捞出与香椿拌匀,加精盐、鸡精、白糖、麻油,拌匀即成。

[应用] 佐餐食用。

[功效] 健胃理气,清热开胃。

[方解] 香椿头性平,味苦,具有健脾理气、促进食欲、清热解毒、祛风利湿等作用。香椿与高蛋白、易消化的豆腐制成凉拌菜,色香味与营养价值更佳。适宜健康人与亚健康人群春季调补。可防治春季消化不良、食欲不振、神疲乏力等病症。也适宜疲劳综合征、慢性胃炎、慢性肠炎、自汗盗汗、脾虚

水肿等患者食用。

二、夏季施膳

《素问·四气调神大论》中记载"夏三月，此谓番秀，天地气交，万物华实。"这句话所指夏季的三个月，天阳下济，地热蒸腾，天地之气上下交合，植物生长茂盛，这是个万物繁荣的季节。一年四季之中，夏季的阳气最为旺盛，气候炎热，万物生机勃勃。人体的新陈代谢也最为旺盛，而人体的阳气在此时也最易发泄，伏阴于内，气血旺盛，活跃于肌表。夏季主暑湿，暑为阳邪，性升散，易耗气伤津。夏季暑邪侵入人体，腠理开泄而汗出，故暑邪伤人损其津液，可见唇干口燥、心烦口渴、小便短赤、大便干结等症状。

（一）食养原则

1. 夏季食养应遵循饮食清淡、多食酸苦、少食生冷、长夏化湿、卫生饮食的原则。

2. 忌吃温热助火的食品；忌吃油腻黏糯、煎炸炒爆等难以消化的食物；忌吃辛辣香燥、伤津耗液的食品；忌暴食生冷性寒之物；忌食变质食品；少吃荤腥之物。

3. 夏季注意饮食卫生，食物易变质，饭前便后要洗手，蔬菜水果要清洗干净，预防传染病。

4. 应补气养阴，清热祛湿。另外，孕妇和哺育期妇女、体力劳动者应多饮水，出汗多时，还应注意饮些盐水。忌贪冷饮，免伤脾胃。

（二）食疗方

苦瓜莲叶瘦肉汤

［组成］瘦猪肉 120g，苦瓜 250g，新鲜莲叶 30g。

［制法］苦瓜洗净，去瓤，切块，莲叶洗净切小片备用，猪肉洗净。以上三味同放入锅内，加清水适量，武火煮沸后，改文火煮 2 小时，调味即可。

［应用］佐餐食用。

［功效］清热解暑，通利小便。

［方解］苦瓜味苦，性寒，具有清热解暑、明目、利尿等作用，《本草纲目》中记有"除邪热，解劳乏，清心明目"的功效，《调疾饮食辨》言其"暑月不拘有热无热，宜多食"；瘦肉味甘，性平，《本草拾遗》中其"压丹石，解热毒。"以二者为汤，是夏季预防中暑、解暑的食养佳品。

冬瓜薏米海带汤

［组成］冬瓜 500g，薏苡仁 50g，海带 50g，食盐适量。

［制法］将冬瓜洗净，切块；海带洗净，切丝；薏苡仁浸泡 2 小时。将上述三物同置于锅内，加适量清水，武火煮沸，文火炖至熟烂，加食盐少许调味即可。

［应用］佐餐食用。

［功效］清热解暑，健脾利湿，降血压，降血脂。

［方解］冬瓜味甘、淡，性凉，《本草经集注》中记载"止消渴烦闷，解毒。"薏苡仁味甘，性微寒，健脾益胃，补肺清热，祛风胜湿。海带味咸，性寒，可化痰利水。此方适于夏季食用，是解暑祛湿之佳品。

鸭肉冬瓜粥

［组成］鸭肉 50g，冬瓜 100g，粳米 100g，食盐适量。

［制法］将鸭肉切片；冬瓜去皮，洗净，切片，与洗净的粳米一同放入锅内，加水适量按常法煮

粥，煮至米熟肉烂时，调入食盐，拌匀即可。

［应用］空腹食用，每日 2 次。

［功效］滋阴清热，解暑利尿。

［方解］鸭肉味甘，性凉，具有健脾益胃、滋阴利水的功效，为夏季清补常用食物之一；冬瓜味甘、淡，性凉，利小便、止烦渴；粳米味甘，性平，健脾和胃。诸味合用，共奏滋阴清热、解暑利尿之功。

三、秋季施膳

《素问·四气调神大论》中记载"秋三月，此为容平，天气以急，地气以明。早卧早起，与鸡俱兴，使志安宁，以缓秋刑，收敛神气，使秋气平，无外其志，使肺气清，此秋气之应，养收之道也。"秋季天气由热转凉，进入了"阳消阴长"的过渡阶段，同时人体也应该顺应自然界的变化，注重保养阴气。正如《黄帝内经》中所记载的"秋冬养阴"。秋冬之际养收气、养藏气，以适应自然界阴气渐旺的规律，为来年的阳气生发打下基础，不应耗精而伤阴。

（一）食养原则

1. 秋季食养应遵循甘润养肺，少辛增酸，多吃粥食，兼顾脾胃。

2. 秋季饮食的原则是以"甘平为主"。

3. 秋季气候渐冷，瓜果也不宜过多食用，以免损伤脾胃的阳气。

4. 忌多吃补药补品，如人参、鹿茸、鸡肉、猪肉等集中食用，称之为"大补"。如过量服用参茸类补品，会引起腹胀、不思饮食等不适症状；过服维生素 C，可致恶心、呕吐和腹泻等不良反应。

（二）食疗方

莼菜粥

［组成］莼菜 100g，粳米 100g。

［制法］先将莼菜洗净，用沸水焯下，沥干，切碎，备用；粳米加适量清水，用武火煮沸，转文火慢熬成粥，再加入莼菜，稍煮片刻即可。

［应用］空腹食用，每日 2 次。

［功效］清热生津，厚肠益胃。

［方解］莼菜性味甘、寒，《名医别录》言其主治"消渴热痹"；《日华子本草》记载其可"治热疸，厚肠胃"；《唐本草》亦云莼菜"久食宜人，主胃虚不能下食"。故以莼菜为粥，可清热生津、厚肠胃，适于秋季食用。

酥蜜粥

［组成］酥油 30g，蜂蜜 15g，粳米 100g。

［制法］先将米洗净，加水煮沸后，加入酥油、蜜，直至米烂汁稠即可。

［应用］空腹食用，每日 2 次。

［功效］养阴润肺，生津止渴。

［方解］酥油是从牛、羊乳中提炼出的脂肪，味甘，性微寒，《饮膳正要》中言其可"益心肺，止渴、嗽，润毛发，除肺痿、心热、吐血"；《本草纲目》载其可"益虚劳，润脏腑，泽肌肤，和血脉"，具有润燥之效。蜂蜜味甘，性平，和营卫、润脏腑、通三焦、调脾胃。全方滋润，适合于秋燥时节食用。

雪梨煨老鸭

[组成] 雪梨1个，老鸭半只，食盐、姜适量。

[制法] 将雪梨洗净，切块，备用；将老鸭斩块，洗净，锅内加适量清水煮开，焯去鸭块中的血水。再将鸭块放入砂锅内，与梨一同加适量清水、姜，文火煨2小时左右至鸭肉熟烂，加盐调味即可。

[应用] 佐餐食用。

[功效] 清肺化痰，生津止渴。

[方解] 梨味甘、微酸，性寒，《调疾饮食辨》中言"冬至阳生，而后自梅为始，凡花多五出，阳数也；梨花独六出，其得阴气可知，故梨性寒。而艳阳天气，丽紫嫣红，争艳斗巧，而梨花独全白，其禀金气可知，故梨性肃清下行而降肺火。"鸭肉味甘，性凉，《名医别录》言其可"补虚除客热，和脏腑，利水道。"梨煨老鸭适合秋燥季节食用，以润燥清肺。

海参木耳羹

[组成] 水发海参300g，木耳15g，猪大肠100g，食盐适量。

[制法] 先将木耳用清水浸开，洗净；海参、猪大肠洗净，均切丝。将上料放入锅内，加适量清水，武火煮沸后，转文火煲2小时左右，至熟烂，加食盐调味即可。

[应用] 佐餐食用。

[功效] 滋阴养血，润燥通便。

[方解] 海参味甘、咸，性温，《随息居饮食谱》中言其可"滋肾，补血，健阳，润燥"等；木耳味甘，性平，补气活血，《药性赋》中称其可"主治诸血"，能够"润燥利肠兼益气"；猪大肠味甘，性微寒，《本草纲目》记载其可"润肠治燥，调血痢脏毒。"以此三物为羹，共奏滋阴润燥之效，适用于秋燥伤津所产生的各种燥证。

四、冬季施膳

《素问·四气调神大论》中记载"冬三月，此为闭藏，水冰地坼，无扰乎阳。早卧晚起，必待日光，使志若伏若匿，若有私意，若己有得，去寒就温，无泄皮肤，使气亟夺，此冬气之应，养藏之道也。"冬季寒冷，万物冰封收藏，人体的阳气也处于潜藏的阶段，阴气盛，故冬季养生应该避寒取暖，敛阴护阳。冬季寒气重，寒为阴邪，易伤阳气，寒气也会引起收引、凝滞，易引发多种疾病。

（一）食养原则

1. 冬季食养应遵循冬季进补养阴，减咸增苦，少食生冷的食疗原则。顺应体内阳气的潜藏，以"敛阴护阳"为本。

2. 冬季为封藏之令，加上天气寒冷，根据中医"虚者补之，寒者温之"的原则，宜服食具有补气填精、滋养强壮作用的食品，宜吃温性或热性，特别是温补肾阳的食品进行调理，以提高机体的耐寒能力和抗病能力。

3. 忌吃性寒的食物，忌吃生冷黏腻的食品。

（二）食疗方

莲藕炖海参

[组成] 海参50g，莲藕20g，红枣5颗，冰糖适量。

[制法] 海参用水泡发，洗净；莲藕洗净切片；红枣洗净，海参放入锅中，加适量水炖烂，加莲藕、红枣、冰糖炖20分钟即可。

［应用］佐餐食用。

［功效］补精益气，健脾补肝。

［方解］海参味甘、咸，性温，归肾、肺经，具有补肾益精、养血润燥、止血的功效。《本草从新》中记载其"补肾益精，壮阳疗痿。"莲藕味甘，性寒，归肝、脾、胃经，生用具有清热生津、凉血散瘀、止血的功效，熟用具有健脾开胃的功效。红枣味甘，性温，归脾、胃经，具有补脾胃、益气血、安心神、调营卫、和药性的功效。三物合用有补精益气、健脾补肝的功效。

乌鸡汤

详见本章第一节女性营养与膳食中的食疗方。

羊肉山药粥

［组成］羊肉 50g，山药末 50g，粳米 100g，食盐适量。

［制法］将羊肉洗净，捣烂，加山药末、粳米一同煮粥，熟后加盐少许调味。

［应用］空腹食用，每日 2 次。

［功效］温阳补虚，固精止泻，温中暖下。

［方解］羊肉味甘，性温，可健脾温胃、温肾助阳；山药味甘，性平，《神农本草经》言其"补虚羸，除寒热邪气，补中，益气力"；《本草纲目》言其可"益肾气，健脾胃，止泻痢。"以二者共为粥，可共奏温补肺脾肾之效，直补下元，可固精止泻，顺应冬季主藏精。

姜汁鸡汤

［组成］小嫩公鸡 1 只，老姜 100g，食盐适量。

［制法］将鸡宰杀，去内脏，洗净；老姜洗净，捣烂，榨汁。将榨好的姜汁灌入鸡腹内，密封，置于砂锅中，加适量清水，武火煮沸，文火炖 2 小时左右，加食盐调味即可。

［应用］佐餐食用。

［功效］温脾补肾、和胃止呕、发汗解表、燥湿化痰。

［方解］鸡肉味甘，性温，可温中益气，补精填髓，安五脏；生姜味辛，性温，《珍珠囊》中记载其可"益脾胃，散风寒"。故此鸡汤有温中补虚之效，适合寒冷的冬季食用。

干贝瘦肉汤

［组成］干贝 30g，猪瘦肉 200g，食盐适量。

［制法］将干贝用温水泡发，洗净；瘦肉洗净、切片。将干贝与瘦肉同入锅中，加适量清水（以鱼汤或上汤味更鲜美），武火煮沸后，文火煲 1 小时左右，加适量食盐调味即可。

［应用］佐餐食用。

［功效］补肾益精，滋阴养血。

［方解］干贝，又名瑶柱，味甘、咸，性温，《随息居饮食谱》言其可"补肾"；《本草从新》记载其可"下气调中，利五脏"。猪瘦肉味甘，性平，《千金要方》中言其"补肾气虚竭"。故此方可补肾益精，适合于冬季食用。

第三节　因地施膳

因地施膳讲究差异性，我国地域辽阔，由于不同地区的气候条件、生活习惯、历史文化等不同，人的生理活动和病变特点也不一样。所以，药膳也要因地而异，讲究差异性。西北高寒地区宜用温补药膳，东南的潮湿地区宜用清凉药膳；同是阴寒之体，北方温补的药量应重于南方。

一、地理环境与健康

人类与自然界息息相关，自然界是人类赖以生存的关键。我国的地理环境差异较大，自然地理环境的差别直接对农作物的生产结构也会产生影响，同时农作物又作为人类饮食的来源，地理环境的巨大差异是形成丰富的饮食文化和众多各具特色地方菜系的主要原因。其中土壤、气候、地形等原因均会导致地域差异的产生。

1. 土壤因素　我国的地形条件与气候均较为复杂，因此我国的土壤与植被类型丰富，东南沿海地区往西北内陆地区发展变化主要是森林向荒漠带的发展，也由于农业地区与林业地区的生产方式不同，因此饮食习惯也会不同。如居住在山区的人们饮食中会有竹笋、蘑菇、木耳、野草等。例如，黄土高原地域土壤含钙量较多，同时人们喜欢食醋，就可以有效消除钙的沉淀。

2. 气候因素　气候作为地理环境的一个方面，它的冷热干湿也会通过物产对地方的饮食习惯产生作用。我国地域以秦岭—淮河为分界，在秦岭—淮河以南地区为亚热带，全年平均气温大于零度，主食大米，且食用油多为菜籽油。而秦岭—淮河以北为暖温带，全年平均气温小于零度，主要种植大豆，所以食用油多为豆油，且当地人的主食以面粉与杂粮为主。

3. 地形因素　地理环境通过决定了一个地方的物产的丰富程度，进而对这个地区的饮食产生影响。我国东部平原与丘陵地区气候湿润，长江中下游平原以大米为主食，蔬菜品种多，且丘陵地域大多盛产茶叶，因此居民有饮茶的习惯。而青藏高原地区海拔较高，多数地区以饲养牦牛与藏绵羊为主，居民多以青稞、羊肉为主，蔬菜较少。四川盆地，海拔较低，暖气流进入盆地后，就会被高原所阻挡，使得当地湿气较重，为除湿气，当地人喜爱吃辣椒。

二、地域饮食与健康

饮食作为人地关系的产物，饮食文化的分布与地理环境、民族特色密不可分。不同时期的饮食文化现象是由地域形态以及生产力水平所决定的。地域饮食文化通常是在一定的地域界线内形成的文化，且每个地域均有其独立的特点。而我国的地理区域通常是以文化为支撑的空间范围，在传统的文化方面具有一定的差别，如饮食等。区域文化通常是在地理空间内形成的，主要是以地理概念为主，在特定的区域内形成的饮食文化就是地域饮食文化。

由于我国的自然与人文环境存在一定的差异，且我国存在多个少数民族，各个少数民族的饮食习惯也不同，因此各地都会显示出其独特的饮食文化。例如，朝鲜族饮食以"五谷"为主，喜爱食用米饭及冷面等。蒙古族习惯于放养牛羊，则日常饮食多饮用奶茶、牛奶、奶酪等，还习惯于食用牛羊肉。

我国汉族聚居地主要集中在东部，且以平原地区为主，耕种条件成熟，主要盛产小麦以及稻米等。而居住在较东北的地区，由于其冬季较长，冬季蔬菜少，人民喜爱高热量的肉类，而居住在松花江沿岸的人们饮食多以鱼类为主。这均是受到了自然环境的影响。

我国地域广阔，在特定的地域范围内，由于地理、气候、原料、历史文化的不同，经过非常漫长的历史演变而形成的一整套自成体系的烹饪技艺和风味，形成了中国各地风味迥异的菜系。其中为代表的是特殊八大菜系，如川菜、鲁菜、苏菜、粤菜、浙菜、湘菜、闽菜、徽菜。

1. 川菜　川菜发源于先秦时期的巴国和蜀国，在两宋时形成流派，影响跨越巴蜀疆界，进入中原。在明末清初，辣椒由南美引入中国，川菜开始使用辣椒调味。其风味是清、鲜、醇、浓并重，并以麻辣著称。

品牌菜：麻婆豆腐

原料：豆腐 2 块。鲜香菇 3 朵，肉末 50g，豆豉 5g，蒜半个，姜小块，蒜苗 2 根。花生油 50g，豆瓣酱 30g，高汤 150g，料酒 20g，生抽 15g，辣椒面、盐、花椒面、鸡精、淀粉各适量。

制法：豆腐切成 2cm 的小块，香菇切小丁，蒜压蓉，姜切末，蒜苗切小丁。开水中加 1 小勺盐，放入豆腐略煮捞出。炒锅加入油烧热，加入肉末炒断生，再加入豆瓣酱、姜末、蒜末爆香；放入豆豉炒匀，加辣椒面炒出红油，加入高汤、料酒、生抽烧沸；再加入豆腐、香菇中小火烧沸，煮 5 分钟左右入味；加入水淀粉勾芡收汁，下蒜苗丁、鸡精再微煮片刻，吃时撒上花椒面拌匀即可。

应用：佐餐食用。

口味特点：麻辣味浓，爽滑开胃。

2. 鲁菜　鲁菜系的雏形可以追溯到春秋战国时期。鲁菜精于制汤，汤有"清汤""奶汤"之别。清汤清澈见底，味道鲜美。奶汤则成乳白色。鲁菜善于用葱香调味，不论是爆、炒、烧、熘，还是烹调汤汁，都以葱丝（或葱末）爆锅。

品牌菜：开胃渤海黄花鱼

原料：渤海野生黄花鱼 1 条。开胃料（青羊角椒，美人椒，小米椒，仔姜，野山椒，豆豉），盐 2g，烹调油 50g。

制法：将野生黄花鱼开背入味，备用。腌制的黄花鱼，用油煎制成两面金黄至熟。将开胃料分别切小粒，加豆豉炒香。将煎好的野生黄花鱼装盘。

应用：佐餐食用。

口味特点：肉质鲜香，椒香浓郁。

3. 苏菜　苏菜由淮阳、金陵、苏锡、徐海四个地方风味组成，其影响遍及长江中下游广大地区。淮阳风味以扬州、淮安为中心，肴馔以清淡见长。金陵风味以滋味平和、醇正适口为特色。苏锡风味以苏州、无锡为中心，苏锡菜以前重视甜出头、咸收口、浓油赤酱，近代已向清新雅丽方向发展，甜味减轻，鲜咸清淡。徐海风味指徐州、连云港一带。徐海菜以鲜咸为主，五味兼蓄，风格淳朴。

品牌菜：拆烩鲢鱼头

原料：花鲢鱼头 1800g，熟火腿片 20g，鲜冬笋 20g，干贝 5g，小菜心 3 棵。精盐 4g，鸡粉 5g，鸡清汤 200g，葱、姜、烹调油、蟹肉、虾子、绍酒、白胡椒粉适量。

制法：将鱼头劈成两片，去鳃洗净，放入清水锅中，置旺火烧沸，后移小火焖至鱼肉离骨时，捞起拆去骨。再将鱼头肉下水锅，加葱、姜、绍酒焯水后捞起。锅至火上放油，烧热后投入姜片、葱炸香后捞出，放入蟹肉、虾子略炒，加绍酒、鸡汤、精盐，再放入笋片、虾子等原料，加入鱼头盖上盖烧 10 分钟，加入菜心起锅装盘，撒上白胡椒粉，放上火腿片即成。

应用：佐餐食用。

口味特点：皮糯黏腻滑，鱼肉肥嫩，汤汁稠浓。

4. 粤菜　粤菜按地域又自然形成了广州菜、潮州菜、东江菜三大流派，以广州菜为代表。广州菜包括珠江三角洲和肇庆、韶关、湛江等地的名食在内。夏秋力求清淡，冬春偏重浓郁，擅长小炒，要求火候和油温恰到好处。东江菜又称客家菜。以惠州菜为代表，下油重，口味偏咸，酱料简单，但主料突出。潮州菜以烹调海鲜见长，刀工技术讲究，口味偏重香、浓、鲜、甜。喜用鱼露、沙茶酱、海糕酱、姜酒等调味品。

品牌菜：烤乳猪

原料：小乳猪 1 只 3000g，精盐 200g，白糖 100g，八角粉 5g，五香粉 10g，南乳 25g，芝麻酱 25g，蒜 5g，生粉 25g，汾酒 7g，糖水适量。

制法：将净光乳猪从内腔劈开，使猪身呈平板状，然后斩断第三、四条肋骨，取出这个部位的全部排骨和两边扇骨，挖出猪脑，在两旁牙关各斩一刀。取香料匀涂猪内腔，腌制后即用铁钩挂起，吹干后取下，将除香味料及糖水外的全部调料拌和，匀抹内腔，腌20分钟后叉上，用沸水遍淋猪身使皮绷紧、肉变硬。将烫好的猪体头朝上放，用排笔扫刷糖水。点燃炭火，将猪头和臀部烤成嫣红色后扎眼排气，然后将猪身遍刷植物油，再通烤猪身，至猪通身成大红色即可。

应用：佐餐食用。

口味特点：皮薄脆、肉松嫩、骨香酥。

5. 浙菜 浙菜主要由杭州菜、宁波菜、绍兴菜、温州菜四个流派组成。杭州菜基本上分三大派别，一派以烹调北方风味的"京帮"馆子，以烹调高档原料为主，如鱼翅、海参、燕窝、熊掌以及烤乳猪、挂炉鸭子（北京烤鸭），一派以红烧为拿手的徽帮，另一派为土生土长的本地菜。宁波地处沿海，口味"咸、鲜、臭"，以蒸、红烧、炖制海鲜见长，讲求鲜嫩软滑，注重大汤大水，保持原汁原味。绍兴菜讲究香酥绵糯，原汤原汁，轻油忌辣，汁浓味重。温州菜以海鲜入馔为主，口味清鲜，淡而不薄，烹调讲究"二轻一重"，即轻油、轻芡、重刀工。

品牌菜：龙井虾仁

原料：活大河虾500g，龙井新茶1.5g，鸡蛋1个，绍酒1.5g，精盐3g，淀粉40g，烹调油。

制法：将虾挤出虾仁洗净加盐、蛋清、干淀粉拌和上浆。取茶杯一个，放上茶叶，用沸水50g泡开（不要加盖），放1分钟，滤出40g茶汁，剩下的茶叶和汁待用。炒锅上火下油，烧热后放入虾仁，并迅速划散，约15秒后倒入漏勺沥油。锅留余油置火上，将虾仁倒入锅中，并迅速倒入茶叶和茶汁，烹酒，加盐，颠炒几下，即可出锅。

应用：佐餐食用。

口味特点：虾肉鲜嫩，清口味美。

6. 湘菜 湘江流域菜以长沙、衡阳、湘潭为中心，其中以长沙为主，讲究菜肴内涵和外形的美观，色、香、味、器、质和谐的统一，因而成为湘菜主流。洞庭湖区菜以常德、岳阳两地为主，擅长制作河鲜水禽。湘西菜则由湘西、湘北的民族风味组成，以烹制山珍野味见长。

品牌菜：干锅腊肉萝卜皮

原料：干萝卜（泡发）150g，腊肉片100g，烹调油100g，泰椒，酱油，盐，香油适量。

制法：用茶油将腊肉片煸香，加入泰椒、泡好的萝卜皮、盐、酱油煸香入味，再淋少许茶油即可。

应用：佐餐食用。

口味特点：肉质厚实，香气浓郁，咸淡适宜，脆嫩爽口。

7. 闽菜 闽菜由福州、闽南、闽西三路菜组成。福州菜是闽菜的主流，其菜肴特点是清爽、鲜嫩、淡雅、偏于酸甜，汤菜居多，善用红糟作为原料，尤其讲究调汤。闽南菜盛行于厦门和晋江、尤溪地区，东及台湾地区，其菜肴特点是香醇、香嫩、清淡，并且以讲究用料、善用香辣为著称，在使用沙茶、芥末、橘汁以及药物、佳果方面有独到之处。闽西菜，盛行于"客家话"地区，其菜肴特点是鲜润、浓香、醇厚，以烹制山珍野味见长，略偏咸、油，善用生姜。

品牌菜：佛跳墙

原料：鲍鱼、瑶柱、刺参、鳖裙、鱼肚、鱼唇、蹄筋、鸽蛋、花菇等。豆腐皮、白菜叶，盐，生姜、葱、料酒。

制法：将众原料分别调制妥后分层次摆入绍兴酒坛中加料以荷叶封口。坛置木炭上旺火烧沸，再以文火慢煨，原坛上席，启盖，加过油鸽蛋以小坛分食。

应用：佐餐食用。

口味特点：味道鲜咸，汤汁醇厚。

8. 徽菜 徽菜的传统品种多达千种以上，包含皖南、沿江、沿淮3种地方风味。皖南以徽州地区的菜肴为代表，其主要特点是喜用火腿佐味，以冰糖提鲜，口感以咸、鲜、香为主，放糖不觉其甜。沿江风味盛行于芜湖、安庆及巢湖地区，以烹调河鲜、家禽见长，讲究刀工，注重形色，善用糖调味，擅长烧、炖、蒸和烟熏技艺。沿淮菜是以黄河流域的蚌埠、宿县、阜阳的地方菜为代表，擅长烧、熘、炸等烹调技法，爱以芫荽、辣椒调味配色，其风味特点是咸、鲜、酥、脆、微辣、爽口，极少以糖调味。

品牌菜：徽州挞馃

原料：猪肉200g，面粉500g，丝瓜，芝麻，花生仁，盐，白糖。

制法：把面和好后，摘剂，然后用手或用硬木锤把面团拓开。然后在里面分别包入猪肉丝瓜馅的咸馅和芝麻花生的甜馅，用轻柔的手法将擀好的面皮的圆周沿着馅提起来打成小褶。最后收拢包好，再擀薄放在铁锅上用温火慢烤成熟。

应用：佐餐食用。

口味特点：入口芳香，软硬适中。

⊕ 知识链接

　　中医营养与食疗学其理论基础必须从中医药理论出发，重视饮食与中医学理论体系相结合，强调整体观念、辨证论治在食养中的应用。以中医学理论为指导，从"天人合一"的思想观念出发，揉合了儒、道、释及诸子百家的饮食养生思想的精华，以节饮食、适寒湿、谨和五味、三因制宜为原则，以研究饮食与保持和增进人体健康以及防治疾病的关系为主要内容。不同人群、不同气候、不同地域的食疗应用，以数千年的实践经验和中医理论认识为基础，是对我国历代劳动人民饮食保健实践、经验和饮食保健思想、理论的总结、扬弃和发展，是我国独具特色的资源，更是中华优秀传统文化不可或缺的主要组成部分，是中华民族传统文化精髓真实体现，其中蕴含的价值追求与高校思政教育"传播弘扬中华优秀传统文化、立德树人、培育人才"的目标存在不谋而合之妙。

⚛ 古籍选校

　　"地有高下，气有温凉，高者气寒，下者气热"（《素问·五常政大论》）。《素问·异法方宜论》又说："东方之域，天地之所始生也，鱼盐之地，海滨傍水，其民食鱼而嗜咸，皆安其处，美其食。鱼者使人热中，盐者胜血，故其民皆黑色疏理，其病皆为痈疡，其治宜砭石。……故圣人杂合以治，各得其所宜，故治所以异而病皆愈者，得病之情，知之大体也。"

目标检测

答案解析

单项选择题

1. 审因施膳的施膳养生法则强调从（　　）着手

　　A. 天人合一　　　B. 整体全局　　　C. 三因制宜　　　D. 标本兼治　　　E. 精神调和

2. 以下哪种描述是"因时施膳"（　　）

　　A. 病在气，无食辛　　　　　　　　　B. 虚则补之，实则泻之

　　C. 病后调剂　　　　　　　　　　　　D. 冬令进补

　　E. 势高气寒，药量宜重

3. 因人施膳是指（　　）

    A. 根据个人的年龄、性别、体质等生理特点进行食养

    B. 根据四季时序规律来进行食养

    C. 根据地域环境特点进行食养

    D. 根据地气候条件进行食养

    E. 根据昼夜晨昏的时序规律来进行食养

4. 理想的体质应为（　　）

    A. 偏阳质　　　　B. 偏阴质　　　　C. 平和质　　　　D. 痰湿质　　　　E. 特禀质

5. 甜浆粥的功效（　　）

    A. 健脾益胃，补虚润燥　　　　　　　　B. 理气化痰，润肺止咳

    C. 活血调经，理气开胸　　　　　　　　D. 凉血解毒，活血消痈

    E. 凉血解毒，清热除烦

6. "清肺补胃，润燥化痰"出自（　　）

    A. 《药性考》　　　　　　　　　　　　B. 《随息居饮食谱》

    C. 《名医别录》　　　　　　　　　　　　D. 《本草纲目》

    E. 《本草再新》

7. 核桃红枣羹应用方法（　　）

    A. 佐餐食用　　　　　　　　　　　　　B. 空腹食用，每日2次

    C. 当点心食用　　　　　　　　　　　　D. 以沸水冲化，饮2服

    E. 温热食用，每日2次

8. 审因施膳是指（　　）

    A. 因人施膳　　　B. 因时施膳　　　C. 因时施膳　　　D. 辨体施膳　　　E. 以上都是

9. 痰湿体质者多属阳虚，即肺、脾、肾三脏阳气不足，所以在食疗调养上以温补（　　）为主

    A. 肺　　　　　　B. 精　　　　　　C. 肝　　　　　　D. 脑　　　　　　E. 气

10. 审因施膳的因时制宜法则有（　　）

    A. 顺时调养　　　B. 动静结合　　　C. 杂合以养　　　D. 逆时调养　　　E. 逆时避邪

11. 夏季食谱要考虑的季节因素是（　　）

    A. 多选豆制品　　　　　　　　　　　　B. 多选肉、蛋、奶

    C. 增加含脂肪的食物　　　　　　　　　D. 气温高、出汗多，以清淡为主

    E. 多食用性暖的食物

12. 关于老年人食疗养生，下列不正确的是（　　）

    A. 宜食清单食物　　　　　　　　　　　B. 宜食肥甘厚味

    C. 饮食多样化　　　　　　　　　　　　D. 饮食宜节制

    E. 饮食营养要均衡

13. 春季食疗养生要点不包括（　　）

    A. 适当辛温发散　　　　　　　　　　　B. 少酸味，增甘味

    C. 滋阴润燥　　　　　　　　　　　　　D. 慎食生冷之物

    E. 助阳生发

14. 在冬季要适当用具有御寒功效的食物进行温补和调养，下列哪种食物在冬季不宜多食用（　　）

    A. 苦瓜　　　　　B. 狗肉　　　　　C. 韭菜　　　　　D. 糯米　　　　　E. 羊肉

15. 对于女性痛经、闭经的食疗，下列哪项更宜用 （　　）

    A. 金针菇　　　B. 刺儿菜　　　C. 慈菇　　　D. 桃子　　　E. 空心菜

16. 秋季宜多食用什么味道的食物 （　　）

    A. 辛　　　　　B. 甘　　　　　C. 酸　　　　D. 苦　　　　E. 咸

17. 以下哪个食物秋季宜多食 （　　）

    A. 芝麻　　　　B. 苦瓜　　　　C. 核桃　　　D. 山药　　　E. 柠檬

18. 婴幼儿秋季食疗养生宜选择 （　　） 的食物

    A. 温阳补气　　　　　　　　　　　B. 高热量清淡软质

    C. 滋阴潜阳　　　　　　　　　　　D. 生津

    E. 清温平淡

19. 据《素问·异法方宜论》南方人的饮食特点是 （　　）

    A. 食鱼而嗜咸　　　　　　　　　　B. 华食而脂肥

    C. 食杂而不劳　　　　　　　　　　D. 野处而乳食

    E. 嗜酸而食胕

20. 青年人和老年人的用膳是不同的，体现出 （　　）

    A. 因人施膳　　B. 因病施膳　　C. 因时施膳　　D. 因人施膳　　E. 以上均不是

书网融合……

本章小结

题库

第六章 现代营养学概述

学习目标

知识要求：

1. 掌握 营养素的基本概念，主要营养素的功能，合理膳食的基本要求。

2. 熟悉 2016版中国居民膳食指南和膳食宝塔以及膳食结构模式对人体健康的影响。

3. 了解 一般人群的营养评价程序及方法。

技能要求：

1. 能够应用中国居民膳食指南指导合理营养。

2. 能够使用中国居民膳食宝塔。

素质要求：

具备社会主义觉悟，德才兼备，综合素质高，富有创新精神。

⇒ 案例引导

案例 小倩今年18岁，刚上大学，身高1.65m，体重59kg。看到周围女同学的体重只有45kg，小倩十分羡慕。决定"减肥"。其目标值为45kg。为此小倩不吃早餐，中餐吃大约2两左右的熟米饭或面食，副食以蔬菜为主，每个星期吃肉不超过3次，一次肉食换算成生肉大约1两左右，牛奶、鸡蛋基本不碰，晚餐只吃1个水果。为"减肥"，小倩经常饿得两眼昏花；但为了追求"骨感美"，她十分执着。经过一段时间的"努力"小倩实现了自己体重45kg的理想。但随之而来的是小倩感到精力不集中，总觉得疲倦，月经也不按时来，周围的同学说，这是"减肥"的正常现象，适应了就好了。

讨论 1. 小倩需要减肥吗？小倩的正常体重大约是多少？

2. 小倩的膳食结构合理吗？为什么我们要摄入各种营养素？米饭吃了会长胖吗？

3. 长期蛋白质、脂肪摄入不足对健康会产生什么影响？

4. 请为小倩制定1日食谱。

第一节 现代营养学基本知识

一、营养和能量

（一）营养和营养素

营养（nutrition）是指从外界摄取食物，经过消化、吸收，利用食物中的物质，以维持生命活动的整个过程。

营养素（nutrients）是指维持身体正常生长发育及新陈代谢所需的物质。人体所需的营养素大约有42种，可分成七大类即蛋白质（protein）、脂肪（lipids）、碳水化合物（carbohydrate）、矿物质（mineral）、维生素（vitamin）、水（water）和膳食纤维（dietary fiber）。其中蛋白质、脂肪和碳水化合物是产生热能的物质。营养素在人体内的功能主要有三个：一是供给生命活动所需的能量，维持体温；二是构成和修补身体组织；三是作为调节物质，维持身体的各种正常的生命活动。

科学、合理、足量的摄入各种营养素是保持人体正常生理状态和健康的必备条件。在营养学中常使用膳食营养素参考摄入量（dietary reference intakes，DRIs）来作为每日平均膳食营养素摄入量的一组参考，适用于各年龄、性别及劳动、生理状态人群，帮助个体和人群安全地摄入各种营养素。DRIs初期主要包括四项内容：平均需要量（EAR）、推荐摄入量（RNI）、适宜摄入量（AI）和可耐受最高摄入量（UL）。《中国居民膳食营养素参考摄入量（2013版）》增加了与非传染性慢性病有关的三个指标：宏量营养素可接受范围、预防非传染性慢性病的建议摄入量和特定建议值。

1. 平均需要量（estimated average requirement，EAR）　平均需要量指某一特定性别、年龄及生理状况群体中所有个体某种营养素需要量的平均值，是根据个体需要量研究资料和计算得到的。按照EAR水平摄入营养素，根据某些指标判断可以满足这一群体中50%个体需要量水平，但不能满足另外50%的个体对该营养素的需要。EAR用于制定推荐摄入量、评价或计划群体膳食的摄入量。

2. 推荐摄入量（recommended nutrient intake，RNI）　推荐摄入量是指可以满足某一特定性别、年龄及生理状况群体中绝大多数个体（97%～98%）需要量的某种营养素摄入水平。长期摄入RNI水平，可满足身体对该营养素的需要，维持组织中有适当的储备和机体健康。推荐摄入量的主要用途是作为个体每日摄入该营养素的目标值。

3. 适宜摄入量（adequate intake，AI）　适宜摄入量是通过观察或实验获得的健康人群某种营养素的摄入量。AI的主要用途是作为个体营养素摄入量的目标。

AI与RNI相似之处是两者都用作个体摄入量的目标，能够满足目标人群中几乎所有个体的需要。AI和RNI的区别在于AI的准确性远不如RNI，可能明显地高于RNI。因此使用AI时要比使用RNI更加小心。

4. 可耐受最高摄入量（upper level of intake，UL）　可耐受最高摄入量是营养素或食物成分的每日摄入安全量上限，是一个健康人群中几乎所有个体都不会产生毒副作用的最高摄入水平。对一般群体来说，摄入量达到UL水平对几乎所有个体似乎都不致损害健康，但并不表示达到此摄入水平对健康是有益的。因此，UL并不是一个建议的摄入水平。对于大多数营养素而言，健康个体的摄入量超过RNI或AI水平并不会产生益处。

5. 宏量营养素可接受范围（acceptable macronutrient distribution ranges，AMDR）　宏量营养素可接受范围是指脂肪、蛋白质、碳水化合物理想的摄入量范围，该范围可以提供人体对这些必需营养素的需要，并且有利于降低慢性病的发生危险，常用占能量摄入的百分比表示。当产能营养素摄入过量时有可能导致机体能量储存过多，增加慢性非传染性疾病（NCD）的发生风险。因此有必要提出AMDR，以预防营养素缺乏，同时减少摄入过量而导致慢性病的风险。

AMDR具有上限和下限。如果一个个体的摄入量高于或低于推荐的范围，可能引起患慢性病的风险增加，或导致必需营养素缺乏的可能性增加。

6. 预防非传染性慢性病的建议摄入量（proposed intakes for preventing non－communicable chronic diseases，PI－NCD，简称建议摄入量，PI）　膳食营养素摄入量过高或过低导致的慢性病一般涉及肥胖、糖尿病、高血压、血脂异常、脑中风、心肌梗死以及某些癌症。PI－NCD是以慢性非传染性病（NCD）的一级预防为目标，提出的必需营养素的每日摄取量。当NCD易感人群的某些营养素摄入量接近或达到PI时，可以降低发生NCD的风险。

7. 特定建议值（specific proposedLevels，SPL） 特定建议值是指某些疾病易感人群膳食中这些成分的摄入量达到或接近这个建议的水平时，有利于维护人体健康。

（二）能量

能量（energy）是维持人体生命活动和生产劳动的保证。能量的国际单位为焦耳（J）和千焦（kJ），在我国人们习惯用的单位是卡和千卡（cal 和 kcal）；卡与焦耳的换算为：1cal = 4.186J，1kcal = 4.186kJ。健康人每日所需的能量应由食物供给，能够供给人体营养素的物质主要有三种，即蛋白质、脂肪和碳水化合物。1g 蛋白质、1g 脂肪和 1g 碳水化合物分别产生 16.74kJ（4.0kcal）、36.67kJ（9.0kcal）和 16.74kJ（4.0kcal）的能量。

人体对能量的使用可分为四部分，即基础代谢（basal metabolism，BM）、体力活动（thermic effect of exercise，TEE）、食物特殊动力作用（specific dynamic action，SDA）和生长发育。

1. 基础代谢 是维持基本生命活动的能量消耗。即人体在安静和恒温（一般18℃~25℃）条件下禁食12小时后，静卧、放松而又清醒时的能量消耗。此时能量仅用于维持心脏跳动、肺脏呼吸、体温、血液循环及腺体的分泌等基本的生理需要。它受高级神经活动、内分泌系统、外界气候条件、体重、体表面积、性别、年龄等因素的影响。而单位时间内的基础代谢，称为基础代谢率（BMR），一般是以每小时、每平方米体表面积所发散的热量来表示 [kJ/（$m^2 \cdot h$）或 kcal/（$m^2 \cdot h$）]。基础代谢一般占总能量的 60%~70%，基础代谢的需求可按体表面积计算法计算：

基础代谢 = 体表面积（m^2）× 基础代谢率 [kJ/（$m^2 \cdot h$）或 kcal/（$m^2 \cdot h$）] × 24h

人体的体表面积，可根据身高和体重来推算，计算公式为：

男：$A = 0.00607H + 0.0127W - 0.0698$

女：$A = 0.00568H + 0.0126W - 0.0461$

A：体表面积（m^2）；H：身高（cm）；W：体重（kg）。

基础代谢率见表 6 - 1。

表 6 - 1 人体基础代谢率 kJ/（$m^2 \cdot h$）

年龄（岁）	男	女	年龄（岁）	男	女
1 ~	221.8	221.8	30	154.0	146.9
3 ~	214.6	214.2	35	152.7	146.4
5 ~	206.3	202.5	40	151.9	146.0
7 ~	197.9	200	45	151.5	144.3
9 ~	189.1	179.1	50	149.8	139.7
11 ~	179.1	175.7	55	148.1	139.3
13 ~	177.0	168.6	60	146.0	136.8
15 ~	174.9	158.8	65	143.9	134.7
17	170.7	151.9	70	141.4	132.6
19	164.0	148.5	75	138.9	131.0
20	161.5	147.7	80	138.1	129.3
25	156.9	147.3			

例如，一名 15 岁的女学生，体重为 50kg，身高 162cm，按体表面积计算其每天基础代谢的需求是 1399.64kcal，若按基础代谢占总能量的 65%，则该女生每天的能量需求大约 2086kcal。

2. 体力活动 所消耗的能量通常占人体总能量消耗的 15%~30%。是构成人体总能量消耗的重要部分，活动量越大，消耗的能量就越多。根据能量的消耗水平，及活动的强度不等，一般分为三个级别：轻体力活动、中体力活动和重体力活动。

3. 食物特殊动力作用　又称为食物热效应，是指因摄食而引起的能量的额外消耗。因为人体在摄食过程中，由于对食物中营养素进行消化、吸收、代谢转化等，需要额外消耗能量，同时引起体温升高和能量散发。不同的食物其食物热效应不同，一般蛋白质最大，为本身产生能量的30%～40%，脂肪为4%～5%，碳水化合物为5%～6%。摄食越多，能量消耗越多，进食快者较进食慢者高。

4. 生长发育　指婴幼儿、儿童及青少年生长发育需要的能量，主要包括机体生长发育中形成新的组织所需要的能量，以及对新生成的组织进行新陈代谢所需要的能量。

二、主要营养素概述

（一）碳水化合物

碳水化合物是一大类有机合成物，其化学本质为多羟醛或多羟酮及其衍生物，由碳、氢、氧三种元素组成的一类化合物。根据其化学结构及生理作用将碳水化合物分为糖（1～2个单糖），寡糖（3～9个单糖），多糖（≥10个单糖）三类。糖包括单糖、双糖和糖醇。单糖是不能被水解的最简单碳水化合物，食物中的单糖主要是葡萄糖、果糖、半乳糖；双糖是由两分子单糖缩合而成，常见的有蔗糖、乳糖和麦芽糖；糖醇为单糖还原后的产物，常见的糖醇有山梨醇、甘露醇、麦芽糖醇及木糖醇等；寡糖又称低聚糖，是由3～9个单糖分子通过糖苷键构成的聚合物，如棉子糖、水苏糖等；多糖由10个或以上单糖组成的大分子糖。营养学上比较重要的多糖为淀粉与非淀粉多糖。

1. 碳水化合物的主要生理功能

（1）储存和提供能量　碳水化合物是人体最主要的能量来源。每克葡萄糖在体内氧化可以产生16.7kJ（4kcal）的能量。维持人体健康所需要的能量中，55%～65%由碳水化合物提供。碳水化合物在体内释放能量快，供能也快，是神经系统和心肌的主要能源，也是肌肉活动时的主要燃料，对维持神经肌肉系统和心脏的正常功能，增强耐力，提高工作效率有重要意义。

（2）构成机体组织的重要生命物成分　碳水化合物参与细胞的组成和多种活动。同时，糖和脂形成的糖脂是细胞与神经组织的结构成分之一；糖蛋白参与抗体、某些酶、激素等的构成；核糖及脱氧核糖参与核酸DNA、RNA的构成。

（3）节约蛋白质作用　当摄入足够量的碳水化合物时，能预防体内或膳食蛋白质消耗，不需要动用蛋白质来供能。

（4）抗生酮作用　摄入适量的碳水化合物可避免体内脂肪的大量氧化，产生过多的酮体，一般来说，人体每天至少需摄入50～100g碳水化合物才可防止酮血症的产生。

（5）解毒作用　碳水化合物经糖醛酸途径代谢生成的葡萄糖醛酸，是体内一种重要的结合解毒剂。

2. 碳水化合物的来源及供给量　碳水化合物主要来源于粮谷类和薯类食物，其次来源于单糖或双糖。碳水化合物消化吸收的主要场所是小肠，胰腺分泌的淀粉酶进入小肠将淀粉分解为双糖，再在麦芽糖酶、蔗糖酶和乳糖酶的作用下将相应的双糖分解为单糖，被吸收进血液。碳水化合物每日的摄入量应占总热能的55%～65%。

（二）蛋白质

蛋白质（protein）是生命活动的物质基础，占人体体重16%～19%，是生物体主要组成物质之一，一般由20多种氨基酸以肽键相连组成。氨基酸分必需氨基酸（essential amino acid, EAA）和非必需氨基酸（non essential amino acid, NEAA）。必需氨基酸是人体不能合成或合成速度不能满足机体的需要而必须从食物中得到的氨基酸，包括亮氨酸、异亮氨酸、赖氨酸、蛋氨酸、苯丙氨酸、苏氨酸、色氨酸和缬氨酸，共8种；非必需氨基酸是指人体可自身合成，不一定从食物中直接获取的氨基酸，包括丙氨酸、精氨酸、天门冬氨酸、羟脯氨酸、半胱氨酸、谷氨酸、谷氨酰胺、甘氨酸、脯氨酸、丝氨酸和酪氨酸。

蛋白质按生物学价值分为：①完全蛋白质，所含必需氨基酸种类齐全、比例适宜、数量充足，不但能维持成人的健康，而且能促进儿童生长发育。如乳类中的酪蛋白、蛋类中的卵白蛋白等；②半完全蛋白质，所含必需氨基酸种类齐全，但比例不适宜，有的数量不足，能够维持生命，但不利于促进生长发育，如小麦中的麦胶蛋白等；③不完全蛋白质，所含必需氨基酸种类不全，既不利于维持生命，也不利于促进生长发育，如玉米中的玉米胶蛋白，动物的结缔组织和皮肉中的胶蛋白等。此外，按食物来源，蛋白质可分为动物蛋白质和植物蛋白质。

1. 蛋白质的主要生理功能

（1）参与组成各种组织和器官，如皮肤、肌肉、骨骼、血液、内脏器官、毛发和指甲等。

（2）参与构成多种重要的生理活性物质，如催化生物化学反应的酶、调节代谢平衡的激素和抵御外来微生物的抗体等。

（3）供给能量。

2. 蛋白质的食物来源及供给量　人体需要的蛋白质广泛地存在于各种动物性和植物性食品当中，但含量和质量有所区别，各类食物中蛋白质的粗略含量见表6-2。动物蛋白质质量好，但同时富含饱和脂肪酸和胆固醇，植物蛋白则利用率较低。因此，应注意蛋白质互补，适当进行搭配是非常重要的。其中优质蛋白质应占2/3，至少不低于1/2，以提高蛋白质的营养价值。我国以植物性食物为主，故成人蛋白质推荐摄入量约为1.0g/（kg·d）。按能量计算，成人蛋白质摄入量应占总能量摄入量的10%～12%，儿童、青少年为12%～14%。中国营养学会2013年推出18岁以上成年男子蛋白质推荐摄入量（RNI）为65g/d，女性为55g/d。

表6-2　各类食物的蛋白质的比例（%）

食物种类	畜、禽、鱼	鲜奶	奶粉	蛋类	大豆	坚果类	谷类	蔬菜水果
蛋白质含量（%）	10～20	1.5～4	7～25	12～14	20～40	15～25	6～10	1.0

3. 人体蛋白质的营养状况评价　评价人体蛋白质的营养状况可从三个方面进行：一是膳食蛋白质的摄入量，膳食蛋白质摄入量是评价机体蛋白质营养状况的背景材料或参考材料；二是身体测量与体格检查，是鉴定机体蛋白质营养状况的重要依据，尤其对儿童更为重要。身体测量常用指标主要包括体重、身高、上臂围、上臂肌围、上臂肌面积、胸围及生长发育指数等；三是生化指标，一般用血液中蛋白质指标评价，见表6-3。

表6-3　血液蛋白质评价指标和参考值

血液蛋白质	正常参考值
血清白蛋白	35～55g/L
前蛋白	200～500mg/L
血清运铁蛋白	2～4g/L
纤维结合蛋白	200～280mg/L
视黄醇结合蛋白	40～70μg/L

（三）脂类

脂类是人体不可缺少的营养物质，是人体必需三大宏量营养素之一，不溶于水。人体内的脂类，分为脂肪与类脂两部分。脂肪是由一分子的甘油和三分子的脂肪酸结合而成，根据脂肪酸结构的不同，脂肪分为饱和脂肪酸（SFA）、单不饱和脂肪酸（MUFA）和多不饱和脂肪酸（PUFA）。此外，在多不饱和脂肪酸中还存在人体生理需要而体内不能自行合成，必须由食物供给的必需脂肪酸，包括 ω-3 脂肪酸和 ω-6 脂肪酸，重要的有亚油酸、花生四烯酸、二十碳五烯酸（EPA）、二十二碳六烯酸（DHA）。在正常人中脂肪占体重的 14% ~ 19%。类脂则是指胆固醇、脑磷脂、卵磷脂等。

1. 脂类的生理功能

（1）供给能量人体能量的重要来源　每克脂肪可产生能量 37.67kJ（9kcal），比碳水化合物和蛋白质所产生的能量高 1 倍以上。

（2）促进脂溶性维生素吸收　脂肪是脂溶性维生素的载体，可为动物机体提供溶解于其中的脂溶性维生素，如维生素 A、维生素 D、维生素 K、维生素 E 等。同时促进这些维生素在肠道的吸收。

（3）维持体温、保护脏器　脂肪在皮下起到隔热保温的作用，有助于御寒。器官周围的脂肪组织，有缓冲机械冲击的作用，可保护内部器官免受外力伤害。

（4）增加饱腹感　脂肪在胃内停留时间较长，能增加饱腹感。

（5）参与调节营养和代谢　如磷脂可作为乳化剂使体液脂肪悬浮在体液中，利于吸收、转运和代谢；人体许多重要生理活性物质如性激素、前列腺素、黄体酮、肾上腺素的合成需要胆固醇。

（6）改善食物的感官性状　脂肪可使膳食增味添香，提高膳食感官性状。

2. 脂肪的来源及供给量　脂肪的食物来源主要是植物油、油料作物种子及动物的脂肪组织和肉类。猪、牛、羊脂肪是常用的动物性脂肪；菜籽油、大豆油、花生油、芝麻油、橄榄油等是常用的植物性脂肪。必需脂肪酸中的 ω-3 脂肪酸系 α-亚麻酸，仅存在于亚麻籽油、大豆油、低芥酸菜籽油、核桃及其油中。ω-6 脂肪酸系亚油酸，广泛存在于植物油和坚果中，如花生油、大豆油、棉籽油、芝麻油、玉米油等。合理摄入比例恰当的脂肪对生长发育、维持健康和防治中老年慢性病有着重要的作用。但脂肪摄入过高，尤其是饱和脂肪酸摄入量高，是导致血胆固醇、甘油三酯和低密度脂蛋白胆固醇升高的主要原因，可增加患高血压、冠心病、内分泌疾病的危险。因此脂肪的摄入量应占总能量的 20% ~ 30%，必需脂肪酸应占总热能的 2%，饱和脂肪酸、单不饱和脂肪酸、多不饱和脂肪酸三者的适宜比例为 1:1:1。成人 SFA 的摄入量应低于总能量的 10%。

3. 脂肪的营养学评价　脂肪营养学评价主要有五个方面，一是消化率，一般熔点低于体温的消化率可达 97% 左右，植物脂肪的消化率高于动物脂肪；二是必需脂肪酸的含量，一般植物脂肪高于动物脂肪；三是各种脂肪酸的比例，即饱和脂肪酸、不饱和脂肪酸和多不饱和脂肪酸的比例适宜；四是脂溶性维生素的含量，主要是维生素 E、维生素 A、维生素 D 等；五是某些有特殊生理功能的脂肪酸含量，如含 DHA、EPA 等。

（四）膳食纤维

膳食纤维的定义有两种，一是从生理学角度将膳食纤维定义为不能被人体消化吸收的植物性食物成分，包括纤维素、半纤维素，果胶、树胶、抗性淀粉、抗性低聚糖和木质素等；另一种是从化学角度将膳食纤维定义为植物的非淀粉多糖与木质素。可分为可溶性膳食纤维与非可溶性膳食纤维。前者包括部分半纤维素、果胶和树胶等，后者包括纤维素、木质素。20 世纪 70 年代发现膳食纤维对预防肿瘤、糖尿病、高血压、高脂血症、肥胖病等有积极的作用。

1. 膳食纤维的主要生理功能

（1）维持正常肠道功能　促进肠蠕动，有缓泻、防止习惯性便秘、痔疮等作用。

（2）降低血清胆固醇，预防胆石形成　此作用以可溶性纤维如果胶、树胶、豆胶的降脂作用较明显，非水溶性纤维无此种作用。

（3）对餐后血糖及胰岛素水平的影响　可降低餐后血糖升高的幅度，降低血胰岛素水平或提高机体胰岛素的敏感性。

（4）增加饱腹感　膳食纤维有很强的吸水能力或结合水的能力，可增加胃内容物容积而增加饱腹感，从而减少摄入的食物和能量，有利于控制体重、防止肥胖。

（5）调节肠道菌群，促进结肠功能　膳食纤维通便可通过及时稀释潜在的致癌有毒物而抑制结肠癌等的发生。膳食纤维可抑制厌氧菌，减少具有致癌性的代谢物；同时可缩短粪便在肠道的时间，防止致癌物质与易感的肠黏膜之间的长时间接触，减少产生癌变的可能性。

2. 膳食纤维的来源及供给量　膳食纤维主要来源于植物性食物，如粮谷类的麸皮和糠含有大量纤维素、半纤维素和木质素；柑橘、苹果、香蕉、柠檬等水果和洋白菜、甜菜、苜蓿、豌豆、蚕豆等蔬菜含有较多的果胶。成人以每日摄入 25～30g 膳食纤维为宜。

（五）矿物质

矿物质是构成人体组织、维持生理功能和生化代谢的必需物质，除碳、氢、氧和氮以有机化合物的形式存在外，其余统称为矿物质（无机盐）。在人体内含量超过体重 0.01% 的矿物质称为常量元素或宏量元素，有钙、镁、钾、钠、磷、硫和氯；在人体内含量低于体重 0.01% 的矿物质称为微量元素，有铁、锌、碘、硒、氟、铜、钼、锰、铬、镍、钒、锡、硅和钴 14 种。

1. 矿物质的主要生理功能

（1）构成机体组织和细胞成分　钙、磷构成骨骼和牙齿，硫、磷参与构成某些蛋白质，铁是构成血红蛋白的主要成分等。

（2）维持机体酸碱平衡　硫、磷、氯等酸性离子与钾、钠、钙、镁等碱性离子相互配合，构成人体的缓冲体系，调节体内酸碱平衡。

（3）维持组织细胞的正常渗透压　钠、钾、氯等能调节细胞膜的通透性，并与蛋白质共同维持组织细胞的渗透压，在体液的移动或潴留过程中起着重要的作用。

（4）维持神经、肌肉的正常渗透压　比例适宜的钾、钠、钙、镁等无机离子相互配合协调，维持神经、肌肉的正常兴奋性。

（5）构成体内生理活性物质和酶系统的激活剂　如甲状腺素中的碘、谷胱甘肽过氧化物酶中的硒、维生素 B_{12} 中的钴等，又如氯离子对唾液淀粉酶、盐酸对胃蛋白酶、钙对凝血酶有激活作用。

2. 钙（calcium）　钙是人体内含量最多的一种矿物质，参与构成骨骼和牙齿，在机体的生长发育过程中，自始至终支撑着整个机体结构，它与人生各阶段的健康密切相关。骨成熟主要在青春期内完成，青春期的钙营养状况是衡量成年后骨量变化以及判断发生骨质疏松症危险性的主要因素。当钙摄入不足，就会影响骨骼的正常发育，为成人后骨质软化及老年人骨质疏松症留下隐患。钙的吸收受膳食因素的影响，维生素 D 有利钙的吸收，而各类蔬菜等植物性食物含有植酸与草酸，它们与钙结合生成难于吸收的盐，可降低钙的吸收率。

充足的钙摄入还可预防结肠癌，但如过量摄入钙则存在负面作用，主要是可能增加肾结石的危险。膳食中钙、磷比例适宜时，有利于两者的吸收。钙磷比例在儿童以 2∶1 或 1∶1 为宜，成人以 1∶1 或 1∶2 为宜。另外，当人体对钙的需要量增加时，钙的吸收率也增加，如在婴儿、青春期、妊娠期，钙需要量明显增加，其吸收率亦增高。

（1）钙的主要生理功能　①构成骨骼和牙齿，起支持和保护作用：骨骼和牙齿是人体含钙最多的组织。约占 99%；②维持神经与肌肉的正常兴奋性：包括神经肌肉兴奋、神经冲动传导、心肌正常搏动；③调节体内某些酶的活性：如三磷酸腺苷酶、脂肪酶等；④参与生理活动，如血液凝固、激素分泌，维持体液酸碱平衡以及细胞内胶质的稳定性。

（2）食物来源及供给量　奶及奶制品是钙的最好食物来源，含量丰富，且吸收率高。豆类、坚果类、绿色蔬菜、各种瓜子也是钙的较好来源。少数食物如虾皮、海带、发菜、芝麻酱等含钙量也特别高。18岁~49岁成年人钙推荐摄入量为800mg/d，≥50岁钙的推荐摄入量为1000mg/d；钙的可耐受剂量为2000mg/d。

3. 铁（iron）　铁是人体必需微量元素中含量最多的一种，有两种存在形式。一是"功能性"铁（亦称必须铁），铁与蛋白质结合的形式存在，约占体内总铁量的75%，其中60%~75%分布于血红蛋白；二是"储存铁"（又称非必须铁），约占总铁量的25%，以铁蛋白（ferritin）和含铁血黄素（hemosiderin）的形式存在于肝、脾与骨髓中。

食物中的铁分为血红素铁和非血红素铁两类，动物性食物中的铁约50%是血红素铁，其他为非血红素铁。动物血中铁的吸收率约为25%，肉类及肝脏约为22%，鱼肉约为11%；非血红素铁在吸收时要受到食物中的植酸、草酸和纤维素的抑制。影响铁吸收的因素较多，一般植物性食物中铁的吸收率较动物性食物中的铁吸收率低，如大米为1%，玉米、小米为3%，黑豆为3%，莴苣为4%，面粉为5%。正因如此，铁元素缺乏现象在我国较为普遍，尤其女性因生理性的"月经"也会排出铁，因此缺铁性贫血的发病率较高。缺铁后还可能导致学习能力下降、冷漠呆板、智力发育损害及行为改变和抗感染能力下降，因此预防铁的缺乏十分重要。

（1）铁的生理功能　①维持正常的造血功能：参与组成血红蛋白、肌红蛋白、细胞色素a以及某些呼吸酶；②参与体内氧与二氧化碳的转运、交换及组织呼吸过程；③催化促进β-胡萝卜素转化为维生素A，嘌呤与胶原的合成及抗体的产生等功能。

（2）铁的来源及供给量　铁广泛存在于各种食物中，但分布极不均匀，吸收率差别很大，铁的良好来源有动物的肝脏、全血和畜禽肉类，适当地摄入这些食物对预防缺铁有积极的意义。蔬菜中含铁量不高，吸收率低。铁的成人推荐摄入量男性为12mg/d，女性18~50岁为20mg/d，>50岁为12mg/d。

4. 锌（zinc）　锌是人体内重要的必需微量元素之一，广泛分布在人体所有组织和器官中。锌对生长发育、免疫功能、物质代谢和生殖功能等具有重要作用。

（1）锌的生理功能　①构成酶的成分或酶的激活剂：锌是人体许多重要酶的组成成分，有近100种酶需要锌的催化才能发挥作用；②维持机体正常生长发育和组织再生：蛋白质、核酸的合成和代谢，骨骼的正常化，生殖器官的发育和功能都需要锌；青少年缺锌会影响身体发育、性发育迟缓、第二特征发育障碍、垂体调节功能障碍、食欲不振、味觉迟钝、皮肤创伤不易愈合、易感染等；③参与免疫功能，锌能直接影响胸腺细胞的增殖，使胸腺分泌正常；④其他：锌对维护正常的味觉、视觉、听觉、嗅觉功能和促进维生素A的吸收，维持皮肤的健康都十分必要。

（2）锌的来源　锌广泛存在于各种食物中，但含量差异很大。一般动物性食物高于植物性食物，其中贝壳类海产品、动物内脏、红肉等是锌的最好来源，大豆、花生、玉米也是锌的良好来源。成人锌的推荐摄入量：男性为12.5mg/d，女性为7.5mg/d。

5. 碘（iodine）　碘在体内主要参与甲状腺素的合成，甲状腺素在人体内具有调节机体物质代谢和促进生长发育的作用。如碘缺乏可使体格发育迟缓，并影响智力发育，缺碘也是地方性甲状腺肿大的主要病因。

（1）碘的生理功能　①参与蛋白质、脂肪、碳水化合物与能量代谢：促进氧化磷酸化过程，促进分解代谢、能量转换、增加氧消耗及加强产热作用。同时还参与维持和调节体温，保持正常的新陈代谢及生命活动；②促进生长发育：身高、体重、肌肉、骨骼的增长和性发育都必须有甲状腺素的参与，甲状腺素能促进DNA及蛋白质合成、维生素吸收和利用，并有活化许多重要酶的作用；③促进神经系统发育：在脑发育阶段，神经元的迁移、分化，神经突起的分化、发育，尤其是树突、触突、神经微管及神经元联系的建立，髓鞘的形成和发育都需甲状腺素的参与；④具有垂体激素作用。

（2）碘的来源及供给量　人类所需的碘主要来源于食物。一般各种海产品如海带、紫菜、淡菜、海参含碘较高，动物性食品的含碘量高于植物食品。预防碘缺乏病最有效的方法就是食用加碘食盐。需要注意的是碘不能过多摄入，过多摄入可引起高碘性甲状腺肿。同样对健康产生危害。成人碘的推荐摄入量为 $120\mu g/d$。

6. 硒（selenium）　硒是人体内必需微量元素之一，硒遍布于人体各组织、器官和体液中，肾浓度最高，肝脏次之，血液中相对较低。

（1）硒的生理功能　①抗氧化作用：保护生物膜免受损害，硒是谷胱甘肽过氧化物酶（glutathione peroxidase，GSH）的重要组成成分，在体内特异地催化还原型谷胱甘肽，与过氧化物发生氧化还原反应，从而保护生物膜免受损害，维持细胞正常功能；②维持正常免疫功能：适宜的硒水平对于保持细胞免疫和体液免疫是必需的；③抗肿瘤作用：补硒可使肝癌、肺癌、前列腺癌及结肠癌的发生率和死亡率明显降低；④保护心血管、维持心肌健康：血硒高的地区人群心血管病发病率低。动物实验证实硒对心肌纤维、小动脉、微血管的结构、功能有重要作用。克山病的一个重要因素就是缺硒。缺硒可导致生长迟缓、生育功能减弱等，缺硒地区的肿瘤发病率较高。

（2）硒的来源及供给量　硒广泛存在于各种食物中。一般动物性食物，如肝、肾、肉类及海产品，硒含量较丰富，是硒的良好食物来源。例如内脏、海产品含硒为 $0.06 \sim 0.4mg/kg$，瘦肉 $0.07 \sim 0.01mg/kg$，水果蔬菜小于 $0.01mg/kg$。成人硒的推荐摄入量 $60\mu g/d$。

（六）维生素

维生素是维持机体健康和生长必需的一类化学结构和生理功能各不相同的有机化合物，现已知有20余种。可分为水溶性维生素和脂溶性维生素，水溶性维生素如（维生素 B_1、B_2、B_6、B_{12}、C 及尼克酸、叶酸），脂溶性维生素如（维生素 A、D、E、K）等。大剂量食用水溶性维生素常常会干扰其他营养素的代谢；大量食用脂溶性维生素可导致体内积存超负荷而中毒。因此，任何年龄段都不宜盲目服用各种合成维生素。维生素的特点：一是人体每日对它的需要量很少，自身不能合成或合成的量不能满足机体的需要，必须从天然食物中摄取；二是既不参与机体组成，也不提供热能；三是缺乏或不足会出现营养缺乏病。

1. 维生素 A　维生素 A 是具有视黄醇（retinol）生物活性的化合物，包括维生素 A（存在于动物性食物中）及维生素 A 原（存在于植物性食物中），在高温和碱性环境中比较稳定，一般的烹调和加工不易破坏，但在高温条件下极易被氧化。

（1）维生素 A 的主要生理功能　①维持正常的视觉功能：视觉细胞内感光物质的合成与再生需要维生素 A。如果缺乏可降低眼的暗适应能力；②参与细胞的 RNA、DNA 合成：可促进生长发育和维持生殖功能。缺乏时可致男性睾丸萎缩、精子减少及活动能力下降；③维持上皮细胞的正常生长与分化：维生素 A 对上皮细胞膜起稳定作用，维持上皮细胞的形态完整和功能；④预防癌症与维持机体正常免疫功能：维生素 A 对许多细胞功能活动有维持和促进作用，能维持机体正常的免疫功能；⑤对骨骼的发育作用：视黄酸是骨骼正常发育所必需的。

（2）维生素 A 的来源及供给量　最好食物来源是各种动物肝脏、鱼卵、鱼肝油、奶油、全奶、禽蛋等；良好来源是深色蔬菜和水果，如胡萝卜、豌豆苗、红心甜薯、辣椒、空心菜、菠菜、苜蓿以及水果中的芒果、杏、柿子等。维生素 A 的常用计量单位是国际单位（IU），维生素 A 原（以 β - 胡萝卜素为代表）常用的计量单位是 μg 或 mg，为统一计量膳食中的维生素 A，提出了视黄醇当量（Retionl Equivalent，RE）概念，其含义是包括视黄醇和 β - 胡萝卜素在内的具有维生素 A 活性物质相当的视黄醇量。成人维生素 A 的推荐摄入量：男性为 $800\mu gRE/d$，女性为 $700\mu gRE/d$。

2. 维生素 D 维生素 D 属脂溶性维生素，是维持生命所需的营养素之一。维生素 D 目前已知至少有 10 种，胆钙化醇（维生素 D_3）和角骨化醇（维生素 D_2）是最重要的两种形式，它对人体的骨骼发育极为重要。

（1）维生素 D 的生理功能 ①促进小肠钙、磷吸收：维持人体骨骼的健全以及神经肌肉功能的正常，维持血清钙和磷的浓度在正常范围内，促进钙在骨组织中的沉积。小儿佝偻病（俗称缺钙）、骨软化症（特别是妊娠和哺乳期的妇女），老年人的骨质疏松症与维生素 D 不足均有密切关系；②促进骨与软骨的软化：维生素 D 对骨骼钙化，与甲状旁腺协同，可使未成熟的破骨细胞前体转变为成熟的破骨细胞，促进骨质吸收，以提高血钙、血磷的浓度；③促进肾小管对钙、磷的重吸收，以提高血钙、血磷的浓度；④维持血钙的正常水平。

（2）维生素 D 的来源及供给量 维生素 D 可以从食物中摄取，如海鱼、动物肝脏、奶油、蛋黄以及菌类等；也可以通过日光浴途径获取，人的皮肤内含有一定量的 7 - 脱氢胆固醇，经日光中紫外线照射后可形成维生素 D_3。维生素 D 虽是骨骼发育不可缺少的营养成分，但一定不能过量，否则会引起中毒。维生素 D 的量可用 IU 或 μg 表示，1IU 维生素 D_3 = 0.025μg 维生素 D_3。成人维生素 D 的推荐摄入量为 10μg/d。

3. 维生素 E 维生素 E 又名生育酚，属脂溶性维生素，共两类八种化合物，其中 α - 生育酚是自然界分布最广泛、含量最丰富、活性最高的形式，对热、酸稳定，对碱不稳定，食物中维生素 E 在一般烹调时损失不大，但油炸可使其活性明显下降。

（1）维生素 E 的生理功能 ①抗氧化作用：维生素 E 是最重要的抗氧化剂，能清除体内的自由基从而保护生物膜上的多元饱和脂肪酸、细胞骨架及其他蛋白质的巯基免受自由基的攻击；②维生素 E 可促进蛋白质和某些酶蛋白的合成，降低分解代谢酶的活性，能促进人体正常新陈代谢，维持骨骼、心肌、平滑肌、中枢神经系统、外周血管系统、视网膜的正常结构和功能；③延缓衰老：年龄的增长可使老年斑不断增多，维生素 E 可使老年斑的形成减少，改善皮肤弹性并提高免疫力；④调节血小板的黏附力和聚集作用：预防动脉粥样硬化，维生素 E 可抑制细胞膜质的过氧化反应，有保护血管内皮和抑制血小板在血管表面凝聚的作用，可预防心血管疾病和动脉粥样硬化；⑤与精子的生成和生殖功能有关，但与性激素分泌无关。

（2）维生素 E 的来源及供给量 维生素 E 广泛存在于植物中，特别是植物油中含量较高，如大豆油、芝麻油、菜籽油均在 50mg/100g 以上；绿色蔬菜有一定的含量，水果和其他蔬菜含量很少。由于维生素 E 来源广泛，一般情况下不会缺乏，成人维生素 E 的适宜摄入量为 14mg/d。过量摄入则对人体有害，因此不能盲目滥用。

4. 维生素 C 维生素 C 又称为抗坏血酸，属水溶性维生素，其水溶液不稳定，在有氧存在或碱性环境中极易氧化失去活性，铁、铜等金属离子可促进氧化反应过程。维生素 C 对人体具有重要作用，天然维生素 C 是以维生素 C 与维生素 P 的组合状态存在，维生素 P 能协助维生素 C 发挥作用。人工合成维生素 C 是纯人工合成制剂，其效果不能与天然维生素 C 比较。因此不能服用一些维生素 C 药片来代替蔬菜和水果中的维生素 C。

（1）维生素 C 的生理功能 ①参与羟化反应：维生素 C 为形成骨骼、牙齿、结缔组织及一切上皮组织细胞间黏接物所必需，可维持牙齿、骨骼、血管的正常生理功能；②增加对疾病的抵抗力，促进外伤愈合；③可与金属离子络合而减少机体对铅、汞、镉、砷等毒物的吸收；④促进食物中的 Fe^{3+} 还原为 Fe^{2+}，以利铁的吸收；⑤抗癌作用，维生素 C 可阻断致癌物如亚硝胺在体内的合成。

（2）维生素 C 的主要来源及供给量 蔬菜和水果是维生素 C 的主要来源。柑橘类、莓类、绿叶蔬菜、番茄、菜花、马铃薯等富含维生素 C。每天吃一斤新鲜的蔬菜和半斤左右的水果，就可以满足正常的生理需要。维生素 C 来源非常丰富，一般情况下不会缺乏。因此完全没有必要再额外地服用合成维生素 C。18 岁以上成人维生素 C 膳食推荐摄入量为 100mg/d。

5. B 族维生素　B 族维生素的大家族包括维生素 B_1（硫胺素）、维生素 B_2（核黄素）、维生素 B_6 及维生素 B_{12}。属水溶性维生素，易受热和氧化而被破坏，在碱性环境更易被破坏，在酸性环境中稳定。由于谷类食物加工过于精细，因此 B 族维生素的缺乏是我国居民常见的营养问题。

（1）维生素 B_1（硫胺素）　维生素 B_1 的主要功能是构成脱羧辅酶，参与碳水化合物的代谢，促进乙酰胆碱合成，维持神经、消化系统及肌肉，特别是心肌的正常功能。缺乏时易发生脚气病，主要损害神经血管系统，发病早期可有疲倦、烦躁、头疼、食欲不振、便秘和工作能力下降等症状，严重缺乏时可出现神经和心血管系统症状。缺乏原因主要是长期摄入精细的粮食、食物结构单一及吸收障碍。维生素 B_1 的良好来源是动物的肝脏、瘦肉、全谷、豆类、坚果等，鱼类、蔬菜含量较少。谷物仍是我国居民摄取维生素 B_1 的主要途径。维生素 B_1 膳食营养素推荐摄入量为成年男性为 1.4mg/d，成年女性为 1.2mg/d。

（2）维生素 B_2　又称核黄素，微溶于水，维生素 B_2 以辅酶形式参与许多代谢反应。当核黄素缺乏时，会引起代谢障碍和皮肤的炎症，如口角炎、唇炎、舌炎、脂溢性皮炎、阴囊炎等。长期缺乏还可导致儿童生长迟缓，轻、中度缺铁性贫血以及免疫功能低下。奶、蛋、各种肉类、动物内脏、谷类、蔬菜和水果含丰富的维生素 B_2，粮谷类的维生素 B_2 主要在谷皮和胚芽中，碾磨加工过程会损失维生素 B_2，绿叶蔬菜中维生素 B_2 的含量较高。膳食维生素 B_2 推荐摄入量为成年男性 1.4mg/d，成年女性为 1.2mg/d。

三、各类食物的营养

（一）粮谷类

粮谷类食物是我国传统膳食的主体，包括大米、小麦、玉米、小米、高粱、大麦、燕麦、荞麦等。是人体能量的主要来源，在平衡膳食中占有十分重要的地位，其成分以淀粉为主，含少量糊精、葡萄糖、果糖等。

粮食提供了 60%～70% 的每日膳食能量、一半以上的蛋白质和一定数量的 B 族维生素、矿物，是最经济的能量来源。其蛋白质含量一般在 7.5%～15% 之间，赖氨酸，色氨酸，蛋氨酸，苯丙氨酸等必需氨基酸组成不平衡、不齐全，营养价值不如动物性食物。谷类脂肪含量在 1%～4%。主要由不饱和脂肪酸组成，亚油酸含量较高。谷类含矿物质为 1.5%～3%，多以植酸盐形式存在，不易被人体吸收利用，因此意义不大。B 族维生素谷类较为丰富，部分谷类还含有维生素 E 和少量的胡萝卜素，膳食纤维含量在 2%～3% 之间。

粮谷类的营养成分因生长条件、加工方法、品种等的不同而有差异。加工过程越多、越精细，营养素如维生素、矿物质、膳食纤维损失就越多。因此同时摄入多种谷类比单一种类好，一般主食搭配一些豆类效果就更好，在日常生活中要注意粗细搭配，洗米不要过多淘洗，提倡焖饭或蒸饭以减少营养成分流失。

（二）蔬菜、水果

蔬菜是人体膳食纤维、矿物质、维生素等营养物质的重要来源。蔬菜可分为叶菜类、根茎类、豆荚类、瓜果类、花芽类等五类。蔬菜的成分除含有大量水分外，一般碳水化合物和蛋白质含量少，所以多数蔬菜能量不高，也不是蛋白质的主要来源。蔬菜因提供了大量人体所必需的无机盐如钾、钙、铁、磷等和维生素如胡萝卜素、维生素 B_6、维生素 C、叶酸、钙、磷、钾等，因此有十分重要的营养价值和生理作用。蔬菜中含有大量的膳食纤维，是人类获得膳食纤维的重要途径。

水果是一类不需烹调，可直接食用的植物性食物，含水多，味香甜，提供大量的糖类、矿物质、维生素、膳食纤维和大量具有生物活性，且有益于健康的植物化学物如有机酸、酚酸类物质、芳香物质等。因此具有十分重要的生理作用。是不可缺少的食物品种。

蔬菜、水果具有相似的营养素组成，但是营养素总体含量和总的抗氧化能力方面，水果不如蔬菜，如果摄取等量的营养素，蔬菜比水果更经济。但水果含有许多蔬菜所不含或含量少的其他生物活性成分，所以两类食物各有特点，不能互相取代。中国居民膳食指南要求每天应食用500g/d 的蔬菜和200 ~ 250g/d 的水果。

（三）奶及奶乳制品、豆类及其豆类制品

奶类、豆类指鲜奶，奶粉，酸奶，干酪以及大豆制品等。乳和乳制品是含多种营养素的理想食品，其营养价值高，容易被人体吸收和利用，因为其蛋白质的组成及必需氨基酸的比例与人体接近。奶中蛋白质含有八种必需氨基酸，属优质蛋白质。一个人如果每天饮用250ml 牛奶可以满足上述八种氨基酸每日需要量的30% ~70%。

乳品中含有丰富的矿物，钙含量特别高，且吸收好，因此有条件要坚持喝，这对提高青少年的骨密度有十分重要的帮助。

豆类含优质蛋白、不饱和脂肪酸、钙及 B 族维生素，是营养丰富的一类食物。大豆的营养成分比较全面，含优质蛋白质在 35% ~40%，是植物食物中唯一优质蛋白质的来源。

大豆蛋白质的氨基酸组成与人体需要相近。大豆中含脂肪 15% ~20%，不饱和脂肪酸含量高达 85%。大豆还富含钙、磷、铁等矿物质及维生素 B_1、维生素 B_2。大豆具有重要的生理功能，主要是因为它含有卵磷脂、异黄酮及膳食纤维等物质，有降压、降脂、防治便秘和抗癌等功效。大豆因含有胰蛋白抑制物、植物血细胞凝集素、脂肪氧化酶等物质，只有在合理加工、烹调后才能去除这些影响大豆消化吸收的物质，因此一般不主张吃整粒的大豆而提倡吃豆浆、豆腐等大豆制品。

（四）肉、蛋类

包括畜肉、禽肉、鱼、虾类和蛋类。它们是人体优良动物蛋白质、脂肪、矿物质和维生素的重要来源，营养价值高，能弥补植物蛋白质缺乏的必需氨基酸，各种肉类经适当的加工、烹调后更加易于消化、吸收。畜肉富含血红素铁，是人体重要的铁来源，同时铁的吸收好，但饱和脂肪酸较禽、鱼虾等多，摄入过多的饱和脂肪酸是肥胖、心血管疾病的重要诱因。建议不吃肥肉，适量食用牛、羊、猪等畜肉。

禽肉指鸡、鸭、鹅等，其营养特点是脂肪含量低，约9.4%，有约20%的必需脂肪酸，饱和脂肪酸含量较畜肉低，蛋白质与畜肉相近，因此较畜肉更利于人体健康。

鱼类的营养特点为蛋白质含量高，一般在 15% ~20%，脂肪低，一般为 1% ~3%，长链多不饱和脂肪酸如 EPA 和 DHA 含量高，在深海鱼中含量更高。因此，肉类食物选择时，鱼类应是首选。一般建议每周吃 2 ~3 次的鱼。

鸡蛋蛋白质的必需氨基酸种类、数量、比例与人体蛋白质最接近，其利用率高达99%，是食物中最理想的优质蛋白质。蛋黄里含有钙、磷、维生素 A、维生素 B、维生素 D 等，其中维生素 D 含量高，是仅次于鱼肝油的维生素 D 天然来源。蛋类虽然含有较多的胆固醇，如每个鸡蛋含胆固醇约250mg，但还含有一定量的卵磷脂，因此每日吃一个完整的鸡蛋不会造成血胆固醇的升高。

第二节　膳食结构及中国居民膳食指南

膳食结构（dietary pattern）是一个国家、一个地区或个体日常膳食中各类食物的种类、数量及其所

占的比例。膳食结构的形成是一个长期的过程，受一个国家或地区人口、农业生产、食品加工、饮食习惯等多因素的影响。理想的膳食结构应该是平衡膳食。平衡膳食是制定膳食指南的科学依据和基础。

膳食指南（dietaryguidelines，DG）是由政府和科学团体根据营养科学的原则和人体的营养需要，结合当地食物生产供应情况及人群生活实践，专门针对食物选择和身体活动提出的指导意见[6]。

一、膳食结构的类型与特点

膳食结构一般是按动植物食物在膳食结构中的构成比例以及其能量、蛋白质、脂肪和碳水化合物的供给量为分类标准。依据动、植物性食物在膳食构成中的比例，世界上典型的膳食结构主要包括以下四种类型。

（一）东方膳食结构

该膳食结构以植物性食物为主，动物性食物为辅。大多数发展中国家如印度、巴基斯坦、孟加拉国和非洲一些国家等属此类型。该膳食结构的特点是谷物食物消费量大，动物性食物消费量小，植物性食物提供的能量占总能量近90%，动物性蛋白质一般少于蛋白质总量的10%~20%。平均每天能量摄入为2000~2400kcal，蛋白质仅50g左右，脂肪仅30~40g，膳食纤维充足，来自动物性食物的营养素如铁、钙、维生素A的摄入量常会出现不足。这类膳食结构容易出现蛋白质能量营养不良，以致体质较弱，健康状况不良，劳动能力降低，但心血管疾病（冠心病、脑卒中）、2型糖尿病、肿瘤等慢性病的发病率较低[5]。

（二）经济发达国家膳食结构

该膳食结构以动物性食物为主，是多数欧美发达国家如美国、西欧、北欧诸国的典型膳食结构，属于营养过剩型膳食。该膳食结构的特点是粮谷类食物消费量小，动物性食物及食糖的消费量大。人均每日摄入肉类300g左右，食糖甚至高达100g，奶和奶制品300g，蛋类50g。人均日摄入能量高达3300~3500kcal，蛋白质100g以上，脂肪130~150g，以高能量、高脂蛋白质、低膳食纤维为主要特点。这种膳食模式容易造成肥胖、高血压、冠心病、糖尿病等营养性慢性病发病率上升。因此，发达国家营养专家提出一些膳食修改建议，如美国农业部专家提了基于每日2000kcal能量的8大类食物膳食结构。

（三）日本膳食结构

该膳食结构是一种动植物食物较为平衡的膳食结构，以日本为代表。该膳食结构的特点是谷类的消费量平均每天300~400g左右，动物性食品消费量平均每天100~150g，其中海产品比例达到50%，奶类100g左右，蛋类、豆类各50g左右。能量和脂肪的摄入量低于欧美发达国家，平均每天能量摄入为2000kcal左右，蛋白质为70~80g，动物蛋白质占总蛋白的50%左右，脂肪50~60g，该膳食模式既保留了东方膳食的特点，又吸取了西方膳食的长处，少油、少盐，海产品、蛋白质、脂肪和碳水化合物的供能比合适，有利于避免营养缺乏病和营养过剩性疾病（心血管疾病、糖尿病和癌症），膳食结构基本合理。

（四）地中海膳食结构模式

地中海膳食结构模式为居住在地中海地区的居民所特有，其特点如下。

1. 膳食富含植物性食物，如谷类、薯类、豆类、水果、蔬菜和各种坚果。

2. 食物的加工程度低，新鲜度高，膳食多为当地和应季的食物。

3. 烹饪用油主要是橄榄油。

4. 每天食用适量的奶制品。

5. 每周食用适量的动物食品，主要是鱼、禽、蛋。

6. 每月食用适量的红肉如猪、牛、羊。

7. 成年人有饮用适量葡萄酒的习惯。

8. 餐后的甜点以新鲜水果为主，甜食每周只食用几次。

这种膳食模式使地中海地区居民心脑血管疾病发生率很低，因此引起各个国家的高度重视，并参照这种膳食模式修改自己国家的膳食指南。

二、中国居民膳食结构

（一）中国居民传统的膳食结构特点

中国居民传统的膳食以植物性食物为主，其膳食结构的特点如下。

1. 碳水化合物摄入高　在我国，无论南北方，谷类食物的供能比例占70%以上。谷米一般含碳水化合物在60%～75%之间。

2. 膳食纤维摄入高　我国居民谷类食物和蔬菜摄入较高，谷类食物和蔬菜中所含的膳食纤维丰富。这是我国传统膳食的特色和优势，应该加以继承和发扬。

3. 低动物性食物　我国居民传统的膳食中动物性食物的摄入量很少，在20世纪80年代以前，中国居民只有在节假日期间才有动物性食物的供应，这也是以前中国居民心血管疾病、代谢性疾病、肿瘤等发病率低的原因之一。

（二）中国居民的膳食结构现状及变化趋势

我国食物种类丰富，市场供应充足，居民膳食能量和蛋白质摄入充足，膳食质量显著提高。我国大多数人群膳食结构仍保持植物性为主，谷类食物仍是能量的主要食物来源，蔬菜供应品种更加丰富，季节性差异明显缩小，居民蔬菜摄入量仍稳定在人均每日270g左右，与其他国家相比一直处于较好的水平。居民动物性食物摄入量增加，优质蛋白摄入量增加，全国城乡居民来源于动物性食物蛋白质的比例从1992年的18.9%增加到2015年的35.2%。特别是农村居民的膳食结构得到较大的改善，碳水化合物的供能比从1992年的70.1%下降到2015年的55.3%，动物性食物提供的蛋白质从1992年的12.4%提高到2015年的31.4%，城乡差距逐渐缩小。从不同省市监测点的数据分析居民的膳食结构正处于变迁时期。

目前我国居民膳食结构存在的主要问题如下。

1. 高油高盐摄入仍普遍存在，含糖饮料消费逐年上升　2015年调查显示，家庭烹调用盐摄入量平均每人每天为9.3g，呈现逐年下降的趋势，全民健康生活方式行动、全民营养周的宣传教育等活动成效显现。与1992年相比，人均烹调用盐量下降了4.6g/d，每10年平均下降2g/d，烹调用盐平均摄入虽有所下降，但仍高于中国营养学会推荐水平。烹调用油的摄入量仍然较高，特别是农村居民烹饪油食用量增长幅度较大。

在外就餐成为普遍饮食行为，外卖点餐行为在年轻人中较为普遍。调查发现前十位常购买的菜肴多为油炸食物、动物类菜肴，对于长期以外卖餐和在外就餐为主的人群，存在油盐过度摄入消费，以及膳食结构不合理问题。

含糖饮料销售量逐年上升，城市人群游离糖摄入有42.1%来自含糖饮料和乳饮料。儿童青少年含糖乳饮料和饮料消费率在30%和25%以上，明显高于成人。目前我国居民糖摄入平均水平不高，供能比超过 10% 的人群比例为 1.9%，但儿童青少年含糖饮料消费率高于成人，3 ~ 5 岁儿童糖供能比高达 4.8%，应引起足够重视注意。

2. 全谷物、深色蔬菜、水果、奶类、鱼虾类和大豆类摄入不足　我国居民膳食结构以谷物为主，但谷物以精制米面为主，品种多为小米和玉米，全谷物及杂粮摄入不足，只有 20% 左右人能达到日均 50g 以上；蔬菜以浅色蔬菜为主，深色蔬菜约占蔬菜总量的 30%，未达到推荐的 50% 以上的水平。人均水果摄入量仍然较低，摄入量较高的城市人群仅为 55.7g/d。与合理膳食要求相比，有较大差距。我国居民奶类平均摄入量一直处于较低的水平，各人群奶类及其制品消费率均较低，儿童青少年消费率高于成人，各人群消费量均低于推荐摄入量水平，奶类摄入不足是我国居民钙摄入不足比例较高的主要原因。鱼虾类平均摄入量为 24.3g/d，多年来没有明显增加，不足三分之一的成年人能够达到平均每天摄入鱼虾类 40g 以上。大豆类食品是中国传统的健康食品，但目前消费率低，消费量不足，约有 40% 左右的成人不常吃大豆类制品。

不同人群的研究显示，遵循平衡膳食原则，即维持以植物性食物为主，多吃蔬菜水果、水产品和奶类，适量的肉禽蛋类，清淡少油膳食模式的人群，显示出获得了更好的健康收益，例如江南沿海一带地区。中国不同人群的研究显示，保持平衡膳食模式可以降低 2 型糖尿病、妊娠糖尿病、代谢综合征、乳腺癌、冠心病和非酒精性脂肪肝的发病风险，并可降低人群的全因死亡风险。

三、膳食指南及平衡膳食宝塔

"民以食为天"，膳食是人体健康的基础。研究表明，膳食对人健康的影响在所有因素中占 15% 左右。因此合理的膳食不仅对维护健康，同时对预防和辅助治疗疾病都有积极的作用。膳食指南（dietary guideline，DC）的目的是：引导大众合理搭配和选择食物，达到科学营养、平衡膳食，减少疾病发生，促进全民健康的目的。其制定原则是科学营养、平衡膳食。因各个国家的情况不同，因此，每个国家的膳食指南都是针对本国存在的具体问题而制定的。目前有 20 多个国家公布了自己国家的《膳食指南》。我国于 1989 年首次发布了《中国居民膳食指南》在 1997 年 4 月又发布了修改后的膳食指南（1997 年版），2007 年 9 月再次对膳食指南（2007 年版）进行修订，2016 年 5 月又在此基础上发布《中国居民膳食指南（2016）》。

（一）中国居民膳食指南（2016 版）

2016 年版的中国居民膳食指南是以最新的科学研究成果为基础，阐述了因膳食结构的不合理造成的各种健康问题，指出了平衡膳食、合理营养的具体要求和做法，因此对我国居民形成科学合理的膳食结构有十分重大的指导意义。

本教材仅介绍一般人群膳食指南，一般人群膳食指南共有 6 条，适于 2 岁以上的正常人群。具体条目如下。

1. 食物多样，谷类为主。
2. 吃动平衡，健康体重。
3. 多吃蔬菜、奶类、大豆。
4. 适量吃鱼、禽、蛋和瘦肉。
5. 少盐少油，控糖限酒。
6. 杜绝浪费，兴新食尚。

（二）中国居民膳食指南解读

第 1 条　食物多样，谷类为主

不同的食物所含的营养成分不完全相同，人体获得的营养素均衡、适量和全面的前提就是食物多样。食物多样的含义是我们每天的食物含五大类，即粮谷类、薯类；动物性食物类；豆类及制品；蔬菜水果类和纯热能食物。

谷类主要指米、面、五谷杂粮等，薯类主要指马铃薯、甘薯、木薯等，是碳水化合物、蛋白质、膳食纤维及 B 族维生素等营养素的主要来源。

动物性食物是蛋白质、脂肪、矿物质、维生素 A 和 B 族维生素等营养素的重要来源。

豆类及其制品是蛋白质、脂肪、膳食纤维、矿物质和 B 族维生素等营养素的重要来源。

蔬菜水果类是膳食纤维、矿物质、各种维生素和一些维生素的前体如胡萝卜素等营养素的主要来源。

纯热能食物主要提供能量。植物油还部分提供维生素 E 和必需脂肪酸。

平均每天至少摄入 12 种食物，每周至少 25 种。食物多样、谷物为主是平衡膳食模式的重要特征。健康人每日的粗粮应占 1/3 左右，所谓粗粮是两层含义，一是指除大米、白面以外的粮食，如小米、玉米、红薯、土豆等，二是指粗加工的粮食。粗粮的好处是富含维生素、矿物质和膳食纤维，因此营养价值更高。但粗粮不易消化，因此不主张久病者和老年人多吃粗粮。谷类摄入一般每天在 250～400g，其中全谷物和杂豆类 50～150g，薯类 50～100g。

第 2 条　吃动平衡，健康体重

肥胖、高血压、心脑血管疾病、代谢性疾病、肿瘤等疾病均与进食量过多和运动量减少密切相关，20 世纪 90 年代以来我国肥胖患者增加数十倍，慢性非传染性疾病的发病率迅速增加，均与此相关。进食一般以七、八分饱为宜，尤其晚餐进食量更应限制，控制总能量摄入，保持能量平衡；各个年龄段人群都应天天运动、保持健康体重，坚持每天中等强度的运动 30 分钟，如快步走 6000 步以上，每周至少进行 5 天。每坐一小时应起来做一下运动，避免久坐。成人的体重以保持在标准体重为宜，即：男性：身高（cm）－105 = 标准体重（kg）；女性：身高（cm）－100 = 标准体重（kg）。在正负 10% 以内为宜或体重指数（BMI）在 18.5～23.9kg/㎡ 为宜。

第 3 条　多吃蔬菜、奶类、大豆

蔬菜含有丰富的维生素、矿物质和膳食纤维，对预防癌症、保持心血管健康、增强抗病能力、降低微量营养素缺乏的危险等方面具有十分重要的作用。一般要求餐餐有蔬菜，每天应吃 300～500g 的蔬菜，其中深色蔬菜占一半以上，最好有三种以上的颜色和种类。天天有水果，水果要求在 200～350g，果汁不能代替鲜果。蔬菜、水果以新鲜、当季最好。奶类含蛋白质、维生素丰富，钙含量高，易吸收利用，是天然补充钙最经济和易得的食物。故要求每天坚持喝奶或吃奶制品，量相当于每天液态奶 300g。豆类是我国的传统食品，中国是大豆的原产地，俗语说："宁可数日无肉，不可一日无豆"，表明了大豆在中国饮食的地位。大豆含有大量的优质蛋白质，现代研究表明大豆及制品对预防心血管疾病、某些肿瘤和延缓衰老有重要作用，因此应大力提倡豆类，特别是大豆及其制品的生产和消费。还要适当吃坚果，坚果富含不饱和脂肪酸和蛋白质等营养物质，每天在 25～30g。

第 4 条　适量吃鱼、禽、蛋和瘦肉

动物性食物是优质蛋白质、脂溶性维生素和矿物质的良好来源。畜瘦肉中的血红素铁利用率高，鱼类特别是海产鱼所含不饱和脂肪酸是必需脂肪酸，特别是 ω－3 和 ω－6 系列，对维护血管健康有积极的作用。鱼类肌纤维短，易于消化；维生素 A、维生素 B$_{12}$、叶酸等在动物的肝脏极为丰富。因此适当吃动物性食物对维护健康有极其重要的作用。在肉类选择中应多吃鱼肉、禽肉，适当减少畜肉消费。需要注意的是目前相当多的人动物性食物摄入过多，谷类和蔬菜摄入不足，应当纠正。推荐动物性食物每周的摄入量为鱼类 280～525g，畜禽肉类 280～525g，蛋类 280～350g，平均每天摄入总量 120～200g。注意不吃或少吃肥肉、烟熏和腌制肉类等食物。食物一般要求吃完整的，如吃鸡蛋不弃蛋黄。

第 5 条 少盐少油，控糖限酒

大量流行病学调查和科学研究都证明清淡膳食有利于健康，我国居民平均每天烹饪用油量超过 45g，接近推荐值的两倍。研究表明：肥胖、心脑血管疾病、代谢性疾病、恶性肿瘤与过多摄入脂肪有关。盐的摄入量与高血压呈正相关，过多盐的摄入也会带来其他健康问题，我国居民平均食盐摄入量是世界卫生组织建议值的两倍以上。因此，为了健康要养成清淡膳食的习惯。建议每天摄入烹饪用油的量为 25～30g，盐的摄入量包括带有咸味的酱油、咸菜、酱菜等总量不超过 6g。并且控制添加糖的摄入量，每天摄入不超过 50g，最好控制在 25g 以下。反式脂肪酸每日摄入量不超过 2g。

饮水有促进人体新陈代谢、消化吸收，排泄废物，保持皮肤湿润等作用。因此，每日要足量饮水，成年人每天 7～8 杯（1500～1700ml），提倡饮用白开水和茶水，不喝或少喝含糖饮料。

中国有悠久的饮酒历史，大量研究证明，酒是中国人发明的，具有兴奋神经的作用，在节假日、喜庆和交际的场合饮酒可营造友好气氛，增进了解，因此适度饮酒无可厚非。现代研究表明，长期饮低度、少量的酒不仅不会伤害身体，反而对预防心血管疾病有利。但经常酗酒、无节制地饮酒，不仅损伤身体，而且是高血压、中风、酒精性肝硬化、肝脏的肿瘤的诱因。儿童少年、孕妇、乳母不应饮酒。成人饮酒，男性一天饮用酒的酒精量不超过 25g，女性不超过 15g。

第 6 条 杜绝浪费，兴新食尚

要合理地安排一日三餐，做到定时、定量，并适当选择零食，作为三餐的补充。并且要珍惜食物，提倡分餐不浪费。食物长期保存可能会产生有害物质，如致病微生物、寄生虫和有害化学物，因此要学会阅读食品标签，合理选择食品。蔬菜、水果，新鲜的和不新鲜的营养价值差异很大，所以应吃新鲜的食物，选择正规的商场或超市选购，按需备餐。食物制备时应做到生熟分开、熟食二次加热要热透，减少疾病传染的机会。另外，应多回家吃饭，享受食物和亲情，在传承中华优良饮食文化的同时，兴饮食文明新风。

（三）中国居民平衡膳食宝塔

中国居民平衡膳食宝塔共分五层，谷类每人每天应摄入 250～400g，其中全谷物和杂豆 25～30g，薯类 50～100g；蔬菜和水果每人每天应分别摄入 300～500g 和 200～350g；动物性食物每人每天应摄入畜禽肉 40～75g，水产品 40～75g，蛋类 40～50g；每人每天应吃相当于鲜奶 300g 的奶类及奶制品；大豆 25g 或相当于 25g 大豆的制品及坚果类食物 25～35g。每人每天烹调油在 25g～30g 之间，食盐不超过 6g。

中国居民平衡膳食宝塔是中国居民膳食指南的形象化、直观化的图片，显示了每人每天应摄入的各种食物种类、合理数量，有十分强的可操作性和针对性。

需要说明的是：

1. 宝塔中的各类食物是食物的生重。适用于一般健康成人，青春期人群正处于生长发育高峰，应用时应根据个人情况适当调整。

2. 要养成习惯，长期坚持。

3. 要注意因地制宜，学会利用当地资源，并结合实际创新，避免教条主义。

第三节　一般人群的营养状况评价

一、营养状况评价

"食物是最好的医药"，营养水平与生长发育密切相关并伴随人的一生。我国古代就有"药食同源"之说。《备急千金要方.食治》指出："食能排邪而安脏腑，悦神爽志，以资血气。若能用食平疴，释情遣疾者，可谓良工。"饮食要有节制，既要养成良好的饮食习惯，又要注重饮食质与量的合理安排及饮食卫生。对未病之人进行饮食调护，可以补益身体，预防疾病；对患者进行饮食调护，则能调治疾病，促进康复。营养评价是了解人群营养状况的基本方法，目的是了解营养状况和存在的问题，为有针对性地进行改善和提高膳食质量提供科学依据。营养评价包括客观指标和主观指标，主观指标一般通过询问、观察获得；客观指标有膳食调查、体格检查和生化检查，一般以客观指标为常用。

（一）膳食调查

膳食调查是营养状况评价工作中一个最重要、最基础的组成部分，是指导人群改善营养和进行咨询的依据。膳食调查的目的就是通过对调查者的膳食调查数据结合当时的体力消耗、生活环境以及生理活动等需要，与中国居民膳食营养素参考摄入量（DRIs）（2013 年版）进行比较，达到了解受调查者的营养水平，并对受调查者提出合理的营养膳食计划或建议的目的。具体的做法一般是：通过一定的调查方法对某一人群或某个人的每日各种食物摄入量进行统计，然后对每人每天各种营养素和热量进行计算。

（二）常用膳食调查方法

常用的膳食调查方法可以分为称重法、记账法、询问法和化学分析法。每种方法都有其特点和不足。最常用的是称重法、记账法、询问法，简述如下：

1. 记账法　适用于伙食账目清楚的集体伙食单位，如学校、机关、军队等。此方法在账目精确和每餐用膳人数统计确实的情况下有简便易行的优点，但得到的是人均摄入量，这是其缺点。具体做法是根据所调查单位在一段时间内购入的各种食物数量和就餐的人日数（人日数的计算是按一个人一日三餐算一个人日数），计算每人每日的平均食物摄入量。

2. 称重法　一般用于个人，大规模的调查不用此法。本法是将个人每日每餐的各种食物都分别称生重，再根据食物成分表推算出每人每日能量和各种营养素的摄入量。该法能准确反映被调查对象的营养素摄入情况，但工作量大、费时费力，一般应连续调查一周，最短不少于 3 天。

3. 询问法　通过询问的方式对膳食情况进行了解，一般询问最近三日或一周内每天所吃食物的种类及重量加以估计。主要有：①24 小时膳食回顾法，其优点在于所用的时间短，食物的摄入能够量化，不会改变个人的饮食习惯，应答率较高，是最常用的方法。调查时对调查对象进行回顾并描述 24 小时内所摄入的所有食物（包括饮料）的种类和数量。②食物频率问卷法（food frequency questionnaires, FFQ），FFQ 的优点是得到通常的膳食摄入量及膳食模式，调查方法简单且费用少，习惯性饮食模式不易受到影响，应答率高；缺点是需要对过去食物模式的记忆，回忆时期可能不准确等。本法是利用食物频率问卷调查获得个人习惯性的"经常性"膳食，在健康与膳食关系的流行病学调查研究中有很重要的意义。

（三）营养状况评价

营养状况评价是按照 2013 版《中国居民膳食营养素参考量》的要求，主要评价内容有：食物构成，食物应包含五大类食物，且品种达到 20 种以上，最好达到 30 种。热能及各种营养素摄入量及其相互比例，应与 2013 版《中国居民膳食营养素参考量》的要求接近，一般在上下 10% 波动。

二、体格测量

体格测量指标主要是体重、身高和营养生化指标，最常用的是身高、体重。这两个指标比较准确地反映了营养状况，测量方法简便、易于获得，又与其它指标如形态学指标、生理功能指标、运动指标呈一定的相关性。反映了各种营养素、能量的摄入、利用和储备情况，也反映了机体、内脏、肌肉的发育和潜在能力，故十分重要。营养生化指标能够更加准确地反映人体的营养状况，尤其是在临床和亚临床症状出现以前，因此有条件的情况下，可进行营养生化指标测定。

（一）身高

身高是指立位时从足底到颅顶的垂直高度，计量单位用 cm 表示，测量时精确到小数点后一位。身高在一天中会发生变化，这是由于脊柱弯度的增大，脊柱、股关节、膝关节等软骨的压缩造成，一般在 1~2cm 的波动。因此身高的测量一般在上午 10 点左右进行。身高除受种族、遗传和环境因素影响外，还与营养状况密切相关。

（二）体重

体重是指只穿背心、短裤时的重量，体重的计量单位用 kg，测量时精确到小数点后一位。体重在一天之内会因进食、运动、排泄等发生变化，因此体重应在上午排便空腹之后进行测量。体重是反映蛋白质和能量营养状况的重要指标。一般应养成至少每三个月称一次体重的习惯，成年人在没有特殊的情况下，体重的波动应在一千克内。

（三）营养生化指标

常见人体营养水平生化检验检测指标的参考值见表 6-4。

表 6-4　人体正常营养生化指标参考值

营养素	检测指标	正常参考值
蛋白质	血清总蛋白 血清白蛋白（A） 血清球蛋白（G）	60~80g/L 30~50g/L 20~30g/L
血脂	总脂 甘油三酯 胆固醇（其中胆固醇酯）	4.5~7.0g/L 0.2~1.1g/L 1.1~2.0g/L（70%~75%）
钙、磷	血清钙（其中游离钙）	90~110mg/L（45~55mg/L）
维生素 D	血清无机磷 血浆 $25-OH-D_3$ $1,25-(OH)_2-D_3$	儿童 40~60mg/L；成人 30~50mg/L 36~150nmol/L 62~156pmol/L
铁	全血血红蛋白浓度（g/L） 血清铁蛋白 血清铁	成人男>130；女、儿童>120； 6 岁以下及孕妇>110 >10~12mg 500~1840μg/L
锌	血浆锌	800~1100μg/L
维生素 A	血清视黄醇 血清胡萝卜素	儿童>300μg/L；成人>400μg/L >800μg
维生素 B_1	>100μg >200μg（5mg 负荷）	>66μg 红细胞转羟乙醛酶活力 TPP 效应<16%

续表

营养素	检测指标	正常参考值
维生素 B_2	>120μg 或 >800μg（5mg 负荷）	>80μg 红细胞内谷胱甘肽还原酶活力系数≤1.2
维生素 C	>10mg 或 5~13mg（500mg 负荷）	男 >9mg，女 >15mg 3mg/L 血浆

⊕ 知识链接

营养立法起草的进展

中国营养学会组织专家历时 2 年，完成《营养条例的草案及其说明》《中华人民共和国营养作文件汇编》《营养工作文件汇编》等立法文件。其中包括立法背景，立法的重要性、必要性和迫切性，我国营养相关疾病的流行状况与发展趋势，营养对社会经济发展的影响，营养相关疾病负担和需求，国内外营养相关法律、法规条款的比较研究等内容。

2006 年下半年对《营养条例》草案进行讨论并征求意见，并暂命名为《营养改善条例》。由于国家立法工作任务繁重，《营养改善条例》尚未列入国务院法制办的立法工作计划。随后，为促进营养立法工作的进一步开展，中国营养学会受国家卫生行政部门委托起草了《营养改善工作管理法》（以下简称《办法》），自 2010 年 9 月 1 日起实施。

《办法》包含七章 36 条，对营养改善的定义，营养改善工作的组织、实施进行了规定；同时对营养监测、营养教育、营养指导、营养干预等方面进行了规定。

⊛ 古籍选校

《备急千金要方·食治》指出："食能排邪而安脏腑，悦神爽志，以资血气。若能用食平疴，释情遣疾者，可谓良工。"

目标检测

答案解析

单项选择题

1. 下列维生素 A 含量丰富的食物是（　　）

    A. 鸡肝　　　　B. 猪肉　　　　C. 玉米　　　　D. 山药　　　　E. 土豆

2. 中国居民膳食所需能量 50% 以上由（　　）提供

    A. 脂类　　　　B. 蛋白质　　　　C. 糖原　　　　D. 碳水化合物　　　　E. 矿物质

3. 理论上成人满足负氮平衡需每天摄入蛋白质（　　）

    A. 10g　　　　B. 20g　　　　C. 30g　　　　D. 40g　　　　E. 50g

4. 钙的最佳食物来源是（　　）

    A. 钙片　　　　B. 乳及乳制品　　　　C. 鸡蛋　　　　D. 鱼肝油　　　　E. 骨头汤

5. 天然食物中蛋白质生物学价值最高的是（　　）

A. 瘦猪肉　　　　B. 鸡蛋　　　　C. 牛奶　　　　D. 鱼　　　　E. 牛肉

6. 下列不属于中国居民膳食指南内容的是（　　）

A. 多吃蔬菜　　　　　　　　　　　B. 多吃水果

C. 吃清淡少盐的膳食　　　　　　　D. 如饮酒因限量

E. 经常服用钙剂，防止骨质疏松

书网融合……

本章小结　　　　　题库

下篇 临床应用

第七章 呼吸系统疾病

PPT

📖 学习目标

知识要求：

1. **掌握** 上呼吸道感染、慢性阻塞性肺病以及支气管哮喘的施膳原则和食疗方法。

2. **熟悉** 上呼吸道感染、慢性阻塞性肺病以及支气管哮喘的定义和辨证要点。

3. **了解** 慢性阻塞性肺病的预防与护理、古籍选校。

技能要求：

1. 能够对上呼吸道感染、慢性阻塞性肺病以及支气管哮喘疾病辨证施膳。

2. 能够根据各证型主要的食疗方制作出相应的药膳。

素质要求：

能认识到恰当的饮食对上呼吸道感染、慢性阻塞性肺病以及支气管哮喘治疗和康复的重要作用。

➡ 案例引导

案例 张某，男，75岁，反复咳嗽咯痰，呼吸困难，心悸多年。曾到多家医院就诊，被诊断为慢性支气管炎、阻塞性肺气肿，治疗后虽有好转，但反复发作。最近天气转凉，不慎感冒，出现干咳，口唇干燥等症。到呼吸科就诊，被诊断为慢性阻塞性肺病（急性发作期），在短期抗感染治疗的基础上，医生建议采用羊肺柿霜杏仁汤治疗，服用2月后，症状明显缓解。

讨论 1. 该患者的中医证型是什么？

2. 为什么选用羊肺柿霜杏仁汤进行治疗？

第一节 上呼吸道感染

一、概述

上呼吸道感染是鼻部、咽部、喉部炎症的总称，是生活中最为常见的一种呼吸道传染性疾病，四季皆可发病，春冬两季为高发季节。本病属于中医学"感冒"范畴，指感受风邪，侵袭卫表而导致的外感疾病，以鼻塞、流涕、喷嚏、头痛、恶寒、发热、全身不适为主要临床表现。

该病大多由病毒感染所致，少数由细菌感染引起。天气突变、寒暖失常受凉、淋雨、疲劳等诱因使人体腠理不密、卫表失固而发病。病情轻者称为"伤风"；病情重者，在一段时期内引起广泛流行，称为"时行感冒"。年老体弱者及婴幼儿易患此病。

二、病因病机

1. 外感风邪　"风为百病之长"，外感风邪为上呼吸道感染的最主要原因，但风邪多携时气或者非时气的疫毒，共同致病。春季多与热邪相伴，为风热证；夏季多与暑湿相伴，为风暑夹湿证；秋季多与燥邪相伴，易出现燥伤津液之证；冬季多与寒邪相伴，为风寒证。

2. 病邪犯肺，卫表不和　肺主皮毛，职司卫外，而卫气通于肺，卫气的强弱与肺的功能关系密切。外邪易侵入肺卫，肺为娇脏，上系咽喉，开窍于鼻，外合皮毛，故外邪先伤肺卫。肺与皮毛相合，邪入其表，皮毛玄孔闭合，肺气内藏不外泄，肺气积聚内郁，郁而发热以致津液煎灼而成涕、成痰，肺气不宣以致咳，肺热灼津，肺失宣肃，故痰黏、咽干、胸闷。

3. 正气衰弱，卫气不固　本病在肺卫，若恰逢体质虚弱或久病之后，寒暖失常或疲劳过度，使得机体正气不足，则更易感邪发病。当体质虚弱，或原有某些慢性疾病者，病邪从表入里，传变迅速，可引起某些并发症或继发病。

综上所述，本病病位在肺卫，其病因病机主要是外邪乘虚而入，以致卫表被郁，肺失宣肃，一般病情轻浅。

三、辨证要点

临床上需分清风寒与风热，二者均有恶寒、发热、鼻塞、流涕、身痛等症状。但是风寒证恶寒重，发热轻，鼻流清涕，口不渴，舌苔薄白，脉浮或浮紧；风热证发热重，恶寒轻，咽痛或红肿，鼻流浊涕，口渴，舌苔薄黄，脉浮数。还需辨清夹杂邪气，夹湿者见胸脘痞闷，头身困重，舌苔多白腻；夹杂燥邪者见鼻燥咽干，干咳，痰少而黏，口渴，舌红少苔。

四、施膳原则

（一）辨证施膳

1. 依病性施膳　本病发病急，急性期饮食以清淡稀软为原则，多饮水，保持呼吸道湿润，保持大便通畅。感冒伴胸闷纳呆时，更宜白米粥、米汤、烂面条、馄饨皮、新鲜蔬菜和水果等，既能补充能量，又能补充水分，也易于消化吸收。

2. 依病位施膳　病位重在表者，宜选用重在走表，发散之力较强的食物解表散邪，如生姜、葱白、芥菜等；病位犯及肺者，宜选用归肺经，可宣利肺气，止渴化痰的食物，如菊花、橄榄等。

3. 审虚实施膳　一般上呼吸道感染多为实证，治疗以解表达邪为主，风寒型予以辛温解表，可以食用生姜、葱白、豆豉等；风热型予以辛凉解表，可食用大豆黄卷、淡豆豉等；暑湿型当清暑祛湿，可食用绿豆、薏苡仁、西瓜、冬瓜等；体虚型应扶正解表，可食用红枣、豆腐等。

（二）饮食宜忌

易患上呼吸道感染者，以红茶、绿茶、芦根茶、金银花茶、荷叶茶、菊花茶等为日常饮品，可以起到预防感冒的作用。风寒型患者忌食生冷寒凉的食物，如冷饮、黄瓜、梨等；风热型患者忌食辛辣刺激的食物，如辣椒、姜、大蒜、酒等。感冒期间，忌食油腻黏滞、不易消化的食物，如油炸食品、糯米饭、烧烤食品等，海鱼、螃蟹、虾等发物也不宜食用。外邪亢盛之际，不宜用补益之品。若正虚邪实者，补益剂亦应慎用、少用，以免恋邪。

五、食疗方法

（一）风寒证

【临床表现】恶寒重，发热轻，鼻塞，流清涕，咳嗽声重，头痛，舌苔薄白，脉浮紧。

【施膳原则】辛温解表，宣肺散寒。

【食疗方】

姜糖苏叶饮

[组成] 生姜 3g，苏叶 6g，红糖 15g。

[制法] 将生姜、紫苏叶洗净切成细丝，放入茶杯内，再加入红糖，以沸水冲泡，加盖浸泡 10～15 分钟即成。

[应用] 代茶饮，热服，宜盖被取微汗，禁吹风感寒。

[功效] 发汗解表，祛寒健胃。

[方解] 生姜味辛，性温，入肺、脾、胃经，具有解表散寒之功；紫苏叶味辛，性温，入肺经，具有发散风寒、宣肺止咳、解毒之功；红糖味甘，性温，入脾经，具有益气缓中化食之力。三物合用，具有散寒发汗之功。

川芎白芷炖鱼头

[组成] 川芎、白芷各 3～9g，鳙鱼头 500g，葱、胡椒、生姜、食盐各适量。

[制法] 鳙鱼头洗净，连同川芎、白芷、葱、胡椒、生姜放入砂锅内，加水适量，武火烧沸。再以文火炖 30 分钟。入盐调味即可。

[应用] 作餐食，食肉喝汤，避风感。

[功效] 祛风散寒，活血止痛。

[方解] 川芎味辛，性温，入肝、胆经，具有发散风寒，活血行气止痛之功；白芷味辛，性温，入肺、脾胃经，功善祛风散寒止痛；鳙鱼味甘性温、无毒，有补虚、祛头眩之效，三药相合，祛风散寒止痛之功益著，适用于外感风寒表证而见头痛者。

（二）风热证

【临床表现】恶寒轻，发热重，鼻塞，流浊涕，咽喉肿痛，头痛目赤，舌尖红，苔薄黄，脉浮数。

【施膳原则】辛凉解表，疏风清热。

【食疗方】

淡豆豉粥

[组成] 淡豆豉 15g，粳米 100g。

[制法] 将洗净的淡豆豉和粳米一起放入锅中，加适量水，武火煮沸后，用文火继续煮至米熟烂。

[应用] 空腹食用，每日两次。

[功效] 辛凉解表。

[方解] 淡豆豉味苦，性凉，有解表除烦、宣发郁热的功效；粳米有健脾益气之功，二物共煮具有辛凉解表之力。

银花茶

［组成］银花 20g，茶叶 6g，冰糖适量。

［制法］将银花、茶叶放入锅中，用武火烧开，再用文火继续煮 10 分钟。或将银花、茶叶放入杯中，用开水冲泡。

［应用］代茶饮。

［功效］辛凉解表，宣散风热。

［方解］银花味辛，性凉，具有清宣疏散、清热解毒之功；茶叶味甘苦，性凉，具有清头目、除烦热、利小便、生津液的功效。冰糖可以调和诸药。三物合用，共奏辛凉解表、宣散风热之功。

（三）暑湿证

【临床表现】身热，恶微风，汗少，肢体酸痛，头面如裹，咳嗽痰黏，鼻流浊涕，心烦口渴，胸闷脘痞，舌苔薄黄，脉濡数。

【施膳原则】清暑化湿解表。

【食疗方】

绿豆丝瓜花汤

［组成］绿豆 100g，鲜丝瓜花 3 朵。

［制法］将绿豆洗干净，放入锅内加水煮烂后捞出绿豆，放入丝瓜花煮开即可。

［应用］代茶饮。

［功效］清热解暑利湿。

［方解］绿豆味甘，性凉，功用清热解毒、消暑利水；丝瓜花味甘、微苦，性寒，功用清热解毒，可增强绿豆的清热之功。

白扁豆粥

［组成］白扁豆 60g，粳米 100g，白糖适量。

［制法］将白扁豆洗净，用温水浸泡 1 小时，再与粳米共煮成粥，白糖适量。

［应用］每日一剂，分早晚服用。

［功效］健脾化湿。

［方解］白扁豆味甘，性平，具有健脾和中、化湿消暑之功；粳米味甘，性平，具有健脾益胃的功效。

（四）体虚证

【临床表现】恶寒发热，头痛鼻塞，倦怠乏力，气短懒言，咳痰无力，舌淡苔白，脉浮无力。

【施膳原则】益气解表，扶正祛邪。

【食疗方】

生姜红枣粥

［组成］生姜 10g，红枣 3 枚，粳米 100g。

［制法］将生姜洗净切片，红枣洗净切开，粳米淘洗干净，与姜、红枣一起放入锅中，加清水，武火煮沸，改用文火煮至米熟烂。

［应用］空腹食用，每日 2 次。

［功效］益气解表，扶正祛邪。

[方解] 生姜味辛，性温，有发表散寒之功；红枣味甘，性温，有补中益气、养血安神之力。粳米味甘，性平，有健脾益气之力。三物搭配既能益气养血，又能发散解表。

葱豉豆腐汤

[组成] 葱白20g，淡豆豉20g，鲜豆腐250g，食盐适量。

[制法] 将豆腐放在锅内煎至淡黄色，然后加入淡豆豉及一碗半清水，煎至大半碗，加入葱白、食盐，再煮片刻即可。趁热饮汤食豆腐。

[应用] 温热食用，得汗为佳。

[功效] 祛风解表，益气和中。

[方解] 葱白味辛，性温，入肺、胃经，具有发表通阳之力；豆豉味辛甘、微苦，性凉，入肺、胃经，具有解表除烦、宣发郁热之功；豆腐味甘，性凉，入脾、胃、大肠经，具有益气和中、生津润燥之功。本方可用于年老体虚外感证。

六、护理与预防

（一）饮食护理

按照上述食疗原则进食可以使患者保证足够的能量、脂肪、蛋白质的摄入。除此之外，上呼吸道感染的发生全年皆可发病，但在春冬季节尤为多发，患者在冬春季节就应注意添衣保暖，食用润肺生津的食物，多食用绿色蔬菜，保证维生素的摄入，并保证每日饮水量。

（二）起居护理

保持环境清洁，居家或者病房经常通风，保持空气清新，但应避风。生活起居有规律，患病期间多休息，恢复期多注意锻炼，增强体质。风寒型与体虚型患者病室保持温暖，避免着凉；风热型与暑湿型患者病室保持凉爽。因本病有一定的传染性，应做好预防传染工作，注意消毒。

（三）情志护理

使患者保持乐观、积极向上的心情，这不但有利于病情恢复，更有利于增强正气，驱邪外出。有恶寒、发热、身痛等症状的患者，可有烦躁、焦虑、抑郁的表现，积极发现患者情绪变化，做好心理疏导工作。指导患者了解疾病的发展进程与转归，保持心情舒畅，积极配合治疗。对于年老者、幼儿、病情反复者，应经常进行心理指导，树立其治疗的信心，合理调治其情志。

（四）功能护理

指导患者进行有规律的生活起居，劳逸结合，避免过度劳累诱发疾病。加强运动锻炼，增强体质，抵御外邪。可选用太极拳、八段锦、快走等运动方式。注意每次运动不过量，以个体感受不劳累为度，以利于疏通经脉，增强体质，抵御外邪。易患此病者，可坚持每日进行穴位按摩，选择迎香、太阳、风池等穴位。也可根据体质情况选择进行耐寒锻炼，如冷水洗脸等。在上呼吸道感染流行季节，可适度服用汤药预防。

第二节　慢性阻塞性肺病

一、概述

慢性阻塞性肺病是一种具有气流受阻，气流受限不完全可逆的特征，并呈进行性发展的慢性疾病。

本病属于中医学"肺胀"的范畴，是以咳嗽、哮喘等症日久不愈，肺脾肾虚损，气道壅滞不利，出现心中胀满，痰涎壅盛，上气咳喘，动后尤甚，甚则面色灰暗，唇色发绀，颜面四肢浮肿，病程缠绵，经久难愈为特征的疾病。

该病是呼吸系统疾病中的常见病和多发病，患病率及病死率均高。世界卫生组织（WHO）资料显示，其病死率居所有死因的第四位，且趋势逐年增加。全球40岁以上人群发病率已达9%～10%。

二、病因病机

1. 久病肺虚　中医学认为本病的发生，多因内伤久咳、支饮、哮喘、肺痨等肺系慢性疾患，迁延失治，痰浊潴留，气滞肺间，日久导致肺虚，复感外邪诱使病情发作加剧。

2. 感受外邪　肺虚久病，卫外不固，六淫外邪每易乘虚侵袭人体，诱使本病发作，病情日益加重。

总之，本病的主要病机是肺脾肾虚，气虚邪恋，气虚血瘀。病位在肺，与脾肾及心关系密切。肺主气，开窍于鼻，外合皮毛，职司卫外，为人身之藩篱，故外邪从口鼻、皮毛入侵，多先犯肺，致肺的宣降功能不利，气逆于上而咳，升降失常而喘。久则肺虚，肺的主气功能失常，影响呼吸出入，肺气壅滞，导致肺叶胀满，张缩无力，不能敛降。肺为气之主，肾为气之根，若久病肺虚及肾，金不生水，致肾气不足，肺不主气，肾不纳气，则气喘日益加重，呼吸短促难续，吸气尤为困难，动则更甚。心脉上通于肺，肺气佐心调血，心阳根于命门真火，故肺虚治节失职，或肾虚命门火衰，均可病及于心，使心气、心阳衰竭，甚则出现喘脱等危候。综上，可看出慢性阻塞性肺病的治疗与调理是同样重要的。

三、辨证要点

慢性阻塞性肺病辨证总属本虚标实之证，但有偏实偏虚的不同，应分清其标本虚实的主次。一般感邪时偏于邪实，平时偏于本虚，偏实者要分清痰浊、水饮、血瘀的偏盛。早期以痰浊为主，渐而偏于痰瘀并重，并可兼见气滞、水饮错杂为患。后期痰瘀壅盛，正气虚衰，本虚与标实并重，治以泻实祛邪行气为主。偏虚者当区别气（阳）虚、阴虚的性质，肺、心、肾、脾病变的主次。早期以气虚为主，或为气阴两虚，病位在肺、脾、肾；后期气虚及阳，甚则可见阴阳两虚，病变以肺、肾、心为主，治疗以扶正摄纳为主。

四、施膳原则

（一）辨证施膳

辨证施膳是辨证论治在食疗中的具体应用，食疗也应根据中医"寒者热之""热者寒之""虚者补之""实者泻之"的治病原则，在中医辨证分型的基础上，选择相宜的食疗组方。

1. 依病性施膳　稳定期患者，病性无极寒极热之差，依据药食寒、凉、温、热的性味佐以性平、性温、性凉的饮食，如梨、石榴、豆腐、杏仁、百合、冬瓜等。

2. 依病位施膳　本病病变在肺，后期累及脾肾等脏腑，药食依据其性味归经，入胃后，各归所喜脏腑与部位，可发挥单独或相生相克的作用，故治疗时多选入肺、脾经的甘、平药食，如黄芪、山药、淮米、白萝卜等。

3. 审虚实施膳　针对疾病所处阶段不同，分别采用补虚、泻实、攻补兼施的治疗方法，结合该疾病易虚易滞的特点，选用具有补气、补虚、清热、化痰等功用的药食，如蜂蜜、豆浆、木耳、胡萝卜、川贝等。

4. 病后调剂以施膳　疾病后期的康复，除固护正气以外，也要考虑到病后脾胃虚衰，要给予营养价值丰富又易消化的膳食，并以少量多餐为宜。

（二）饮食宜忌

施膳同时也要注意饮食禁忌。肺为娇脏，辛辣燥热之品要忌用，如胡椒、辣椒、花椒、茴香、咖喱、芥末等；同时冷饮、咸菜、腌肉等生冷及腌制食物，以及鱼、虾、蟹等腥发食物，肥肉、油炸食品等肥甘厚腻食物，杨梅、杏、李等酸涩之品，都属于有碍脾胃吸收运化的食物，易刺激呼吸道，导致支气管平滑肌痉挛的药食，容易使咳嗽、咳痰、气喘加重，不利于病情的好转。

五、食疗方法

（一）痰浊壅肺证

【临床表现】咳嗽痰多、色白而黏，胸膈满闷，舌苔白腻，脉濡滑。

【施膳原则】化痰止咳，健脾益气。

【食疗方】

茯苓薏苡杏仁粥

［组成］茯苓15g，薏苡仁30g，杏仁10g。

［制法］将茯苓、薏苡仁、杏仁洗净，共同放入锅中，加水煮成粥。

［应用］作餐食。

［功效］清肺健脾，化痰止咳

［方解］茯苓性平，味甘淡，可利水渗湿，健脾补中。薏苡仁性微寒，味甘、淡，能利水消肿、健脾止泻、上清肺热、下渗脾湿。杏仁可止咳、宣肺、平喘。诸物合用以化痰止咳健脾。

苏子煎饼

［组成］苏子30g，白面150g，生姜汁30ml，盐适量。

［制法］将洗净的苏子捣泥，与白面、姜汁相合，加水、盐适量调匀。油锅内烙成煎饼即成。

［应用］作餐食。每日1次，空腹食之。

［功效］止咳化痰。

［方解］苏子辛温，归肺、大肠经。功善降气消痰、止咳平喘，兼以润肠通便；生姜辛温，降肺止咳，又能健脾以助祛湿化痰，二药合用，共奏化痰止咳、健脾祛湿之效。

（二）痰热郁肺证

【临床表现】咳嗽气息急促，痰多黏稠或为黄痰，咳吐不爽，面赤，或有身热，口干欲饮，舌苔薄黄腻，舌质红，脉滑数。

【施膳原则】清肺化痰，降逆平喘。

【食疗方】

鲜藕梨汁

［组成］鲜藕、梨各250g。

［制法］将藕洗净去节，梨洗净去核，分别捣烂，用干净纱布包实挤汁。

［应用］每日服2～3次。

［功效］清肺化痰，润肺生津

［方解］莲藕味甘，鲜品性寒，归肺、脾、心经，有清热除烦凉血之功，且藕肉易于消化，适宜老少滋补。梨味甘性寒，具有生津润燥、清热化痰之功。诸药食合用能够清肺化痰、润肺生津。

桑白皮枇杷饮

〔组成〕桑白皮 25g，枇杷叶 15g。

〔制法〕桑白皮洗净切段晒干，枇杷叶刷去毛，洗净切碎，晒干后蜜炙。放入砂锅加水煎煮 30 分钟，去渣取汁而成。

〔应用〕不拘时饮用。

〔功效〕清热泻肺，止咳平喘。

〔方解〕桑白皮甘，寒，主归肺经，功善清泻肺热、止咳平喘，且泻肺不伤肺。枇杷叶苦、辛，微寒，入肺、胃经，具清肺止咳、和胃降逆之功。二药合用，清肺止咳化痰之力益增，适用于肺热所致咳喘咯痰黄稠者。

（三）肺肾气虚证

【临床表现】呼吸浅短难续，咳声低怯，胸满短气，甚则张口抬肩，倚息不能平卧，咳嗽，痰如白沫，咯吐不利，心慌，形寒汗出，面色晦暗，舌淡或暗紫，苔白润，脉沉细无力。

【施膳原则】补肺纳肾，降气平喘。

【食疗方】

核桃人参饮

〔组成〕核桃仁 20g，人参 3g，生姜 3 片，冰糖少许。

〔制法〕将核桃仁、人参、生姜放入锅中，加入适量水煎煮，取汁 200ml，加冰糖调味。

〔应用〕不拘时饮用。

〔功效〕补肺纳肾，温肺止咳。

〔方解〕核桃仁味甘，性温，补肾温肺、润肠通便。人参性温、平，味甘、微苦，大补元气、复脉固脱、补脾益肺、生津、安神。生姜味辛，性微温，具有解表散寒、温中止呕、温肺止咳、解毒的功效。诸物合用以补肾纳气、温肺止咳。

黄芪乌骨鸡

〔组成〕黄芪 30g，乌骨鸡 1 只，生姜 3 片，蒜少许。

〔制法〕将黄芪、乌骨鸡洗净，将所备材料放入砂锅中共炖，鸡肉熟烂后加调味品，饮汤食肉，可分作 3～4 次食用。

〔应用〕作餐食。

〔功效〕补肺益肾，补气养血。

〔方解〕黄芪味甘，性微温，归肺、脾、肝、肾经，为补气诸药之最，有补气固表、利水退肿的功效；乌骨鸡味甘，性平，归肝、肾、肺经。乌骨鸡为血肉有情之品，具有滋肾养血、补气退虚热的作用。黄芪与乌骨鸡合用能滋补强壮，补益肺肾。诸物合用可补肺益肾、补气养血。

（四）阳虚水泛证

【临床表现】面浮，下肢肿，甚或一身悉肿，脘痞腹胀，或腹满有水，尿少，心悸，喘咳不能平卧，咳痰清稀，怕冷，面唇青紫，舌胖质暗，苔白滑，脉沉虚数或结代。

【施膳原则】温肾健脾，化饮利水。

【食疗方】

加味干姜粥

〔组成〕干姜 5g，茯苓 15g，扁豆 15g，粳米 100g。

［制法］将干姜、茯苓、扁豆入锅中共煎，去渣取汁，再入粳米同煮为稀粥。

［应用］每日 2~3 次，温热服。

［功效］温阳化饮健脾。

［方解］干姜味辛，性热，可温中散寒、回阳通脉、温肺化饮。茯苓味甘、淡，性平，利水渗湿、健脾。扁豆味甘，性微温，可健脾除湿。粳米性平，味甘，以补中益气，平和五脏。诸物合用以达温阳化饮健脾之功。

二仙羊肉汤

［组成］仙茅 15g，淫羊藿 15g，覆盆子 10g，金樱子 15g，羊肉 250g，姜、蒜少许。

［制法］羊肉洗净切丁备用，将仙茅、淫羊藿、覆盆子、金樱子、姜、蒜纱布包后与羊肉同入锅，加水适量，炖至羊肉熟烂，捞出药包，放入食盐等调味料，出锅冷却，食肉喝汤。

［应用］作餐食。

［功效］温肾助阳，平喘止咳。

［方解］仙茅味辛性温，归肾、肝、脾经，能补肾阳，强筋骨。淫羊藿性温，味辛、甘，归肝、肾经，具有补肾壮阳、祛风除湿的功效，常用于治疗肾虚阳痿、遗精早泄、腰膝痿软、肢冷畏寒、寒湿痹痛或四肢拘挛麻木等症。覆盆子、金樱子性平，味酸、甘，可益肾固精。羊肉性温，味甘，有益精气、疗虚劳、补肺肾气之效。诸药合用能够温肾助阳、平喘止咳。

⊕ **知识链接**

浙江中医药大学的一项纳入 67 例患者的临床对照研究表明，对于脾肺气虚型慢性阻塞性肺病（COPD）患者，给予持续 8 周的中医食疗，能改善 COPD 稳定期脾肺气虚型患者机体营养状态，改善患者的呼吸功能，提高患者的生活质量。表明中医食疗干预能满足 COPD 患者营养需求，有利于疾病的康复，是体现我国传统药膳文化的可行的饮食干预方式。

六、护理与预防

（一）饮食护理

除按照上述食疗原则与方法使患者摄入充足的热能、蛋白质及富含维生素的食品之外，还应避免患者食用过冷、过热、生硬的食物，避免饮用咖啡、茶及可乐等饮料。慢性阻塞性肺病的发病与季节气候密切相关，顺应时节对患者进行饮食护理很有必要。肺属燥金，其气应秋，秋分以后燥气过盛，与风相合形成风燥之邪，易侵袭肺所主的皮毛和鼻窍，因此在秋季应格外注意润肺生津，选择药食应以柔润滋养为主，温而不热，凉而不寒，总以不伤阴不耗阴为要，多食蔬菜、水果，如生梨、甘蔗、柚子之类。

（二）起居护理

室内空气要清新，患者应戒烟，避免呼吸道刺激。预防受凉感冒，做好胸背部保温，避免过度的体力和精神劳作，有意识地进行呼吸锻炼。注意避免胸腹内压过高，保持大便通畅。

（三）情志护理

患者在长期患病的状态下易产生急躁、易怒、抑郁等负面情绪，在护理时应对患者进行心理疏导，使患者保持乐观情绪，增强战胜疾病的信心，解除对疾病的忧虑和恐惧。

（四）功能护理

绝大多数患者长期患病后会出现一定程度的功能障碍，在护理时应注意对症施护，对患者进行康复训练，保持和恢复其功能运动。例如慢阻肺患者多患有低氧血症，吸氧可以使患者运动能力提高，夜间氧疗可防止肺动脉高压的发展，以及最终防止肺心病的发生。

第三节　支气管哮喘

一、概述

支气管哮喘简称哮喘，是由多种细胞和细胞组分参与的气道慢性炎症性疾病。在中医范畴内，是指邪壅于肺，而致肺宣降不利或肺气出入失常，以阵发性呼吸急促、气喘痰鸣、不能平卧为主要临床表现的病证。中医理论中，哮与喘有所差异。哮病是由于宿痰伏肺，遇诱因或感邪引触，导致痰阻气道，气道挛急，肺失肃降，肺气上逆。发作时以喉中哮鸣有声，呼吸急促困难，甚则喘息不能平卧为表现。喘证是由于感受外邪，饮食不当，情志失调而导致肺气上逆，失于宣降，或久病气虚，肾失摄纳，以呼吸困难，甚则张口抬肩，鼻翼扇动，不能平卧为主要临床表现。

哮喘是世界上最常见的慢性疾病之一，全球约有 3 亿哮喘患者，我国的哮喘发病率为 0.5% ~5%，且呈逐年上升趋势。发达国家发病率高于发展中国家，城市高于农村。

二、病因病机

1. 外邪侵袭　六淫外邪袭肺，若风寒袭肺，内遏肺气，外郁皮毛，肺失宣降；或风热侵肺，热蒸津液聚合成痰，清肃失司，肺气上逆为喘。

2. 饮食不洁　饮食不当，或多食生冷肥甘厚味，或嗜酒，积聚不化以致脾失健运，痰浊凝滞积壅于肺。肺被痰壅，宣降失肃，以致气逆哮喘发作。

3. 情志所伤　情志失调，情志不畅，气阻胸中，或因郁怒伤肝，肝气逆乘于肺，使胸中之气不得宣降，上逆而发为哮喘。

4. 肺肾亏虚　劳欲久病致肺气上逆，宣降失司；或气无所主，肾失摄纳，发为本病。

本病病位在肺和肾，与肝、脾、心有关。一般实喘在肺，虚喘在肺、肾，可由多种疾患引发，本病的严重阶段，肺肾俱虚，在孤阳欲脱时，可累及于心，甚者喘汗虚脱。

三、辨证要点

哮喘的辨证首当分清虚实。可从呼吸、声音、脉象、病势缓急等方面来分辨。实证多表现为呼吸深长有余，呼出为快，气粗声高，并伴有痰鸣咳嗽，脉象有力，病势多急。虚证多表现为呼吸短促，深吸为快，气怯声低，少有痰鸣咳嗽，脉象微弱或浮大中空，病势徐缓，时轻时重，遇劳则甚。病因为外感时，起病急，病程短，多表现为表证；病因为内伤时，病程长，反复发作。也应辨清病变部位：肺虚者，劳累后加重，气短声粗，面色㿠白，自汗，易感风寒；肾虚者，不活动时也出现气喘，动则更甚，颧红怕冷，腰酸；心气虚者时常喘息，持续不已，并伴有心悸、发绀、脉结代等症状。

四、施膳原则

（一）辨证施膳

1. 依病性施膳　患者在发病急性期应避免食用食物，因急性期本就表现为气促、咳嗽、胸闷等症状，进食易发生呛咳。在疾病的缓解期，应增加患者营养，避免食用易导致过敏的食物，不宜过饱、过咸、过甜；忌食生冷、酒、辛辣等刺激性食物；忌食海腥油腻及发物，如虾、螃蟹、海鱼、肥肉等，以免助湿生痰。

2. 依病位施膳　病变部位在肺、肾，与心、肝、脾有关，宜多食用入肺经、肾经的食物，如苹果、梨、甘蔗、枇杷、白果、桑椹、山药等。

3. 审虚实施膳　本病根据其实证、虚证不同，选择不同的食疗方，其中实证者以祛邪利气，饮食宜清淡，多食用新鲜水果和蔬菜，如柚子、百合、丝瓜等；虚证者以培补摄纳，宜进食滋养之品，如山药、柿饼、栗子等。

（二）饮食宜忌

饮食宜清淡、营养丰富、易消化，忌食生冷、油腻、辛辣等刺激性食物。风寒犯肺者宜食用洋葱、葱白、生姜等辛温之品，以驱逐外邪，忌食生冷瓜果；痰热郁肺者多食用梨、枇杷、萝卜等凉性蔬果，忌食辛辣、油腻、烟酒等，多饮用水；痰湿蕴肺多选用薏苡仁、冬瓜、赤小豆等健脾化湿的食材，忌食糯米、甜腻及油炸食品，以免助湿生痰；病及心肺的患者宜加强营养，予以少盐或无盐饮食，适量饮水，避免水肿；肺气亏虚者可食用补益脾肺的食物，如莲子、黄芪、茯苓等；肾气虚弱者可食用核桃、黑芝麻等补肾纳气的食物。

五、食疗方法

（一）实喘

【临床表现】呼吸深长有余，呼出为快，气粗声高，伴有痰鸣咳嗽，脉数有力，病势多急。

【施膳原则】祛邪利气。

【食疗方】

菊杏饮

[组成] 菊花10g，杏仁10g，桑叶10g，甘草6g。

[制法] 将四种材料放入茶杯中，用开水冲泡，温浸10分钟。

[应用] 代茶饮。

[功效] 润肺止咳。

[方解] 菊花味辛、甘、苦，性微寒，疏风清热、平肝明目；桑叶味苦、甘，性寒，疏风清热、清肃肺气；杏仁味苦，性微温，止咳平喘；甘草味甘，性平，补脾益气、润肺止咳。四物合用，共奏疏风清热、止咳平喘之功。

杏仁炖雪梨

[组成] 杏仁10g，雪梨1个，冰糖适量。

[制法] 取杏仁、雪梨放入盅内，隔水炖1小时，加入适量冰糖，吃梨饮汤。

[应用] 每日3次。

[功效] 清热润肺，化痰平喘。

[方解] 杏仁味苦，性微温，止咳平喘；雪梨味甘，性寒，清热润肺、化痰平喘。二者合用，共奏清热、化痰、平喘之效。

（二）虚喘

【临床表现】呼吸短促难续，深吸为快，气怯声低，少有痰鸣咳嗽，脉象微弱或浮大中空，病势徐缓，时轻时重，遇劳则甚。虚喘与脏腑密切相关。肺虚者劳作后气短不足以息，喘息较轻，咳声低微，吐痰稀白，常伴有面色㿠白、自汗、易感冒；肾虚者静息时亦有气喘，动则更甚，汗出肢冷，口燥咽干，伴面色苍白、颧红、怕冷、腰膝酸软；心气、心阳衰弱时，喘息持续不已，伴有发绀、心悸、浮肿、脉结代。

【施膳原则】 培补摄纳，益气平喘。

【食疗方】

山药甘蔗汁

[组成] 山药250g，甘蔗250g。

[制法] 将山药放入锅中，煮取汁液，甘蔗榨成汁，两汁相合，饮服。

[应用] 每日饮用3次。

[功效] 益气固肺。

[方解] 山药味甘，性平，善于补脾胃之气；甘蔗味甘，性寒，能清热泻火。二者合用，共奏益气、固肺、补中之功。

猪肺萝卜汤

[组成] 白萝卜200g，猪肺250g，杏仁10g，生姜、食盐各适量。

[制法] 将白萝卜洗净去皮切块，猪肺洗去血水切成核桃大小，二者一同放入锅内，加水烧开撇去浮沫，加姜末，改文火煮至猪肺熟烂，再加杏仁烧开起锅，晾温后加食盐即可。

[应用] 佐餐食用。

[功效] 补肺平喘。

[方解] 猪肺味甘，性平，有补肺止咳，止血的功效；白萝卜味辛甘，性凉，功用消积滞、化痰热、下气宽中；杏仁可祛痰止咳、平喘润肠。三味合用，共奏补肺平喘之功。

六、护理与预防

（一）饮食护理

患者除按照上述原则适当饮食之外，还应注意平时饮食。不恰当的饮食可直接诱发或加重哮喘的发生，特别是婴幼儿更应注意饮食。应提供清淡、易消化、足够热量的饮食，避免进食硬、冷、油煎的食物。若能积极找出与哮喘发作有关的食物，如鱼、虾、蟹、蛋类、牛奶等，应避免食用。某些食物添加剂如酒石黄、亚硝酸盐（制作糖果、糕点中用于漂白或防腐）也可诱发哮喘的发作，应当引起注意。

（二）起居护理

病室环境整洁、安静，定时通风，保证室内环境清新、流通。室内严禁吸烟，避免粉尘和特殊气味的刺激，病室内不宜摆放花草，避免使用皮毛、羽绒或蚕丝织物。根据病情需要提供舒适体位，若哮喘发作时取半坐卧位或端坐卧位，必要时可设置床旁桌，以便患者伏桌休息，以减少体力消耗。有痰者注意保持呼吸道通畅，痰多黏稠不易咳出者，可协助翻身拍背或雾化吸入，以利于痰液排出。哮喘发作时，患者常会大量出汗，应每天以温水擦浴，勤换衣服和床单，保持皮肤的清洁、干燥和舒适。也应鼓励患者每日饮水2500~3000ml，以补充丢失的水分，稀释痰液。

（三）情志护理

哮喘经常发作会使患者产生紧张、忧虑、悲观的情绪，应密切关注患者情绪变化，多与患者沟通，指导患者采取多种方法缓解精神压力，如音乐分散法等。并耐心向患者解释病情变化的信息，鼓励同病室患者相互交流，缓解压力。

（四）功能护理

指导患者在缓解期加强体育锻炼、耐寒锻炼及耐力训练，以增强体质，在最大程度保持劳动能力的同时，可有效减轻患者的不良心理反应。但应避免剧烈的运动，避免持续喊叫等过度换气的动作。

❀ 古籍选校

《卫生宝鉴》："人参蛤蚧散：治三二年间肺气上喘咳嗽，咯唾脓血，满面生疮，遍身黄肿。蛤蚧（一对全者，河水浸五宿，逐日换水，洗去腥，酥炙黄色），杏仁（去皮尖，炒），甘草（炙，各五两），知母，桑白皮，人参，茯苓（去皮），贝母（各二两）。上八味为末，净瓷合子内盛，每日用如茶点服，永除，神效。"

《太平圣惠方》："治肺脏气虚。伤冷咳嗽。怯寒无力。不思饮食。宜服补肺杏仁散方。杏仁（一两汤浸去皮尖双仁麸炒微黄）桂心（一两）浓朴（二两去粗皮涂生姜汁炙令香熟）干姜（三分上件药。捣粗罗为散。每服三钱。以水一中盏。入枣三枚。煎至六分。去滓。不计时候温服。"

《太平圣惠方》："治肺气疗虚羸，喘息促急，咳嗽等，宜服杏仁粥方：杏仁二十一枚（汤浸，去皮尖、双仁、研，以三合黄牛乳投绞取汁），枣七枚（去核），粳米二合，桑根白皮一两（剉），生姜一分（切）。上以水三大盏，先煎桑根白皮、枣、姜等，取汁二盏，将米煮粥，候临熟，入杏仁汁，更煮五、七沸，粥成。不计时候食之。"

目标检测

答案解析

单项选择题

1. 上呼吸道感染最易侵袭的脏腑是（　　）

　　A. 脾　　　　　　B. 心　　　　　　C. 肾　　　　　　D. 肝　　　　　　E. 肺

2. 上呼吸道感染风寒型宜选用（　　）

　　A. 姜糖苏叶饮　　　　　　　　　　　　B. 葱豉煲豆腐

　　C. 生姜红枣粥　　　　　　　　　　　　D. 白扁豆汤

　　E. 绿豆丝瓜花汤

3. 慢性阻塞性肺病多反复发病，迁延日久，易侵袭它脏，以下不属于此病易侵袭的是（　　）

　　A. 脾　　　　　　B. 心　　　　　　C. 肾　　　　　　D. 肝　　　　　　E. 肺

4. 慢性阻塞性肺病不宜食用的食物有（　　）

　　A. 大豆　　　　　B. 带鱼　　　　　C. 花椒　　　　　D. 猪肝　　　　　E. 蜂蜜

5. 痰热郁肺型慢性阻塞性肺病宜选用（　　）

　　A. 茯苓薏苡杏仁粥　　　　　　　　　　B. 鲜藕梨汁

　　C. 核桃人参饮　　　　　　　　　　　　D. 黄芪乌骨鸡

　　E. 二仙羊肉汤

6. 患者，男，32岁，今中午食用螃蟹后，呼吸急促困难，甚则喘息不能平卧，呼吸短促，深吸为快，气怯声低，脉象微弱，素有螃蟹过敏史，其所患的疾病是（　　）

　　A. 咽炎　　　　　B. 感冒　　　　　C. 过敏性哮喘　　　D. 肺炎　　　　　E. 尿毒症

7. 患者，女，35 岁，其搬家劳累后，呼吸短促难续，深吸为快，气怯声低，气短不足以息，喘息较轻，咳声低微，吐痰稀白，面色㿠白、自汗。其最佳的食疗方为（　　）

　A. 板栗焖鸡　　　　　　　　　　　　　B. 萝卜羊肉汤

　C. 清蒸海参　　　　　　　　　　　　　D. 油焖大闸蟹

　E. 猪肺萝卜汤

书网融合……

本章小结　　　　　　题库

第八章　心血管系统疾病

PPT

📖 **学习目标**

知识要求：

1. 掌握　高血压、冠状动脉粥样硬化性心脏病、高脂血症的施膳原则和食疗方法。

2. 熟悉　高血压、冠状动脉粥样硬化性心脏病、高脂血症的定义、辨证要点。

3. 了解　高血压、冠状动脉粥样硬化性心脏病、高脂血症的预防与护理。

技能要求：

1. 能够正确运用食疗方。

2. 能够制作各证型主要的食疗方。

素质要求：

1. 具备食疗基础理论知识，对高血压、冠状动脉粥样硬化性心脏病、高脂血症患者不同的辨证分型进行辨证施膳。

2. 密切关注食疗知识的发展，对食疗知识进行宣传，在求实基础上具备创新能力。

⇒ **案例引导**

案例　患者，女，43 岁，平素喜食肥肉及腌制食品，情绪易激动。3 年前无诱因出现头晕、头胀痛，在当地医院诊断为"原发性高血压"，给予降压等相关治疗，病情明显好转。1 天前出现头晕、头胀痛，以头额颞部为甚，双眼昏花，记忆力减退、注意力不集中、睡眠欠佳。现证见：口干口苦，面红目赤，烦躁易怒，大便秘结，小便黄赤，测血压 170/110mmHg，头晕、头痛，舌质红，苔薄黄，脉弦细有力。

讨论　1. 患者所患疾病的证型、施膳原则是什么？

　　　　2. 有哪些适合的食疗方？

第一节　原发性高血压

一、概述

高血压是以体循环动脉压增高为主要临床表现的综合征。目前我国根据国际统一标准，将高血压定义为收缩压≥140mmHg 和（或）舒张压≥90mmHg。高血压可分为原发性高血压和继发性高血压两种。原发性高血压又称为高血压病，占高血压的 95% 以上；继发性高血压是由某些明确而独立的疾病引起的血压升高，占高血压的 5% 以下。据 WHO 统计，成人高血压病患病率在 8% ~18%，我国高血压病的患病率也在不断上升，每 5 个成人中有一人患高血压。高血压病不仅具有本身的症状，而且使冠心病的发病率成倍增加，还能造成脑血管意外及心、肾功能损害，目前已是心血管疾病死亡的重要原因之一。高血压病与中医"风眩"相似，根据相关临床症状亦可归属于"眩晕""头痛""中风"等范畴。

二、病因病机

本病形成的主要原因有情志失调、饮食不节、久病过劳及先天禀赋不足等。

1. 情志失调　过度恼怒，情志失调，肝气郁结，化火上逆，或伤肾阴，阴虚阳亢；长期忧思伤脾，脾失健运，化湿生痰，痰浊上扰，蒙蔽清窍。

2. 饮食所伤　饥饱无度，或过食肥甘，过量饮酒，损及脾胃，脾失健运，酿生痰湿，痰浊上扰，清窍受蒙，而致头晕。

3. 久病过劳　久病不愈，过度劳倦，房劳过度；伤及肾精，阴阳失于平衡，脏腑功能紊乱，髓窍失养而致头晕。

4. 先天禀赋异常　先天禀赋不足，体质虚弱，正气亏虚，体内阴阳失衡，导致本病。

综上所述，高血压一病，主要病因为情志失调、饮食不节、久病劳伤、先天禀赋不足等。主要病理因素为风、火、痰、瘀、虚，与肝、脾、肾等脏腑关系密切。病机性质为本虚标实，肝肾阴虚为本，肝阳上亢、痰浊内蕴为标。

三、辨证要点

高血压病主要因为长期精神紧张，致肝郁化火；恣食肥甘或饮酒过度，致痰浊内生；劳欲过度或年老体衰，致肝肾亏损，总之，上述病因使肝肾阴阳失调，邪犯清窍发为本病。

病理变化为肝气郁滞，郁久化火，肝阳上亢，风阳升动，上扰清窍，而见头痛、眩晕、急躁易怒、口苦等症；饮食不节，脾胃损伤，聚湿生痰，痰浊内阻，清阳不升，浊阴不降，胸阳不展，而见头晕、头重、胸闷等症；劳欲伤肾或年老肾亏，肾精亏耗，肝肾阴虚，阴不敛阳，虚阳上扰，而见头痛、眩晕、耳鸣、腰酸等症；病程迁延，久病入络，瘀血内停，阻滞脉络，血脉瘀滞，可见头痛如针刺，或胸闷刺痛，手足麻木，舌青紫，脉涩；阴损及阳，肝肾阴阳俱虚，阴不滋养，阳失温化，则有眩晕、消瘦、倦怠乏力、夜尿频多等症；若肝阳暴张，风随阳动，血随气逆，横窜经络，扰动心神，蒙蔽清窍，则见中风昏厥重证。

四、施膳原则

（一）辨证施膳

1. 依病性施膳　病性不同，膳食的选择不同。肝阳上亢者，多用芹菜、荸荠之类；痰湿内盛者，应选红萝卜、橘皮等；瘀血内停者，宜选山楂、桃仁等；肝肾阴虚者，宜选黑芝麻之类；肾阳虚衰者，应选韭黄、对虾之类。

2. 依病位施膳　病变在肝者，应从肝论治，选决明子、芹菜之类，配以滋肾之品，如桑椹等；病变在中焦脾胃，应选健脾之物，如茯苓、陈皮等；若在血脉者，予以调血之物，如山楂、牛膝等；病变在肾，应补肾，选用枸杞、对虾等。

3. 审虚实施膳　针对疾病所处阶段不同，分别采用补虚、泻实、攻补兼施的治疗方法，结合该疾病易虚易滞的特点。肝阳上亢者，予潜阳镇静之物，如芹菜、菊花等；实证如痰湿瘀滞者，化痰祛瘀，辅以健脾益气；虚者，宜随证补益。

（二）饮食宜忌

患者须控制热能，控制主食及脂肪的摄入量，尽量少用或不用糖果点心、甜饮料、油炸食品等高热能食品。尽量减少烹调用盐量，少吃酱菜类、盐腌食品，少吃肥肉及各种动物性油脂，控制动物脑、鱼籽等高胆固醇食物摄入。食用油尽量选用豆油、花生油、葵花籽油等植物油。宜多摄入蔬菜、水果，尤其是绿色蔬菜。适当增加海产品摄入，如海带、紫菜、海产鱼等，同时忌烟限酒。

五、食疗方法

（一）肝阳上亢证

【临床表现】头晕头痛，口干口苦，面红目赤，烦躁易怒，大便秘结，小便黄赤，舌质红，苔薄黄，脉弦细有力。

【施膳原则】平肝潜阳，降血压。

【食疗方】

决明子粥

［组成］炒决明子 10g，粳米 50g，冰糖适量。

［制法］先将决明子加水煎煮取汁适量，然后用其汁和粳米同煮，成粥后加入冰糖即成。

［应用］春夏季服食，每日一次。大便稀溏者忌服。

［功效］平肝潜阳，清肝明目，降血压。

［方解］决明子性凉，味苦、甘，归大肠经。有清肝平肝，明目通便之效；粳米，是粳稻的种仁，又称大米，其性平和，味甘淡，入脾、胃经，可每日食用，能益胃生津；冰糖性平，味甘，入肺、脾经，能补中益气，和胃润肺。全方合用，可清肝、平肝，进而降压。

芹菜荸荠汁

［组成］带根芹菜 10 余棵、荸荠 10 余个，蜂蜜 10ml。

［制法］取带根芹菜 10 余棵（只要下半部分），荸荠 10 余个，洗净后放入电饭煲或瓦罐中煎煮。

［应用］取荸荠、芹菜汁，加入蜂蜜，分成两小碗，每天服一次，每次一小碗。

［功效］平肝潜阳，解热降压。

［方解］芹菜性凉，味甘、辛，能清热利湿，平肝潜阳；荸荠性寒，味甘，可清热化痰消积；蜂蜜性平，味甘，能补中益气，润燥息风；诸物合而用之，共奏滋阴平肝，解热降压之效。

菊花乌龙茶

［组成］杭菊花 10g，乌龙茶 3g。

［制法］将杭菊花洗净备用，将乌龙茶、杭菊花用 200ml 沸水冲泡，再加盖焖约 10 分钟，即可倒入杯中饮用。

［应用］餐后饮用，此茶不宜太浓，以免引起失眠及心跳加快，长期失眠者慎用。

［功效］平肝清热，生津利尿。

［方解］菊花性凉，味甘、微苦，入肺、肝经，能散风热，清肝火。乌龙茶性寒，味苦，苦泻寒降，入肝，可沉降肝阳，清肝火。两者相伍有平肝潜阳的作用，同饮能平肝清热，生津利尿，降血压。

（二）痰湿内盛证

【临床表现】头晕头痛，头重如裹，困倦乏力，胸闷，腹胀痞满，少食多寐，呕吐痰涎，肢体沉重，舌胖，苔腻，脉濡或滑。

【施膳原则】祛痰降浊。

【食疗方】

红萝卜海蜇粥

［组成］红萝卜120g，海蜇皮60g，粳米60g。

［制法］红萝卜削皮切片；海蜇皮洗净，切细条；粳米洗净。三物一起放入锅内，加清水适量，文火煮成粥，粥成后加调味品调味。

［应用］早晚餐或作为点心食用。

［功效］化痰消滞，开胃健脾。

［方解］红萝卜性平，味甘、辛，入肺、脾经，健脾消食，补肝明目，降气化痰；海蜇皮性平，味咸，归肝、肾经，能清热化痰，消积化滞，润肠通便；粳米性平，味甘，入脾、胃经，能补气血，益脾胃。三者合用，能化痰消滞，开胃健脾，用于痰湿内盛所致高血压。

三鲜茶

［组成］鲜荷叶、鲜藿香、鲜佩兰叶各10g。

［制法］将上三物洗净、切碎，用滚开水冲泡或稍煮代茶饮用。

［应用］代茶饮。

［功效］和中化湿，升清降浊。

［方解］荷叶性平，味甘，入肝、脾、胃经，有利水湿、升清阳、清热解暑等作用；藿香性温，味辛，归脾、胃、肺经，化湿醒脾，辟秽和中；佩兰，性平，味辛，归脾、胃、肺经，有芳香化湿，醒脾开胃。三者合用，能和中化湿，开胃健脾，用于痰湿内盛所致高血压。

橘皮饮

［组成］橘皮、杏仁、老丝瓜各10g，白糖少许。

［制法］将老丝瓜、橘皮洗净，杏仁去皮一同入锅，加水适量，置武火上烧沸，再用文火煮20~30分钟，去渣，用白糖调味。

［应用］代茶饮。

［功效］理气化痰，祛风通络。

［方解］橘皮性温，味辛而微苦，入脾、肺经，有理气调中，燥湿化痰之功效；杏仁性温，味苦，有小毒，归肺、大肠经，能降气止咳平喘，润肠通便；丝瓜性凉，味甘，归肝、胃经，有祛风化痰，通经络，通大便，行血脉等功效。三者合用，燥湿化湿，行气调中。

（三）瘀血内停证

【临床表现】头痛经久不愈，固定不移，头晕阵作，偏身麻木，胸闷，时有心前区痛，口唇发绀，舌紫，脉弦细涩。

【施膳原则】活血化瘀，降血压。

【食疗方】

山楂桑椹粥

［组成］桑椹子20g，山楂30g，大米100g，砂糖适量。

［制法］将桑椹先行挑选，去除杂物，然后用清水洗净。用清水将山楂洗净，并稍作打碎，备用。大米用水洗净，备用。把粥料全部准备就绪后，将山楂与桑椹同放入砂锅内，加适量清水煎药汁，用武火煎汁。药汁煎好后，把药渣去掉，然后加入大米，用武火煮沸后，改用文火煮粥，煮至大米糜烂后，

待温加砂糖适量调味即可。

　　[应用] 此粥可作主食，随量食用，每天 1 次。注意事项：有消化性溃疡患者不宜食用本粥。本粥药材的用量为一个成年人的用量。本粥因为酸性较强，不宜空腹进食，进食时，也不宜过饱。

　　[功效] 养血滋阴，活血降压。

　　[方解] 山楂性温，味甘、酸，归肝、脾、胃经，能消食健胃，活血化瘀；桑椹既可入食，又可入药，中医认为桑椹性微寒，味甘、酸，入心、肝、肾经，为滋补强壮、养心益智的佳果；大米性平，味甘，归脾、胃经，能补中益气，健脾养胃。全方共达养血滋阴，活血降压的功效。

桃仁粥

　　[组成] 桃仁 10 ~ 15g，粳米 50 ~ 100g。

　　[制作] 先将桃仁捣烂如泥，加水研汁去渣，同粳米煮为稀粥。

　　[应用] 每日 1 次，用量不宜过大。怀孕妇女及平素大便稀薄者不宜服用。

　　[功效] 活血通经，祛痰止痛。

　　[方解] 桃仁味甘，性平，入心、肝、肺、大肠经，有活血化瘀、润肠通便之功；粳米性平，味甘，归脾、胃经，能补中益气，健脾养胃，缓和桃仁滑肠之性。两者共用活血通脉，降低血压。

（四）肝肾阴虚证

　　【临床表现】头晕耳鸣，目涩，咽干，五心烦热，盗汗，不寐多梦，腰膝酸软，大便干涩，小便热赤，舌质红，少苔，脉细数或细弦。

　　【施膳原则】滋补肝肾，降血压。

　　【食疗方】

桑椹枸杞子猪肝粥

　　[组成] 桑椹子、枸杞子各 12g，猪肝 100g，粳米 100g。

　　[制作] 桑椹洗净，去杂质；枸杞子洗净，去杂质和蒂根；猪肝洗净，切成薄片；粳米淘净，去泥沙。把粳米放入锅内，加水 1000ml，置武火上烧沸，打去浮沫，再放入桑椹、枸杞子和猪肝、盐，如常规煮粥，煮熟即成。

　　[应用] 每日 1 次，早餐食用。

　　[功效] 补肝肾，降血压。

　　[方解] 桑椹既可入食，又可入药，中医认为桑椹性微寒，味甘、酸，入心、肝、肾经，为滋补强壮、养心益智的佳果；枸杞性平，味甘，入肝、肾经，滋肾润肺，补肝明目；粳米性平，味甘，入脾、胃经，能补气血、益脾胃；猪肝性温，味甘、苦，归肝经，有补肝明目养血的功效。全方合用，滋补肝肾，用于肝肾阴虚型高血压的日常调理。

黑芝麻山药羹

　　[组成] 黑芝麻、山药各 50g，白糖 10g。

　　[制作] 将黑芝麻去杂质炒香，研成细粉，山药烘干打成细粉；将黑芝麻粉与山药粉混匀，待用。在锅内加水 300ml，置武火上烧沸，将黑芝麻和山药粉徐徐放入沸水锅内，同时放入白糖，不断搅拌，煮 3 ~ 5 分钟即成。

　　[应用] 每日 1 次，每次服羹 50g。

　　[功效] 补肝肾，养心脾，降血压。

　　[方解] 黑芝麻性平，味甘，归肝、肺、肾经，能滋补肝肾，生津润肠；山药性平，味甘，归脾、

肺、肾经，能健脾补肺，益胃补肾，固肾益精。二者合用，用白糖调味，以滋补肝肾，适用于偏肾阴不足之高血压。

（五）肾阳虚衰证

【临床表现】头晕眼花，头痛耳鸣，形寒肢冷，心悸气短，腰膝酸软，遗精阳痿，夜尿频多，大便溏薄，舌淡胖，脉沉弱。

【施膳原则】温补肾阳，降血压。

【食疗方】

韭黄炒对虾

［组成］韭黄、对虾各100g，葱10g，姜、盐各5g，植物油50ml。

［制作］韭黄洗净，切成4cm长的段；对虾去头尾、壳及沙腺，切成3cm长的段。炒锅放植物油烧至六成热，放入葱、姜爆香，放入虾段翻炒2分钟，加盐，随即放入韭黄，炒至断生即成。

［应用］隔日1次，佐餐食用。

［功效］补肾阳，益气血。

［方解］韭黄性温，味甘、辛，无毒，归肝、胃、肾经，能健胃，提神，止汗固涩，补肾助阳，固精等；对虾性温，味甘、咸，归肝、脾、肾经，能补肾壮阳，养血固精。二者合用以温补肾阳，为调理阳虚型高血压之佳品。

干姜羊肉汤

［组成］干姜25g，羊肉200g，盐、葱、花椒粉各3g。

［制作］羊肉洗净，切片；葱洗净，切段，砂锅置中火上，入水适量，放入羊肉、干姜炖煮至熟，加盐、葱、胡椒粉调味即可。

［应用］佐餐食用。

［功效］温里散寒。

［方解］生姜性热，味辛，归脾、胃、肺经，能温里散寒；羊肉性温，味甘，可益气养血，温中补虚；葱性温，味辛，能温通经脉、通阳宣肺。三者合用能温里，散寒，补虚。

六、护理与预防

（一）饮食护理

饮食宜清淡，营养丰富，易于消化，多吃蔬菜水果，忌辛辣刺激、热性动火之品。摒除一切肥甘厚味、生痰动火之物，忌烟酒。可吃红枣、山药、木耳、海带、紫菜、芹菜、山楂、核桃等。也可常服枸杞粥、菊花粥、桑椹粥等。

（二）起居护理

居室光线柔和，温湿度适宜，避免强光和噪音刺激。《珍本医书集成·通治类》说："静卧暗室，闭目休息。"故重症者绝对卧床休息，轻症者可闭目养神。指导患者变换体位或蹲、起，站立时应动作缓慢、少做或不做旋转动作。

（三）情志护理

高血压是临床上常见的疾病，常反复发作，中年以上的人，由于肝阳上亢引发眩晕，如肝阳亢逆，化为肝风，病情严重时可卒然昏倒，有发展为中风的可能。因此一些人患病后精神紧张，心理压力加大，恐惧、忧思过度。心理状态的改变，对高血压又有很重要的影响，《证治汇补·眩晕》指出："七情所感，脏气不平，郁而生涎，结而为饮，随气上逆，令人眩晕。"由此看来，医护人员应该耐心倾听患者的倾诉，鼓励其抒发心中的郁闷和不快，远离引发易怒、烦恼的环境，缓解、改善不良情绪，掌握自我调控情绪的方法，对防止疾病加重或转生他证，具有十分重要的意义。

（四）功能护理

注意劳逸结合，不宜进行剧烈活动，适当锻炼，增强体质。避免从事繁重的脑力和体力劳动，不宜从事高空作业的工作，以免血压突然升高而加重心脏负担，应开展适合自身活动的项目，如体操、太极拳、散步、慢跑等。根据患者的体力、病情、心功能情况量力而行，适当锻炼可促进血液循环，提高机体抗病能力。

❀ 古籍选校

《随息居饮食谱》云："桑椹滋肝肾，充血液，熄虚风，清虚火。"这里所说"熄虚风"，正是指肾精亏损和气血不足的眩晕症。

《本经逢原·卷一》："天麻味辛浓浓，性升，属阳，为肝家气分药。故肝虚不足，风从内生者，天麻、芎以补之。诸风掉眩，眼黑头旋，风虚内作，非天麻不治。小儿惊痰风热，服天麻即消。"

第二节　冠状动脉粥样硬化性心脏病

⇨ 案例引导

案例　患者，男，49岁，近5年出现心前区刺痛，胸闷，气短，之后情绪激动时常反复发作，每次持续3~5分钟，在医院确诊为冠心病心绞痛，口服消心痛等控制病情，近半年发作比以前频繁，因反复发作时常焦虑，发作时自觉胸闷胸痛，胸胁胀满，心悸不宁，舌紫暗，苔厚，脉弦涩。

讨论　1. 患者所患疾病的证型、施膳原则？

2. 有哪些适合的食疗方？

一、概述

冠状动脉粥样硬化性心脏病，是指冠状动脉粥样性硬化使局部血管狭窄或阻塞，导致心肌缺血、缺氧而引起的心脏疾病，与冠状动脉功能性改变（痉挛）统称冠状动脉性心脏病，简称冠心病，也称缺血性心脏病。

根据临床特点，分原发性心搏骤停、心律失常、心绞痛、心肌梗死及心力衰竭五种类型，最典型的临床类型是心肌梗死和心绞痛。以心前区憋闷疼痛为主要临床表现，其疼痛的特点为：疼痛位置在胸骨体中段或上段之后，可波及心前区，甚则痛彻肩背、咽喉、左上臂内侧达无名指和小指等部位，常为钝痛（憋闷、压迫、紧缩），也可有烧灼感，持续发作为主要临床特征。疼痛剧烈不解者，常伴面色苍白，肢冷汗出，唇甲青紫，或心悸、气短，喘息不得卧，甚则猝死。

冠心病属中医的"胸痹""厥心痛""真心病"等范畴。早在《黄帝内经》中就有记载："心痛者，胸中痛，胁支满，胁下痛，膺背胛间痛。"又如《灵枢·厥病》篇曰："真心痛，手足青至节，心痛甚。

旦发夕死，夕发旦死。"颇类似心绞痛及心肌梗死。本病多发生在 40 岁以上人群，男性多于女性，且以脑力劳动者为多。

二、病因病机

冠心病的致病分为内因和外因。内因为年老体弱，五脏皆极；外因为阴寒内侵、五志过极、饮食失节、劳累过度等，最终导致胸阳不振，心脉痹阻而发为胸痛。

1. 年老体虚　年老体衰，五脏皆极。命门火衰，不能鼓舞心阳；或脾失健运，气血亏少，心失所养。终致心气虚亏，心血瘀滞。

2. 胸阳不振　阴寒侵袭，内遏胸阳，气机痹阻，心脉凝滞。

3. 痰气交阻　暴饮暴食，脾胃受损，运化不利，痰浊壅滞，心脉痹阻。

4. 五志过极　如情志不遂，肝失疏泄，气滞血瘀，心脉不通。

总之，五脏皆极，气血阴阳衰弱，是冠心病的内在病因；阴寒、痰浊、气滞、瘀血等病邪导致胸阳不振，心脉痹阻，不通则痛。因此，本虚标实是冠心病的基本病机。

三、辨证要点

（一）辨部位

心痛如果局限于胸骨后或心前区者多为气滞血瘀或血瘀；心痛向肩背部、咽喉、脘腹放射，甚至到左上肢内侧及小指、无名指者，多为虚损邪阻已极；心痛彻背，背痛彻心者，多为阳气暴脱或寒凝心脉。

（二）辨性质

1. 闷痛　为临床所常见的一种。以闷为主，兼见胸胁胀满、善太息者、苔薄白及脉弦者，多属气滞；兼见咳吐痰涎、苔腻、脉弦滑或弦数者，多因痰浊；心胸隐痛而闷，伴心慌、乏力、气短，舌淡胖嫩、边有齿痕，脉结代或沉细者，多属心脾两虚、气血不足。

2. 隐痛　断断续续，缠绵难愈，舌淡红，苔薄白，脉沉细数者，多为心肺气阴两虚。

3. 灼痛　一般由火热所致。兼见烦躁气粗，舌红苔黄，脉数者，为热邪犯心；伴有胸闷而灼痛阵发，痰稠，苔黄腻，脉弦滑者，为痰火所致；伴有心悸、眩晕、五心烦热、口干、盗汗、舌红少津及脉细数者，多为心肾不交。

4. 刺痛　固定不移，痛有定处，舌紫暗或有瘀斑，脉弦细而涩者，多为心脉瘀阻。

5. 绞痛　疼痛如绞，遇寒即发或得冷则剧，伴有畏寒肢冷、舌淡苔白及脉细，为寒凝心脉之象；若四肢厥冷，脉细欲绝，冷汗如油，即为阳虚暴脱，属危重之候。

（三）辨程度

1. 持续时间　短者为轻，长者为重。若持续数小时不缓解者多为"真心痛"。

2. 发作次数　一般而言，发作次数的多少与病情的程度成正比，但亦有例外。

3. 缓解方式　遇劳即发，休息或服药后能缓解者，为顺证，否则为逆证。

4. 发作部位　疼痛发作部位固定者，较为深重；部位不固定者，较为轻浅。

5. 心痛证候的虚实及病程长短　证候实者较轻，虚者较重；病程迁延日久者重，初发者多轻。

四、施膳原则

（一）辨证施膳

1. 依病性施膳　冠心病临床病机复杂，对于气滞血瘀者，应选用三七、薤白之类；对于寒凝气滞者，宜选用丹参、薤白之类；对于痰湿较重者，宜选用陈皮之类；气阴两虚者，宜选用黄精、生脉之类；气血不足者，宜选用党参、大枣等。

2. 依病位施膳 病变在心，后期涉及其他脏腑，药食依据其性味归经，入胃后，各归所喜脏腑与部位，可发挥单独或相生相克的作用。应多用百合、龙眼肉、莲子、酸枣、小麦等。

3. 审虚实施膳 针对疾病所处阶段不同，分别采用补虚、泻实、通阳、攻补兼施的治疗方法，结合该疾病易虚易滞的特点，选用补气、补虚、清热、化痰等药食，如蜂蜜、豆浆、木耳、胡萝卜、川贝等。

4. 病后调理施膳 疾病后期的康复，除固护正气以外，应考虑不同体质，在饮食方面予以注意。如痰湿较重者，要饮食清淡，少食肥甘厚味；气血不足者，应适当多服些补益气血的食品，如龙眼肉、瘦肉之类；气阴两衰者，少食辛辣之物，多服滋养之物。

（二）饮食宜忌

1. 控制主食及脂肪摄入量，尽量少食用油炸食品、糖果、点心、甜饮料等高热能食品。

2. 保证维生素 C、B 族维生素和适量膳食纤维的摄入，多食用新鲜的蔬菜和水果。

3. 加强优质蛋白的供给，提供必需脂肪酸，避免动物性食品饱和脂肪酸和胆固醇的过多摄入，故应多选用豆类及豆制品，如黄豆等，既有丰富的卵磷脂，又含有无机盐，对防治冠心病非常有利。

4. 为了给机体提供丰富的碘，应适当增加海产品，如海带、紫菜、海蜇等的摄入。

5. 可多食用水产鱼类，特别是深海鱼类，因其含有优良蛋白质，又易被人体消化和吸收，且对血脂有调节作用，与畜肉类食品相比更适合冠心病患者。

6. 可多选用冬瓜、萝卜、蜂蜜、山楂等食品。

7. 尽量少食用动物内脏，如动物脑、肝、墨斗鱼、鱼籽，松花蛋等含胆固醇较高的食物以及动物油脂、黄油、奶油、肥肉等含饱和脂肪酸较高的食品。

五、食疗方法

（一）气滞血瘀证

【临床表现】胸部闷痛、刺痛，痛有定处，心烦不安。或时有心悸不宁，两胁胀满，喜叹息。舌质紫暗有瘀点，苔厚，脉细涩或结代。

【施膳原则】行气活血、通脉止痛。

【食疗方】

丹参茶

［组成］丹参 9g，绿茶 3g。

［制法］将丹参制成粗末，与茶叶以沸水冲泡 10 分钟，即可饮用。

［应用］每日 1 剂，代茶饮。

［功效］活血祛瘀，止痛除烦。

［方解］丹参性微寒，味苦，归心、肝经，可祛瘀止痛，活血通经，清心除烦；用于胸腹刺痛，心烦不眠，心绞痛；绿茶性微寒，味甘、苦，入心、肺、胃经，能清心除烦。两者合用，祛瘀止痛，活血清心，用于心脉瘀阻之冠心病。

薤白红花粥

［组成］薤白 10g，红花 2g，粳米 50g。

［制法］将薤白洗净摘净，与红花、粳米共同泡入水中，加水适量，武火烧开，文火慢煮 30 分钟以上。

［应用］佐餐食用，2～3次/日。

［功效］祛瘀止痛，通阳散结。

［方解］薤白性温，味辛、苦，归肺、胃、大肠经，能温中通阳，下气散结，《本草纲目》谓其"治胸痹刺痛"；红花性温，味辛，归心、肝经，可活血通经，祛瘀止痛；粳米性平，味甘，归脾、胃经，可补中益气，健脾养胃。三者合用可通行胸中阳气，温通血脉，祛除瘀滞，适用于胸阳不振、心脉闭阻型冠心病。

三七猪心

［组成］三七粉4g，猪心200g，水发木耳2g，蛋清50g。

［制法］将猪心洗净，切成薄片，用蛋清、精盐、胡椒粉、淀粉调成糊状上浆。再把三七粉、生姜末、酱油、绍酒、白糖、味精、加水兑成卤汁。炒勺内放油适量，烧至四五成热，把上浆后的猪心片放油中滑开，倒入漏勺内，在原炒勺内放姜末少许，待炒出味后，把滑好的猪心片和木耳倒入，翻炒几下，再加卤汁炒匀煮沸，淋入香油调味即可。

［应用］佐餐食用，可常食。

［功效］益气养血，活血化瘀。

［方解］三七粉性温，味甘、微苦，归肝、胃经，是化瘀止血，活血定痛的良药；猪心性平，味甘、无毒，入心经，能安神定惊，养心补血。诸物合用，既能发挥三七化瘀镇痛之效用，又能以猪心、水发木耳在补虚的同时，起到矫味的作用，适用于气虚血瘀型冠心病。

（二）寒凝气滞证

【临床表现】心胸疼痛，气短，胸闷，甚则胸痛彻背，背痛彻心，每于受寒后诱发，畏寒面青，手足不温，苔白滑腻或暗红，脉紧。

【施膳原则】温经散寒，活血通脉。

【食疗方】

薤白羊肾粥

［组成］薤白7茎，羊肾1只，生姜6g，粳米100g。

［制法］将羊肾洗净剖开，去内膜，细切备用。粳米洗净置于砂锅，加水适量，待粥将熟时，加入羊肾、薤白、生姜及食盐适量调味，稍煮搅和均匀即可。

［应用］分次空腹温热食用。

［功效］温肾健脾，宽胸理气，通阳散结。

［方解］薤白性温，味辛、苦，归肺、胃、大肠经，能温中通阳，下气散结；粳米性平，味甘，归脾、胃经，可补中益气，健脾养胃；羊肾性温，味甘，入肾经，有补肾，益精之功效；全方合用以温肾健脾，宽胸理气，通阳散结，用于寒凝气滞之冠心病。

黄酒当归羊肉汤

［组成］当归20g，生姜30g，羊肉500g，黄酒、调料适量。

［制法］将羊肉洗净、切块，加入当归、生姜、黄酒及调料，炖煮1～2小时即可。

［应用］佐餐食用。

［功效］温经补血、祛寒止痛。

［方解］黄酒性温，味甘，归脾胃经，具有温经通阳，活血止痛之功效；当归是中医常用的补血药，性质偏温，味甘、辛，入肝、心、脾经，有活血养血补血的功效；生姜既是厨房不可缺少的调料，

也是作用广泛的中药，其性微温，味辛，归肺、脾经，可以温中散寒，发汗解表；羊肉是老少皆宜的美味食物，性质温热，味甘，归脾、肾经，能温中补虚。常饮本汤可温阳宣痹，滋补气血，尤宜心脾气血不足兼有虚寒之象的冠心病患者饮用。

四味鹌鹑蛋羹

[组成] 鹌鹑蛋10只，红参5g，当归5g，肉桂5g，丹参5g。

[制法] 将红参、当归、肉桂、丹参加水煎成药汁，装入瓷碗内，取鹌鹑蛋打入装有药汁的瓷碗内，搅匀，加入海米、食盐、麻油少许调味，上蒸笼隔水蒸熟，即可。

[应用] 佐餐食用，每日1次。

[功效] 温阳祛寒，化瘀止痛。

[方解] 鹌鹑蛋性平，味甘，无毒，入心、肝、肺、胃、肾，补血，养神，健肾，益肺，降血压，适用于肥胖型冠心病、高血压；红参性温，味甘、微苦，归脾、肺、心经，大补元气，用于体虚欲脱，肢冷脉微，心力衰竭，心源性休克；当归性偏温，味甘、辛，入肝、心、脾经，有活血养血补血的功效；肉桂性大热，辛、甘，归肾、脾、心、肝经，能补火助阳，引火归元，散寒止痛，活血通经；丹参性微寒，味苦，归心、肝经，能祛瘀止痛，活血通经，清心除烦。全方能温助阳气，调和血脉，祛瘀止痛，适用于寒凝血瘀之冠心病的调养。

（三）痰浊内阻证

【临床表现】心胸窒闷或如物压，气短喘促，形体肥胖，肢体沉重，脘腹痞满，痰多口黏，阴雨天容易发作或加重，纳呆便溏，泛恶欲呕，舌淡苔腻，脉滑。

【施膳原则】豁痰泄浊。

【食疗方】

陈皮薏苡仁粥

[组成] 陈皮5g，薏苡仁50g，粳米50g。

[制法] 把薏仁、陈皮冲洗干净，放入砂锅中。粳米淘洗干净待用。在砂锅内加入适量清水，旺火煮沸，改用文火煮20分钟。然后放入淘净的粳米，加适量清水继续用小火煮至粥稠即成。

[应用] 早晚分服。

[功效] 理气化痰，健脾除湿。

[方解] 陈皮性温，味辛、苦，入脾、胃经，具有理气燥湿化痰的功效；薏苡仁偏寒凉，味甘、淡，归脾、肺、胃经，具有健脾渗湿，清热排脓，除痹止痛的功效；粳米性平，味甘，入脾、胃经，可健脾养胃，通血脉。全方合用，痰湿得祛，气机得通，诸证渐消，适用于痰湿内阻之冠心病的调养。

山楂荷叶薏米粥

[组成] 山楂、薏苡仁各20g，鲜荷叶50g，葱白5根，粳米100g，食盐3g。

[制法] 将山楂、荷叶、薏苡仁、葱白洗净，再水煎取汁，去渣。粳米洗净置于砂锅，加入药汁及适量清水，同煮至粥熟，加入少许食盐调味即可。

[应用] 隔日1剂，分次温热食用。

[功效] 健脾除湿。

[方解] 山楂性微温，味甘、归脾、胃、肝经，能消食化积，行气散瘀；薏苡仁偏寒凉，味甘、淡，归脾、肺、胃经，具有健脾渗湿，清热排脓，除痹止痛的功效；新鲜荷叶性平，味苦，归肝、脾、胃经，能清热解暑，升发清阳；葱性温，味辛，能温通经脉、通阳宣肺、祛风达表。粳米性平，味甘，

入脾、胃经，可健脾养胃，通血脉。全方合用，痰湿得祛，气机得通，诸证渐消，适用于痰湿内阻之冠心病的调养。

（四）气阴两虚证

【临床表现】 心痛气短，心悸自汗，口干少津，舌红少苔，脉弦细无力或结代。

【施膳原则】 益气养阴。

【食疗方】

黄精玉竹牛肉汤

[组成] 牛腿精肉500g；黄精30g，玉竹15g，龙眼肉15g，生姜4片。

[制法] 将黄精、玉竹、龙眼肉洗净；牛腿精肉洗净，切块，并用开水汆去膻味。把全部用料一齐放入锅内，加清水适量，武火煮沸后，文火煮2~3小时，调味即可。

[应用] 佐餐食用，饮汤食肉。

[功效] 益气养阴，养心安神。

[方解] 牛肉性平，味甘，归脾、胃经，有补中益气，滋养脾胃，强健筋骨，化痰息风，止渴止涎的功效，适用于中气下陷、气短体虚，筋骨酸软、血虚久病及面黄目眩之人食用；黄精性平，味甘，归脾、肺、肾经，具有补气养阴，健脾，润肺，益肾功效；玉竹性微寒，味甘，入肺、胃经，具有养阴润燥，除烦止渴的功效，治热病伤阴、咳嗽烦渴、虚劳发热、消谷易饥、小便频数等；龙眼肉性温，味甘，益心脾，补气血，具有良好的滋养补益作用，可用于心脾虚损，气血不足所致的失眠、健忘、惊悸、眩晕等症，还可治疗病后体弱或脑力衰退。以上诸物共奏气阴双补，养心安神之效，以少量生姜温中开胃，以防大剂滋腻之物碍脾遏中之弊。全方适用于冠心病属气阴两虚者，症见眩晕、心悸、失眠多梦、饮食减少、体倦乏力。

鸡丝烩豌豆

[组成] 鸡肉100g，嫩豌豆150g。

[制法] 将鸡肉切成细丝，用料酒、葱、姜、盐少许调汁浸好，淀粉加水调汁待用。把豌豆剥好洗净，将油熬热，放入盐，倒入豌豆略炒，再把鸡丝倒入，急炒几下，加肉汤或开水50~100ml焖烧15分钟，再加入淀粉汁，烩熟即成。

[应用] 佐餐食用，可常食。

[功效] 补益气阴。

[方解] 豌豆性平，味甘，入脾、胃经，具有益中气，调营卫之功效。主治脾胃不适、呃逆呕吐、心腹胀痛等病症；鸡胸肉性平、温，味甘，为血肉有情之品，归脾、胃经，有温中益气，补虚填精，健脾胃的功效。对先天不足，畏寒肢冷、头晕心悸、乏力疲软、中虚食少、耳聋耳鸣等虚弱之证，有很好的食疗作用。一般人群均可食用，老人、患者、体弱者更宜食用，以起到益气养阴的作用，适用于气阴两虚型冠心病患者的调养。

生脉散茶

[组成] 人参5g、麦冬5g、五味子3g。

[制法] 人参、麦冬、五味子沸水冲泡。

[应用] 代茶饮。

［功效］益气生津，补气养心。

［方解］人参性平，味甘微苦，归脾、肺、心经，可大补元气，补脾益肺，生津；麦冬性微寒，味甘、微苦，归心、肺、胃经，可养阴生津，润肺清心；五味子性温，味甘、酸，归肺、心、肾经，可收敛固涩，益气生津，补肾宁心。三者合用以起到益气生津，补气养心的作用，适用于气阴两虚型冠心病患者的调养。

人参银耳汤

［组成］人参 5g，银耳 10～15g。

［制法］银耳用温水浸泡 12 小时，洗净。人参去头，切成薄片，入砂锅中，用文火煮熬 2 小时，再加入银耳熬 1 小时即可。

［应用］每日 1 剂，饮汤食银耳，分 2 次食完，连用 10～15 日。

［功效］益气补血，生津宁神。

［方解］人参性平，味甘微苦，归脾、肺、心经，可大补元气，补脾益肺，生津；银耳性平，味甘、淡，归肺、胃经，能滋阴润肺。二者合用，以起到益气补血，生津宁神的作用，适用于气阴两虚型冠心病患者的调养。

（五）气血不足证

【临床表现】胸闷，心前区隐痛，心悸气短，体倦自汗，少气懒言，动则尤甚，面色少华，纳食不香。舌淡胖或有瘀斑，脉细弱或有结代。

【施膳原则】益气养血、宁心安神。

【食疗方】

归芪蒸鸡

［组成］炙黄芪 100g，当归 20g，嫩母鸡 1 只（约 1500g），绍酒 30g，味精、胡椒粉各 3g，葱、姜各适量。

［制法］鸡去毛、内脏，洗净，当归切片与炙黄芪共置鸡腹内，放入盆中，加姜、葱、食盐、酒、胡椒粉、清水，入蒸笼蒸 2 小时，食时加味精。

［应用］佐餐食用。

［功效］补气生血。

［方解］补气之黄芪为补血之当归的 5 倍，气旺则能生血，乃遵"有形之血生于无形之气"之说，方中重用黄芪大补脾肺之气，以资气血生化之源，通过补气使气能旺于内，则脏腑气机活动增强，化生血液即速，少用当归以养血和营。如此则阳生阴长，气旺血生，诸症悉除。方中再配以滋养补虚、益精补血的母鸡肉，进一步增强了全方益气生血的作用。

灵芝三七山楂饮

［组成］灵芝 30g，三七粉 4g，山楂汁 200ml。

［制法］先将灵芝放入砂锅中，加适量清水，微火煎熬 1 小时，取汁，兑入三七粉和山楂汁即成。

［应用］佐餐食用。每日 1 剂，早晚各 1 次，服前摇匀。

［功效］益气活血，通脉止痛。

［方解］灵芝性平，味甘，入肾、肝、心、肺经，能益精安神，坚筋润颜，补肾充耳，用于五脏虚损、气血虚弱出现的各种虚损证候；三七粉性温，味甘、微苦，归肝、胃经，是化瘀止血，活血定痛的良药；山楂性微温，味甘、归脾、胃、肝经，能消食化积，行气散瘀。全方合用，寓通于补，共达益气

养血，活血通脉之效，主治冠心病心气不足，血脉瘀滞，心悸气短，胸闷胸痛等。

<h1 style="text-align:center">二参红枣饮</h1>

［组成］党参 10g，北沙参 10g，大枣 10g。

［制法］将红枣去核，党参、北沙参分别切片。将红枣、党参、北沙参一同置于炖锅中，加入 200ml 清水，用中火烧沸，用文火煮 15 分钟。

［应用］佐餐饮用。每日 1 剂，早晚各 1 次。

［功效］益气养血，缓急定痛。

［方解］党参性平，味甘，入脾、肺经，能补中益气，生津养血；北沙参性微寒，味甘、微苦，归肺、胃经，能养阴清肺，益胃生津；大枣性温，味甘，入脾经、胃经，有补中益气，养血安神之功效。全方共用具有补气养血，缓急镇痛之功效，适用于气血不足型冠心病患者。

六、护理与预防

（一）饮食护理

对于冠心病患者来说，除饮食宜清淡，多食用含有粗纤维的食物，少吃动物脂肪和胆固醇含量高的食物外，还需注意饮食有节，少食多餐，忌暴饮暴食，保持大便通畅。限制食盐的摄入，少食肥甘厚腻，不吸烟，节制饮酒。平时要养成定时喝水的习惯。补充维生素 C、B 族维生素、维生素 E，多吃水果蔬菜。

（二）起居护理

注意调养生活起居与四时相应，在气温变化季节要及时增减衣服，防止外邪入侵。室内温湿度适宜，室内外温差不宜过大，以不超过 5~8℃ 为宜，因为忽冷忽热，容易引起外周血管收缩，回心血流量明显增加，从而加大了心脏的负荷。居室安静、光线适宜，定时开窗通风，保持空气新鲜。避免噪音刺激及突发声响，保持充足的睡眠。保持大便通畅，切忌怒责，排便困难时切忌屏气用力，必要时给予缓泻剂，如麻仁丸、番泻叶等。坚持运动，注意劳逸适度，动而有节，控制体重，增强机体抗病能力。

（三）情志护理

心情舒畅是维持心身健康的保证，大怒和紧张可使交感神经高度兴奋，血液内儿茶酚胺含量升高，作用于血管，引起血管收缩压上升，心肌耗氧量增加，诱发心绞痛。因此，冠心病患者应尽力避免情绪激动，精神紧张，以及大喜过悲，在日常生活中尽量保持情绪稳定。中医学很早就强调"七情过激"致病的观点，因此，冠心病患者应注重精神情绪的自我调节，不仅可以控制病情复发，而且能够修复病理损害，从而达到形神康复的目的。

（四）功能护理

对于冠心病患者来说，除了要进行必要的药物治疗之外，同时还要进行适当的体育锻炼，这样不但可以通过增强体质来减轻冠心病的病情，同时还能帮助患者在心理上得到放松。合适的运动量以运动后第二天早晨起床时感觉舒适，无疲劳感为宜。运动强度以运动时稍出汗，轻度呼吸加快为度。若活动后气喘吁吁，大汗淋漓，明显感到疲乏，甚至有头晕目眩等不适症状，说明运动量过大。每次锻炼时，先热身，再持续训练或间断训练，最后为整理运动，目的在于使高度活跃的心血管系统逐步恢复到安静状态，一般采用小强度放松性运动。运动方式以有氧训练为主，包括步行、骑车、爬山、游泳、打门球、打乒乓球和羽毛球等。有节律的舞蹈、中国传统的拳操等也是合适的运动方式。一般每周锻炼 3~5 次最佳。

⊕ **知识链接**

　　中医学中虽无冠心病的病名，但古代医籍中早有其典型临床表现的记载。《山海经》："其草有萆荔，状如乌韭，而生于石上，亦缘木而生，食之已心痛。"此是现存最早出现"心痛"一词的古籍。《黄帝内经》称之为"心痛"，并有"厥心痛""真心痛"之分。《灵枢·厥病》"真心痛，足青至节，心痛甚，旦发夕死，夕发旦死。"东汉张仲景在其著作《金匮要略》中设"胸痹心痛短气病脉证治"一篇，同时提出胸痹与心痛，认为"心痛"当属"胸痹"的范畴。

　　而关于冠心病的辨证分型方法尚缺乏系统的证候学观察和研究。在临证时，往往几种证型夹杂致病，故应注重思路与观念更新，在进行施膳时也应注意辨证分型的准确性。

❀ **古籍选校**

　　《金匮要略·胸痹心痛短气病脉证并治第九》："胸痹之病，喘息咳唾，胸背痛，短气，寸口脉沉而迟，关上小紧数，瓜蒌薤白白酒汤主之。瓜蒌薤白白酒汤方：栝楼实（捣，一枚），薤白（半斤），白酒（七升）。上三味，同煮取二升，分温再服。"

第三节　高脂血症

⇒ **案例引导**

　　案例　患者，男，36岁，体型肥胖，喜食肥肉、甜食及油炸食品，高脂血症病史10年，间断服用辛伐他丁、非诺贝特、血脂康等药物，症状略有好转。近一周出现神疲气短，懒言肢倦，头昏，食少腹胀，大便偏稀，面色萎黄，舌质淡，苔薄腻，脉虚无力。

　　讨论　1. 患者所患疾病的证型、施膳原则是什么？
　　　　　2. 有哪些适合的食疗方？

一、概述

　　高脂血症是人体脂质代谢异常，血浆中脂质浓度明显增高的一组病症。因脂质不溶或微溶于水必须与蛋白质结合以脂蛋白形式存在，故又称高脂蛋白血症。表现为高胆固醇血症、高甘油三酯血症或两者兼有。根据病因临床上分为两类：原发性高脂血症和继发性高脂血症。原发性高脂血症因脂质和脂蛋白代谢先天性缺陷导致，继发性高脂血症是继发于诸如糖尿病、肝脏疾病、肾脏疾病、肥胖、甲状腺疾病等某些疾病，以及饮酒、饮食等生活方式的影响。长期高脂血症会导致动脉硬化，进而形成冠心病及脑血管疾病等。

　　高脂血症属中医的"虚损""痰证""眩晕""胸痹"等范畴。

二、病因病机

　　高脂血症的致病因素包括素体脾虚，或阳盛，或痰积日久，或年高体虚，脏气衰减。

1. 脾虚痰湿 素体脾虚，运化失职，痰湿内生，而致脂浊郁积。

2. 痰热壅积 或素体阳盛，胃火亢盛，恣食肥甘，致痰热互结，化为脂浊。

3. 痰瘀交阻 痰积日久，经气不利，血行受阻而成瘀，痰瘀互结。

4. 年高体虚 年高体虚，五脏皆衰；津液不布，凝聚成痰成浊；气虚不运，脉络受阻而成瘀，痰积血瘀，亦可化为脂浊。

三、辨证要点

本病辨证关乎脾胃、肾、肝、心，痰、瘀、浊为患，有虚有实。其中虚证及本虚标实为多见。实证少见，主要见于青年人，病程短，体质壮；久病尤其有合并症者以本虚标实证为主。治疗应以健脾利湿为主要原则，有热者清热，有火者通泻退火，有瘀者活血化瘀，有痰者祛痰。本病虽有虚证，但不宜大补、久补，而以补通共用为主。不少高脂蛋白血症患者无症状，则宜辨病论治。

四、施膳原则

（一）辨证施膳

1. 依病性施膳 偏于痰湿者，应选用健脾化痰之品，如陈皮之类；偏热者，应选用寒凉之物，如荷叶、茉莉花等。

2. 依病位施膳 病变在脾胃，也涉及其他脏腑（如肝、肾、心等），因此多选用入脾胃者，如陈（橘）皮、生姜、山楂、香菇等。

3. 审虚实施膳 针对疾病所处阶段不同，分别采用补虚、泻实、攻补兼施的治疗方法，结合该疾病易虚易滞的特点，选用补气、清热、化痰、祛瘀等药食，如黄芪、党参、荷叶、大黄等。

（二）饮食宜忌

1. 体重超重或肥胖者尤应注意节制饮食，更需忌食甜食及纯糖食品。

2. 多食用含饱和脂肪酸、胆固醇较低及能提供优质蛋白的食物。如鱼类、豆制品、禽肉、瘦肉等。

3. 严格控制动物肝脏及其他内脏的摄入量，如鱼籽、蟹黄、动物脑等。

4. 尽量减少动物油脂摄入，应选用植物油烹调。

5. 为保证适量食物纤维、无机盐、维生素的摄入，宜多食用蔬菜、水果、粗粮等。尤应多食用含维生素 C、维生素 B_6、维生素 E 以烟酸等丰富的食品。

6. 宜食用具有降脂作用的食品，如大蒜、茄子、香菇、洋葱、木耳、海带、山楂、芹菜、冬瓜、粗燕麦、苹果等，这些食物均有不同程度的降低血脂作用。

五、食疗方法

（一）痰浊中阻证

【临床表现】四肢倦怠，胸脘痞满，腹胀纳呆，大便溏薄，形体肥胖，心悸眩晕，舌体胖，边有齿痕，苔腻，脉滑。

【施膳原则】化痰降浊。

【食疗方】

昆布海藻汤

［组成］昆布、海藻各 30g，黄豆 150g。

［制法］上述三物泡好洗净，加水煮汤，待豆熟时调味即可。

［应用］佐餐食用

［功效］消痰利水，健脾宽中。

［方解］昆布气腥，味咸，归肝、胃、肾经，有软坚散结，消痰利水之功效；海藻性寒，味苦、咸，无毒，归肺、脾、肾、肝、胃经，能软坚消痰，利水退肿；黄豆性平，味甘，无毒，入脾、胃、大肠经，能益气养血，健脾宽中，润燥行水，通便解毒。全方共用可消痰利水，健脾宽中，用于痰浊中阻，脾气被困之高脂血症。

陈皮瘦肉羹

［组成］陈皮10g，猪瘦肉50g，生姜3片，调味品适量。

［制法］将陈皮洗净，切为细末，葱切为段，猪瘦肉洗净，切丝，用淀粉、酱油、料酒勾芡；锅中放植物油适量烧热后，下葱、姜爆香，而后下肉丝爆炒，再下陈皮丝翻炒，待熟时调入食盐、味精，炒熟即成。

［应用］佐餐食用。

［功效］健脾开胃，化痰除湿。

［方解］橘皮性温，味辛、苦，入肺、脾二经，具有理气健脾，燥湿化痰，镇咳和止胃疼的功效；猪瘦肉性平，味甘、咸，归脾、肾、胃经，有补中益气，丰肌体，生津液，润肠胃和强身壮体的功用；生姜辛、微温，归肺、脾经，能发汗解表，温中止吐，温肺止咳。全方共奏健脾开胃，化痰除湿之效，用于调理痰浊中阻之高脂血症。

降脂茶

［组成］干荷叶60g，生山楂、生薏米各10g，花生叶15g，橘皮5g，茶叶60g。

［制法］将上药共为细末，以沸水冲泡代茶饮。

［应用］代茶饮，每日1剂，不拘时频饮。

［功效］清热消食，降脂化湿。

［方解］干荷叶性平，味苦，归肝、脾、胃经，能清热解暑，升发清阳，凉血止血；生山楂性温，味甘、酸，归肝、脾、胃经，能消食健胃，活血化瘀；生薏米性微寒，味甘、淡，无毒，入脾、胃、肺、大肠经，能清热利湿，除风湿，利小便，益肺排脓，健脾胃，强筋骨；花生叶能补养心脾，镇静安神；橘皮性温，味辛、苦，归脾、肺经，能行气除满，燥湿化痰，健脾和中；茶叶甘、苦，微寒而无毒，入心、肺、胃经，能清热利尿，解毒消食，收敛止痢。诸物共用，能清热消食，降脂化湿，用于调理食积湿热之高脂血症。

（二）脾气虚弱证

【临床表现】神疲气短，懒言肢倦，头昏，食少腹胀，大便偏稀，面色萎黄，舌淡，苔薄腻，脉虚无力。

【施膳原则】补气健脾，降血脂。

【食疗方】

蘑菇炒青菜

［组成］鲜蘑菇250g，青菜心500g。

［制法］青菜和蘑菇洗净切片，起油锅煸炒，加入盐、味精等调味。

［应用］佐餐食用。

［功效］健脾开胃。

［方解］蘑菇性凉，味甘，入肝、胃经，能益气开胃，托痘疹，抗癌，降血脂；青菜心性平，味甘，入肺经，有降低血脂，宽肠通便等作用。二者同用，达到健脾开胃、降血脂的目的。

（三）胃热滞脾证

【临床表现】多食，消谷善饥，体胖壮实，脘腹胀满，面色红润，口干口苦，心烦头昏，舌红，苔黄腻，脉弦滑。

【施膳原则】清胃泄热。

【食疗方】

冬瓜烧香菇

［组成］冬瓜250g，水发香菇50g。

［制法］将冬瓜切成小方块，香菇浸泡后切块。锅中加油烧热，倒入冬瓜、香菇及泡香菇水，焖烧数分钟，加食盐、味精等调味，至熟即可。

［应用］佐餐食用，

［功效］清热健脾。

［方解］冬瓜肉质细嫩，味道鲜美，清爽可口，其表皮有一层粉状白蜡质，且形如枕头，故又名"白瓜""枕瓜"，古称"地芝"。其性凉，味甘、淡，归肺、大肠、膀胱经，能清肺热，以消脾胃之火，取"实则泻其子"之意。《神农本草经》中记载其"久服轻身耐老"，后世本草亦多云其有消肿胀，清热毒，利小便的功效。适用于高脂血症、肥胖、冠心病、高血压、动脉硬化等。香菇性平，味甘，入胃、肾、肝经，能健脾胃，益气血，化痰理气，益胃和中，解毒。二者合用，可清热健脾，调中降脂，适用于胃热滞脾型高脂血症。

三花减肥茶

［组成］玫瑰花、玳玳花、茉莉花、川芎、荷叶各等分。

［制法］将上药切碎，共研粗末，用滤泡纸袋分装，每袋3~5g。

［应用］每日1小袋，放置茶杯中，用沸水冲泡10分钟后，代茶饮服。

［功效］宽胸理气，利湿化痰，降脂减肥。

［方解］玫瑰花性温，味甘、微苦，归肝、脾经，能理气解郁，和血散瘀；玳玳花性温，味甘、微苦，入肝、胃二经，能疏肝理气，和胃止痛；茉莉花性温，味辛、甘，入肝、脾、胃经，有理气开郁，辟秽和中之功效；三花合用可疏肝理脾和胃。川芎性温，味辛，归肝、胆、心包经，入气入血，能疏理肝气，调肝血；荷叶性平，味苦、涩，入心、肝、脾经；川芎与清胃热、升清阳的荷叶共用，可以疏肝泻火，清胃升阳，以缓解肝郁化火犯胃、脾气不运导致的高脂血症。

（四）肝肾阴虚证

【临床表现】头晕目眩，腰膝酸软，失眠多梦，耳鸣健忘，咽干口燥，五心烦热，胁痛，颧红、盗汗，舌红少苔，脉细数。

【施膳原则】滋养肝肾。

【食疗方】

何首乌粥

［组成］制首乌25g，粳米50g，白糖适量。

［制作］先将粳米加水煮粥，粥半熟时调入首乌粉，边煮边搅匀，至黏稠时即可，加白糖调味。

［服法］佐餐食用，早晚分食。

［方解］何首乌性微温，味苦、甘、涩，归肝、肾经，善于益精血、补肝肾，兼能收敛，具有不寒不热、不腻不燥的特点。用于肝肾阴虚，精血亏虚所致的头晕眼花；粳米性平，味甘，归脾、胃经，能补中益气、健脾养胃。二者共用具有补益脾肾，养血涩精，降血脂之功效。

黄精炖猪瘦肉

［组成］黄精 30~60g，猪瘦肉 100~150g。

［制作］猪瘦肉洗净、切片，与黄精共入盅，加盖隔水炖。

［服法］做菜肴常服。

［方解］黄精性平，味甘，归脾、肺、肾经，具有补气养阴，健脾润肺，益肾功效；猪瘦肉性平，味甘、咸，归脾、肾、胃经，有补中益气，丰肌体，生津液，润肠胃和强壮身体的功用。两者合用有滋肾补脾，益气降脂之功效，用于肝肾阴虚之高脂血症。

（五）脾肾阳虚证

【临床表现】畏寒肢冷，腰膝腿软，面色㿠白，大便稀溏，腹胀纳呆，耳鸣眼花，腹胀不舒，舌淡胖，苔白滑，脉沉细。

【施膳原则】温补脾肾。

【食疗法】

羊肉大蒜饭

［组成］羊肉 150g，大蒜 15g，大米适量。

［制法］羊肉洗净，切成小块，大蒜捣烂并以熟油辣椒煎之；大米适量洗净后加适量水，放入羊肉块，入锅内焖熟；再放入大蒜泥调匀，可食。

［应用］佐餐食用。

［功效］温肾助阳、健脾壮腰。

［方解］羊肉性温，味甘，入脾、肾经，能补血益气，暖肾温中；大蒜性温，味辛，入脾、胃、肺经，能温中健脾，消食理气；大米性平，味甘，归脾经，能补益脾胃。三品合用有补益脾肾之功效，应用于脾肾阳虚、水湿不布之高脂血症，但对阴虚火旺、素体肺胃有热、血虚目昏或外感病邪之人不宜食用。

三鲜水饺

［组成］虾仁 100g，韭菜 100g，海参 10g，鸡蛋 100g，面粉适量。

［制法］诸料为馅，和面粉为饺子。

［应用］常食用。

［功效］补肾益阳、养血填精。

［方解］虾性微温，味甘，归肝、肾经，本方选对虾之肉，壮阳气，益精髓；韭菜性温，味辛，归肝、肾、胃经，壮阳补肾；海参为"海中人参"，性温，味甘、咸，归心、脾、肺、肾经，具有养血填精，温阳益气之功效。该水饺性温，味甘，具有补肾益阳，养血填精之功效，适用于脾肾阳虚，精血两亏之高脂血症长期食用。

（六）气滞血瘀证

【临床表现】胸胁胀闷，胁下痞块刺痛拒按，心烦易怒，夜不能寐或夜寐不安，舌紫暗或见瘀斑，脉沉涩。

【施膳原则】活血祛瘀，行气止痛。

【食疗方】

三七佛手粥

[组成] 三七 5g，佛手 20g，粳米 50g，大枣 10 枚，冰糖适量。

[制法] 先将三七、佛手洗净，放入砂锅内煎取浓汁，去渣，大枣去核备用，取药汁与粳米、大枣、冰糖同煮为粥。

[应用] 佐餐食用，早、晚餐各服食 1 次。

[功效] 活血行气，降血脂。

[方解] 三七性温，味甘、苦，归肝、胃经，能活血散瘀；佛手辛、苦、酸，温，归肝、脾、肺经，能疏肝理气，和胃止痛；粳米性平，味甘，归脾、胃经，能补中益气，健脾养胃；大枣性温，味甘，归脾、胃经，能补益脾胃，滋养阴血，养心安神。粳米与大枣相合，益脾胃，扶正气，与三七、佛手配伍可达活血不破血，行气不破气的效果，适用于气滞血瘀型高脂血症的调养。

山楂饮

[组成] 山楂 45g（或鲜山楂 60g），砂糖适量。

[制法] 将山楂洗净，加水煎取浓汁，去渣，然后加入适量砂糖。

[应用] 佐餐食用或作点心服用，

[功效] 活血散瘀，降血脂。

[方解] 山楂性微温，味酸、甘，归脾、胃、肝经，具有行气散瘀，降血脂的功效；配以砂糖调味，适用于瘀血阻滞型高脂血症。

六、护理与预防

(一) 饮食护理

除先天性因素外，高脂血症与饮食关系密切，应注意饮食调摄，慎食高脂高糖食品。每日摄入的食物能量以维持正常体重的需要为准。限制总热量，保持适量运动，达到并维持理想体重或适宜体重，禁烟禁酒。《中国居民平衡膳食宝塔》推荐正常人每天烹调用油的量为 25g，而高脂血症患者应限制在 20g 以下。避免过多地使用烹调用油或食用含油量高的食品。主食之中应搭配部分粗粮，副食品以鱼类、瘦肉、豆及豆制品、各种新鲜蔬菜、水果为主。因此高脂血症患者饮食中要少吃油炸、煎的食品，烹调方法多选用蒸、煮、拌、卤等，少用植物油的做法。多食含优质蛋白的食物（鸡蛋清、瘦肉、脱脂奶等）。胆固醇过高者应少食蛋黄、肉类（特别是肥肉）、动物内脏、鸡皮、鸭皮、虾皮、鱼子、脑等含胆固醇量高的食物。甘油三酯过高者要忌糖、忌甜食，并应限制总食量。

(二) 起居护理

居室温湿度适宜，起居有节。加强体育锻炼时，顺应四时，注意周围环境气候，夏天避免中午强烈阳光直射，冬天要注意保暖防卒中。穿着舒适吸汗的衣服、棉质衣料、运动鞋等，选择安全的运动场所，如公园、学校等，勿在街道、马路边运动。生病和不舒服时要停止运动，进行运动应在餐后 2 小时，切勿空腹，以免发生低血糖。

(三) 情志护理

用各种形式对高脂血症患者加强健康教育，使患者及家属增强对高脂血症基本知识和并发症的认识，消除疑虑，减少心理压力。高脂血症是一种慢性疾病，需长期饮食控制，服用药物等易使患者产生焦躁心理，对生活失去信心。应关心、鼓励患者及家属讲出患者的感受，帮助寻找适当的宣泄途径，如向朋友、亲人倾诉或通过听音乐、练书法等转移注意力，使其保持乐观情绪，自觉配合饮食，运动锻炼及药物治疗。

（四）功能护理

加强运动是预防高脂血症的有效措施，可以促进血液循环，增强心肺功能，所以养成坚持运动的习惯对恢复高脂血症有很好的帮助。运动要选择有氧运动如散步、慢跑、打太极拳、骑自行车、游泳等。此外，还要养成自我管理的能力，按时就医，定期复查。出现眼花、头晕、恶心呕吐、视物不清、偏瘫、失语、意识障碍、呼吸困难、肢体乏力等症状时应及时就医。

✳ 古籍选校

《本草易读》曰："大黄，味苦大寒，入太阴脾，厥阴肝经。泻热行瘀，决壅开塞。通经脉而破症结。"

目标检测

答案解析

一、单项选择题

1. 高血压肝阳上亢证的施膳原则是（　　）

    A. 平肝潜阳　　　B. 滋养肝肾　　　C. 化痰祛湿　　　D. 活血化瘀　　　E. 调补阴阳

2. 以下常用食物，性质为凉性的是（　　）

    A. 山楂　　　　　B. 荸荠　　　　　C. 芹菜　　　　　D. 韭菜　　　　　E. 鸭梨

3. 山楂的功效是（　　）

    A. 健脾开胃，利水消肿　　　　　　　　　B. 健脾补虚，益气养血

    C. 消食化积，散瘀行滞　　　　　　　　　D. 温中散寒，健脾消食

    E. 清热化痰，消食下气

4. 有益于降压的食物（　　）

    A. 芹菜　　　　　B. 韭菜　　　　　C. 菠菜　　　　　D. 茼蒿　　　　　E. 以上均是

5. 冠心病患者的饮食应坚持（　　）

    A. 低盐　　　　　　　　　　　　　　　　B. 低脂

    C. 低胆固醇　　　　　　　　　　　　　　D. 高维生素、高纤维素

    E. 以上均是

6. 高脂血症的患者宜吃（　　）

    A. 巧克力　　　　B. 鹅肝　　　　　C. 鱼籽　　　　　D. 茄子　　　　　E. 蟹黄

7. 黄酒当归羊肉汤的作用是（　　）

    A. 补肾益阳、养血填精　　　　　　　　　B. 消食化积，散瘀行滞

    C. 养血滋阴，活血化瘀　　　　　　　　　D. 理气化痰，健脾除湿

    E. 温经补血、祛寒止痛

8. 患者，男，37岁，头晕眼花，头痛耳鸣，形寒肢冷，心悸气短，腰膝酸软，遗精阳痿，夜尿频多，大便溏薄，脉沉弱，舌淡胖。其最佳的食疗方为（　　）

    A. 当归生姜羊肉汤   B. 韭黄炒对虾

    C. 腊肠鲜百合   D. 红豆莲子汤

    E. 桑椹枸杞子猪肝粥

9. 患者，男，53岁，形体肥胖，胸闷气短，如物压，喘促，肢体沉重，脘腹痞满，痰多口黏，偶遇阴雨天加重，纳呆便溏，泛恶欲呕，舌淡苔腻，脉滑。其最佳的食疗方为（　　）

    A. 桑椹枸杞子猪肝粥   B. 鲜藕梨汁

    C. 陈皮薏苡仁粥   D. 山楂桑椹粥

    E. 红豆莲子汤

10. 患者，男，63岁，体胖壮实，多食，消谷善饥，脘腹胀满，面色红润，口干口苦，心烦头昏，舌红，苔黄腻，脉弦滑。其最佳的食疗方为（　　）

    A. 冬瓜烧香菇   B. 何首乌粥

    C. 三七佛手粥   D. 山楂桑椹粥

    E. 红豆莲子汤

11. 患者，男，67岁，胸部闷痛、刺痛，痛有定处，心烦不安。或时有心悸不宁，两胁胀满，喜叹息。舌质紫暗有瘀点，苔厚，脉细涩或结代。其最佳的食疗方为（　　）

    A. 决明子粥   B. 韭黄炒对虾

    C. 陈皮薏苡仁粥   D. 二参红枣饮

    E. 薤白红花粥

12. 桑椹的功效是（　　）

    A. 祛瘀止痛，活血通经   B. 补血滋阴，生津止渴

    C. 补气养阴，健脾润肺   D. 消食健胃，活血化瘀

    E. 滋补肝肾，养肝明目

13. 患者，女，56岁，头晕耳鸣，目涩，咽干，五心烦热，盗汗，不寐多梦，腰膝酸软，大便干涩，小便热赤，脉细数或细弦，舌质红少苔。其最佳的食疗方为（　　）

    A. 芹菜荸荠汁   B. 山楂桑椹粥

    C. 黑芝麻山药羹   D. 桃仁粥

    E. 陈皮薏苡仁粥

14. 冠心病气滞血瘀证的施膳原则（　　）

    A. 温经散寒   B. 滋养肝肾   C. 行气活血   D. 健脾益气   E. 行气化痰

15. 有益气养血功效的食疗方是（　　）

    A. 山楂桑椹粥   B. 陈皮薏苡仁粥

    C. 菊花乌龙茶   D. 归芪蒸鸡

    E. 昆布海藻汤

二、多项选择题

1. 橘皮的功效是（　　）

    A. 温经散寒   B. 燥湿化痰   C. 行气活血   D. 理气调中   E. 行气化痰

2. 肝阳上亢的患者适宜的饮食（　　）

    A. 决明子粥   B. 三七佛手粥

    C. 芹菜荸荠汁   D. 菊花乌龙茶

    E. 陈皮瘦肉羹

3. 有活血化瘀功效的食物包括（　　）

   A. 三七　　　　B. 桃仁　　　　C. 山楂　　　　D. 麦冬　　　　E. 黄芪

4. 下列哪些食物有降血脂作用（　　）

   A. 大蒜　　　　B. 洋葱　　　　C. 山楂　　　　D. 蟹黄　　　　E. 木耳

5. 枸杞的归经（　　）

   A. 心经　　　　B. 肝经　　　　C. 脾经　　　　D. 肺经　　　　E. 肾经

书网融合……

本章小结　　　　题库

第九章　消化系统疾病

PPT

学习目标

知识要求：

1. 掌握　消化系统各疾病的概念、辨证要点、施膳原则，以及各证型的主要表现和治疗方法。

2. 熟悉　各疾病的病因病机、饮食宜忌以及各证型中主要食疗方的制作方法。

3. 了解　消化系统各疾病的护理与预防方法。

技能要求：

1. 能够针对本章疾病进行辨证。

2. 能够制作各证型主要的食疗方。

第一节　功能性消化不良

⇒ 案例引导

案例　患者，女，47 岁，上腹间歇性痞满不适 1 年，多于白天不定时发作，每次发作持续数分钟，进食或服用抑酸药物可缓解症状，偶尔伴随腹胀、恶心等症状，但无泛酸呕吐等症状，舌红，脉弦数。患者无吸烟饮酒史，但急躁易怒，易焦虑。胃内窥镜、上腹部 CT 等辅助检查未见明显异常。

讨论　1. 患者可能患哪种疾病？

2. 有哪些适合的食疗方？

一、概述

功能性消化不良又称消化不良，是表现为持续或反复发作的上腹部不适，常伴餐后饱胀、腹部胀气、嗳气、早饱、食欲不振、恶心、呕吐等不适症状，经检查排除可能引起上述症状的器质性疾病的一组临床综合征。其症状可持续或反复发作，病程超过 1 个月或在过去的 12 个月中累计超过 12 周。

功能性消化不良在临床常见，几乎每个人一生中都曾发生过消化不良的症状，其发生与胃肠顺应性降低，容受舒张功能受损，胃窦、十二指肠运动协调紊乱及内脏高敏等有关。此外，心理、环境及社会等因素也可影响患者的临床症状。

中医学中没有功能性消化不良这一疾病，根据其表现为上腹部痞塞胀满、疼痛、泛酸、呕恶等症状，归属于"胃缓""胃痛""胃痞""痞满"等范畴。相关病名及病因、病机的论述在历代医籍中均有出现。

二、病因病机

1. 饮食不节　暴饮暴食或食后少动，脾胃运化不及，食积内停，宿食壅塞胃腑，以致胃肠气机不利，而见脘腹胀满，进食后加重，甚至呕吐不消化饮食。过食肥甘厚味或长期酗酒，湿热内蕴，阻碍脾胃，运化失司，气机壅滞，则见胃脘或胸骨后烧灼，口苦黏腻。

2. 情志失调　功能性消化不良多与患者情绪有关，情志不畅，肝失疏泄，气机郁滞，横逆犯胃，终致肝胃不和，而见脘腹胀痛连胁，情绪不安，甚至焦虑。

3. 脾胃虚弱　久病重病或年老体衰，脾胃气虚，运化无权，生化乏源，气虚血少，而见纳呆食少，面色萎黄，腹胀便溏。素体阴虚或热病伤阴，胃肠津液干枯，升降失常，可见胃胀不饥，口干，消瘦。

4. 外邪犯胃　外感六淫邪气，由表及里，侵犯阳明胃腑，气机阻滞，发为胃脘疼痛；或气机逆乱，升降失司，而见胀满呕恶。

总之，本病的主要病机是胃失和降，运化失司。病位在胃，与肝、脾关系密切。疾病初期正气未衰，内伤饮食，或情志不调，或外感六淫，多致饮食内停，气机阻滞，湿浊中阻而为实证；久病正气虚衰，脾胃虚损，可由实转虚而见虚实夹杂、寒热错杂之证，甚则变生他病。

三、辨证要点

本病应首辨虚实，饮食内停、痰湿瘀阻、湿热内蕴、外邪犯胃而致气机阻滞者为实；脾胃虚弱，运化无力，或气郁、痰湿阻滞日久，化热伤阴，胃阴受损，失于濡养而致病者为虚。食后症状益甚，胀满、疼痛剧烈拒按，情绪易激易怒，舌红苔厚腻，脉实有力者，为实；食前症状明显，食后缓解，胀满、疼痛喜揉喜按，大便稀溏者，为虚。其次辨脏腑，脘腹痞满，倦怠乏力，少气懒言，症状轻重与饮食有关，其病在脾、胃；两胁胀满，急躁易怒，善太息，症状轻重与情志相关，其病在肝、胃。

四、施膳原则

（一）辨证施膳

1. 辨虚实施膳　针对疾病虚实不同，分别采用补虚、泻实、攻补兼施的食疗方法，实者应以消食化积，行气解郁的药食为主，如白萝卜、山楂、陈皮、橙子、韭菜等。虚者应以补虚健脾、调中和胃的药食为主，如猪肚、鲫鱼、赤小豆等。

2. 辨脏腑施膳　此病病变在胃，与肝、脾等脏腑有关，故治疗时应辨明脏腑，若因情志致病，嗳气呃逆，两胁胀痛，应多选入肝经的药食，如木瓜、芹菜等；若食欲不振，倦怠乏力，大便稀溏应多选用入脾经的药食，如粳米、山药、菠菜等。

（二）饮食宜忌

施膳同时也要注意饮食禁忌。饮食应规律，宜定时定量，少食多餐，忌饥饱无度；食物应以清淡易消化为宜，忌食如胡椒、辣椒、白酒等辛辣刺激性食物；同时冷饮、咸菜、腌肉等生冷或腌制食物，以及鱼、虾、蟹等腥发食物，肥肉、油炸等肥甘厚腻食物，杨梅、杏、李子等酸涩之品，都有碍脾胃的吸收运化，不宜多食。

五、食疗方法

（一）饮食停滞证

【临床表现】食后胃脘痞满不适，胀痛不舒，痛有定处，拒按，嗳腐吞酸，恶心呕吐不能食，口中黏腻，便秘或大便不爽，舌质红，苔厚腻或黄腻，脉实有力或弦滑。

【施膳原则】消食导滞。

【食疗方】

山楂青梅汤

［组成］山楂 15g，青梅 10g，冰糖适量。

［制法］山楂、青梅洗净，青梅去核，共同放入锅中，加水适量，大火煮开后转小火熬 15 分钟，加入适量冰糖即可。

［应用］代茶饮，不拘时。

［功效］开胃消食。

［方解］山楂味甘酸，能消食积，散瘀血，健脾胃，特别是对肉食积滞者效果显著。青梅味甘，性平，有生津止渴、开胃解郁之功效。诸物合用可化滞消积，健脾开胃。

（二）肝胃不和证

【临床表现】两胁胀满，或痛或不痛，嗳气呃逆，急躁易怒善太息，不欲饮食，每因情志因素加重或缓解，舌红苔薄白或薄黄，脉弦。

【施膳原则】疏肝解郁，和胃消滞。

【食疗方】

玫瑰花茶

［组成］玫瑰花 10g，冰糖适量。

［制法］玫瑰花沸水冲泡，加入冰糖溶化，即可。

［应用］不拘时饮用。

［功效］疏肝解郁。

［方解］玫瑰花味甘微苦，具有行气解郁、活血止痛之功效，适用于肝气郁结、肝胃不和所致脘腹胀痛、嗳气呃逆等症。

二香粥

［组成］香附 5g，香橼 5g，粳米 50g，冰糖适量。

［制法］上三味洗净待用，香附、香橼先煎，煎煮 15 分钟后去渣取汁，后入粳米，熬成粥时加入适量冰糖即可。

［应用］早晚温服。

［功效］疏肝解郁，健脾和胃。

［方解］香附味辛微苦，具有疏肝解郁、理气宽中、止痛之功。香橼味辛酸，具有理气和中，调和肝胃之功。粳米味甘，性平，具有健脾补虚之功效。三者共用，能疏肝健脾和胃，行气导滞，和中降逆。

（三）脾胃虚弱证

【临床表现】脘腹胀满疼痛，痛无定处，时轻时重，喜温喜按，食少纳呆，倦怠乏力，少气懒言，大便稀溏，动则加剧。舌质淡胖有齿痕，苔薄白或少苔，脉沉细弱。

【施膳原则】健脾益胃，补气助运。

【食疗方】

砂仁肚条汤

［组成］砂仁10g，猪肚250g，葱、姜、蒜、调味料适量。

［制法］猪肚入沸水锅中焯水后切条待用，另加水入葱、姜、蒜及砂仁，大火烧开，入猪肚及调味料，转小火炖1小时即可。

［应用］佐餐服食。

［功效］健脾理气，温中和胃。

［方解］砂仁辛温，具有暖脾温肾、下气止痛、健胃消食的功效。猪肚味甘，性温，具有健脾补虚之功。两味合用可健脾助运，行气和胃。

鲫鱼汤

［组成］活鲫鱼1尾，葱、姜、蒜、调味料适量。

［制法］鲫鱼去掉鳞、腮及内脏，洗净，加适量料酒、少许盐腌渍10分钟。锅中加水适量，入葱、姜、蒜，大火烧开，放入鲫鱼，煮沸后转小火炖20分钟即可。

［应用］饮汤食鱼，一周两次。

［功效］健脾开胃，益气和中。

［方解］鲫鱼味甘，性微温，能健脾开胃，利水除湿，且肉质含丰富的蛋白质、脂肪、维生素以及微量元素，适用于脾胃虚弱，食少乏力者。

（四）寒热错杂证

【临床表现】脘腹痞满不适，胃中嘈杂，心胸烦热，饥不欲食，反酸，口干苦，口渴不欲饮，嗳气呃逆或干哕食臭，或畏寒肢冷，肠鸣下利，舌淡或红，苔薄白或黄腻，脉弦细或弦数。

【施膳原则】寒热并用，和中消痞。

【食疗方】

姜汁菠菜

［组成］生姜10g，菠菜100g，蒜、调味料适量。

［制法］将生姜洗净剁蓉备用，菠菜洗净切段，入沸水锅中焯水，捞出过凉水冷却，沥干，加入姜蓉、蒜、调味料拌匀即可。

［应用］佐餐食用。

［功效］开胃健脾，和中消痞。

［方解］生姜味辛，性微温，能温中止呕；菠菜味甘，性平，能通利肠胃，清解热毒。上二味合用，寒热并举，能奏开胃健脾，和中消痞之功。

苦瓜炒鸡蛋

［组成］苦瓜100g，鸡蛋2个，姜、蒜、调味料适量。

［制法］苦瓜掏瓤洗净切片待用，鸡蛋打散，加少许盐，锅内热油，先入姜、蒜，后入苦瓜片，大火翻炒1分钟，入鸡蛋液，放入调味料，翻炒均匀即可。

［应用］佐餐食用。

［功效］健脾助运，清解热毒。

［方解］苦瓜味苦性寒，能清热除烦，健脾助运。鸡蛋味甘性平，能滋阴润燥，补虚损，助消化。二味共用可开胃健脾、清心除烦、和中消痞。

六、护理与预防

（一）饮食护理

除按照上述食疗原则与方法使患者养成正确的饮食习惯和饮食规律外，还应构建全面的饮食结构。其次，在摄入充足的热能、蛋白质及富含维生素的食品之时，还应避免患者食用过冷、过热、生硬的刺激性食物以及避免饮用咖啡、茶及可乐等饮料以保护胃黏膜，必要时可给予患者无渣、半流质饮食助其消化，适当饮用牛奶、米汤、水等。

（二）起居护理

室内空气要清新，患者应戒烟，避免烟草类有害物质对胃肠道的刺激。预防感冒，做好腹部保温，避免过度的体力劳动和精神压力，适当的运动锻炼有助于胃肠功能的改善，同时保持大便通畅。

（三）情志护理

患者在长期患病的状态下易产生急躁、易怒、抑郁等负面情绪，并可通过中枢神经系统、自主神经系统影响胃酸、胃蛋白酶的分泌，损伤胃黏膜。因此，在护理时应对患者进行心理疏导，使患者保持乐观情绪，增强战胜疾病的信心，解除对疾病的忧虑和恐惧。

（四）功能护理

大多数患者常出现腹痛、腹胀、呕吐等症状，在护理时应注意对症进行功能锻炼，以减轻这些症状对患者生活的影响，可采用传统康复手段，对腹痛患者进行中药熨贴以行气止痛，对腹胀患者采用摩腹等推拿手法以减轻症状。

⊕ 知识链接

容易与功能性消化不良混淆的疾病

1. 消化性溃疡：消化性溃疡是发生在胃或十二指肠球部的溃疡。在临床上消化性溃疡可以表现为上腹部疼痛、饱胀感、嗳气、反酸、烧心、恶心、呕吐、食欲减退等消化不良的症状，但上消化道钡餐透视可发现有突出到胃壁内被称为"龛影"的不透光影，胃镜检查更能直接看到溃疡病灶的大小及溃疡周围炎症的轻重。

2. 慢性胆囊炎和胆石症：慢性胆囊炎或胆石症者常有右上腹部的疼痛和饱胀感、嗳气等消化不良的症状，有些患者可有反复发作的急性上腹部绞痛史（此即所谓胆绞痛）。通过腹部 B 型超声检查以及胆囊造影，结合曾经反复发作的上腹部绞痛通常能作出诊断。

3. 胃癌：胃癌早期常无特异的症状，只有胃镜和病理检查才能发现。但随着肿瘤的不断增长，影响到胃的功能时会出现消化不良的类似症状，在临床上主要表现为上腹部疼痛或不适感，食欲减退，恶心、呕吐等。但胃癌的发病年龄多在 40 岁以上，会同时伴有消瘦、乏力、贫血等提示恶性肿瘤的所谓"报警"症状，通过胃镜检查及活组织病理检查不难确诊。

⚛ 古籍选校

《养生方导引法》："凡食讫，觉腹内过饱，肠内先有宿气，常须食前后两手撩膝，左右敬身，肚腹向前，努腰就肚，左三七，右二七，转身按腰脊极势，去太仓腹内宿气不化，脾痹肠瘦，脏腑不和，得令腹胀满日日消除。"

第二节　慢性胃炎

⇒ **案例引导**

案例　患者，男，26 岁，胃脘胀痛不适，食后加重，伴嘈杂嗳气，恶心，大便秘结，疲乏气短，舌红苔薄黄，脉弦。患者有10年吸烟史，1 包/天，无饮酒史。查体可见：患者形体消瘦，中上腹有压痛。胃镜提示：胃体部黏膜红白相间，以红相为主。胃窦部黏膜充血、水肿，可见糜烂和渗出。

讨论　1. 患者所患疾病是什么？
　　　　2. 该患者如何进行辨证施膳？

一、概述

慢性胃炎是由幽门螺旋杆菌感染、饮食、社会心理等多种因素引起的慢性胃黏膜炎性病变，是一种临床常见病，其发病率在各种胃病中居首位。70%～80%的慢性胃炎患者无任何症状，部分有上腹痛或不适、食欲不振、食后饱胀、嗳气、反酸、恶心、呕吐等表现，严重者可有营养不良、上消化道出血表现。其病程长，症状易反复，严重影响患者的生活质量。慢性胃炎分为非萎缩性（以往称浅表性）、萎缩性和特殊类型三大类。慢性非萎缩性胃炎不伴有胃黏膜萎缩性改变，胃黏膜层以淋巴细胞和浆细胞浸润为主，其主要病因为幽门螺旋杆菌感染。慢性萎缩性胃炎胃黏膜已发生萎缩性病变，常伴肠上皮化生。

传统中医没有"慢性胃炎"这个病名，根据其临床表现属"胃痛""痞满""嗳气""泛酸""嘈杂""呕吐"等多种病证范畴。中医药治疗慢性胃炎有着深厚的临床基础，疗效已被验证，其中食疗这一治疗手段更是被群众认可，有着丰富、宝贵的实践经验。

二、病因病机

1. 外邪客胃　外感六淫邪气，克犯胃土，使中焦气机升降失常，胃络气血阻滞，不通则痛而发为胃痛。

2. 饮食伤胃　平素暴饮暴食、饥饱无度，或长期进食生冷、寒凉食物，或喜食肥甘厚腻、辛辣之品，以致脾胃升降失常，胃失和降，甚者中阳耗伤，或胃阴耗损，阴阳失调，遂发为胃痛或腹胀。

3. 情志失调　情志不畅，忧思伤脾，郁怒伤肝，肝气郁结，失于疏泄，最终克伐脾土，横逆犯胃，致脾胃升降失常，胃络气血阻滞，发而为病。

4. 脾胃虚弱　先天禀赋不足，脾虚胃弱，或久病正气虚衰，或饮食内伤，损伤脾胃，或年老体衰脾胃功能减退等，均可导致脾失健运，胃失和降，运化无力，使气机、水液阻滞中焦，最终气滞湿阻，痰湿内生，甚则变生血瘀阻滞，发而为病。

总之，本病的主要病机特点为胃气阻滞，胃失和降，胃络不畅。其病位在胃，与脾、肝关系密切。胃为六腑之一，主受纳水谷，喜通降而恶壅滞，其气以降为顺，胃气降则受纳有度。若邪客于胃，则胃失和降，气机阻滞，病变乃生。脾胃互为表里，共为中焦升降之枢纽，胃的病变多涉及脾，脾气受损，运化失司，饮食水谷不能运化，壅滞中焦而生病变。肝主疏泄，调畅气机，调节脾胃功能，若因情志所伤，肝气郁结，疏泄不及，甚则横逆犯胃，则肝胃不和，中焦气机不利，亦可致病。本病初期多由外邪、饮食、情志致病，正气未衰，多为实证；久病则脾胃虚损，正气不足，多为虚证或虚实夹杂之证。

三、辨证要点

本病应首辨虚实，外邪客胃，饮食伤胃，肝气犯胃，痰湿阻滞者，多为实证；胃阴不足，脾胃阳虚者，多为虚证；久病而致气虚血瘀者，属本虚标实。实证，疼痛胀满剧烈而拒按，治疗较易收效；虚证，疼痛胀满缓而有休止，喜按喜揉，病情缠绵。其次，需区分其病理因素为气滞、湿阻、血瘀还是气虚、阴虚。气滞者，胃脘胀痛不舒，或喜嗳气呃逆，恶心呕吐；湿阻者，胃脘疼痛，兼见肢体困重，不欲饮水，食少纳呆，口中黏腻；血瘀者，胃脘刺痛，痛有定处，舌质紫暗有瘀斑；气虚者，胃脘疼痛喜揉喜按，兼见食欲不振，大便稀溏；阴虚者，胃脘隐痛，口燥咽干，大便干结，舌红少津。以上各证可单独出现，也可相互转化或共同出现。

四、施膳原则

（一）辨证施膳

1. 辨虚实　针对疾病虚实寒热不同，分别采用不同的治疗方法，实者宜以消食化积，行气解郁，化痰除湿的药食为主，如山楂、砂仁、陈皮、柴胡、韭菜等。虚者宜以补虚健脾，调中和胃的药食为主，如党参、山药、大枣等。寒者宜以温中补虚的药食为主，如生姜、羊肉、红糖等。热者宜以养阴清热药食为主，如绿豆、石斛、玉竹、绿茶等。

2. 辨病理因素　本病病变在胃，胃失和降易致气滞、湿阻、血瘀，久病可致气虚、阴虚等证，各变证可单独出现或兼夹出现，故施膳时应辨明致病因素。若为气滞者，宜多选用行气导滞药食，如玫瑰花、陈皮、佛手等；若为湿阻者，宜多选用健脾利湿药食，如薏苡仁、木瓜、茯苓等；若为血瘀者，宜多选用活血化瘀药食，如丹参、三七、川芎等；若为气虚者，宜多选用益气健脾药食，如党参、黄芪、山药等；若为阴虚者，宜多选用滋养胃阴药食，如沙参、石斛、麦冬等。

（二）饮食宜忌

施膳同时要注意培养合理的饮食规律，宜定时定量，少食多餐，忌饥饱无度；饮食结构应合理，注意营养搭配，忌偏食挑食，注意多摄入能保护胃黏膜的食物如牛奶、面条、鱼类等；食物应以清淡易消化者为宜，避免食用辛辣刺激性食物；同时冷饮、咸菜、腌肉等生冷、腌制食物，以及虾、蟹、肥肉、油炸食品等有碍脾胃吸收运化，不宜多食。

五、食疗方法

（一）饮食伤胃证

【临床表现】胃脘疼痛不舒，食后加重，胀满拒按，嗳腐吞酸，恶心呕吐不能食，便秘或大便不爽，舌红苔厚腻，脉实有力或弦滑。

【施膳原则】消食导滞和胃。

【食疗方】

鸡内金羹

［组成］鸡内金粉 10g，鸡蛋 2 枚。

［制法］将鸡蛋打散，加入鸡内金粉、少量盐，搅拌匀净，加入适量凉白开水，滤除较粗的杂质，将蛋液隔水蒸熟即可。

［应用］佐餐食用。

[功效] 消食化滞,理气和胃。

[方解] 鸡内金味甘性平,入脾、胃、小肠经,具有健胃消食的功效。鸡蛋味甘性平,入肺、脾、胃经,能滋阴润燥,健脾补虚,助消化。诸药合用可化滞消积、健脾开胃。

胡萝卜木瓜汁

[组成] 胡萝卜100g,木瓜100g,苹果50g,冰糖适量。

[制法] 胡萝卜洗净去皮,木瓜洗净去皮去籽,苹果洗净去皮去籽,三物均切丁,共入榨汁机中,加入适量冰糖及凉白开水,粉碎后搅拌均匀即可。

[应用] 适量饮用。

[功效] 健胃消食,下气导滞。

[方解] 胡萝卜味甘性平,具有健脾下气、通利肠胃之功。木瓜味酸,性温,入肝、脾经,具有和胃化湿、舒筋活络的功效。苹果味甘性平,入脾、肺经,具有健脾开胃之功效,能够促进胃肠蠕动,利于消化。三者合用能够起到开胃健脾、消食导滞之功。

(二)肝气犯胃证

【临床表现】胃脘胀痛,或及两胁,嗳气呃逆,急躁易怒,善太息,不欲饮食,每因情志因素加重或缓解,舌红苔薄白或薄黄,脉弦。

【施膳原则】疏肝解郁,理气止痛。

【食疗方】

玫瑰花茶(同第一节)

金橘柠檬茶

[组成] 金橘100g,柠檬半个,冰糖适量。

[制法] 柠檬切片去籽待用,金橘洗净切片去籽放入杯中,加沸水冲泡,挤入柠檬汁,放入适量冰糖溶解即可。

[应用] 代茶饮。

[功效] 疏肝解郁,健脾和胃

[方解] 金橘味辛甘酸,性温,入肝、肺、脾、胃经,具有疏肝解郁、理气宽中、利膈之功。柠檬味甘酸,性平,入肝、胃经,具有健脾生津之功。两者共用,能疏肝解郁、健脾和胃。

(三)湿热中阻证

【临床表现】脘腹痞满不适,心胸烦热,口干苦,口渴不饮,嗳气呃逆或干哕食臭,食少纳呆,或肢体困重,小便急赤,大便臭秽,舌红苔黄腻,脉滑数。

【施膳原则】化湿除热,理气和胃。

【食疗方】

冬瓜薏仁老鸭汤

[组成] 冬瓜150g,薏苡仁50g,鸭250g,姜、蒜、调味料适量。

[制法] 鸭肉洗净切块,入沸水中焯水沥干待用,冬瓜去皮去籽切块待用,薏苡仁洗净待用,生姜、蒜洗净,加水放姜蒜入锅中,煮沸后入鸭块,煮沸后去浮沫,入冬瓜、薏苡仁,大火煮开后转小火炖煮1小时,加入调味料即可。

[应用] 佐餐食用。

［功效］清热利水，化湿和中。

［方解］冬瓜性味甘寒，入肺、脾经，具有清热利水之功效。薏苡仁味甘、淡，性凉，入脾、胃、肺经，具有利水渗湿健脾之功效。鸭肉性味甘寒，入肺、胃、肾经，具有健脾养胃、化痰除湿之功效。三味合用能起到清热利水、化湿和中之功。

陈皮柚子茶

［组成］陈皮10g，柚子100g，蜂蜜适量，冰糖适量。

［制法］陈皮洗净待用，柚子洗净，果肉撕成小粒，果皮切丝，锅内加水烧开，入柚子皮丝、陈皮，烧开后放入冰糖，待柚子皮透明后，加入柚子肉粒，大火熬开后改小火炖煮2小时，晾凉后加入适当蜂蜜，饮用时取一匙，开水冲服饮用。

［应用］代茶饮。

［功效］理气化痰，健脾祛湿。

［方解］陈皮味苦、辛，性温，入肺、脾经，具有燥湿化痰、理气健脾之效。柚子味甘酸，性凉，具有清热化痰、健脾理气的功效。二者共奏理气化痰、健脾祛湿、益胃和中之功。

（四）脾胃虚弱证

【临床表现】脘腹胀满疼痛，痛无定处，时轻时重，喜温喜按，食少纳呆，或呕吐清涎，身倦乏力，少气懒言，大便稀溏，舌质淡胖有齿痕，苔薄白或少苔，脉沉细无力。

【施膳原则】健脾益胃，补气助运。

【食疗方】

山药炖猪肚

［组成］山药100g，猪肚250g，大枣5枚，葱、姜、蒜、调味料各适量。

［制法］山药洗净去皮切段待用，大枣洗净去核，猪肚入沸水锅中焯水后切条，另加水入葱姜蒜，大火烧开，入猪肚及调味料，待煮沸后入山药、大枣，再次煮沸后转小火炖1小时即可。

［应用］佐餐服食。

［功效］健脾助运，温中和胃。

［方解］山药性平，味甘，入脾、肺、肾经，具有补脾养胃，益肾气的功效。猪肚味甘，性温，入脾、胃经，具有健脾补虚之功。大枣味甘，性温，入脾、胃经，具有补中益气的功效。三者合用可健脾助运、温中和胃。

人参粳米粥

［组成］人参3g（或党参15g），粳米50g。

［制法］将人参、粳米洗净，共入锅中，加入适量水，熬煮成粥。

［应用］早晚各一次。

［功效］健脾益气，温中和胃。

［方解］人参味甘、微苦，性温，入脾、肺、心经，具有大补元气，益气固脱，补脾之功效。粳米味甘，性平，入脾胃经，具有健脾补虚之功效。两味合用可健脾益气、温中和胃。

（五）胃阴亏虚证

【临床表现】胃脘隐痛，腹中嘈杂，饥不欲食，五心烦热，口咽干燥，心烦少寐，舌红少苔，脉细弦。

【施膳原则】养阴益胃，清退虚热。

【食疗方】

沙参玉竹瘦肉汤

［组成］猪瘦肉250g，沙参30g，玉竹30g，百合30g，大枣5枚，姜、蒜、调味料各适量。

［制法］上五味洗净，大枣去核待用，将瘦肉切片，入沸水焯水沥干待用，锅中加入姜、蒜、适量水，煮开后入肉片、沙参、玉竹、百合、大枣，大火煮开后转小火炖煮2小时，加适量调味料即可。

［应用］佐餐食用。

［功效］养阴润燥。

［方解］猪肉味甘，性平，入脾、胃经，具有健脾益胃，生津的功效。沙参味甘，性微寒，玉竹性味甘平，二者均有生津润燥、养阴益胃的功效。百合味甘，性寒，具有养阴润燥之功。诸药食合用，能滋养肺胃，清热生津。

石斛炖鸡

［组成］石斛30g，西洋参20g，鸡半只，姜、蒜、调味料适量。

［制法］石斛、西洋参洗净，清水浸泡1小时待用；鸡洗净切块，入沸水焯水沥干。锅中加水，入姜、蒜，煮沸后放入鸡块、石斛、西洋参，大火煮开后转小火炖煮2小时，加入调味料即可。

［应用］佐餐食用。

［功效］滋阴降火，益胃生津。

［方解］石斛味甘、淡，性微寒，具有益胃生津、滋阴清热之功效。西洋参味甘、微苦，性凉，具有补气养阴、清热除烦、益胃生津之功效。鸡肉味甘，性温，入脾、胃经，具有健脾益气的功效。诸药食合用，能滋阴清热、健脾益胃、生津除烦。

六、护理与预防

（一）饮食护理

除按照上述食疗原则与方法使患者养成正确的饮食习惯和饮食规律，建立合理的饮食结构之外，慢性胃炎患者宜以保护胃黏膜为要，具体说来如避免食用刺激性食物，咖啡、浓茶、烟酒及可乐等易损害胃黏膜的饮食也应尽量少用。

（二）起居护理

患者注意避风寒，做好腹部保温，避免六淫邪气犯胃；避免过度的劳累和精神紧张；进行适当的体育锻炼，以增强体质；养成良好的生活习惯，戒烟酒，防止烟草、酒精损伤胃黏膜。

（三）情志护理

患者在长期患病的状态下易产生急躁、抑郁等负面情绪，易对生活失去信心，在护理时应对患者进行心理疏导，及时帮助患者了解病情，使患者保持乐观情绪，积极对抗疾病，乐观面对生活。

（四）功能护理

大多数患者有胃痛、胃胀等症状，在护理时应注意对症处理，如采用传统康复手段，对胃痛患者进行穴位按摩、中药熨贴、摩腹等方法以行气止痛，减轻症状对患者生活的影响。

⊕ 知识链接

根据季节气候选择慢性胃炎患者食疗食物的方法

在慢性胃炎的饮食干预中,应特别注意不同季节寒凉与温热食物的用量,以免损伤机体阴阳平衡。具体而言,春季易肝气郁而不达,故可加用麦芽、佛手等食物以升发脾胃清阳,疏泄条达肝木;长夏湿邪缠绵,可用香薷、藿香等芳香醒脾化湿;秋季气候干燥,宜佐用桑叶、枸杞以滋肺清燥、滋养肾阴;冬季气候寒凉,中寒而致脾阳不振,故选肉豆蔻、肉桂等温煦脾阳。春秋季节饮食方中可适当加入当季采挖的鲜白茅根以加强清热作用,冬季嘱患者多食用新鲜山药以取其药性最强之时。

✳ 古籍选校

《饮膳正要》:故善养性者,先饥而食,食勿令饱。先渴而饮,饮勿令过。食欲数而少,不欲顿而多。盖饱中饥,饥中饱,饱则伤肺,饥则伤气。若食饱,不得便卧,即生百病。

第三节　消化性溃疡

⇒ 案例引导

案例　患者,男,40岁,患者2天前于饮酒后出现右上腹阵发性疼痛,伴恶心,无呕吐、排气、腹泻等症状,舌红,苔黄腻,脉弦。查大便隐血试验阳性,胃镜检查:十二指肠球部可见一大小约0.5cm×0.5cm溃疡,溃疡底附白苔,周围黏膜明显充血水肿。

讨论　1. 患者所患疾病是什么?

　　　　2. 该疾病施膳原则是什么?

一、概述

消化性溃疡主要指发生在胃和十二指肠的慢性溃疡,包括胃溃疡和十二指肠溃疡。其临床主要表现为慢性、周期性、反复发作的上腹痛,常伴有反酸、嗳气、恶心、呕吐、食欲减退等症状。消化性溃疡是一种常见的慢性消化系统疾病,其发生与幽门螺杆菌感染、服用非甾体抗炎药、胃酸和胃蛋白酶消化以及吸烟、遗传、胃十二指肠运动异常、应激等因素所导致的胃及十二指肠黏膜的损害有关。其中幽门螺杆菌感染是消化性溃疡的主要病因,而胃酸和胃蛋白酶对黏膜自身的消化,导致了消化性溃疡的最终形成。

消化性溃疡属中医学"胃痛"范畴,有时类似"吐酸""嗳气"等症,临床多按照胃痛进行辨证施治,特别是在饮食治疗方面,有成本低、接受度高的优势,在传统中医疗法中占有重要地位。

二、病因病机

1. 寒邪客胃　外感寒邪,或过食生冷,寒邪内客于胃,寒主收引,气血凝滞,经络收引拘挛而作痛。

2. 饮食失宜　饮食不节，暴饮暴食，饥饱无常，损伤脾胃，胃失和降，或过食肥甘厚腻、辛辣之品，或饮酒无度，则蕴湿生热，伤脾碍胃，气血壅滞，凝滞不通，遂发为脘闷胀痛。

3. 肝胃不和　忧思恼怒，情志不遂，致肝失疏泄，气机郁滞，横逆犯胃，胃失和降而作痛。若肝郁日久，化火生热，邪热犯胃，则热灼而痛。

4. 脾胃虚弱　素体虚弱，或劳倦过度，或饥饱失宜，或长期过服寒凉之品，或大病久病，伤及脾胃之阳；或肾阳不足，脾胃失于温煦，均可致脾胃虚弱，中焦虚寒，胃腑失于温养而发病。此外，热病伤阴，或胃热火郁，灼伤胃阴，或久服辛燥之品，耗伤胃阴，均可致胃失濡养而发病。

5. 瘀血阻络　若胃脘气滞日久，血行瘀滞；或气虚血瘀，瘀血阻络；或久病入络，血瘀内停，均可致络脉不通，而发生胃痛。

总之，本病病位主要在胃，与脾、肝的关系密切。主要病机特点为胃气失和，气血阻滞不通。初起在气，多为气滞；久病及血，多为气血阻滞不通。

三、辨证要点

消化性溃疡由于病程长，表现复杂，分清虚实及病变在气在血至关重要。一般疼痛缓，隐隐作痛，绵绵不止，喜温喜按，大便溏薄者，多为虚证；疼痛剧烈拒按，固定不移，食后痛甚，大便秘结不通者，多属实证。病程短，疼痛以胀痛为主，痛无定处，时痛时止，为无形之气痛。病程长，疼痛如针刺或刀割，痛有定处，固定不移，经久不愈，为有形之血痛。

四、施膳原则

（一）辨证施膳

1. 辨虚实　针对患者虚实寒热的不同，分别采用泻实、补虚、平调寒热等不同的食疗方法。实者宜以消食化积、行气解郁、活血化瘀的药食为主，如山楂、砂仁、陈皮、丹参等。虚者宜以健脾益胃的药食为主，如山药、猪肚、大枣等。寒者宜以温中补虚的药食为主，如生姜、羊肉、红糖等。热者宜以养阴清热药食为主，如百合、玉竹、石斛等。

2. 辨病位　此病病变在胃，胃气壅滞易致湿阻、血瘀，久病可致气虚、血虚、血瘀等证，病变初起多在气，久病则及血。若为气滞者，宜多选行气导滞的药食，如玫瑰花、陈皮、佛手等；若在血，宜多选用健脾、理血的药食，如党参、黄芪、丹参、三七等。

（二）饮食宜忌

消化性溃疡同其他消化系统疾病类似，施膳时注意饮食规律，宜定时定量，少食多餐；饮食结构应合理，忌偏食挑食，应注意食物营养搭配，多摄入能够中和胃酸的食物如面条、蔬菜、乳类等；食物应以清淡易消化为宜，忌辣椒、白酒等辛辣刺激之品；同时冷饮、咸菜、腌肉等生冷及腌制食物，以及鱼、虾、蟹等腥发食物，肥肉、油炸食品等肥甘厚腻食物，都有碍脾胃吸收运化，不宜多食。

五、食疗方法

（一）寒邪客胃证

【临床表现】胃脘冷痛，畏寒喜暖，得热痛减，口不渴，不欲饮或喜热饮，舌淡苔白，脉弦紧。

【施膳原则】温胃散寒止痛。

【食疗方】

生姜红糖水

［组成］生姜 10g，红糖适量。

［制法］将生姜洗净切片，加清水煎煮成茶，加入适量红糖即可。

［应用］代茶饮。

［功效］温中散寒，暖胃止痛。

［方解］生姜味辛，性微温，入脾、胃经，温中散寒；红糖味甘，性温，具有益气补血，健脾暖胃，缓中止痛，活血化瘀的功效。两者同用，具有温中健脾，暖胃散寒之功。

胡椒猪肚汤

［组成］猪肚 250g，胡椒粉 3g，姜、蒜、调味料适量。

［制法］猪肚洗净，入沸水锅中焯水，切条待用；锅中加水，入葱、姜、蒜，大火烧开后，入猪肚及适量调味料，转小火炖 1 小时，出锅前调入胡椒粉，炖煮 5 分钟即可。

［应用］佐餐食用。

［功效］温中散寒，健脾助运。

［方解］猪肚味甘，性温，能健脾补虚；胡椒味辛，性热，能温中下气，散寒止痛。二者合用，具有温中散寒、健脾止痛的功效。

（二）肝胃不和证

【临床表现】胃脘胀痛，痛连两胁，嗳气呃逆，症状每因情志变化而变化，急躁易怒，善太息，不欲饮食，舌红苔薄白或薄黄，脉弦。

【施膳原则】疏肝理气和胃。

【食疗方】

陈草蜂蜜汤

［组成］陈皮 7g，蜂蜜 10g，生甘草 10g。

［制法］陈皮、甘草洗净，加水煎煮 15 分钟，去渣取汁，放凉后加入适量蜂蜜。

［应用］代茶饮。

［功效］理气止痛，健脾益胃。

［方解］蜂蜜味甘，性平，能补中益气，滋阴润燥；陈皮味辛、苦，性温，能理气健脾和胃；生甘草味甘，性平，能和中缓急。三者合用，共奏理气健脾、补中润燥、缓急止痛之功。

佛手炒肉片

［组成］佛手 100g，猪肉 200g，姜、蒜、调味料适量。

［制法］猪肉、佛手洗净切片，锅内热油，先入姜、蒜末翻炒，再入肉片爆炒至变色后，加入佛手片及适量调味料，翻炒均匀即可。

［应用］佐餐食用。

［功效］疏肝健脾，理气和胃。

［方解］佛手味辛、苦，性温，能疏肝理气、和胃止痛；猪肉味甘，性平，能健脾益胃生津。二者合用具有疏肝健脾、理气和胃之功。

（三）湿热中阻证

【临床表现】胃脘灼痛，不欲饮食，嗳气呃逆，泛酸呕吐，口干不欲饮，口中黏腻不适，大便不爽，舌红苔黄腻，脉滑数。

【施膳原则】清热化湿，理气和胃。

【食疗方】

白术赤小豆骨头汤

［组成］白术 20g，赤小豆 30g，薏苡仁 30g，猪筒骨 200g，姜、蒜、调味料适量。

［制法］白术、赤小豆、薏苡仁洗净备用，猪筒骨洗净后入焯水沥干。锅中加水，入姜、蒜，大火烧开后放入筒骨、白术、赤小豆、薏苡仁，煮沸后转小火炖 2 小时，加入适量调味料即可。

［应用］佐餐食用。

［功效］清热利水，健脾渗湿。

［方解］白术味甘，性温，能健脾燥湿；赤小豆味甘，性平，具有清热利水的功效；薏苡仁味甘，性凉，具有利水渗湿健脾之功效。三者合用，具有清热健脾除湿之功效。

荷叶绿豆粥

［组成］绿豆 20g，荷叶 10g，粳米 50g。

［制法］将荷叶洗净剪碎；绿豆洗净，清水浸泡 2 小时待用。锅内加水，入绿豆、荷叶、粳米，熬煮成粥即可。

［应用］早晚各 1 次。

［功效］清热泻火，健脾化湿。

［方解］绿豆味甘，性凉，能清热解毒利湿；荷叶味苦，性平，能清暑化湿，健脾升清。二味合用具有清热泻火，健脾化湿的功效。

（四）脾胃虚弱证

【临床表现】脘腹隐隐作痛，喜温喜按，食后痛减，食少纳呆，倦怠乏力，少气懒言，大便稀溏，舌质淡胖有齿痕，苔薄白或少苔，脉细弱无力。

【施膳原则】健脾益胃。

【食疗方】

山药红枣粥

［组成］山药 100g，红枣 5 枚，粳米 100g。

［制法］山药洗净去皮切粒待用，红枣洗净去核待用；粳米洗净，加入适量水，放入山药、红枣，熬煮成粥。

［应用］早晚食用 1 次。

［功效］补脾益胃。

［方解］山药味甘，性平，补脾养胃；红枣味甘，性温，补中益气；粳米味甘，性平，健脾补虚。三味合用可健脾益胃、和中补虚。

荷叶糯米蒸排骨

［组成］新鲜完整荷叶一张，糯米 50g，排骨 200g，葱、姜、蒜、调味料适量。

［制法］糯米洗净后清水浸泡 1 小时，荷叶洗净待用，排骨洗净后加适量姜、蒜、调味料腌制 1 小

时；将泡好的糯米沥干水分倒入排骨中，拌匀，将拌好的糯米排骨倒于荷叶上，包好，放入蒸笼，小火蒸1小时，出锅后去掉荷叶，撒上适量葱末即可食用。

［应用］佐餐食用。

［功效］健脾益气和胃。

［方解］荷叶味苦，性平，清暑化湿，健脾升清；糯米味甘，性温，健脾益气和胃；排骨味甘，性平，能健脾益胃。三者合用具有健脾胃、益中气之功效。

（五）瘀血阻络证

【临床表现】 胃脘疼痛胀满不适，或为刺痛或绞痛，痛势剧烈，局部有硬块，拒按，口渴不饮，舌紫暗或有瘀斑，脉涩。

【施膳原则】 活血化瘀，理气止痛。

【食疗方】

桃仁粥

［组成］桃仁10～15g，粳米50～100g。

［制法］先将桃仁捣烂如泥，加水研汁去渣，同粳米煮为稀粥。

［应用］每日1次，用量不宜过大。怀孕妇女及平素大便稀薄者不宜服用。

［功效］活血祛瘀止痛。

［方解］桃仁味甘、苦，性平，具有活血祛瘀，润肠通便的功效；粳米具有健脾益胃的功效。二者共用活血化瘀，健脾益胃而止痛。

六、护理与预防

（一）饮食护理

除按照上述食疗原则与方法使患者养成正确的饮食习惯和饮食规律，摄入充足的热能、蛋白质及富含维生素的食品之外，患者还应避免食用过冷、过热、生硬的刺激性食物以及咖啡、浓茶等易损伤胃黏膜的饮食，必要时可给予患者无渣、半流质饮食助其消化，适当饮用牛奶、米汤、水等中和胃酸，保护胃黏膜。

（二）起居护理

保持生活环境干净整洁，培养规律的作息时间，避免熬夜、过度疲劳等。患者应戒烟，以避免烟草内有害物质对胃黏膜的刺激。做好腹部保温，进行适当的体育锻炼。

（三）情志护理

患者精神过度紧张、情绪过度激动可通过中枢神经系统、自主神经系统增加胃酸、胃蛋白酶的分泌，损伤胃黏膜，因此保持患者愉悦轻松的心情与患者的饮食护理同样重要。

（四）功能护理

医护人员可指导消化性溃疡患者采用运动疗法进行康复训练和功能恢复，如有氧运动、放松训练等活动能够调整患者的躯体状态和情绪状态，使患者保持愉悦的心情，缓解其紧张、焦虑等负面情绪，同时可以锻炼患者的意志力，增强其对抗疾病的信心。

❋ 古籍选校

《寿世保元》："胃脘痛者，多是纵恣口腹，喜好辛酸，恣饮热酒煎爆，复食寒凉生冷。朝伤暮损，日积月深自郁成积，自积成痰，痰火煎熬，血亦妄行，痰血相杂，妨碍升降，故胃脘疼痛。"

《太平圣惠方》："治冷气心腹痛，妨胀，不能下食。紫苏粥方：紫苏子一合（微炒），桂心末二钱。上捣碎紫苏子，以水二大盏，绞滤取汁，入米二合煮粥，候熟，入桂末食之。"

第四节 慢性肝炎

⇨ 案例引导

案例 患者，男，59 岁，胁肋隐痛 1 年，下肢浮肿，临晚加重，两颧潮红，五心烦热，舌质红，少苔，脉弦滑。既往乙肝病史 10 年，平素喜饮酒，250g/d。近期腹部 B 超显示"慢性肝损害"。

讨论 1. 患者所患疾病是什么？属于何种中医证型？

2. 对该患者可选用哪些合适的食疗方？

一、概述

慢性肝炎是由不同病因引起的肝脏坏死和炎症，病程至少持续 6 个月以上。慢性肝炎是一类疾病的统称，其病因主要为感染肝炎病毒（乙、丙肝炎病毒），长期饮酒，服用肝毒性药物等。根据病因的不同可以分为慢性乙型肝炎、慢性丙型肝炎、自身免疫性肝炎、药物性肝病以及慢性酒精性肝病等。慢性肝炎的早期症状轻微且缺乏特异性，最常见的就是容易疲劳，胃、胁部不适，偶有患者出现恶心、腹胀、黄疸、尿色深，肝功能反复波动等症状，可发展为肝硬化及慢性重型肝炎。

本病在中医学中归属于"胁痛""黄疸""鼓胀"等多种病证范畴，各代医家多有论述。食疗作为一种作用温和、简便廉验的辅助治疗方法，对慢性肝炎患者营养补充及保肝护肝具有重要意义。

二、病因病机

1. 外邪侵袭 外感湿热疫毒，由表入里，羁留不散，内阻中焦，脾胃运化失常，湿热熏蒸肝胆，不能泄越，以致肝胆失于疏泄，故见纳呆、身困、胁肋不适、黄疸等表现。

2. 饮食不节 嗜酒过度或饥饱失常，损伤脾胃，脾失健运，胃气壅滞，湿浊内生，郁而化热，熏蒸肝胆，遂发为病。

3. 情志失调 肝属木，性喜条达而恶抑郁，情志抑郁或暴怒伤肝，肝失条达，疏泄不利，气机阻滞，气血不畅，脉络闭阻；或克伐脾土，横逆犯胃，使中焦气机不利，发而为病。

4. 劳倦失度 久病或劳欲过度，肝肾精血亏耗；或肝胆湿热化火，灼伤肝阴；或年老体衰，气血亏虚等，均可致肝失濡养，发而为病。

本病病位主要在肝胆，与脾、胃、肾关系密切。其主要病机为肝胆湿热，气滞血瘀或阴血不足，肝失所养。本病病程长，不易痊愈，初起时症状较轻，多为实证，多因情志、外邪等因素诱发，以湿热、气滞、血瘀为主。后期久病多为虚证，以阴虚、血虚为主，或为虚实夹杂之证。

三、辨证要点

本病应首辨虚实。外感湿热疫毒之邪，饮食内停，气滞血瘀者为实，实者胁肋疼痛拒按，舌红苔厚腻，脉弦实有力；感邪日久，肝肾精血亏耗，或气滞血瘀日久，化热化火伤阴，肝肾阴虚，失于濡养而致病者为虚，虚者胁肋疼痛喜按喜揉，大便稀溏，脉弦细弱无力。

四、施膳原则

（一）辨证施膳

1. 辨虚实　针对疾病虚实不同，应采用不同的治疗方法。实证，气滞者宜以行气解郁的药食为主，如砂仁、陈皮、青皮等；血瘀者宜以行气活血化瘀的药食为主，如制大黄、丹参等；湿热者宜以清热利湿，利胆退黄药食为主，如茵陈、金钱草等。虚证，血虚者宜以养血柔肝的药食为主，如地黄、白芍等；阴虚者宜以滋阴养肝的药食为主，如麦冬、山萸肉等。

2. 辨病位　本病病位主要在肝胆，涉及脾、肾等脏腑。初期多因外邪致病，易致气滞、湿阻、血瘀，病变在肝、脾等脏腑；久病可致阴虚、血虚，病变在肝、肾等脏腑，故治疗时应辨病位。若在肝脾，宜多选养肝健脾药食，如枸杞、薏苡仁等；若在肝肾，宜多选用养肝益肾药食，如桑椹、黑米等。

（二）饮食宜忌

慢性肝炎多伴脾胃功能受损，施膳时应注意固护脾胃功能，讲求规律饮食，少食多餐，减轻胃肠道负担；注意减轻肝脏负担，对肝脏有损害的药食应禁食，如各种酒类、脂肪酸类（猪、牛等动物类油脂）；注意食物营养搭配，多选用健脾护肝的药食，忌偏食挑食；多食用动物肝脏，补充微量元素；食物应以清淡易消化者为宜，辛辣、冷饮、咸菜、腌肉等食物不利于消化，不宜多食。

五、食疗方法

（一）肝郁脾虚证

【临床表现】　胸胁胀痛，腹胀，食少纳呆，倦怠乏力，少气懒言，大便稀溏，病情轻重与情志有关。舌质红或淡，舌体稍胖或有齿痕，脉弦。

【施膳原则】　疏肝健脾。

【食疗方】

香橼浆

［组成］鲜香橼1~2只，麦芽糖适量。

［制法］先将香橼洗净切碎，同麦芽糖一起放入带盖的小碗中，隔水蒸数小时，以香橼稀烂为度。

［应用］每次服1汤匙，早晚各1次，常食可奏效。

［功效］疏肝解郁。

［方解］香橼味辛、苦，性温，具有疏肝理气，行气宽中之功效；麦芽糖又称饴糖，味甘性温，具有补虚健脾，滋养强壮的作用。二味合用能疏肝解郁，适用于肝郁脾虚的胁痛之证。

山药枸杞粥

［组成］山药600g，枸杞15g，小米、面粉适量。

［制法］枸杞洗净；山药洗净，去皮，磨成泥，放入碗中，加入面粉拌匀成面团，以汤匙舀入滚水

中煮至浮起，捞出备用；米洗净，放入锅中，加入 5 杯水煮开，改小火煮成粥，加入枸杞、煮熟的山药丸子及盐，略煮 1~2 分钟即可。

[应用] 佐餐食用。

[功效] 养肝健脾和胃。

[方解] 枸杞性味甘平，能养肝明目；山药性平，味甘，补脾养胃，益肾气；小米具有健脾和胃，补益虚损的功效。三味合用能够养肝健脾和胃。

(二) 肝肾阴虚证

【临床表现】胁肋隐痛，心胸烦热，口咽干燥，头晕目眩，目干，腰膝酸软，耳鸣，舌红少苔，脉弦细。

【施膳原则】滋补肝肾。

【食疗方】

沙苑猪肝汤

[组成] 鲜猪肝 300g，枸杞 10g，沙苑子、料酒、干豆粉各 30g，鸡蛋一个，肉汤 1000ml，葱姜及调味料适量。

[制法] 沙苑子用水煎煮两次，每次 20 分钟，取其浓汁 100ml；猪肝洗净，去筋膜切片，取蛋清与豆粉调成蛋糊，将猪肝浆好；其他原料分别洗净待用。锅置火上注入肉汤 1000ml，下沙苑子药液、姜片、料酒、精盐、胡椒粉，待汤开时下入肝片，烧至微沸时用筷子轻轻将猪肝拨开，放入枸杞煮 2 分钟，加葱花，再放味精调味，起锅装入汤盆即成。

[应用] 佐餐食用。

[功效] 益肾养血，补肝明目。

[方解] 猪肝甘温，具有养血补肝明目的功效；枸杞养肝明目，沙苑子补益肝肾。三者合用能够滋补肝肾、养血益精。

菟丝子茶

[组成] 菟丝子 10g，红糖适量。

[制法] 菟丝子洗净捣烂，加适量红糖，沸水冲泡即可。

[应用] 代茶饮。

[功效] 补肾益精，养肝明目。

[方解] 菟丝子甘温，具有滋补肝肾，固精缩尿，明目等作用；红糖性味甘温，具有益气养血、缓急止痛的功效。二者合用能够补肾益精、养肝明目。

(三) 肝胆湿热证

【临床表现】胸胁灼痛或胀痛，腹胀不欲饮食，口苦、口干不欲饮，口中黏腻不适，大便不爽，目黄，身黄，小便黄，舌红苔黄腻，脉弦滑数。

【施膳原则】清热利湿，疏肝利胆。

【食疗方】

五汁饮

[组成] 鲜芦苇根 100g（干品减半），荸荠 500g，鲜麦冬 500g（干品减半），梨 1000g，藕 500g。

[制法] 上述五味洗净去皮后，粉碎绞汁饮用。如无鲜芦苇根、鲜麦冬，可选用干品另煎取汁，与其他三味汁液和服。

［应用］适量饮用。

［功效］清热解毒。

［方解］梨性味甘凉，具有清热化痰，生津润燥的功效；荸荠能清热解毒利水；藕能健脾开胃，清热凉血；鲜芦根清热泻火，生津除烦；麦冬滋阴清热。诸药合用能清热解毒，健脾利湿（该方功效清热泻火，养阴生津，应不具有除湿功效，不适合湿热证，建议重新选过食疗方）。

（四）瘀血阻络证

【临床表现】胸胁疼痛不适，或刺痛或绞痛，痛处固定，局部有硬块，拒按，夜间尤甚，口渴不饮，舌紫暗或有瘀斑，脉涩。

【施膳原则】活血化瘀，理气止痛。

【食疗方】

三七木耳汤

［组成］三七末 10g，木耳 10g，猪肉 100g，姜、蒜、调味料适量。

［制法］木耳入沸水泡发，洗净待用；猪肉洗净后切片待用。锅中加入清水、姜、蒜，烧开后入猪肉、木耳、三七粉及适量调味料，煮沸即可。

［应用］佐餐食用。

［功效］化瘀止痛。

［方解］三七味甘、微苦，具有化瘀、止血、止痛的功效。木耳甘平，具有健脾胃，益气血的功效；猪肉能健脾胃。三者合用能化瘀止痛、健脾益胃。

玫瑰茶

［组成］玫瑰花 10g，冰糖适量。

［制法］玫瑰花沸水冲泡，加入冰糖溶化，即可。

［应用］代茶饮。

［功效］理气活血止痛。

［方解］玫瑰花具有理气活血，疏肝和胃之功效。适用于慢性肝炎的瘀血阻络证。

六、护理与预防

（一）饮食护理

患者应避免食用对肝功能有损害的药食，多食用养肝、护肝的食物。同时养成正确的饮食习惯和饮食规律，避免食用过冷、过热、生硬的刺激性食物以预防其他消化道疾病的发生；避免饮用酒、咖啡、可乐等饮料，以减轻胃肠道及肝脏的负担。

（二）起居护理

肝炎患者可因过劳使肝脏功能受损，因此适度休息对慢性肝炎患者尤为重要。卧床休息可使肝脏供血量增加，从而保证肝脏的营养供应，增强肝脏局部的免疫力，同时可减少肝糖原的分解，减少乳酸和血氨的产生，减轻肝脏的负担。另外，慢性肝炎患者还需注意避免服用具有肝毒性的药物，如必须应用，须在医师指导下服用，不可随意、长期服用，以免造成肝脏负担。

（三）情志护理

在中医学论述中，慢性肝炎所表现的胁痛、腹胀、水肿、积聚等证候的发生发展多与肝之疏泄功能失常有关，因此，情志调节对治疗慢性肝炎尤为重要。医护人员可以通过语言、文字、行为等方式，对患者进行教育、暗示、劝导，达到改善患者情绪的目的。

（四）功能护理

慢性肝炎患者可进行适度的功能锻炼，但须在医护人员的指导下，根据患者的体质、病情轻重等选择适当的锻炼方式，一般来说，运动宜由静到动，动作由慢到快，由易到难，由简到繁过度，运动量不宜过大过强。我国传统的导引功法，如八段锦、五禽戏、太极拳等均适宜本病患者，散步、慢跑等运动也可根据具体情况酌情选用。

❈ 古籍选校

《症因脉治》："内伤胁痛之因，或痰饮、悬饮，凝结两胁，或死血停滞胁肋，或恼怒郁结，肝火攻冲，或肾水不足，龙雷之火上冲，或肾阳不足，虚阳上浮，皆成胁肋之痛矣。"

第五节 脂肪肝

⇒ 案例引导

案例 患者，男，43岁，5个月前暴怒后自觉胸胁满闷不适，偶有胁肋疼痛，腹胀，食少纳呆，倦怠乏力，舌质红，苔白腻，脉细弦。腹部B超示：脂肪肝。

讨论 1. 该患者所患疾病的中医证型是什么？
2. 对该患者的饮食护理应该注意什么？

一、概述

脂肪肝是由于各种原因引起的肝细胞内脂肪堆积过多的病变。肝脏是人体重要的消化器官，对脂类的消化、吸收、代谢起着重要的作用。正常情况下，肝脏只含有少量的脂肪，约占肝脏重量的4%～7%。当在某些异常情况下，肝内脂肪含量增加，超过10%时，即为脂肪肝。肥胖、酗酒、糖尿病、药物中毒、妊娠或病毒感染等都可引起脂肪肝。由于生活习惯、饮食结构等多种因素的影响，我国脂肪肝发病率有逐年增加的趋势，目前其已被公认为隐蔽性肝硬化的常见原因。本病病程长，起病缓慢，临床表现不一，轻者可无明显临床症状，重者可出现胁肋疼痛、食欲不振、疲倦乏力、恶心呕吐等症状。

脂肪肝可归属于中医"胁痛""痞满""积证"等范畴，中医治疗脂肪肝已积累了较多的临床经验，食疗作为本病辅助治疗的重要方法，具有较好的效果。

二、病因病机

1. 饮食不节 过食膏粱厚味、辛辣酒食，湿热酒毒内蕴，妨碍脾胃，脾胃失运，痰湿内生，留滞于肝，肝失条达，气滞血瘀，发而为病。

2. 情志失调 情志过极，忧思伤脾，郁怒伤肝，脾失健运，肝失疏泄，气机不畅，痰湿内生，留滞于肝，闭阻脉络，发而为病。

3. 劳逸失度 劳欲过度，损伤肝肾，耗伤精血，肝失濡养，疏泄不利，气机失畅；或过度安逸，脾气滞涩，饮食停滞，聚而生痰。终致痰浊留于肝脏，气滞血瘀，发而为病。

4. 久病体虚 久病体虚，或先天禀赋不足，脾气虚弱，失于健运，水湿不化；或肝胆湿热化火，灼伤肾水，以致肝肾阴虚，肝失疏泄，气机不畅。终致脂浊内停，留滞于肝而发病。

总之，本病病位虽在肝，但与脾、肾的关系密切。主要病机为肝失疏泄，脾失健运，痰浊互结，气滞血瘀，以致气滞、血瘀、痰浊等病理因素相互搏结，留滞于肝。本病多为本虚标实之证，气滞、血瘀、痰湿属标实，脾气虚、肝肾亏虚则为本虚。

三、辨证要点

本病应首辨标本虚实。病情初起多以标实为主，本虚为次，多因气滞血瘀，痰浊湿阻致病，表现为胁肋疼痛拒按，舌红苔厚腻，脉弦实有力；感邪日久多以本虚为主，标实为次，多因精血亏耗，或脾气亏虚，或气滞、瘀血内停，日久化火伤阴，肝肾阴虚，失于濡养而致病，表现为胁肋不适或疼痛，喜按喜揉，大便稀溏，脉弦细弱无力。临床应明辨其标本虚实主次而施治。

四、施膳原则

（一）辨证施膳

1. 辨虚实 针对疾病虚实不同，施膳时应有所侧重。实证属气滞者，宜以行气解郁的药食为主，如砂仁、香橼、青皮等；属血瘀者，宜以活血化瘀的药食为主，如桃仁、丹参等；属痰浊湿阻者，宜以利湿化痰药食为主，如茯苓、陈皮等。虚证属血虚者，宜以养血柔肝的药食为主，如地黄、白芍等；属阴虚者，宜以滋阴养肝的药食为主，如麦冬、山萸肉等。

2. 辨病位 本病病位主要在肝，涉及脾、肾等脏腑，初期病情轻浅，病变在肝、脾，宜多选入肝、脾的药食，如薏苡仁、山楂等；久病及肾，可致阴虚、血虚，宜多选用养肝益肾药食，如桑椹、黑米等。

（二）饮食宜忌

脂肪肝患者饮食应以清淡易消化者为宜，辛辣、冷饮、咸菜、腌肉等食物不利于消化，不宜多食。由于脂肪肝的主要病因在于肝失疏泄，脾失健运，故施膳时应着重疏肝解郁，健脾助运，具体应用时应多选用健脾护肝的药食，如大枣、枸杞、绿豆等；对肝脏有损害的药食，如各种酒类、动物脂肪类饮食应禁忌。此外，饮食应规律，少食多餐，以减轻胃肠负担，恢复脾胃的正常功能。

五、食疗方法

（一）肝郁气滞证

【临床表现】胸胁满闷不适，或伴疼痛，腹胀，食少，倦怠乏力，病情轻重与情志有关，舌质或红或淡，苔薄，脉细弦。

【施膳原则】疏肝理气。

【食疗方】

佛手粥

［组成］佛手10g，粳米50g，冰糖适量。

［制法］先将佛手洗净，切碎，加清水1200ml，煎取1000ml果汁，放瓦罐中备用；粳米淘洗干净，与冰糖一起放入佛手汁中，小火慢炖30分钟成粥即可。

［应用］每日1~2次。

［功效］疏肝解郁。

［方解］佛手味辛、苦，性温，具有疏肝理气、和胃止痛的功效；粳米能够健脾益胃。二者合用具有疏肝理气、健脾养胃的功效。

（二）痰湿中阻证

【临床表现】胸胁胀痛，腹胀不欲饮食，形体肥胖困重，肢体倦怠乏力，口中黏腻不适，大便不爽，舌红苔腻，脉弦滑。

【施膳原则】健脾化痰，疏肝理气。

【食疗方】

苍术冬瓜祛湿汤

［组成］苍术9g，泽泻9g，冬瓜250g，猪瘦肉500g，生姜片、盐、鸡精各适量。

［制法］苍术、泽泻、冬瓜、猪瘦肉洗净，切块；锅内烧水，水开后放入猪瘦肉，焯去血水；将苍术、泽泻、冬瓜、猪瘦肉、生姜片一起放入煲内，加入适量清水，大火煲沸后，用小火煲1小时，调味即可。

［应用］佐餐食用。

［功效］燥湿健脾化痰。

［方解］苍术辛苦温，具有燥湿健脾的功效；泽泻甘寒，具有利水渗湿泄热的功效；冬瓜甘寒，具清热利水消肿之功；猪肉能够健脾益胃。诸物合用能够健脾燥湿、利水化痰。

砂仁蒸鲫鱼

［组成］鲜鲫鱼1尾，砂仁3g（研末），油、盐、豆粉适量。

［制法］先将鲜鲫鱼去鳞和肠后洗净，将油、盐同砂仁末一起放入鱼腹内，再用豆粉封住刀口，放在碟上，用碗盖紧；隔水蒸熟即可食用。

［应用］佐餐食。

［功效］燥湿化痰，醒脾开胃。

［方解］砂仁性味辛温，具有燥湿化浊、下气止痛、健胃消食的功效；鲫鱼健脾开胃，利水除湿。二者合用能够燥湿化痰利水，健脾和胃。

（三）瘀血阻络证

【临床表现】胁肋疼痛不适，或为刺痛或绞痛，痛有定处，局部有硬块，拒按，夜间尤甚，口渴不饮，皮肤有瘀斑，舌紫暗或有瘀斑，脉涩。

【施膳原则】活血化瘀，理气止痛。

【食疗方】

红花山楂酒

［组成］红花15g，山楂30g，白酒250ml。

［制法］红花、山楂共入白酒中浸泡即可。

［应用］每服30ml，每日1~2次。

［功效］活血祛瘀止痛。

［方解］红花性味辛温，入心、肝经，能活血通经，祛瘀止痛。山楂甘酸能化脂消瘀。白酒更能助药行散活血之功。三者共用可活血化瘀止痛。

（四）脾气虚弱证

【临床表现】 胁肋隐痛不适，食少纳呆，倦怠乏力，气短懒言，舌淡胖有齿痕，苔薄白，脉细。

【施膳原则】 健脾益气。

【食疗方】

山楂梨丝

［组成］ 山楂200g，梨500g，白糖、蜂蜜各适量。

［制法］ 山楂洗干净后，去核备用；梨去皮和核后切成细丝；锅中放入少量水，加入糖、蜂蜜，煎至起黏丝后，放入山楂和梨丝，捞出拌匀即可。

［应用］ 佐餐食用。

［功效］ 健脾消脂。

［方解］ 山楂味甘酸，能消脂，散瘀血，健脾胃；梨性味甘凉，具有清热化痰，生津润燥，健脾的功效。二者合用能够健脾消脂化瘀。

神曲粥

［组成］ 神曲15g，粳米100g。

［制法］ 将神曲捣碎放入锅中，加入200ml水煮至100ml，去渣取汁；在药汁中加入适量水和粳米煮粥即可。

［应用］ 早晚服，连续3~5天。

［功效］ 健脾胃，助消化。

［方解］ 神曲性味甘温，具有健脾和胃、消食化积的功效；粳米具有健脾益胃的功效，二味合用能够健脾胃，助消化。

（五）肝肾阴虚证

【临床表现】 胁肋疼痛隐隐，五心烦热，头晕目眩，目干，腰膝酸软，舌红少苔，脉细弦。

【施膳原则】 滋补肝肾。

【食疗方】

玄参炖猪肝

［组成］ 玄参15g，猪肝500g。

［制法］ 玄参15g，先煮30分钟以后，再放入猪肝，同煮5分钟，捞出，切片，然后用姜、葱、白糖、酱油、原汤等炒猪肝片后食用。

［应用］ 佐餐食用。

［功效］ 滋阴降火，养血柔肝。

［方解］ 玄参性味甘苦微寒，具有凉血滋阴的功效；猪肝性味甘温，具有养血补肝明目的功效。二者合用能滋肝阴、养肝血。

首乌玉竹粥

［组成］ 制首乌12g，玉竹12g，沙参12g，枸杞子12g，粳米100g。

［制法］ 上四味药洗净先煎，去渣取汁，后入粳米熬制成粥即可。

［应用］ 早晚各1次。

［功效］滋补肝肾，益阴养血。

［方解］制首乌味甘、苦，性温，具有补益精血的功效；玉竹、沙参能够滋阴生津，枸杞能够补益肝肾，粳米补脾益胃，诸药合用能够滋补肝肾阴血。

六、护理与预防

（一）饮食护理

脂肪肝的病因主要有肥胖、糖尿病、酗酒、高脂血症等，患者应节制饮食，食用养肝、护肝的食物，避免食用高脂、高糖类的药食，这类食物不利于脂肪消耗，易使肝内源性胆固醇增加。同时养成正确的饮食习惯和饮食规律，忌食过冷、过热、生硬的刺激性食物以防其他消化道疾病的发生，避免饮用咖啡、可乐等饮料，以减轻胃肠道及肝脏的负担。

（二）起居护理

患者应戒烟酒，避免其对肝脏的损伤。保持心情愉悦，避免过度的精神压力。肥胖者应进行适当的运动锻炼以减轻体重，同时提高机体免疫力。

（三）情志护理

情志因素对疾病的治疗有很大的关系，积极的情绪能够有助于机体抗病能力的提高，同样负面情绪能够促使病情向坏的方向转化，在护理时应对患者进行心理疏导，使患者保持乐观情绪，增强战胜疾病的信心，解除对疾病的忧虑和恐惧。

⊕ 知识链接

治疗非酒精性脂肪肝常用中药及其活性成分

目前常用于治疗非酒精性脂肪肝的中药及其活性成分主要有：①苷类：绞股蓝（绞股蓝皂苷）、冬虫夏草（虫草素）、栀子（栀子苷）、龙胆草（龙胆苦苷）、芍药（芍药苷）、桃叶珊瑚（桃叶珊瑚苷）；②醌类：大黄（大黄素、大黄酸、大黄酚）；③黄酮类：黄芩（黄芩苷、黄芩素）、水飞蓟（水飞蓟素）、葛根（葛根素）、虎杖（虎杖苷）；④三萜类：人参（人参皂苷 Rb_1、人参皂苷 Rg_1）、甘草（甘草酸）、黄芪（黄芪甲苷）、泽泻（24 - 乙酰泽泻醇 A、23 - 乙酰泽泻醇 B）、积雪草（积雪草苷）；⑤生物碱类：苦参（苦参碱、氧化苦参碱）、黄连（小檗碱）、荷叶（荷叶碱）、川芎（川芎嗪）；⑥酚类：何首乌（二苯乙烯苷）、虎杖（白藜芦醇）、姜黄（姜黄素、二氢姜黄素）、厚朴（厚朴酚）、天麻（天麻素）；⑦其他类：穿心莲（穿心莲内酯）、丹参（丹酚酸 B）、蛇床子（蛇床子素）、五味子（五味子乙素）。

⊛ 古籍选校

《养生类要》："气症有九，其治则一，惟顺与降最为要法。须兼郁，治宜用十六味木香流气饮主之。此方治男妇五脏不和，三焦气壅，心胸痞闷，咽塞不通，腹胁胀满……忧思太过，阴阳之气郁结不散，壅滞成痰。脚气，肿痛并气攻肩背，胁肋走注疼痛并宜服之。紫苏叶、当归、川芎、青皮、乌药、桔梗、白芍药、茯苓、半夏、黄芪、枳实（各八分），防风（五分）、甘草（三分）、木香（五分），陈皮、槟榔（各六分），上用水二钟，姜三片，枣一枚，煎一钟，不拘时温服。"

第六节 便 秘

⇒ 案例引导

案例 患者，男，74岁，大便干结难解10余年，4~5天排1次，平素有便意，但排便无力，面色苍白，头晕目眩，心悸气短，倦怠乏力，肌肤甲错，舌淡苔白，脉细弱。

讨论 1. 该患者患有何种疾病？
　　 2. 对该患者如何辨证施膳？

一、概述

便秘指大便次数减少或排便困难，且粪便干结，便后无舒畅感。从病因上可将便秘分为器质性便秘与功能性便秘，前者多由消化道疾病、内分泌代谢疾病、药物及化学品中毒、神经系统疾病等器质性的病变引起；后者则与饮食结构、情绪因素、社会因素、环境因素、年龄等有关。患者的临床症状不尽相同，大多表现为长期大便干结、排便费力、腹痛、食欲不振，嗳气恶心、口苦等。

中医古籍很早就有对便秘相关症状的记载，《内经》中称便秘为"后不利""大便难"，《伤寒论》将便秘称为"阳结""阴结""脾约"，其后又有"风秘""气秘""热秘""湿秘"等记载。食疗是便秘辅助治疗的重要方法，具有较好的临床疗效。

二、病因病机

1. 饮食不节 过食辛辣酒食、肥甘厚味之品，导致肠胃积热，津液亏耗，大便干结；或过食生冷，阴寒凝滞，肠道阻滞不通，都可导致排便困难，不易排出。

2. 外邪侵袭 外邪侵袭可导致胃肠受损，特别是寒邪侵袭，由表入里，可致胃肠阴寒内盛，凝滞不通而成冷秘；肺与大肠相表里，寒邪束肺，肺气不宣，腑气不通，升降失常，也能导致大便秘结。

3. 气机不畅 忧思恼怒，损伤肝脾，均可致气机郁滞，大肠传导失职，通降失常，糟粕不行，从而形成便秘。

4. 年老体虚 素体先天禀赋不足，或久病，或年老，体虚气弱，气血两虚，津液亏耗，肠道失于濡养，终致大便干结，排便困难。

总之，本病病位在大肠，与脾、胃、肝、肺、肾等脏腑密切相关。病机为大肠传导失司。按照病因可分为实秘与虚秘，实秘者多因饮食不节、情志失调、外邪侵袭致邪滞肠胃，壅塞不通而致病；虚秘者多因体虚、久病致气血失荣、津液亏耗、肠道失养而致病。

三、辨证要点

本病应首辨虚实，实者大便干结，腹胀腹痛，痛势急迫，食少纳差，舌淡或红，苔厚腻，脉实有力，包括气秘、热秘和冷秘；虚者大便干结或不结，腹痛隐隐，喜按喜揉，舌淡苔白或少苔，脉细弱无力，包括气虚秘、血虚秘、阴虚秘、阳虚秘等。

四、施膳原则

（一）辨证施膳

针对便秘虚实的不同，采用不同的施膳方法。实秘属气滞者，宜以行气导滞的药食为主，如木香、枳实、厚朴等；胃肠积热者，宜以泻热导滞的药食为主，如番泻叶、枳实等；寒邪凝滞者，宜以温中散寒的药食为主，如高良姜、干姜等。血虚便秘者宜以养血通便的药食为主，如地黄、玄参等；阴虚便秘者，宜以滋阴增液的药食为主，如麦冬、石斛等。

（二）饮食宜忌

便秘患者饮食应随证调配，如热秘者宜偏凉，冷秘者宜偏温，但不宜过极。在保证膳食均衡，搭配合理的前提下，多进食清淡滑润的食物，如新鲜蔬菜、水果、芝麻等，少食肥甘厚腻之品，以免湿浊中阻，助热伤津，加重病情。同时宜适当摄入油脂含量较高的食物如松子、瓜子、核桃仁等以润肠通便。多食粗粮、豆制品等富含粗纤维的食物，以及萝卜、豆类等行气药食。忌食生冷、辛辣、腌制品等有碍消化的食物。

五、食疗方法

（一）气机郁滞证

【临床表现】大便难解，或大便不爽，胸胁痞满，腹中肠鸣矢气，嗳气呃逆，食少纳呆，舌苔薄腻，脉弦。

【施膳原则】行气导滞。

【食疗方】

油焖枳实萝卜

[组成] 枳实10g，白萝卜、虾米、植物油、葱、姜、盐各适量。

[制法] 枳实以水煎汁，滤渣后备用；白萝卜洗净，切块；葱、姜洗净切丝；锅中加入适量油烧热，下入虾米、萝卜翻炒片刻，浇入药汁，煨至极烂；加入葱、姜、盐调味即可。

[应用] 佐餐食用。

[功效] 顺气导滞通便。

[方解] 枳实具有破气消积、化痰散痞的功效；白萝卜具有下气消食的功效。植物油能够润肠通便。诸物合用能够顺气消积、通便导滞。

双香炖猪大肠

[组成] 猪大肠250g，海参10g，木香10g，沉香5g，调味料适量。

[制法] 将海参泡发，洗净切片；将沉香、木香一同装入纱布袋中；猪大肠洗净，切细；锅内加水适量，放入大肠，煮沸去沫，加葱、姜煮至肠将熟，放海参、药袋，煮至大肠极软，再加适量盐、酱油调味稍煮即成。

[应用] 佐餐食用。

[功效] 行气润肠通便。

[方解] 猪大肠性味甘温，与海参均具有滋阴润肠治燥的作用；木香与沉香均有行气通滞的功效。诸药合用能够润肠行气通便。

（二）胃肠积热证

【临床表现】大便干结，小便短赤，腹胀腹痛，口干口臭，口渴喜冷饮，舌红，苔黄腻，脉滑数。

【施膳原则】泻热导滞，润肠通便。

【食疗方】

罗汉果粥

[组成] 罗汉果1个，猪瘦肉末50g，粳米100g，各种调料适量。

[制法] 罗汉果切片，与粳米、猪瘦肉末一起熬至黏稠时，加盐、味精、麻油调味。

[应用] 早晚各1次。

[功效] 清热润肺，滑肠通便。

[方解] 罗汉果性味甘凉，具有清热通便的功效；猪肉能够润泽肌肤、健益脾胃。诸味合用能够清胃肠积热、润肠通便。

番泻叶鸡蛋汤

[组成] 番泻叶10g，鸡蛋1个，菠菜少许，调味料适量。

[制法] 鸡蛋磕入碗中搅散备用；番泻叶水煎，去渣留汁，入鸡蛋，加入菠菜、调味料，煮沸即可。

[应用] 佐餐食。

[功效] 泄热通便。

[方解] 番泻叶性味甘苦寒，具有清热导滞泻下的功效；鸡蛋性味甘平，能滋阴润燥；菠菜性味甘凉，能够润燥通便。三者合用能够泄热通便导滞。

（三）气血亏虚证

【临床表现】大便干结，排便无力，面色苍白，头晕目眩，心悸气短，倦怠乏力，爪甲淡白，舌淡苔白，脉细弱。

【施膳原则】益气养血，润肠通便。

【食疗方】

黄芪首乌地黄粥

[组成] 黄芪30g，制何首乌30g，熟地黄15g，粳米100g，大枣2枚，冰糖适量。

[制法] 先将黄芪、制何首乌、熟地黄入砂锅煎取浓汁，去药渣，入粳米、大枣（去核）、冰糖，同煮为粥。

[应用] 每日早晚适量服用。

[功效] 益气养血润燥。

[方解] 黄芪味甘，性微温，能补脾肺之气；熟地味甘，性微温，具有滋阴补血的功效；制首乌能够补益精血、润肠通便；大枣健脾养血；粳米健脾益胃。诸药合用能够益气养血，滋阴润肠通便。

（四）阴虚肠燥证

【临床表现】大便干结，形体消瘦，五心烦热，两颧潮红，心悸失眠，潮热盗汗，腰膝酸软，舌红少苔，脉细数。

【施膳原则】滋阴润肠通便。

【食疗方】

麦冬石斛排骨汤

[组成] 猪排500g，麦冬15g，石斛（干品）10g，甘草3g，调味料适量。

[制法] 先用温水将石斛泡软，用剪刀剪成约 6cm 的小段，再用刀拍散；排骨洗净，用加了姜、葱、料酒的水焯过；汤煲一次性加足水，下入排骨，大火烧开、打净浮沫，下入洗净的麦冬、石斛、甘草，以及姜片、葱段、料酒，烧开后关中小火慢煲 1.5 小时，加盐调味即可。

[应用] 佐餐食用。

[功效] 养阴生津，润肠通便。

[方解] 麦冬味甘苦，性微寒，具有养阴生津、润肠通便的功效；石斛能够滋阴清热；猪排具有滋阴健脾的功效。诸药合用，能够养阴生津、润燥通便。

玄参茶

[组成] 玄参 10g，绿茶 3g。

[制法] 沸水冲泡即可。

[应用] 代茶饮。

[功效] 滋阴清热降火。

[方解] 玄参味甘苦，性微寒，具有凉血滋阴、润肠通便的功效；绿茶味甘苦，性微寒，具有清热解毒利尿的功效。二味合用能够滋阴清热降火、润肠通便。

六、护理与预防

（一）饮食护理

患者膳食结构应均衡，精细食物与粗纤维食物要配比合适；培养患者正确的饮食习惯和饮食规律，宜食清淡柔润之品，少食辛辣助热之品或生冷易凝滞之品，以防止加重病情。

（二）起居护理

培养定时如厕的习惯，年老体弱的患者，排便时以坐式便器为宜，忌临厕久蹲，以防止用力过猛而致元气不固；作息时间规律，避免熬夜、过度疲劳等，避免不良生活习惯造成胃肠道的损伤；坚持锻炼，提高胃肠蠕动功能，以助排便。

（三）情志护理

患者易因病情反复等原因出现恐惧、焦虑、紧张、抑郁等不良心理反应，进而影响神经调节中枢，致使排便反射发生障碍而产生便秘，形成恶性循环。因此，积极与患者沟通，并对其进行健康教育，解除患者思想负担，树立患者治疗疾病的信心，保持其身心愉快，对疾病的康复治疗尤为重要。

（四）功能护理

便秘患者可选用传统康复方法，如推拿、按摩、刮痧、针灸及局部贴敷等疗法以促进排便。此外，自然疗养因子疗法，如饮泉疗法、森林浴等能加强胃肠蠕动及分泌、中和胃酸，促进胃排空、提高胃肠消化吸收及排泄，并能调整中枢神经和自主神经功能；其他物理疗法，如生物反馈疗法、电磁等也可帮助改善患者排便功能。

❊ 古籍选校

《景岳全书》："秘结者，凡属老人、虚人、阴脏人及产后、病后、多汗后，或小水过多，或亡血失血、大吐大泻之后，多有病为燥结者，盖此非气血之亏，即津液之耗。凡此之类，皆须详察虚实，不可轻用芒硝、大黄、巴豆、牵牛、芫花、大戟等药，及承气、神芎等剂。虽今日暂得痛快，而重虚其虚，以致根本日竭，则明日之结，必将更甚，愈无可用之药矣。"

目标检测

答案解析

单项选择题

1. 功能性消化不良的病因病机不包括（　）

　　A. 感受外邪　　　　B. 内伤饮食　　　　C. 情志过极　　　　D. 胃失和降　　　　E. 肝肾阴虚

2. 慢性胃炎不宜食用的食物有（　）

　　A. 大豆　　　　　　B. 带鱼　　　　　　C. 生鱼片　　　　　D. 猪肝　　　　　　E. 蜂蜜

3. 消化性溃疡脾胃虚弱证患者宜选用（　）

　　A. 山药红枣粥　　　B. 鲜藕梨汁　　　　C. 桃仁粥　　　　　D. 香槟粥　　　　　E. 二仙羊肉汤

4. 患者，男，57岁，胁肋隐痛，两颧潮红，五心烦热，舌质红，少苔，脉弦细。其最佳的食疗方为（　）

　　A. 白果石苇汤　　　　　　　　　B. 沙苑猪肝汤　　　　　　　　　C. 山药粥

　　D. 当归生姜羊肉汤　　　　　　　E. 红豆莲子汤

5. 患者，女，76岁，大便干结难解，5~6天排1次，形体消瘦，五心烦热，两颧潮红，心悸失眠，潮热盗汗，腰膝酸软，舌红少苔，脉细数。其最佳的食疗方为（　）

　　A. 当归补血汤　　　　　　　　　B. 罗汉果粥　　　　　　　　　　C. 腊肠鲜百合

　　D. 冬花枇杷茶　　　　　　　　　E. 玄参茶

6. 患者，女，45岁，大便干结，排便无力，面色苍白，心悸气短，倦怠乏力，舌淡苔白，脉细弱。选用食疗方时遵循的原则为（　）

　　A. 益气养血，润肠通便　　　　　　　　　B. 顺气导滞通便

　　C. 养阴生津，润肠通便　　　　　　　　　D. 泻热导滞，润肠通便

　　E. 滋阴清热降火

7. 脂肪肝的施膳原则不包括（　）

　　A. 活血化瘀　　　B. 滋补肝肾　　　C. 健脾益气　　　D. 疏肝理气　　　E. 滋阴润燥

8. 患者，男，63岁，3个月前自觉胁肋疼痛，拒按，舌红苔厚腻，脉弦实有力，经治疗后不效，胁肋仍隐痛不适，喜按喜揉，五心烦热，头晕目眩，腰膝酸软，舌红少苔，脉细弦。最佳的食疗方为（　）

　　A. 苍术冬瓜祛湿汤　　　　　　　B. 三七木耳汤

　　C. 玄参炖猪肝　　　　　　　　　D. 黄芪首乌地黄粥

　　E. 荷叶绿豆粥

书网融合……

本章小结　　　　　　　题库

第十章　内分泌系统与代谢性疾病

PPT

知识要求：

1. 掌握　糖尿病、肥胖症、痛风、骨质疏松症的施膳原则和食疗方法。

2. 熟悉　糖尿病、肥胖症、痛风、骨质疏松症的定义、辨证要点。

3. 了解　糖尿病、肥胖症、痛风、骨质疏松症的预防与护理。

技能要求：

1. 能够正确运用食疗方。

2. 能够制作各证型主要的食疗方。

素质要求：

1. 具备食疗基础理论知识，对糖尿病、肥胖症、痛风、骨质疏松症患者不同辨证分型进行辨证施膳。

2. 关心患者，及时跟进病情，做好医务工作者良好职业素养。

第一节　糖尿病

⇒ **案例引导**

案例　患者，男，平时嗜食辛辣香燥之品，喜食甜食，常酗酒，半年来出现多食易饥，近1个月来上症加重，并觉口渴欲饮，尿多，大便干结难解，体重下降，1个月下降2kg，体检：尿糖（＋＋＋），FPG 14.8mmoL/L，尿酮体（－），遂来求治，舌边尖红，苔薄黄，脉洪数。

讨论　1. 患者所患疾病的证型、施膳原则？

　　　　2. 有哪些适合的食疗方？

一、概述

糖尿病是由于胰岛素缺乏和/或胰岛素生物作用障碍导致的一组以长期高血糖为主要特征的代谢综合征。临床特征为多尿、多饮、多食及消瘦，同时伴有脂肪、蛋白质、水和电解质等代谢障碍，且可以并发眼、肾、神经、心脑血管等多脏器和组织的慢性损害，引起其功能障碍及衰竭。病情严重或应激时可发生急性代谢紊乱，如酮症酸中毒、高渗性昏迷、乳酸性酸中毒等而危及生命。

糖尿病患病率正在逐渐上升，现已成为发达国家中继心血管病和肿瘤之后的第三大非传染性疾病，全球发病人数由1996年的1.32亿增加到2000年的2.4亿，中国糖尿病患病率由1%增加至2.5%，因此，糖尿病及其并发症已成为严重威胁人类健康的世界性公共卫生问题。

糖尿病与中医学"消渴病"相类似，其并发症可归属于"虚劳""胸痹""中风"等范畴。

二、病因病机

消渴病的病因比较复杂，禀赋不足、饮食失节、情志失调、劳欲过度或外感热邪等原因均可致阴虚燥热而发为消渴。

1. 禀赋不足　《灵枢·五变》曰："五脏皆柔弱者，善病消瘅。"五脏六腑之精藏于肾。若禀赋不足，阴精亏虚，五脏失养，复因调摄失宜，终至精亏液竭而发病。

2. 饮食失节　《素问·奇病论》曰："此肥美人所发也，此人必数食甘美而多肥也，肥者令人内热，甘者令人中满，故其气上溢，转为消渴。"长期过食肥甘，或醇酒厚味，酿成内热，热甚阴伤发为消渴。

3. 情志失调　长期精神紧张，五志过极，导致肝气郁结，郁而化火，上灼肺阴，中伤胃液，下竭肾精发为消渴。《外台秘要·卷十一》谓："消渴病人，悲哀憔悴伤，肝失疏泄伤也。"《临证指南医案·三消》曰："心境愁郁，内火自燃，乃消证大病。"

4. 劳欲过度　素体阴虚之人，复因房事不节，恣情纵欲，损耗肾精，致使阴虚火旺，上蒸肺胃，发为消渴。

阴津亏损，燥热偏盛是消渴的基本病机，而以阴虚为本，燥热为标，两者互为因果，燥热愈甚则阴愈虚，阴愈虚则燥热愈甚。病变的脏腑着重在肺、胃、肾，而以肾为关键。三者之中，虽可有所偏重，但往往又互相影响。肺主治节，为水之上源，如肺燥阴虚，津液失于输布，则胃失濡润，肾失滋源；胃热偏盛，则上灼肺津，下耗肾阴；肾阴不足，阴虚火旺，上炎肺胃，终致肺燥、胃热、肾虚三焦同病，多饮、多食、多尿三者并见。

病情迁延日久，因燥热亢盛，伤津耗气，而致气阴两虚，或因阴损及阳，而致阴阳俱虚。亦可因阴虚津亏，血液黏滞或气虚无力运血而致脉络瘀阻。另外，阴虚燥热，常变证百出，如肺失滋润，日久可并发肺痨；肝肾阴亏，精血不能上承于耳目，可并发白内障、雀盲、耳聋；燥热内结，营阴被灼，蕴毒成脓，可发为疮疖、痈疽；燥热内炽，炼液成痰，痰阻经络，蒙蔽心窍可致中风偏瘫；阴损及阳，脾肾阳虚，水湿内停，泛滥肌肤，可成水肿；若阴液极度耗损，可导致阴竭阳亡，而见昏迷、四肢厥冷、脉微欲绝的危象。

三、辨证要点

1. 辨标本　本病以阴虚、气虚为主，燥热为标，两者互为因果，常因病程长短和病情轻重的不同使阴虚、气虚和燥热之表现各有偏重。大体初病多以燥热为主，或兼有肝郁；病程较长者则阴虚、气虚与燥热互见，日久则以气虚、阴虚为主，进而由阴损阳，导致阴阳俱虚之证；瘀滞贯穿病程全过程。

2. 辨证与辨病相结合　中医对疾病的认识无论哪一类病证，只要有证可辨，并辨明寒热虚实、何脏何腑以及在气在血之后，即可立法处方用药。但对于确有疾病而又无证可辨者就需辨病论治，消渴患者在早期或在治疗以后可能没有明显的临床表现，在这种情况下治疗应以辨病为主，一般抓住气虚、阴虚、燥热、瘀血这一本质，并结合患者体质进行论治。

3. 辨三消　三消辨证为消渴的主要辨证方法，在临床上应用最为广泛。三消症状有所侧重时可采用三消辨证，上消多肺燥，中消多胃热，下消多肾虚。三消症状虽有侧重但同时并见时辨证宜以脏腑、气血、阴阳辨证方法为主。脏腑辨证多见肺、脾（胃）、肾等脏腑病证，气血辨证则多见气虚、血瘀病证，阴阳辨证则多见阴虚内热、阴阳两虚及气阴两虚证候。

四、施膳原则

（一）辨证施膳

辨证施膳是辨证施治在食疗中的具体应用，食疗也应根据中医"寒者热之""热者寒之""虚者补之""实者泻之"等治病原则，在中医辨证分型的基础上，选择相宜的食疗组方。

1. 依病性施膳 该病以阴虚津亏燥热为主，因此多选用滋阴、生津、润燥之品。

2. 依病位施膳 病变在上焦者，选银耳、麦冬等；病变在中焦者，选葛根、粳米等；病变在下焦者，选甲鱼、白鸽等。

3. 病后调剂以施膳 疾病后期的康复，考虑到病后阴虚津亏燥热之体质，要给予滋阴、生津、润燥的膳食，并以清淡为宜。

（二）饮食宜忌

本病患者宜食用含胆固醇低的优质蛋白质食物，如奶类、蛋类、豆制品、鱼、瘦肉类食品，而动物肝脏及其他内脏应限制食用。米、面、薯类、粉条等含淀粉高的食物在总热能不高的情况下可任意选食。但忌食白糖、巧克力、蜂蜜、蜜饯、糖浆、水果糖、含糖饮料、甜点等食品。烹调及食品加工时可以用低热能的糖精等甜味剂代替糖类。同时应增加膳食纤维摄入，除粗粮、含纤维高的蔬菜、水果外，还可以食入豆胶、果胶、麦麸、魔芋等食品。含糖量较高的蔬菜及水果应加以限制，如甘蔗、葡萄、西瓜、鲜枣、山楂、柿饼、红菜头、鲜黄花菜等。忌食油腻、辛辣；戒烟酒、浓茶及咖啡等。

糖尿病患者摄入食物应严格限量，在进食规定食物后仍觉饥饿时，可采用一些烹饪方法来增加腹部的饱胀感，比如可以煮三次菜：用含糖量在3%以下的蔬菜，如芹菜、西葫芦、冬瓜、韭菜、油菜等，经炖煮后弃去汤汁，然后加水煮，重复三次，食用后可有饱腹感，且热量很低；喝汤时可以将油汤上面凝结的油皮去掉，然后再烧、再冷却、去油皮，可供患者充饥。

五、食疗方法

（一）上消（肺热津伤证）

【临床表现】 烦渴多饮，口干舌燥，尿频量多，多汗，舌边尖红，苔薄黄，脉洪数。

【施膳原则】 清热润肺，生津止渴。

【食疗方】

菠菜银耳汤

[组成] 菠菜根100g，银耳10g。

[制法] 菠菜根洗净，银耳泡发，共煎汤服食。

[应用] 佐餐食用，每日1~2次。

[功效] 滋阴润燥，生津止渴。

[方解] 菠菜性凉，味甘，归胃、大肠经，能补血，利五脏，助消化；银耳性平，味甘、淡，归肺、胃，能滋阴润肺。二者合用，培土生津，进而滋阴润燥，生津止渴，以除上消。

百合枇杷藕羹

[组成] 鲜百合30g，枇杷30g，鲜藕100g，桂花5g。

[制法] 藕切成片，枇杷去核，与鲜百合加水同煮，熟时用淀粉勾芡成羹。食用时调入桂花。

[应用] 佐餐食用。可作为早、晚餐或点心食用。

［功效］清热润肺，生津止渴。

［方解］百合性寒，味甘，归心、肺经，能养阴润肺，清心安神；枇杷性凉，味甘酸，归肺、脾经，能润肺止咳，生津止渴；鲜藕性寒，味甘，归心、脾、胃经，能清热生津，补脾开胃；桂花性温，味辛，入肺经、大肠经，以温肺散寒。众物合用，以鲜藕入脾胃运中焦，桂花宣散之性，与百合、枇杷共达，以开宣水道，治疗肺经水津不布所引起的上消证。

麦冬生地粥

［组成］麦冬、生地黄各10g，粳米100g。

［制法］粳米淘净，生地黄洗净，切片，麦冬洗净去心；粳米、生地黄、麦冬同放锅内，加1000ml水；将锅置武火上烧沸，文火炖煮至熟烂即成。

［应用］每日1次，早餐服用，每次吃粥50g，随意吃生地、麦冬。

［功效］滋阴凉血，生津止渴。

［方解］麦冬性微寒，味甘、微苦，归心、肺、胃经，可养阴生津，润肺清心；生地黄性寒，味甘苦，归心、肝、肾经，具有清热凉血，养阴生津的功效。全方合用，以滋阴清热，生津止渴，适用于肺热津伤型上消症。

五汁饮

［组成］生梨200g，荸荠500g，鲜苇根100g（干品减半），鲜麦冬50g（干品减半），藕500g。

［制法］梨去皮、核，荸荠去皮，苇根洗净，麦冬切碎，藕去皮、节，然后以洁净纱布绞取汁液和匀。一般宜凉饮，不甚喜凉者可隔水炖温服。如无鲜苇根、鲜麦冬，亦可选用干品另煎和服。

［用法］代茶饮，冷饮温服均可，轻型糖尿病者可适量食用，重型者宜少量食用。

［功效］清热生津、养胃止渴。

［方解］梨性凉，味甘微酸，归肺、胃经，可清热降火、生津止渴、润肺化痰；荸荠性平、味甘，归肺、胃经，有凉润肺胃、清热化痰的功效；藕性寒，味甘，归心、肝、肺、胃经，可清热生津；麦冬性微寒，味甘、微苦，归心、肺、胃经，可润燥生津、清心养阴；芦根性寒，味甘，归肺、胃经，可清热生津、利尿除烦。全方合用，以清热养阴、生津止渴，适用于肺热津伤型上消症。

（二）中消（胃热炽盛证）

【临床表现】多食易饥，口渴多尿，形体消瘦，大便干燥，苔黄，脉滑实有力。

【施膳原则】清胃泻火，养阴增液。

【食疗方】

葛根粉粥

［组成］葛根粉30g，粳米100g。

［制法］粳米加水适量武火煮沸，改文火再煮半小时加葛根粉拌匀，至米烂成粥即可。

［应用］佐餐食用，每日早晚服用。

［功效］清热生津，除烦止渴。

［方解］葛根性凉，味甘、辛，归脾、胃经，能升腾脾胃清阳之气，助津液上承于口，生津止渴。粳米性平，味甘，归脾、胃经，可补中益气，健脾养胃。二者合用，能清热生津，除烦止渴，适用于中消症的调养。

玉竹沙参焖老鸭

［组成］老鸭一只，玉竹50g，沙参50g，老姜三片。

［制法］老鸭洗干净，斩成块；锅里放冷水，放入鸭肉；煮开后，转小火，撇去浮末，再稍微煮会儿，把浮在表面的油撇去；加少许料酒，把洗干净的玉竹和沙参还有姜片一起放入；转小火煲两个小时，出锅时加盐调味即可。

［应用］可佐餐食用或单食。

［功效］滋阴清润、养胃生津。

［方解］沙参性微寒，味甘、微苦；归肺、胃经，可养阴清热、润肺化痰、益胃生津；玉竹性微寒，味甘，入肺、胃经，可养阴、润燥、除烦、止渴；鸭肉性偏凉，味甘、微咸，入脾、胃、肺及肾经，可滋五脏之阴、清虚劳之热、养胃生津；生姜，健胃又可除鸭腥，合而为汤，有滋阴清润、养胃生津的功效。

竹茹饮

［组成］竹茹30g，乌梅6g，甘草片3g。

［制法］上药洗净后加水煎煮。

［应用］取汁代茶饮，可食乌梅。

［功效］清热生津。

［方解］竹茹性寒，味甘，归肺、胃、心、胆经，可清热化痰；乌梅酸、涩，可敛肺生津；甘草调和诸药。三味药物合用，可清胃热、生津液，适用于消渴属胃火炽盛者。

（三）下消

1. 肾阴亏虚证

【临床表现】尿频量多，混浊如脂膏，或尿有甜味，腰膝酸软，乏力，头晕耳鸣，口干唇燥，皮肤干燥，瘙痒，舌红少苔，脉细数。

【施膳原则】滋阴固肾。

【食疗方】

甲鱼滋肾汤

［组成］甲鱼1只（500g左右），枸杞子30g，熟地黄15g。

［制法］将甲鱼切块，加枸杞、地黄、料酒和清水适量，先用武火烧开后改用文火煨炖至肉熟透即可。

［应用］可佐餐食用或单食。

［功效］滋补肝肾，滋阴养血。

［方解］甲鱼性平，味甘、咸，归肝肾经，滋阴清热，活血通络；枸杞性平，味甘，归肝肾经，具有滋补肝肾，养肝明目的作用；熟地黄性温，味甘，归肝、肾经，能补血滋阴，益精填髓。三者合用以达滋补肾阴，填精养血之效，以除下消。

山药玉竹鸽肉汤

［组成］白鸽1只，淮山药30g，玉竹20g。

［制法］白鸽洗净入锅，加山药、玉竹，清水适量，煮至鸽肉烂熟后，放入食盐、味精调味即可。

［应用］可佐餐食。每日1次，食肉喝汤。

［功效］养阴益气，滋补肝肾。

[方解] 白鸽性平，味甘、咸，归肝、肾经，可滋阴壮阳，养血补气；山药性平，味甘，归脾、肺、肾经，可益气养阴，补益脾肺，补肾固精；玉竹性平，味甘，归肺、胃经，能滋阴润肺，生津养胃。三者共用以阳中求阴，滋养三焦，填补元阴，适用于下消症的调养。

天冬枸杞粥

[组成] 天门冬 30g，枸杞子 15g，粳米 90g。

[制法] 将天门冬、枸杞子、粳米放入砂锅内，加水适量，煮至汤稠。

[应用] 供早点或晚餐服食。

[功效] 滋补肝肾，养阴生津。

[方解] 天冬性大寒，味甘、苦，入肺、肾经，可清肺降火，滋阴润燥；枸杞性平，味甘，归肝肾经，可滋补肝肾，养肝明目；粳米性平，味甘，归脾、胃经，可健脾益气，和胃除烦。全方合用，共奏滋补肝肾，养阴生津之功。

桑椹汁

[组成] 鲜桑椹 60g。

[制法] 将鲜桑椹洗净绞汁，用温开水冲服。

[应用] 代茶饮。

[功效] 滋阴养血，补肝益肾。

[方解] 桑椹性寒，味甘、酸，入肝、肾经，可滋阴养血，补肝益肾。

2. 阴阳两虚证

【临床表现】 小便频数，混浊如膏，甚至饮一溲一，面色黎黑，耳轮干枯，腰膝酸软，四肢欠温，畏寒肢冷，阳痿或月经不调，舌淡苔白，脉沉细无力。

【施膳原则】 温阳滋阴，补肾固摄。

【食疗方】

韭菜炒虾仁

[组成] 韭菜 200g，虾仁 50g，姜 5g，葱 10g，盐 6g，素油 30g。

[制法] 把韭菜洗净，切 3cm 长的段，虾仁洗净，姜切丝，葱切段；把炒锅置武火上烧热，加入素油，烧六成热时，下入姜葱爆香，立即下入虾仁、韭菜、盐，炒断生即成。

[应用] 可佐餐食用或单食。

[功效] 温阳补肾。

[方解] 韭菜性温，味辛，归肾、胃、肝、肺经，可补肾温中；虾仁性温，味甘、咸，归肝、肾经，可补肾壮阳、滋阴息风，合用以温肾助阳。

香菇木耳汤

[组成] 香菇（干）15g，木耳（干）10g。

[制法] 香菇（去菌茎）浸软洗净；木耳浸开洗净，去蒂；把香菇放入锅内，加清水适量，武火煮沸后，文火煮半小时，再放入木耳，煮沸 10 分钟，加入盐、味精调味供用。

[应用] 可佐餐食用或单食。

[功效] 滋润凉血，补益肝肾。

[方解] 香菇性平，味甘，归肝、胃经，可扶正补虚，健脾开胃；木耳性平，味甘，归肺、脾、大肠、肝经，可补气养血，润肺止咳。共用以滋润凉血，补益肝肾。

黄芪山药粥

［组成］黄芪30g，山药40g，粳米50g。

［制法］将黄芪洗净，切成片，与山药装入已消毒的纱布袋内放入陶器罐中，注入清水，先煮1小时，将药渣袋捞去放入洗净的粳米，煮20－30分钟，即可食用。

［应用］可佐餐食用或单食。

［功效］补益脾肾，益气养阴。

［方解］黄芪性微温，味甘，归肺、脾经，能补气升阳，利水消肿，生津养血；山药性平，味甘，归脾、肺、肾经，可益气养阴，补益脾肺，补肾固精；粳米性平，味甘，归脾、胃经，能补中益气，健脾养胃。共用以补益脾肾，益气养阴。

六、护理与预防

（一）饮食护理

控制饮食是治疗糖尿病最基本的治疗措施。嘱患者遵医嘱严格控制饮食，定时、定量进食，避免随意添加食物。餐次分配要有原则，属胰岛素依赖型，病情稳定的，早、午、晚餐及睡前加餐，按2/7、2/7、2/7及1/7比例分配热能；而病情不稳定的，早餐、加餐、午餐、加餐、晚餐、睡前加餐，按2/10、1/10 2/10、1/10、3/10、1/10比例分配热能。非胰岛素依赖型患者可按早、午、晚餐2/7、2/7、3/7或1/5、2/5、2/5或1/3、1/3、1/3的比例分配热能。膳食中应选择高维生素、低糖、低淀粉、营养丰富、易消化饮食。勿暴食暴饮，并根据不同之证型进行饮食调理。指导患者注意饮食宜忌，勿擅自进食，才能控制疾病的发展，恢复健康。

（二）起居护理

居室安静、整洁，温暖向阳，卧位舒适，室内空气流通，慎起居，避风寒，以免因感冒而诱发或加重病症。保持口腔清洁，选用软毛牙刷，刷牙时动作轻柔。清洗皮肤时以温水为宜，避免用力擦搓。皮肤瘙痒者，勿用指甲搔抓，避免损伤皮肤。皮肤干燥时，用润肤霜。保持足部清洁，鞋袜要宽松、柔软，坚持每日温水洗足，并检查双脚有无破损、烫伤、水疱等，洗足后及时擦干，涂抹润肤霜，适当足部按摩，注意四肢末梢保暖。活动受限者，每2小时协助翻身1次，防止发生压力性损伤。在使用暖水袋、电热毯时，注意温度，以避免烫伤。也要注意房事有节，不可恣情放纵。

（三）情志护理

长期过度的情志刺激，情志失调，五志过极，燥热郁盛，是发生消渴的重要因素。故而《医宗己任篇·消渴》说："消之病，一原于心火炽炎，……然其病之始，皆由不节嗜欲，不慎喜怒。"说明消渴与情志有关。

糖尿病患者由于病程长，病情迁延，患者易产生急躁或悲观心理，失望心态较重，临床护理中应加强精神调护，指导患者掌握疾病相关知识，注意事项，提高自我防治疾病的能力，消除紧张，避免郁怒，使患者在接受治疗时气机平和，同时有信心在日常休养中自我调理，以及控制疾病的发展。

（四）功能护理

坚持正规治疗，遵医嘱按时按量用药，不可随意换药、减药、停药。掌握自我检测血糖和尿糖的方法，随身携带糖尿病治疗保健卡，以防低血糖发生。定期检查，预防眼部病变、足部感染。适当运动，运动时间以餐后1～1.5小时开始为宜，运动方式有散步、游泳、健身操、太极拳等。可用导引气功、五禽戏、八段锦等疗法，以养正气、调营卫、和脏腑。

⊕ 知识链接

　　《内经》中提出了饮食不节为致消的病因，葛洪在其所著的《肘后方》中记载用猪胰治疗消渴病，这可视为"以脏补脏"思想的萌芽。《千金方》将饮食治疗消渴提到首位。《备急千金要方·食治序论第一》中说："为医者常须先洞晓病源，知其所犯，以食治之，食疗不愈，然后命药""药食两攻，则病无逃矣"。在消渴专篇中出现了猪肚丸、酸枣丸、枸杞汤等具有典型食疗特色方剂。《圣济总录》"消瘅者，膏粱之疾也。肥美之过，积为脾瘅。""慎此者、服药之外，当以绝嗜欲薄滋味为本。"认为消渴除了要注重服药外，还应节制饮食、避免房劳过度。由此可见中医在几千年前就注意到饮食与消渴的关系，并通过控制饮食、尝试将食物与药材混合甚至使用单纯的食物方剂来治疗消渴。

✿ 古籍选校

　　《素问·奇病论》云："帝曰：有病口甘者，病名为何？岐伯曰：此五气之溢，名曰'脾瘅'。夫五味入口，藏于胃，脾为之行其精气，津液在脾，故令人口甘也，此肥美之所发也，此人必数食甘美而多肥也，肥者令人内热，甘者令人中满，故其气上溢，转为消渴，治之以兰，除陈气也。"

第二节　肥胖症

⇒ 案例引导

　　案例　患者，女，19岁，身高160cm，体重83.5kg，平素喜食肥肉、甜食，暴饮暴食，不喜欢运动，体重逐年增加，近期出现神疲乏力，身体困重，胸闷脘胀，四肢轻度浮肿，晨轻暮重，劳累后明显，舌淡胖边有齿印，苔白腻，脉濡缓。

　　讨论　1. 患者所患疾病的证型、施膳原则？

　　　　　　2. 有哪些适合的食疗方？

一、概述

　　肥胖症是指体内脂肪堆积过多和/或分布异常，体重增加的慢性代谢性疾病。肥胖症是一组常见的代谢紊乱症候群，是遗传因素和环境因素共同作用的结果。当人体进食热量多于消耗热量时，多余热量以脂肪形式储存于体内，其量超过正常生理需要量，逐渐发展为肥胖症。肥胖症分为单纯性肥胖症和继发性肥胖症两大类，其中无明显病因可寻者（只有肥胖而无任何器质性疾病）称单纯性肥胖症；有明确病因者（如创伤、库欣综合征、甲状腺功能减退等）称为继发性肥胖症。随着经济的发展，肥胖症已经成为一个全球性的疾病，它与某些慢性疾病（如2型糖尿病、高血压、心脑血管疾病、胆石症等）密切相关，其发生是机体能量代谢失调的结果。

二、病因病机

由于先天禀赋不足，或年老体衰，或过食肥甘，或久卧久坐以及少劳等，导致湿浊痰瘀内聚，留滞不行，形成肥胖。

1. 年老体衰　肾为先天之本，化气行水。中年以后，尤其是经产妇女或绝经期女性，肾气由盛转衰，水湿失运，湿浊内聚而产生肥胖。

2. 过食肥甘　暴饮暴食，或嗜食肥甘厚味，损伤脾胃，水谷运化失司，湿浊停留体内，且肥甘之品易酿湿生痰，痰热湿浊聚集体内而成本病。

3. 劳逸失调　久卧久坐，缺少运动劳作，也是本病的重要病因。《黄帝内经》有"久卧伤气、久坐伤肉"之说，伤气则气虚，伤肉则脾虚，脾气虚弱，运化失司，水谷精微不能输布，水湿内停，形成肥胖。

4. 久病正虚　久病之人可见气血阴阳虚衰，气虚运血无力，阳虚阴寒内生，血行涩滞，痰瘀湿浊内生，常可形成肥胖。

5. 情志所伤　七情内伤，脏腑气机失调，水谷运化失司，水湿内停，痰湿聚集，亦成肥胖。

三、辨证要点

1. 辨本虚标实　本虚要辨明气虚，还是有其他证候；标实要辨明痰湿、水湿、痰热、瘀血的不同。

2. 辨明脏腑部位　肥胖症有病在脾胃、在肾、在肝胆和在心肺的不同，临证时需加以明确。

四、施膳原则

（一）辨证施膳

1. 依病性施膳　病性之别，属热者，多用荷叶、冬瓜、荸荠等寒凉之物；属寒者，应选胡桃、小米、生姜等偏温之品。

2. 依病位施膳　中医认为，胃主受纳腐熟，脾主运化水谷精微；或实或虚，不同病因均可使脾失健运，湿聚成痰、成浊是本病病机之关键。因此，应在选择兔肉、荷叶、红薯、香菇、白萝卜等健脾益胃之品的基础上，还应根据兼有病机，酌加它品，比如脾肾两虚者，在补益脾胃基础上，配以补肾之品，如虾仁、韭菜、黑芝麻等。

3. 审虚实施膳　针对疾病所处阶段不同，分别采用补虚、泻实、攻补兼施的治疗方法，结合该疾病易虚易滞的特点，偏于胃热者，予清胃热之物，如冬瓜、荷叶等；脾虚者，应补气健脾，选粳米、黄芪、茯苓等；痰湿内困者，化痰除湿，辅以健脾益气之物，如陈皮、兔肉等；兼肾虚者，配以补益肾气之物。

（二）饮食宜忌

本病患者饮食宜选用谷类食物，如各种麦类食品、豆类、低脂牛奶等。蔬菜、水果、洋粉、果胶、魔芋等低热能食品，原则上可自由选择进食。限量选用主食及淀粉高的食物，如粉条、土豆、红薯等。瘦肉、禽类、鱼虾类也要适量选用。含饱和脂肪酸及胆固醇高的食物，如肥肉、动物油脂、动物脑及内脏应加以限制。糖果、甜点心、巧克力等食品要严格限制。尽量少食盐腌及过咸食品，并控制饮酒。

五、食疗方法

（一）胃热滞脾证

【临床表现】形体肥胖，面赤或见粉刺痤疮，烦渴引饮不止，食纳超常，口舌干燥或痰黄黏稠，或见口舌生疮，舌红，苔黄厚，脉洪实有力。

【施膳原则】清胃泻火，佐以消导。

【食疗方】

荷叶粉蒸排骨

[组成] 新鲜荷叶8～10张，猪小排骨1000g，粳米300～400g。

[制法] 荷叶洗净，一张切成四块备用。粳米，加八角茴香2只，用小火同炒。炒至粳米呈金黄色时，离火冷却，磨成粗粉备用。将排骨洗净，切成大块，放入大瓷盆内，加酱油半碗，黄酒4匙，细盐半匙，味精、葱白少许，拌匀，腌浸2小时以上，并经常翻拌使之入味。然后，将每块排骨的两面，粘上一层炒米粉，用事先切好的荷叶将排骨包好，每包1～2块，视排骨大小而定，包紧扎牢。蒸笼底层垫上一张新鲜的荷叶，再将包好的排骨放入蒸笼，盖上笼盖，蒸至排骨酥软即可。

[应用] 佐餐食用，打开荷叶包，热食。

[功效] 健脾升清，祛瘀降浊。

[方解] 新鲜荷叶性平，味苦，归肝、脾、胃经，能清热解暑，升发清阳；粳米性平，味甘，归脾、胃经，能补中益气，健脾养胃，常用于脾胃虚弱之证；猪骨性温，味甘咸，入脾、胃经，有润肠胃，补中益气的功效，排骨为猪骨中的精华，滋补作用更显著。以鲜荷叶清胃热，升发被困之阳气；以粳米健运脾胃，与排骨共用润养机体，三者合用寓健脾于清火、升发、补益之中，进而起到减轻由胃热滞脾所致肥胖之效。

雪梨兔肉羹

[组成] 兔肉500g，雪梨400g，车前叶15g，琼脂15g。

[制法] 雪梨榨汁，车前叶煎取汁100ml，兔肉煮熟后，加梨汁、车前汁及琼脂同煮，成羹后入冰箱，吃时装盘淋汁即可。

[应用] 佐餐食用，也可作点心食用。

[功效] 清热祛痰，利湿减肥。

[方解] 兔肉性凉，味甘，归脾、胃、大肠经，补中益气，清热止渴；雪梨性凉，味甘酸，归肺、胃经，能生津润燥，清热化痰；车前叶性寒，味甘，归肝、肾、肺、小肠经，能清热利尿，祛痰止咳，渗湿止泻；琼脂性寒，味甘咸，入胃经，以益胃养阴。众物合用，以清热化痰，利湿减肥，用于痰湿郁久化热的肥胖症。

雪羹萝卜汤

[组成] 荸荠30g，白萝卜30g，海蜇30g。

[制法] 三者切碎块，文火煮1小时至三者均烂即可。

[应用] 佐餐食用。

[功效] 清热化痰，利湿通便。

[方解] 荸荠性寒，味甘，入肺、胃经，清热生津，凉血解毒，化痰消积，明目退翳；白萝卜性微寒，味甘，归肺、胃、大肠经，能补脾益气，理气化痰，开胃解毒；海蜇性平，味咸，归肝、肾经，能

清热化痰，消积化滞，润肠通便。三者合用以清胃热、化痰，缓解因痰热引起的肥胖症。

冬瓜粥

[组成] 新鲜连皮冬瓜 80 ~ 100g（冬瓜子亦可，干者 10 ~ 15g，鲜者 30g），粳米 100g。

[制法] 先将冬瓜洗净，切成小块，同粳米并煮为稀粥。用子者则先用冬瓜子煎水，去渣取汁，再以汁同米煮粥。

[应用] 佐餐食用或单食。

[功效] 利尿消肿，清热止渴。

[方解] 冬瓜或冬瓜子，两者均性微寒，味甘，有利小便、止烦渴之效。粳米性平，味甘，归脾、胃经，能补中益气，健脾养胃。两者合用可利尿消肿，清热止渴，降脂减肥。

（二）脾虚不运证

【临床表现】肥胖臃肿，神疲乏力，身体困重，胸闷脘胀，四肢轻度浮肿，晨轻暮重，劳累后明显，饮食如常或偏少，既往多有暴饮暴食史，舌淡胖边有齿印，苔薄白或白腻，脉濡缓。

【施膳原则】健脾益气，利水渗湿。

【食疗方】

炒兔肉丁

[组成] 兔肉 150g，冬瓜 200g，鸡蛋清 10g，水淀粉 15g，精盐、味精、黄酒各适量，葱、姜各 5g，植物油 15g。

[制法] 将兔肉切成 1cm 见方的丁，加黄酒、精盐、味精、鸡蛋清、水淀粉抓均匀，冬瓜去皮、去籽瓤，切成 1cm 见方的丁，葱、姜切末。锅内加清水、精盐烧开，分散下入兔肉丁煮熟。炒锅内加植物油，烧到四成热时，加入葱、姜末烹锅，加冬瓜丁翻炒，加黄酒、精盐、味精和煮熟的兔肉丁炒熟即可。

[应用] 常服久用。

[功效] 补中益气，利水化痰。

[方解] 兔肉性凉，味甘，归脾、胃、大肠经，补中益气，凉血解毒，清热止渴；冬瓜性凉，味甘淡，归肺、大肠、膀胱经，能清热利水，消肿解毒，生津除烦，利胆；《神农本草经》中记载其"久服轻身耐老"，后世本草亦多云其有消肿胀，清热毒，利小便的功效。炒兔肉丁是美味佳肴，具有补中益气，利水化痰之功效，适合于脾虚不运之减肥者食用，对青少年重度肥胖者尤有益处。

参苓粥

[组成] 党参 15 ~ 20g，白茯苓 15 ~ 20g，生姜 3 ~ 5g，粳米 100g。

[制法] 先将党参、生姜切为薄片，把茯苓捣碎，浸泡半小时，共煎取药汁，再煎，再取药汁，将两次药汁一起与粳米同煮成粥。

[应用] 早、晚食用。

[功效] 益气补虚，健脾养胃。

[方解] 党参性平，味甘，归脾、肺经，能补中益气，健脾益肺；茯苓性平，味甘淡，归心、脾、肾经，能利水渗湿，健脾宁心；生姜性微温，味辛，归脾、肺、胃经，能温中止呕；粳米性平，味甘，归脾、胃经，能补中益气，健脾养胃，常用于脾胃虚弱之证。本方配伍，补而不滞，温而不燥，为治气虚湿困肥胖者良方。用于乏力自汗，神倦食少，肢体困重或胆固醇高者效果尤佳。

黄芪粥

[组成] 黄芪 30g，粳米 50g。

[制法] 水煮黄芪取汁，再用汁煮米做粥。

[应用] 晨起空腹服之。

[功效] 益气补中，利水退肿。

[方解] 黄芪性微温，味甘，归肺、脾经，能补气升阳，利水消肿；粳米性平，味甘，归脾、胃经，能补中益气，健脾养胃。本粥具有益气补中，利水退肿之功效。适于肥胖者兼有肺脾气虚之气短乏力，饮食减少及气不摄血之大便下血等症。凡有气滞湿阻，食滞胸闷，表实邪盛，阴虚阳亢，阴虚火旺等证者不宜应用。

（三）痰湿困脾

【临床表现】体形肥胖，气短，神疲，痰多而黏稠，胸脘痞闷，纳呆，倦怠乏力，身重嗜睡，舌胖大，苔白而厚腻，脉濡缓。

【施膳原则】燥湿化痰，健脾调中。

【食疗方】

猪肉淡菜煨萝卜

[组成] 猪腿肉 500g，淡菜 100g，白萝卜 1000g。

[制法] 猪肉洗净切块；萝卜洗净去皮切成转刀块；淡菜干品用温水浸泡半小时以上直至发胀，然后洗净去除杂质，将淡菜连同原浸泡液一起倒入砂锅中备用。锅中放入 1 匙植物油，大火烧热后，倒入猪肉，翻炒 3 分钟，加黄酒一匙，炒至断生，盛入砂锅内，再加水适量，用小火煨 1 小时后，倒入萝卜，再煨半小时，待萝卜熟透，调味即成。

[应用] 佐餐食用。

[功效] 化痰利湿。

[方解] 猪肉性平，味甘咸，归脾、肾、胃经，能补肾养血，滋阴润燥；淡菜性温，味甘咸，归肝、肾经，具有补肝肾，益精血，助肾阳之功效；白萝卜性凉，味辛甘，入肺、胃经，下气消食，除痰润肺，解毒生津，利尿通便。白萝卜与他物合用，寓补之中，更有化痰利湿之用，适用于精血亏虚而兼见痰湿之肥胖症。

茼蒿炒萝卜

[组成] 白萝卜 200g（切条），茼蒿 100g（切段），植物油 100g，花椒 20 粒，鸡汤、味精、精盐、香油各少许。

[制法] 先将植物油放入锅中烧热后，放入花椒 20 粒，待炸焦黑后捞出，再加入白萝卜条煸炒，烹加鸡汤少许，翻炒至七成熟加入茼蒿，调加味精、精盐适量，熟透后勾加稀淀粉汁，待汤汁浓稠后淋加香油少许，出锅即可。

[应用] 佐餐食用。

[功效] 理气宽中，温阳化痰。

[方解] 白萝卜性凉，味辛甘，入肺、胃经，下气消食，除痰润肺，解毒生津，利尿通便；茼蒿性平，味辛甘，归脾、胃经，能调和脾胃，利小便，化痰止咳；花椒性热，味辛，归脾、胃经，能芳香健胃，温中散寒，除湿止痛。白萝卜配茼蒿调脾肺而化痰，配花椒辛热温中化痰，用于寒痰困中之肥胖之症。

橘杏丝瓜饮

[组成] 干橘皮 10g, 杏仁 10g, 老丝瓜一段。

[制法] 水煎煮后去渣。

[应用] 代茶饮。

[功效] 行气化痰, 祛风舒络。

[方解] 橘皮性温, 味辛而微苦, 入脾、肺经, 有理气调中, 燥湿化痰之功效; 杏仁性温, 味苦, 有小毒, 归肺、大肠经, 能降气止咳平喘, 润肠通便; 丝瓜性凉, 味甘, 归肝、胃经, 有祛风化痰, 通经络, 行血脉等功效。三者合用, 共奏燥湿化湿, 行气调中之功效, 适用于湿痰上犯之眩晕、心悸、气短, 肥胖者常饮此品会明显改善形体。

(四) 脾肾阳虚证

【临床表现】 形体肥胖, 颜面虚浮, 神疲嗜卧, 气短乏力, 腹胀便溏, 自汗气喘, 动则更甚, 畏寒肢冷, 下肢浮肿, 舌淡胖, 苔薄白, 脉沉细。

【施膳原则】 温补脾肾, 利水化饮。

【食疗方】

胡桃小米粥

[组成] 胡桃肉 25g, 小米 50g, 黑芝麻 5g。

[制法] 胡桃肉捣碎, 和小米一起入砂锅煮烂, 出锅加入炒香的黑芝麻, 即可食用。

[应用] 佐餐食用。

[功效] 温补肾阳, 养血健脾。

[方解] 胡桃肉性温, 味甘, 入肺、肾经, 有补肾、强腰膝之功效; 小米性凉, 味甘咸, 归脾、肾、胃经, 能健脾和胃, 补益虚损, 和中益肾; 黑芝麻性平, 味甘, 归肝、肺、肾经, 有滋补肝肾, 生津润肠之功效。全方合用具有温补肾阳, 养血健脾之功效, 可用于脾肾阳虚, 气血亏虚之肥胖症。

补肾壮阳虾酥

[组成] 大对虾 1 对, 黑芝麻 50g。

[制法] 对虾取肉为茸, 加黄酒调味, 置于面包托上, 蘸黑芝麻炸至金黄。

[应用] 佐餐食用。

[功效] 壮肾阳, 益精血。

[方解] 大对虾性温, 味咸, 入肝、肾经, 有补肾壮阳, 开胃化痰的功效; 黑芝麻性平, 味甘, 归肝、肺、肾经, 有滋补肝肾, 生津润肠之功效。甘温而润泽的黑芝麻配伍温阳补肾的对虾, 组合成温阳补肾的食品, 烹调工艺又选用偏温热的"炸", 则有助于更好地发挥温补肾阳、益精补气的功效, 适用于肾阳虚衰所致肥胖症的调养。

麻辣羊肉炒葱头

[组成] 瘦羊肉 200g, 葱头 100g, 牛姜 10g, 素油 50g, 川椒、辣椒各适量, 精盐、味精、黄酒、醋各少许。

[制法] 先将瘦羊肉洗净, 切成肉丝; 生姜洗净, 刮去皮, 切成姜丝; 葱头洗净切片。以上配料加工好备用。将炒锅置火上, 放入素油烧热, 投入适量川椒、辣椒 (因个人耐辣程度而定用量), 炸焦后捞出, 再在锅中放入羊肉丝、姜丝、葱头煸炒, 加入精盐、味精、黄酒、醋等调味, 熟透后收汁, 出锅

即成。

[应用] 佐餐食用。

[功效] 温阳化湿。

[方解] 羊肉性温，味甘，可益气养血，温中补虚；葱头性温，味辛，能温通经脉、通阳宣肺、祛风达表；生姜性热，味辛，能温化寒饮，健胃止呕；加以辛热之川椒、辣椒，与羊肉、生姜共用，更能温阳散寒、除湿化饮。诸料均为辛热之品，诸热相煽，水温蒸腾而化散于无形，肥胖自可渐减。

六、护理与预防

（一）饮食护理

除先天性因素外，肥胖症与饮食关系密切，应注意饮食调摄，制定合理饮食计划，采取适量优质蛋白、低脂肪、低能量、含复杂碳水化合物的饮食，补充足够新鲜的蔬菜和水果，维持膳食营养素的平衡。严格限制甜点、蜜饯、饮料、糖果、酒类、罐头制品的摄入。口味也不可过咸，以免造成体内水分滞留过多。宜增加饮食中纤维素的含量，绝对不要因贪嘴而破坏饮食减肥计划。同时建立良好的进食习惯，除正常三餐外，不应随意增加各类食物的摄入，避免晚餐后或睡前加餐。

（二）起居护理

居室温湿度适宜，起居有节，饮食规律。如只限定在家中餐桌进食，进食时集中注意力，保持细嚼慢咽，每次进食前先喝水 250ml 等；克服疲乏、厌烦、抑郁期间的进食冲动，避免社交场合的一些非饥饿性因素进食。运动方式根据年龄、性别、体力、病情及有无并发症等情况确定。如有不适应立即停止活动。运动后不应立即休息，运动后也不可马上洗浴，避免冷热刺激加大心脏负担。

（三）情志护理

控制体重除了加强运动、服用药物、控制饮食外，也可以通过心理治疗来纠正肥胖者的不当行为，心理学家还发现可采用行为科学来分析肥胖者的运动类型和摄食行为的特征，从而培养肥胖者正确的行为。同时，护理人员应评估患者有无因肥胖而出现的自卑感、焦虑、抑郁等相关心理问题。鼓励患者表达自己的感受，与患者讨论疾病的治疗和预后，增加患者战胜疾病的信心。鼓励患者进行自身修饰，加强自身修养，提高自身内在气质等，使患者正确对待问题，积极配合检查和治疗。

（四）功能护理

患者应加强健康教育，宣传健康的生活方式和基本的营养知识，树立现代健康观，坚持适当体力活动和运动锻炼；向患者讲解肥胖症的危害；强调不能盲目减肥，要做到科学减肥，必须顺应机体自身特点，因人因地因时制宜，选择运动方式和方法，做到既减肥又不伤身。

运动疗法是治疗肥胖症的一种辅助手段，但必须要持之以恒并有规律地进行，否则体重不易下降，或下降后又上升。制定每日活动计划，运动要循序渐进，逐渐增加活动量，避免运动过度和过猛。选择有大肌群参与的有氧运动，如散步、慢跑、游泳、跳舞、太极等。

❁ 古籍选校

《医学启源》："橘皮能益气，加青皮减半，去滞气，推陈致新。若补脾胃，不去白，若理胸中滞气，去包。"

《日用本草》："橘皮，能散能泻，能温能补，能消膈气，化痰涎，和脾止嗽，通五淋。中酒呕吐恶心，煎饮之效。"

第三节 痛 风

⇒ 案例引导

案例 患者，男，38 岁，平素饮酒频繁，喜食膏粱厚味，懒言少动，7 天前不明原因出现左脚趾红肿热痛，不敢触碰，经化验血尿酸：680μmol/L，被确诊为痛风性关节炎。现证见：关节红肿热痛，痛不可触，遇热痛甚，得冷则舒，兼发热，口渴，心烦，汗出不解。舌质红，苔黄腻，脉滑数。

讨论 1. 患者所患疾病的证型、施膳原则？
　　　　2. 有哪些适合的食疗方？

一、概述

痛风临床表现为特征性急性关节炎反复发作、间质性肾炎、高尿酸血症、尿酸性尿路结石、痛风石等。一般认为是各种原因导致的嘌呤代谢紊乱和/或尿酸排泄障碍所导致的一组异质性疾病。据国外报道，高尿酸血症的患病率为 2.0% ~ 13.2%，其中痛风的患病率为 1.3% ~ 3.7%，因生活方式的差异，世界各地患病率有很大差异。

根据痛风的主要临床表现，将其可归属于中医学"痹病""肢体痹"等范畴。

二、病因病机

中医学认为本病的发生可分为外因和内因两个方面。正气不足，腠理不密，卫外失固，风、寒、湿、热之邪乘虚侵袭人体，致经络、筋骨、关节痹阻，气血瘀滞，而致本病。

1. 禀赋不足，正气虚衰 先天禀赋不足或年老体衰，风、寒、湿、热之邪乘虚内侵于肌肉、筋骨、关节，邪气留恋，气血凝滞，痹阻于脉络而成。故《济生方》言："皆因体虚，腠理空虚，受寒湿气而成痹也。"

2. 风寒湿热，侵袭人体 冒雨涉水、久居湿处、汗出当风、寒热不适，而致风、寒、湿邪侵袭人体，流注肌肉、经络、筋骨、关节，气血瘀痹，而成风寒湿痹。风热之邪与湿相伴，导致风、湿、热合邪；或素体阴虚内热或阳盛体质，感受外邪，而从热化；或感受风、寒、湿之邪，日久不愈，郁而化热，均可成风湿热痹。

3. 痰瘀互结，经络痹阻日久，或治疗不当，均可伤正，气血凝滞，津聚成痰，痰瘀互结，进而出现关节肿大，屈伸不利，强直畸形。

本病常因正气不足，感受外邪而致病。基本病机为正气不足，外邪侵袭机体，经脉痹阻，不通则痛。病位在四肢关节，与肝脾肾相关。早期病性多属实，邪留日久，则脏腑受损，出现虚实夹杂之证。

三、辨证要点

痛风的辨证要点主要是辨兼夹、辨虚实。本病主要病因为湿热，兼夹之邪：一是外邪，如起居不慎，外感风寒，膏粱厚味，内聚湿热均可诱发；二是痰浊瘀血，湿热聚而生痰，痰凝则影响气血流通而气滞血瘀；湿热与痰、瘀俱为有形之邪，常胶结一处。故在辨证方面须掌握其不同特征，以便了解何者为主，何者为次，而相应地在用药上有所侧重。

如瘀滞甚者，局部皮色紫暗，疼痛夜重；痰浊甚者，局部皮色不变，但有肿胀表现；湿热也能引起肿胀，且局部有灼热感等。本病多虚、实兼见，虚证为气血亏虚证多，重者则见肝肾亏虚证。气虚证的表现是倦怠乏力，面色苍白，食少便溏，短气自汗，舌淡，脉弱；血虚证的表现是面色少华，头晕心悸，失眠多梦，爪甲色淡，舌淡、脉细；肝肾不足者则多头晕，心悸，腰痛，耳鸣，舌淡，脉细弱。本病在早期以实证为主，中晚期则多见虚实兼见，甚至以虚证为主。

四、施膳原则

（一）辨证施膳

在中医辨证分型的基础上，选择对应的食疗配方。

1. 依病性施膳 依患者病性寒热痰瘀之别，偏于寒者选五加皮、白酒等；偏于热者选土茯苓、赤小豆、薏米等；痰湿所致者选苍术之类；偏瘀滞者选牛膝之类。

2. 依病位施膳 病变在经络关节者，选威灵仙、土茯苓；病变在血脉者选牛膝、丹参等；病变在肝肾者选首乌、葡萄等。

3. 审虚实施膳 针对疾病所处阶段不同，分别采用补虚、泻实、攻补兼施的治疗方法，结合该疾病易虚易滞的特点，选用祛风湿散寒（五加皮）、清利湿热（土茯苓、赤小豆、薏米）、化痰（苍术）、祛瘀（牛膝、丹参等）、补益肝肾（首乌、葡萄等）之品。

4. 病后调理施膳 疾病后期的康复，除固护正气以外，也要考虑到病后肝肾虚衰，要给予补肝肾、益精血的膳食，并以少量多餐为宜。

（二）饮食宜忌

本病患者宜食用低嘌呤或基本无嘌呤食物，如精粉、大米、奶类及奶制品、各类油脂、蛋类、水果、糖及糖果、干果；除菜花、菠菜等以外的大部分蔬菜。高嘌呤食物如水产品类、禽畜肉类、动物内脏等应严格限制。中等嘌呤含量的食物如菠菜、蘑菇、菜花、豆类、鲑鱼、青鱼、金创鱼、白鱼、牡蛎、芦笋、羊肉等，在痛风病急性期应节制食用，在慢性期时可适当食用。

五、食疗方法

（一）风寒湿阻证

【临床表现】肢体关节疼痛，屈伸不利，或呈游走性疼痛，或疼痛剧烈，痛处不移，或肢体关节重着，肿胀疼痛，肌肤麻木，阴雨天加重，舌苔薄白，脉弦紧或濡缓。

【施膳原则】祛风散寒，除湿通络。

【食疗方】

川芎白芷炖鱼头

［组成］川芎 15g，白芷 15g，胖头鱼鱼头 1 个，生姜、葱、盐、料酒各适量。

［制法］将川芎、白芷分别切片，与洗净的胖头鱼鱼头一起放入锅内，加姜、葱、盐、料酒、水适量，先用武火烧沸后，改用文火炖熟。

［应用］佐餐食用，每日 1 次。

［功效］祛风散寒，活血通络。

［方解］川芎性温，味辛，归肝、胆、心包经，能活血行气，祛风止痛；白芷性温，味辛，归肺、胃经，能散寒解表，祛风燥湿，止痛；胖头鱼性温，味甘，具有祛风寒，益筋骨的功效。三者合用可祛风散寒，活血通络，适用于风寒湿阻型痛风的调养。

薏米防风茶

［配方］薏米 30g，防风 10g。

［制法］薏米 30g，防风 10g，加水 300ml 煮沸后，文火煎 30~40 分钟。

［功效］祛风除湿，通络宣痹。

［用法］代茶饮，取 200ml，分 1~2 次服，1 剂/天。

［方解］薏米性微寒，味甘淡，归脾、胃、肺经，可利水渗湿，清热祛湿除痹；防风味辛、甘，性温，有祛风除湿止痛的作用。两者合用可祛风除湿，通络宣痹，适用于风寒湿阻型痛风的调养。

（二）风湿热郁证

【临床表现】关节红肿热痛，痛不可触，遇热痛甚，得冷则舒，病势较急，兼发热，口渴，心烦，汗出不解，舌质红，苔黄或黄腻，脉滑数。

【施膳原则】清热除湿，祛风通络。

【食疗方】

土茯苓骨头汤

［组成］土茯苓 50g，猪脊骨 500g。

［制法］猪脊骨加水煨汤，煎成 1000ml 左右，取出猪骨，撇去汤上浮油。土茯苓切片，以纱布包好，放入猪骨汤内，煮至 600ml 左右即可。

［应用］佐餐食用，每日饮 1 剂，可分 2~3 次饮完。

［功效］清热解毒利湿，补肾壮骨。

［方解］土茯苓性平，味甘淡，归肝、胃经，可解毒除湿，通利关节；猪脊骨性微温，味甘，入肾经，能滋补肾阴，填补精髓。二者合用，土茯苓配伍猪脊骨祛邪不伤正，猪脊骨补而不滞，以达到祛湿热利关节的效果，适用于风湿热型痛风的调养。

赤豆薏米粥

［组成］赤小豆 15g，薏米、粳米各 30g。

［制法］以上三味，加水如常法煮粥。

［应用］佐餐食用，早晚分食。

［功效］清热利湿，通络除痹。

［方解］赤小豆性平，味甘酸，归心、小肠经，能健脾利水，清利湿热；薏米性微寒，味甘淡，归脾、胃、肺经，可利水渗湿，清热祛湿除痹；粳米性平，味甘，归脾、胃经，能补中益气，健脾养胃。三者共用，以清热利湿，通络除痹，适用于湿热痹阻型痛风的调养。

（三）痰瘀痹阻证

【临床表现】关节肿痛，反复发作，时轻时重，甚至关节肿大，僵直畸形，屈伸不利，或皮下结节，破溃流浊，舌质紫暗或有瘀点、瘀斑，苔白腻或厚腻，脉细涩。

【施膳原则】化痰祛瘀，通络止痛。

【食疗方】

桂膝柠檬糊

［组成］桂枝 20g，川牛膝 20g，柠檬汁适量，面粉 100g。

[制法] 将桂枝、牛膝研成细粉，把上述两味细粉加面粉共同混合搅匀，蒸熟后再放入铁锅中用文火炒黄，装入瓶中，每日 3 次，每次 20g，用 50ml 柠檬汁和成糊状食用。

[应用] 佐餐食用。

[功效] 化痰通络止痛。

[方解] 桂枝性温，味辛甘，归心、肺、膀胱经，有温通经脉之功效；川牛膝性平，味苦，归肝、肾经，可逐瘀血，通经脉，对风湿痹痛拘挛有效；柠檬味酸甘，性平，入肝、胃经，有化痰健脾的功效。全方对关节肿痛，屈伸不利或足跟肿痛者，可达到祛风湿，壮筋骨的功效。

橘络桃仁粥

[组成] 橘络 15g，桃仁 10～15g，粳米 75g。

[制法] 先把桃仁捣烂如泥，加水研汁去渣，同橘络、粳米煮为稀粥。

[应用] 佐餐食用。

[功效] 橘络味甘苦，性平，入肝、脾二经，能通络理气化痰；桃仁味苦，性平，归心、肝、肺、大肠经，能活血祛瘀；粳米味甘，性平，归脾、胃、肺经，可除烦渴，健脾和胃。全方同煮，适用于痰瘀络阻型痛风的调养。

（四）肝肾亏虚证

【临床表现】 关节肿痛，反复发作，缠绵不愈，或关节呈游走性疼痛，或酸楚重着，麻木不仁，甚则僵直畸形，屈伸不利，腰膝酸痛，神疲乏力，舌质淡，苔白，脉细或细弱。

【施膳原则】 补益肝肾，祛风通络。

【食疗方】

葡萄粥

[组成] 鲜葡萄 30g，粳米 50g。

[制法] 粳米加水如常法煮粥，粥半熟未稠时，把洗净的葡萄粒加入，再煮至粥稠即可。

[应用] 佐餐食用，早晚分食，长期服用。

[功效] 补肝肾，益气血。

[方解] 葡萄性平，味甘酸，归肝、肾经，能补气血，益肝肾，生津液，强筋骨，除烦；粳米性平，味甘，归脾、胃经，能补中益气，健脾养胃，以辅助葡萄补肝肾，益精血，适用于肝肾亏虚型痛风。

何首乌粥

[组成] 何首乌粉 25g，粳米 50g，白糖适量。

[制法] 先将粳米加水煮粥，粥半熟时调入首乌粉，边煮边搅匀，至黏稠时即可，加适量白糖调味。

[应用] 佐餐食用，早晚分食。

[功效] 补益肝肾，健脾和胃。

[方解] 何首乌性微温，味苦甘涩，归肝、肾经，能补肝肾，益精血；粳米性平，味甘，归脾、胃经，能补中益气，健脾养胃，以助首乌补肝肾，益精血，适用于肝肾不足，肝肾亏虚痛风的调养。

六、护理与预防

（一）饮食护理

根据不同的病情，决定膳食中的嘌呤含量，限制含嘌呤高的食物。在饮食中使用合理的烹调方法可在一定程度上降低嘌呤量。动物肝脏是含嘌呤量最多的，应严格限制食用；海鲜类的食物也要严格禁食，尤其是螃蟹、虾；蘑菇、豆类食品，建议少吃。还应注意避免暴饮暴食或饥饿。不喝浓茶、咖啡等饮料。酒中所含的乙醇比膳食更易诱发痛风，特别是空腹大量饮酒和进食高蛋白高嘌呤食物，常可引起痛风性关节炎的急性发作。因此，痛风患者应忌酒。

（二）起居护理

病室清洁干燥，阳光充足，空气流通，温度适宜，避免阴暗潮湿。注意保暖，随气候变化及时增衣添被。应勤洗热水浴，可以帮助尿酸排泄，有条件者应每日一次。在日常生活中不要穿过紧的鞋，防止血液循环受阻。保持良好的生活习惯，保证充足的睡眠，睡前中草药泡脚，可以减轻疼痛。急性期应卧床休息，减少关节活动。肢体疼痛可用软垫保护，采取舒适卧位，以减轻患者的疼痛。病情稳定，疼痛减轻后，应鼓励和协助患者进行肢体活动。关节不利或强直者，应定时做被动活动，然后从被动到主动，由少而多，由弱而强，循序渐进，以加强肢体功能锻炼，恢复关节功能。长期从事水上作业及出入冷库者，要尽量改善工作环境。风寒湿阻证者，病室应温暖向阳，避风干燥，避免阴暗潮湿；风湿热痹者，病室宜凉爽，温度不宜过高。

（三）情志护理

随着生活节奏的加快，工作的巨大压力，过度的精神紧张，会使得患者身心疲劳不堪，造成代谢的紊乱，从而引起痛风。所以要放松心情，减轻工作压力。保持心情舒畅，树立战胜疾病的信心。

（四）功能护理

痛风病患者要适度运动，避免过劳和关节损伤。积极治疗原发疾病，如冠心病、糖尿病、高血压和高脂血症等。

🕸 古籍选校

《本草乘雅》："土茯苓者，九土之精气所钟也。一名禹，续平水土，有如神禹；言余粮者，食之当谷不饥耳。味甘淡，气平和，性无毒。故主调中止泄，黄中通理之为用乎。若健行不睡，强筋骨，治拘挛，利关节，此阴以阳为用，应地无疆，自强不息矣。若疮痛肿，侵淫筋骨，以耽淫人，火炽水涸，水位之下，藉土承之，承则化，化则肾火归，而肾水溢矣。"

第四节　骨质疏松症

⇒ 案例引导

案例　患者，女，62岁，绝经年龄50岁，腰痛5个月，加重伴活动困难2个月，现证见腰膝酸软冷痛，下肢时有浮肿，汗毛脱落，形寒肢冷，神疲倦怠，面色㿠白，舌淡苔白，脉沉迟无力。

讨论　1. 患者所患疾病的证型、施膳原则？
2. 有哪些适合的食疗方？

一、概述

骨质疏松症临床主要表现为疼痛，尤以腰背痛最为常见，其次为膝关节、肩背部、手指、前臂、上臂。但有些患者并无症状，直到发生骨折后方得明确诊断。主要是由于骨质量减少、骨的微观结构退化、骨质的脆性增加，从而导致易于发生骨折，而在没有发生骨折的情况下，骨质疏松往往被人们所忽视。

本章主要讨论原发性、继发性和特发性三大类骨质疏松症中的原发性骨质疏松症。

二、病因病机

根据骨质疏松症主要临床症状，该病相当于中医文献中的"骨痿""腰痛"和"骨痹"。《素问·痿论》："肾气热，则腰背不举，骨枯而髓减，发为骨痿。""骨痿者，生于大热也。"《灵枢·邪气脏腑病形》："肾脉微滑为骨痿，坐不能起，起则目无所见。""有所远行而劳倦，逢大热而渴，渴则阳气内伐，内伐则热舍于肾。"进而导致"肾气热"。中医学认为腰为肾之府，肾虚失养而致腰痛；过劳伤肾，精血内耗而发为骨痿。"邪之所凑，其气必虚"，骨痹无论虚实，均当责之于肾。因此，骨质疏松相关主证皆与肾虚相关。

1. 肾虚精亏　元阴不足，精亏血少，虚火内盛，灼伤脉络，而致骨痛。

2. 阳亏瘀阻　肾阳不足，气虚血瘀，闭阻经脉，而致骨痛。

三、辨证要点

骨质疏松症的发生、发展与冲任失调有关，与肾的关系最为密切。主要有肾虚精亏、脾肾两虚、正虚邪侵三个因素。治疗应肝脾肾同治，以强筋健骨为主，辅以疏肝理脾。在补肾、疏肝、理脾的基础上，还应酌以温阳化湿、祛瘀化痰，使肾精充盈，肝得疏泄，脾得健运，气血和顺，进而达到内外兼顾、标本同治的目的。

四、施膳原则

（一）辨证施膳

该病主要病机为肾虚，因此应以补肾为基本治则，只是有阴阳之别。偏于阳虚者，选温阳之品，如对虾、鳝鱼、核桃、猪腰之类；肾精亏虚者，宜填补肾精，选熟地、苁蓉、羊肉、山药等。

（二）饮食宜忌

骨质疏松患者应适量进补海鱼、动物肝脏、蛋黄和瘦肉等含维生素 D 丰富的食物，也可选择脱脂牛奶、鱼肝油、乳酪、坚果和添加维生素 D 的营养强化食品等，以促进钙的吸收，从而预防骨质疏松。同时，骨质疏松患者应补充足够的钙，专家指出人体每天需要 800～1000mg 钙，女性绝经和高龄老年人钙需求量更高，每天应保证 1000～1500mg。本病患者不宜摄入过多蛋白质和糖、盐，摄入蛋白质过多会造成钙的流失；而多吃糖、盐能影响钙的吸收，间接地导致骨质疏松症。同样嗜喝咖啡者也易造成钙的流失，加重病情。

五、食疗方法

（一）肾阳虚衰证

【临床表现】腰膝酸软冷痛，下肢时有水肿，汗毛脱落，形寒肢冷，神疲倦怠，面色㿠白或黧黑，阳痿滑精，舌淡苔白，脉沉迟无力。

【施膳原则】温肾壮阳，强筋健骨。

【食疗方】

罗汉大虾

［组成］对虾 12 个，鳝鱼肉泥 60g，蛋清 1 个，豆嫩苗 12 棵，火腿 3g，油菜叶 150g，玉米粉 15g，

味精、料酒、姜丝、白糖、食盐等适量。

[制法] 将对虾去头、皮、肠子，留下尾巴，剁断虾筋，挤干水分，撒些味精，先两面蘸玉米粉，再放在蛋清中蘸一下，最后将虾前面蘸上面包渣，放在盘子里；再将鳝鱼肉泥用蛋清、玉米粉、味精、盐、熟猪油拌成糊，抹在对虾上，在糊面中间放一根火腿丝，将对虾用油炸熟，加豆苗、火腿末煸炒即成。

[应用] 佐餐食用，随量服食。

[功效] 温阳补肾，强筋壮骨。

[方解] 对虾性温，味甘咸，归肝、脾、肾经，能补肾壮阳，养血固精；鳝鱼性温，味甘，归肝、脾、肾经，能补中益气，养血固脱，温阳益肾；蛋清能补血滋阴，补肾健脑，延年益寿；豆苗性凉，味甘，归脾、胃、大肠经，能助消化；油菜叶性温，味辛，归肝、脾、肺经，能散血消肿，润燥通便；玉米粉性平，味甘淡，归脾、胃经，能益肺宁心，健脾开胃。对虾配鳝鱼，温阳补肾，强筋骨；配蛋清，滋阴补肾以阴中求阳，豆苗、油菜叶、玉米粉以健运脾胃。全方合用以达温肾壮骨之用，适用于骨质疏松症偏肾阳虚患者的调养。

乌豆核桃炖猪腰

[组成] 猪腰1对，青肉乌豆100g，核桃100g，红枣1枚，姜汁、酒适量。

[制法] 将猪腰洗净后以姜汁酒拌过，然后同青肉乌豆、核桃、红枣（去核）放于瓦盅内，加上水和酒各半，量以刚盖过上述食物为宜。封好盖，隔水炖1小时，即可食用。

[应用] 喝汤食猪腰，随量服食。

[功效] 温补肾阳，强筋壮骨。

[方解] 猪腰子性平，味甘咸，入肾经，有补肾强腰益气的作用，作为食疗辅助之品，治疗肾虚腰痛；青肉乌豆性平，味甘，有养血活血的功能；核桃性平，味甘，归肺、肾、大肠经，能补肾固精强腰；大枣性温，味甘，归脾、胃经，能补中益气，缓和药性。全方合用温脾补肾，强筋壮骨，适用于因脾肾阳虚型原发性骨质疏松症的调理。

蛤蚧人参粥

[组成] 蛤蚧粉2g，人参粉10g，糯米100g。

[制法] 先将糯米加水适量，用文火煮粥，待粥将熟时，加入蛤蚧粉、人参粉，搅拌均匀，稍煮片刻即可。

[应用] 每日早晚温热服用，临食时加入适量砂糖拌匀即可。

[功效] 温补肝肾，益筋骨。

[方解] 蛤蚧性平，味咸，归肺、肾经，有补肺肾，止咳定喘之功效；人参性平，味甘微苦，归脾、肺、心经，可补肺脾肾之气；糯米性温，味甘，是一种温和的滋补品，有健脾暖胃的作用。全方合用，可补脾肺肾之正气，适用于阳气虚衰之原发性骨质疏松症的调理。

（二）肾精不足证

【临床表现】成人早衰，周身乏力，耳鸣耳聋，发脱齿摇，健忘恍惚，两足痿软，动作迟钝，神情呆滞，舌淡红少苔，脉细弱。

【施膳原则】滋补肾元，益精生髓。

【食疗方】

肉苁蓉焖羊肉

〔组成〕肉苁蓉50g，羊肉250g，生姜10g，调味料适量。

〔制法〕先将肉苁蓉洗净；生姜去皮、洗净，切成薄片；羊肉洗净，切成小块。起油锅，下生姜炒香，再下羊肉煸炒至香，下肉苁蓉和清水1小碗。文火焖至羊肉烂熟，加酱油、食盐调味即可。

〔应用〕佐餐食用，随量服食。

〔功效〕滋补肾元，益精血，强筋骨。

〔方解〕肉苁蓉性温，味甘咸，归肾、大肠经，能补肾阳，益精血；羊肉性温，味甘，归脾、肾经，能益气血，补虚损，温元阳，滋养强壮；生姜性温，味辛，入肺、胃经，能温中养脾。三者合用，温而不燥，能滋补肾元，益精血，强筋骨，适用于精血亏虚型骨质疏松症的调养。

杞菊地黄羊肾汤

〔组成〕羊肾90g，枸杞子15g，杭菊花9g，熟地黄24g，淮山药15g。

〔制法〕将羊肾先用清水浸渍1小时，以去尿味，再切片。将枸杞子、菊花、熟地黄、淮山药洗净，将全部用料一起放入锅内，加清水适量，武火煮沸后，文火煮2小时，调味即可。

〔应用〕喝汤食肉，随量服食。

〔功效〕补肾气，益精髓，养阴血。

〔方解〕羊肾性温，味甘，归肾经，能补肾气，益精髓；枸杞子性平，味甘，归肝、肾经，具有滋补肝肾，养肝明目的功效；杭菊花性微寒，味甘苦，归肝、肺经，能疏风清肝明目；熟地黄性微温，味甘，归肝、肾经，能养血滋阴，补精益髓；山药性平，味甘，归脾、肺、肾经，能益气养阴，补益脾肺，补肾固精。全方温而不燥，温中有清，益精养血，可用于精血不足之原发性骨质疏松症的调理。

六、护理与预防

（一）饮食护理

膳食营养因素对骨质疏松症的预防和治疗作用不可低估，营养治疗的目的是通过膳食摄入足量的钙、磷和维生素D等营养素。主要选择牛奶、豆制品及海藻类含钙较多的食物，而磷的摄入要适当，高磷可引起骨盐丢失，合理的钙磷比值应为1:1或2:1。儿童和青少年应增加钙的摄入，中青年要忌烟限酒，少饮碳酸饮料，以免加重骨钙流失。

（二）起居护理

生活起居护理应顺应自然，平衡阴阳。周围环境安静，阳光充足。室内四壁颜色协调和谐，灯光明亮适宜。居室内要早、中、晚定时开窗通风换气，保持室内空气新鲜。起居有常，劳逸适度，慎避外邪。患者适当的休息和充足的睡眠，对其治疗和康复非常重要。因骨折而长期卧床的患者要定期翻身，避免压疮发生。忌烟酒，多晒太阳，多喝牛奶，以增加钙的吸收，避免钙流失。

（三）情志护理

引导患者保持乐观的情绪，避免悲观厌世，树立战胜疾病的信心，积极配合治疗。

（四）功能护理

骨折患者因长期卧床，活动不足，易发生肌肉萎缩和关节僵硬，因此医护人员应指导患者在家属的帮助下加强功能锻炼，或鼓励患者主动活动肢体，包括非固定关节、股四头肌、腰背肌等，进而改善血液循环，保持肌张力和关节的灵活，避免肌肉萎缩、粘连和关节僵硬的发生。

✿古籍选校

《石室秘录·卷三》："痿病，必久卧床席，不能辄起，其故何也？盖诸痿之症，尽属阳明胃火，胃火铄尽肾水，则骨中空虚无滋润，则不能起立矣。然则止治阳明，而骨中之髓何日充满，欲其双足有力难矣。方用元参一两，熟地二两，麦冬一两，牛膝二钱，水煎服。（〔批〕消阴坚骨汤。）此方之妙，全在不去治阳明而直治肾经，以补其匮乏。肾水一生，则胃火自然息焰，况又有麦冬以清肺气，牛膝以坚膝胫，故以此方长治之，则痿废之状可免。"

目标检测

答案解析

一、单项选择题

1. 糖尿病病变在上焦者宜选用（ ）
   A. 银耳　　　　B. 鳖甲　　　　C. 石膏　　　　D. 白鸽　　　　E. 葛根

2. 粳米的归经为（ ）
   A. 心经　　　　B. 肺经　　　　C. 脾经　　　　D. 肝经　　　　E. 肾经

3. 减肥膳食中蛋白质和热能比应占（ ）
   A. 10%～15%　　B. 16%～25%　　C. 6%～10%　　D. 16%～20%　　E. 10%～20%

4. 高嘌呤的食物为（ ）
   A. 鸡蛋　　　　B. 肉汤　　　　C. 牛奶　　　　D. 咖啡　　　　E. 炼乳

5. 痛风患者也要限制脂肪摄入，每天（ ）左右
   A. 10g　　　　B. 20g　　　　C. 30g　　　　D. 40g　　　　E. 50g

6. 肾精不足型骨质疏松症宜选用（ ）
   A. 杜鹃猪肺　　　　　　　　　　　B. 乌豆核桃炖猪腰
   C. 罗汉大虾　　　　　　　　　　　D. 杞菊地黄羊肾汤
   E. 瓜葛红花酒

7. 骨质疏松症偏于阳虚者，选温阳之品，如（ ）
   A. 熟地黄　　　　B. 苁蓉　　　　C. 羊肉　　　　D. 山药　　　　E. 猪腰

8. 薏米的作用是（ ）
   A. 健脾养胃　　B. 温中散寒　　C. 清热利湿　　D. 活血化瘀　　E. 滋阴养血

9. 哪种食物没有清热利湿的作用（ ）
   A. 冬瓜　　　　B. 赤小豆　　　C. 绿豆　　　　D. 小米　　　　E. 土茯苓

10. 不属于寒凉之物的是（ ）
    A. 胡桃　　　　B. 芦根　　　　C. 冬瓜　　　　D. 荸荠　　　　E. 荷叶

11. 五汁饮的作用是（ ）
    A. 健脾升清，祛瘀降浊　　　　　　B. 滋补肾元，益精生髓
    C. 滋补肝肾，滋阴养血　　　　　　D. 补益肝肾，健脾和胃
    E. 清热生津，养胃止渴

12. 荷叶的功效是（　　）

    A. 健脾开胃，利水消肿
        B. 健脾补虚，益气养血

    C. 清热解暑，升发清阳
        D. 温中散寒，健脾消食

    E. 清热化痰，消食下气

13. 患者，女性，47岁，糖尿病5年，烦渴多饮，口干舌燥，尿频量多，多汗，舌边尖红，苔薄黄，脉洪数。其最佳的食疗方为（　　）

    A. 菠菜银耳汤
        B. 桃仁粥

    C. 韭黄炒对虾
        D. 红豆莲子汤

    E. 甲鱼滋肾汤

14. 患者，男性，19岁，形体肥胖，颜面虚浮，神疲嗜卧，气短乏力，腹胀便溏，自汗气喘，动则更甚，畏寒肢冷，下肢浮肿，舌淡胖，苔薄白，脉沉细。其最佳的食疗方为（　　）

    A. 桑椹枸杞子猪肝粥
        B. 黄芪粥

    C. 胡桃小米粥
        D. 山楂桑椹粥

    E. 决明子粥

15. 患者，男性，28岁，关节肿痛，反复发作，时轻时重，关节肿大，僵直畸形，屈伸不利，舌质紫暗，苔白腻，脉细涩。其最佳的食疗方为（　　）

    A. 桂膝柠檬糊
        B. 桃仁粥

    C. 消脂健身饮
        D. 党参泥鳅汤

    E. 三鲜水饺

二、多项选择题

1. 冬瓜粥的作用（　　）

    A. 健脾开胃　　　　B. 利水消肿　　　　C. 消食化积　　　　D. 温中散寒　　　　E. 清热止渴

2. 糖尿病患者以阴虚津亏燥热为主，宜选用（　　）之品

    A. 清热　　　　B. 滋阴　　　　C. 生津　　　　D. 润燥　　　　E. 利湿

3. 气血不足证的患者宜选用的食物有（　　）

    A. 陈皮　　　　B. 大枣　　　　C. 麦冬　　　　D. 黄芪　　　　E. 茯苓

4. 患者，女，51岁，体形肥胖，气短，神疲，痰多而黏稠，胸脘痞闷，纳呆，倦怠乏力，身重嗜睡，舌胖大，苔白而厚腻，脉濡缓，适宜的食疗方有（　　）

    A. 猪肉淡菜煨萝卜
        B. 天冬枸杞粥

    C. 橘杏丝瓜饮
        D. 茯苓豆腐

    E. 茼蒿炒萝卜

5. 阴阳两虚证患者适宜的食疗方有（　　）

    A. 麦冬生地粥
        B. 韭菜炒虾仁

    C. 赤豆薏米粥
        D. 香菇木耳汤

    E. 黄芪山药粥

书网融合……

本章小结　　　　题库

第十一章　泌尿与生殖系统疾病

学习目标

1. 掌握　肾病综合征、慢性肾衰竭、尿路结石和前列腺增生症的施膳原则和食疗方法。

2. 熟悉　肾病综合征、慢性肾衰竭、尿路结石和前列腺增生症的定义、辨证要点。

3. 了解　肾病综合征、慢性肾衰竭、尿路结石和前列腺增生症的预防与护理。

技能要求：

1. 能够正确对本章疾病进行辨证施膳。

2. 能够制作各证型主要的食疗方。

素质要求：

1. 能够独立完成根据患者病证选用合适的食疗方的工作。

2. 具备制备食疗相应的职业素养和钻研精神。

第一节　肾病综合征

⇒ 案例引导

案例　患者，男，53岁，肾炎反复6年，近半年来，夜尿频多，每晚4~5次，量多清长，腰膝酸软，两耳鸣响，神疲乏力，舌质淡红胖嫩，边有齿印，苔薄白腻，脉沉细。血浆白蛋白29g/L，甘油三酯150mg/dL，总胆固醇320mg/dL，尿蛋白（＋＋＋）。

讨论　1. 患者所患疾病是什么？

2. 有哪些适合的食疗方？

一、概述

肾病综合征是指具有大量蛋白尿、低蛋白血症、高脂血症和水肿等临床特征的一组症候群。其诊断必须符合大量蛋白尿和低蛋白血症，可伴有血尿和/或高血压和/或持续性肾功能损害。肾病综合征是由多种肾小球疾病引起，是泌尿系统疾病的常见病和多发病，预后不佳，常导致肾衰。本病可分为原发性和继发性两大类：前者指由原发性肾小球疾病所引起，约占成人患者的80%，儿童患者中约占96%；后者常见病因有系统性红斑狼疮、糖尿病、肾静脉高压等。临床上诊断原发性肾病综合征，要排除继发于全身其他疾病引起的肾脏病变（例如狼疮性肾炎、糖尿病肾病和紫癜性肾炎等）。

本病属于中医学"水肿"的范畴，水肿消退后，则归属"虚劳""腰痛"等门类。

二、病因病机

1. 外邪侵袭　外感六淫邪气，使肺失宣降，脾失健运，肾失开合，膀胱气化失常，以致风寒湿邪壅滞，精微物质匮乏，泛溢肌肤，水湿潴留，水液代谢障碍。

2. 脏腑亏虚   本病与肾的关系密切，是以肾为本，以肺为标，而以脾为制水之脏。脾气的升化转输，肺气的宣降通调和肾气的蒸化开合影响着人体水液的运行。当这些脏腑功能正常，则三焦发挥决渎作用，体内水液运行通畅，代谢可维持正常。如果三焦功能失调，脾肺的升化和宣降出现问题，水液代谢势必不畅，长时间水肿将使肾脏受累，体内水液充盈至泛滥，可表现为水肿。

三、辨证要点

肾病综合征的临床辨证分水肿期及无水肿期，各期的治疗应分阴阳而治。阳水起病较急，水肿多从头部开始并蔓延至全身，用手按压形成的凹陷，手松即恢复原样。阳水多为肺失宣降通调加之脾失健运而成，经常可见患者烦热口渴，小便赤涩，大便秘结等表、实、热证，治疗以祛邪为主，采取发汗、利小便、宣肺健脾等方法。水势壅盛则可酌情暂行攻逐。阴水起病较缓慢，可由阳水转化形成，也多因饮食劳倦、久病体虚等导致。阴水病程较长，水肿多先从下肢开始，由下而上，渐渐发展到全身并以腰下水肿更严重。水肿部位皮肤松弛，按压凹陷后不能及时弹起，严重的患者形成凹陷不能恢复。阴水患者常见大便溏薄，神疲气怯，虽然小便较少但不赤涩。无水肿期多见脾肾两虚，气血不足证以及肝肾阴虚，肝阳上亢证。临床上阴水治疗以温阳健脾、补益心肾为主，兼利小便，总以扶正助气化为治。

阳水和阴水有本质区别，辨证虽然以阳水、阴水为纲，但阳水和阴水可互为转化，应实时进行辨识。如阳水久延不退，正气虚衰，水邪日益强盛时，阳水可以转为阴水；反之，如果阴水患者再次感受外邪，以实证、热证为主要表现时，应该先按阳水论治。

四、施膳原则

（一）辨证施膳

肾病综合征常见的辨证分型有：肺失宣降，脾不健运型，水肿较轻，但持续不退，神疲，面色不华，胸闷憋气，纳呆，恶心，腹胀，便溏，苔薄白，舌质淡，脉滑数，需用健脾益气利水之膳。脾肾阳虚，水湿泛滥型，周身水肿明显，可伴有胸水、腹水，尿少，腹部胀大，呕恶纳呆，神萎倦怠，面色㿠白，形寒肢冷，大便溏泄，苔薄白或薄腻，脉沉细弱，可给予温补脾肾，化气利水之膳。肝脾不足，精血亏虚型，可见全身严重肿胀，尿量极少，舌质淡，体胖大，脉滑数，应以膳补益肝脾。脾肾两亏，精气外泄证，常见面色苍白，神疲倦怠，腰膝酸软，肿及全身，以下半身为重，小便不利，尿有蛋白，舌质淡，脉细无力，需以健脾固肾之膳。肝肾阴虚，肝阳上亢型，表现为头晕烦热，视物模糊、耳鸣，夜寐不安，舌红苔白，脉弦细数，可予膳滋补肝肾，育阴潜阳。

（二）饮食宜忌

肾病综合征的饮食调理，根据水肿的程度及肾功能有无障碍，分别给予忌盐、低盐、高蛋白、优质低蛋白饮食。宜多食新鲜蔬菜和水果，以补充维生素及某些微量元素，多食富含可溶性纤维的食物，如燕麦、豆类等。宜少油低胆固醇饮食，以减轻高脂血症。

本病水肿期宜多进健脾温肾，利水消肿的食物以消补兼施。补脾肾之物有山药、枣泥、莲子、肚片、腰花、牛肉、羊肉、狗肉等；利水消肿之品有冬瓜、赤小豆、萝卜、西瓜、米仁、玉米须等。脾肾功能不全，可出现纳食不佳，因此饮食强调淡而爽口，开胃健脾，荤素搭配，疏中带补。水肿期的饮食调理以补益为主，重在调养脾肾，并随时注意疏理气机和祛湿利水，在进食优质动物蛋白的同时，配用蔬菜瓜果，如选食黄鳝、河鳗、鸭肉、鹌鹑、鸽蛋、海参、虾米等的同时，常食马兰头、莴苣、银芽、茭白、笋、萝卜、荸荠、冬瓜、赤小豆、西瓜等，以利康复。忌食生冷、辛辣、肥甘滋腻之品及烟、酒等刺激之物。

知识拓展

　　肾病综合征营养不良主要有：①蛋白质营养不良：肾小管分解白蛋白能力增加，并且由于严重水肿，胃肠道吸收能力下降，肾病综合征患者常呈负氮平衡状态。②高脂血症：肝脏合成血浆总胆固醇、甘油三酯及脂蛋白增加，脂质调节酶活性改变及低密度脂蛋白受体活性或数目改变导致脂质的清除障碍。尿中丢失的高密度脂蛋白增加。③血清铜、铁和锌浓度下降：由于铜蓝蛋白、转铁蛋白和白蛋白从尿中丢失，肾病综合征常有血清铜、铁和锌浓度下降。锌缺乏可引起阳痿、味觉障碍、伤口难愈，以及细胞介导免疫受损等。持续的转铁蛋白减少可引起小细胞低色素性贫血。

五、食疗方法

（一）肺失宣降，脾失健运证

【临床表现】恶寒发热，咳嗽喘促，胸闷憋气，有汗或无汗，水肿不退，以头面上半身为重，腹胀便溏，纳食不佳，尿少色黄，舌苔薄白，脉滑数。

【施膳原则】宣肺行气，健脾消肿。

【食疗方】

生姜粥

[组成]鲜生姜6g，粳米60g，红枣2枚。

[制法]将生姜洗净、切片，红枣和粳米洗净，一起放入锅内，加水适量，大火烧沸，文火熬熟。

[应用]每次20g，每日3次。

[功效]健脾益胃，发散风寒。

[方解]鲜生姜性味辛温，发表散寒，健脾益胃；红枣甘温，入脾、胃，可健脾和胃、益气生津；粳米性味甘平，可健脾养胃、止渴、除烦、止泻。合用可发散风寒，健脾益胃。

（二）脾肾阳虚，水湿泛滥证

【临床表现】面色㿠白或萎黄，高度水肿，腹部膨隆，腰酸痛，食欲不佳，大便溏，小便少，舌质淡而胖大，舌苔薄白，脉沉细或沉缓。

【施膳原则】温脾助阳，行气利水。

【食疗方】

茯苓鲤鱼汤

[组成]鲤鱼1尾（约500g），茯苓片10g，葱、姜、蒜、食盐各适量。

[制法]将鲤鱼去鳞、鳃、肠杂洗净，把茯苓片放入鱼腹中，入锅加水适量及少许葱、姜、蒜等调味品，先旺火煮沸，再改用小火煨至鱼熟，捡去葱、姜等，加少许盐即可。

[应用]食鱼饮汤。

[功效]健脾和胃，利水消肿。

[方解]茯苓性味甘淡平，渗湿利水、健脾和胃、宁心安神；鲤鱼具有开胃健脾、利尿消肿之功。合用对消除水肿有良好效果。

黄芪粥

[组成]生黄芪60g，粳米60g，红糖少许。

［制法］将生黄芪切成薄片，放入锅内，加水适量，煎煮取汁。粳米淘洗干净，同黄芪汁一起放入锅内，加水适量，大火烧沸，文火熬熟。

［应用］早晚餐常食。

［功效］补益中气，健脾养胃。

［方解］生黄芪性味甘微温，可补中益气、利水消肿；粳米性味甘平，可健脾养胃、止渴除烦。生黄芪与粥同煮，可补益脾肾、利水消肿。

（三）肝脾不足，精血亏虚证

【临床表现】初起身重腹胀，继则高度水肿，全身㿠白发亮，按之凹陷不起，腹部膨隆胀满，尿量极少，面色萎黄，神疲，肢麻，舌质淡，舌体胖大，边有齿痕，脉滑数。

【施膳原则】补益肝脾，填精养血。

【食疗方】

黄芪母鸡汤

［组成］母鸡1只，黄芪120g。

［制法］母鸡宰后去内脏，入沸水中汆去血水，沥干，斩块，与黄芪放入砂锅中，加清水约1500ml，用大火烧沸后，改用小火炖至酥烂，撇去浮油。

［应用］喝汤吃鸡。

［功效］补中益气，填精养髓。

［方解］黄芪性味甘微温，益气健脾、利水消肿；母鸡性味甘温，补中益气。二者合用，补气益脾之力益增。

枸杞芝麻粥

［组成］枸杞子30g，黑芝麻15g，红枣10枚，粳米60g。

［制法］将黑芝麻漂洗干净，枸杞、红枣和粳米洗净后与黑芝麻一同放入锅内，加水适量，大火煮沸后文火熬熟。

［应用］日常服用。

［功效］补益肝脾，填精养血。

［方解］枸杞子性甘味平，滋补肝肾阴精；红枣甘温入脾胃，健脾和胃、益气养血；粳米性味甘平，健脾养胃。诸药合用，可益气健脾、养血填精。

（四）脾肾两亏，精气外泄证

【临床表现】面色苍白，神疲倦怠，腰膝酸软，肿及全身，以下半身为重，小便不利，尿液混浊，舌质淡，脉细无力。

【施膳原则】健脾固肾。

【食疗方】

芪杞炖乳鸽

［组成］乳鸽1只，黄芪30g，枸杞子30g，葱、姜、食盐各适量。

［制法］将乳鸽闷杀后拔净羽毛，剖腹挖取内脏，斩去头、爪，放入沸水中汆一下，捞出洗净，沥干，斩块。将鸽块、黄芪、枸杞子放入砂锅，加入姜、葱、清水，炖熟即可。

［应用］饮汤吃肉。

［功效］补脾肾，益精气。

［方解］黄芪味甘，性微温，归肝、脾、肺、肾经。有益气健脾、利水消肿的功效；枸杞补肾益精、养肝明目、补血安神；乳鸽祛风解毒、滋阴养血、滋补肝肾。诸药合用，共奏补脾肾、益精血之功。

香菇海参

［组成］水发香菇100g，水发海参250g。

［制法］将海参与香菇洗净后一同放入锅内炖煮，加调料适量即可。

［应用］日常佐餐食用。

［功效］健脾益肾，滋阴养血。

［方解］香菇甘平，补气强身、健脾醒胃；海参甘咸而温，补肾益精、养血润燥。合用可共奏健脾益肾，滋阴养血之功。

（五）肝肾阴虚，肝阳上亢证

【临床表现】头晕头痛，视物模糊，五心烦热，耳鸣，口干欲饮，夜寐不安，腰酸腿软，舌红苔白，脉弦细数。

【施膳原则】滋补肝肾，育阴潜阳。

【食疗方】

山茱萸煨鸭

［组成］老鸭1只，山茱萸30g。

［制法］老鸭去毛及内脏，洗净后将山茱萸纳入鸭腹，加水煨熟，调味即成。

［应用］喝汤吃鸭。

［功效］滋补肝肾，利水。

［方解］山茱萸归肝、肾二经，有补益肝肾之功；鸭性寒，利水滋补肝肾，可行育阴潜阳之功。合用可滋补肝肾、利水下行。

地黄枸杞粥

［组成］干地黄20g，枸杞子30g，粳米100g。

［制法］干地黄煎汁去渣，枸杞子与粳米同煮，粥熟后淋入地黄汁，搅匀即可。

［应用］可做早晚餐，连服10～15次。

［功效］滋肝补肾。

［方解］地黄归心、肝、肾经，能滋补肝肾；枸杞子性味甘平，能够滋肾润肺、补肝明目；粳米性味甘平，能健脾养胃、滋肾养肝。合用可以粥承载滋补功效。

六、护理与预防

（一）饮食护理

肾病综合征患者的饮食对疾病治疗和康复非常重要，要严格控制钠盐的摄入，采用清淡、易消化、半流质饮食，以防加重水肿。如味精、食盐、酱菜等食物均应禁食或少食。如确实食之无味并影响必需营养素的吸收，可用糖醋调味代替。由于肾病综合征患者的负氮平衡状态时间较长，需要选用生物学价值高的优质蛋白进行营养补给。在患者发病初期即应制定高蛋白饮食计划，对患者的蛋白摄入量进行控制。

（二）起居护理

肾病综合征患者一般以卧床休息为主，保持适当的床上及床旁活动，待病情缓解后可逐步增加活动量，但不可过劳。帮助、指导患者做好皮肤清洁，擦洗、按摩受压部位，促进气血运行，防止引发皮肤感染。活动中要注意避免皮肤受损，以免引起感染加重病情。所在房间应保持安静，空气新鲜，温度适宜，避免突然的寒冷刺激。

（三）情志护理

肾病综合征常常复发且难以治愈，加之社会对换肾者过度关注，即使是新患者也会产生紧张、恐惧、焦急等情绪。要对患者采用安慰、帮助等措施进行心理疏导，可以对患者形成有效支持，引导患者树立积极配合战胜疾病的信心。

（四）功能护理

有效的护患沟通和良好的护患关系有助于提升护理效果。指导患者遵医用药，不滥用药，不擅自停药，养成良好的遵医行为，可有效改善预后。对于严重的水肿患者，应严格定时记录出入量，配合医生做好血容量不足的调节。患者出院后进行随访，解答患者出院后出现的问题，定期复查血常规、尿常规和肾功能。

（五）导引调摄

中医导引对于肾病综合征的调摄以强健脾肾、增强运化、利水消肿为主。主要的导引功法动作除养生气功八段锦中的"调理脾胃须单举"与"两手攀足固肾腰"外，还可以选择搓腰的方法，具体动作是：站立位或坐位，两手手掌捂在腰部，然后进行上下来回地搓动。动作要领：搓的时候首先是向下按，要有一定的力度，也要有一定的速度。当我们手发热了，腰部也会受热。腰为肾之府，通过搓腰给予肾的温养与刺激，有利于肾的功能更好地发挥作用，同时配合八段锦的练习，可以起到健脾补肾之功，对证行功，自然康健。

❀ 古籍选校

《太平圣惠方》："治水气。面目及四肢虚肿。大便不通。宜服牵牛子粥方。牵牛子（一两一半生一半炒并为细末），粳米（二合），生姜（一分细切），上将米煮粥。候熟。抄牵牛子末三钱。散于粥上。并入生姜搅转。空腹食之。须臾通转。"

第二节　慢性肾功能衰竭

⇨ 案例引导

案例　患者，男，64岁，证见尿少，下肢浮肿，便干，神疲乏力，呕恶肤痒，面色晦暗，舌淡苔腻垢厚，脉象弦滑数，按之有力。血色素5g/dl，血肌酐6.7mg/dl，尿素氮54mg/dl。

讨论　1. 患者所患疾病是什么？

2. 有哪些适合的食疗方？

一、概述

慢性肾功能衰竭以排尿困难，全日总尿量明显减少为主要临床表现，是由多种原因引起的慢性肾脏实质性损害。因患者肾脏发生了明显萎缩，所以基本功能大部丧失，临床表现为代谢废物潴留，水、电解质、酸碱平衡失调，肾脏内分泌功能降低，全身各系统受累，是慢性肾脏疾病的终末阶段。

本病由于肾和膀胱气化失司所致，对应于中医学的"水肿""腰痛""关格""癃闭""虚劳"等范畴。

二、病因病机

本病多是水肿、淋证等日久迁延的结果。本病的主要病机是虚，尤以脾虚为重，各种泌尿系疾病发展到晚期可造成正虚，因正虚而导致湿浊和瘀血，发生气机逆乱，脉络阻滞，日久可在虚的基础上又出现实邪。

本病基本病机可归纳为三焦气化不利，导致肾和膀胱气化失司。

三、辨证要点

本病以肾虚为中心兼及肝、脾、肺，无论气阴两虚或脾肾阳虚，皆可导致肾脏阴阳失衡，三焦气化不利，升降失常，湿浊、瘀血阻滞，并进而形成恶性循环，可有气阴两虚、阴损及阳、阳损及阴、阴阳两虚。在正虚的同时兼夹有瘀血、湿浊、湿热。因此，临床上需要灵活辨证，尤其是辨虚实。实证者起病急、病程短；虚证者起病平缓、病程较长。在辨虚实的同时，还要辨主因。热壅于肺多表现为咽干气促，热积膀胱多为口渴不欲饮；肾虚命门火衰见于年龄较大排尿无力者；脾虚中气不足则表现为小便不利伴有小腹和肛门的坠胀。

四、施膳原则

（一）辨证施膳

辨证施膳以扶正为主，主要针对脾肾气虚、脾肾阳虚和肝肾阴虚等虚证进行调理，起到稳固和辅助的效果。湿热蕴结、浊瘀阻塞、肝郁气滞、肺热气壅所致实证还需在调理的基础上再行考虑，急则治标，缓则治本。

（二）饮食宜忌

慢性肾功能衰竭患者需控制蛋白质摄入，宜选用生物利用价值高的动物蛋白质，如鸡蛋、牛奶、鱼和少量瘦肉，豆类食品不宜多食。由于患者进食量较少，需选用含热能高的低蛋白食物以补充热能，如山药、芋头、南瓜等。由于肾脏重吸收功能减弱，一般不用忌盐，但是合并水肿或高血压时应予以无盐或低盐膳食。患者少尿时要严格控制钾的摄入，橘子含钾量较高，应禁食。宜给予肝、瘦肉、奶等富含维生素的动物性食物，透析患者特别要补充西红柿、猕猴桃、绿叶蔬菜、鲜枣、胡萝卜等富含水溶性维生素的植物性食物。

知识拓展

慢性肾功能衰竭患者普遍存在营养不良，主要类型和原因是：①肾性骨病：包括儿童肾性佝偻病和成人的骨质软化、纤维性骨炎、骨质疏松、铝性骨病等，是由于钙磷代谢障碍及继发性甲状旁腺机能亢进、维生素D_3活化障碍和酸中毒等引起。②肾性贫血：最重要的致病因素是肾脏促红细胞生成素生成减少。③单纯性营养不良：系患者蛋白质及热量摄入不足或（和）透析丢失营养成分。④蛋白质热能营养不良：微炎症促使患者基础能量消耗增加及蛋白质分解增强，诱发恶性营养不良且更易产生并发症。

五、食疗方法

（一）脾肾气虚证

【临床表现】面色无华，少气懒言，腹胀便溏，夜尿频，舌质淡有齿痕，脉沉弱。

【施膳原则】健脾补肾。

【食疗方】

白术猪肚粥

[组成] 白术30g，槟榔10g，猪肚300g，生姜2g，粳米60g。

[制法] 将猪肚洗净，切成小块，白术、槟榔、生姜装入纱布袋中，与猪肚一起煮至熟软，取汤汁，加入淘洗净的粳米，煮至粥熟。猪肚进食前根据个人口味可用麻油、酱油调味食用。

[应用] 喝粥，猪肚佐餐。

[功效] 补中益气，健脾和胃。

[方解] 白术性温，味甘微苦，可健脾和胃；槟榔行气消积，与白术、猪肚煮粥食用，则行气不伤正，增强健脾之力；猪肚味甘性微温，补虚损、健脾胃、消食化积。合用则提气且补益肝脾。

菟丝子粥

[组成] 菟丝子30g，粳米100g。

[制法] 将菟丝子研碎，加水300ml煎煮至200ml，去渣留汁，加入粳米和水800ml，煮成粥。

[应用] 可作为早、晚餐。

[功效] 补益脾肾。

[方解] 菟丝子味甘性平，入肝、肾二经，补肾益精；粳米性味甘平，能健脾养胃、滋肾养肝。二者合用不但可增强补益作用，且肝脾肾并补。

（二）脾肾阳虚证

【临床表现】面色苍白，神疲乏力，纳差便溏，或有水肿，口淡不渴，腰膝酸软，畏寒肢冷，舌淡胖且齿痕明显，脉沉弱。

【施膳原则】温补脾肾。

【食疗方】

肉苁蓉粥

[组成] 精羊肉100g，肉苁蓉15g，粳米50g，姜葱适量。

[制法] 取肉苁蓉加水100ml，砂锅煮烂去渣，将精羊肉切片，放入砂锅内，加水200ml，先煎数

沸，肉烂后再加水 300ml、粳米 50g，煮开至米汤稠浓，加入姜、葱，片刻后停火紧焖 5 分钟即可。

［应用］ 可作晚餐食用。

［功效］ 补阳填精。

［方解］ 肉苁蓉味甘、咸，性温，可补肾阳；羊肉味甘性温，益气补中、温中暖下；粳米味甘性平，健脾养胃，承载肉苁蓉补阳效果。

人参北芪炖乳鸽

［组成］ 人参 10g，北芪 30g，乳鸽 1 只。

［制法］ 将乳鸽宰杀去毛、内脏切块，北芪加水煮沸约 10 分钟后与人参、乳鸽共放入炖盅内，隔水炖 3 小时。

［应用］ 调味后吃肉饮汤。

［功效］ 温补阳气，利水消肿。

［方解］ 人参性微温，入肺、脾经，能益气温阳；北芪甘温，入脾、肺经，补气升阳利尿；乳鸽性味甘咸，性平，能补肝肾、益精血。三药合用，共奏温补肾阳、利水消肿之功。

（三）肝肾阴虚证

【临床表现】 面色萎黄，口干口苦，眼睛干涩，大便干结，腰膝酸软，手足心热，头晕耳鸣，舌淡红，无苔或薄黄苔，脉弦细。

【施膳原则】 滋补肝肾。

【食疗方】

枸杞子粥

［组成］ 枸杞子 15g，糯米 50g，白糖适量。

［制法］ 三品同入砂锅，加水 500ml，文火烧至微滚，待米汤稠烂，停火焖 5 分钟即可。

［应用］ 可作早、晚餐长期食用。

［功效］ 补肾养精，调中和胃。

［方解］ 枸杞子甘平质润，入肝、肾二经，可补肾生精、养血明目，配以糯米为粥，调中和胃。

熟地粥

［组成］ 熟地黄片 30g，粳米 40g。

［制法］ 用纱布将熟地包扎后放入砂锅内，加水 500ml 浸泡，用文火煮至将沸，待药汁呈棕黄色，渐渐转为慢火。放入粳米煮粥，熟后除去熟地纱布包。

［应用］ 可作早、晚餐长期食用。

［功效］ 滋补肝肾，健脾和胃。

［方解］ 熟地味甘，性微温，质润多液，可补血滋阴、生精益髓，和性味甘平的粳米共煮可滋补肝肾，且防熟地助湿碍胃。

六、护理与预防

（一）饮食护理

患者应采用低盐、低蛋白饮食并保证足够的热量，应摄入适量的碳水化合物、脂肪和充足的维生素。低盐饮食要求每日盐摄入量 <1.5g；蛋白质摄入不宜过多，要保证质量。患者应戒烟酒，有助于稳定血压，改善肾功能。

（二）起居护理

患者应卧床休息并维持室内空气新鲜。每日应对室内进行消毒。为防外邪入侵，要告知患者注意保暖、避免受凉和劳累。个人的生活护理也很重要，要勤换衣物、勤漱口腔、勤洁会阴部。

（三）情志护理

本病患者往往由于病情重、预后差、经济负担重而产生很多心理问题，需要给予积极的情志护理，以促进疾病康复。在交流过程中，要认真回答患者提出的问题，这可以使其感受到温暖，消除不安全感。作为患者的家属、朋友及同事，可以在情志护理中为他们提供支持和帮助。亲切的鼓励和安慰可以避免患者出现孤独、抑郁、固执等不良心理状态。

（四）功能护理

预防本病要注意锻炼身体，通过增强机体免疫力避免诱发本病。同时应保持良好的心情，消除憋尿、外阴不洁、过食肥甘辛辣以及烟酒滥用等不良因素。对各种泌尿道疾病要早诊早治，以防小病迁延成大病，局部炎症扩大到整个泌尿道并影响肾脏功能。

（五）导引调摄

中医导引功法对于慢性肾衰的调摄要求调身、调息、调心三调合一，通过功法运动达到养心安神、调理气机、健肾通络、化浊解毒的作用。常见的功法有"强肾化浊功""六字诀"等。以"六字诀·吹字诀"举例：①两手向前推出，然后两手伸平，手指指尖向前伸，掌心向下。②两臂向左右两侧打开，向后划弧，将两手置于腰部的腰眼穴。③两手下滑，两膝随之屈曲，发"吹"字音。④手下滑至臀下的承扶穴后，两臂向前摆，停止发"吹"字音。⑤两臂向前摆，至与腰同高，收回，摩带脉，抚按腰眼。调整呼吸后，重复两手下滑，发"吹"字音，本式共发 6 次"吹"字音。⑥第 6 次发"吹"字音后，两臂前摆，摆至腹前，十指相对，目视前下方。

动作要领：①两手收回动作以后，两手的大拇指和其他四指抚按在肚脐周围。②摩带脉不要用力，轻轻按摩即可。

❀ 古籍选校

《养老奉亲书》："治水气，面肿腹胀，喘乏不安，转动不得，手足不仁，身体重困或疼痛。郁李仁（二两，研，以水滤取汁）　薏苡仁（五合，淘），上以煎汁作粥。空心食之，日二服。常服极效。"

第三节　尿路结石

➡ 案例引导

案例　患者，女，39 岁，于 2021 年 9 月 20 日就诊。反复腰痛，牵引少腹胀痛 3 个月，近 1 周解小便短数有灼热感，时尿中带血，口干苦喜饮，大便干，舌质红，苔薄黄，脉数，B 超检查提示：输尿管结石（0.3cm）。

讨论　1. 患者所患疾病是什么？

　　　　2. 有哪些适合的食疗方？

一、概述

尿路结石是最常见的泌尿外科疾病之一，是肾结石、输尿管结石、膀胱结石和尿道结石的总称。其人群患病率为 1%～5%，治疗后 10 年复发率高达 50%。环境因素、代谢改变及泌尿系统疾病是尿路结石形成的危险因素。典型的临床表现是腰腹绞痛、血尿，有时可伴有尿频、尿急、尿痛等症状。尿路结石形成于肾和膀胱内，因结石所在部位不同，其临床表现也有所不同。肾绞痛与血尿是肾结石与输尿管结石的典型表现，肾绞痛可向下腹及会阴部放射，伴有腹胀、恶心、呕吐及不同程度的血尿。结石形成后患者往往没有任何感觉，但剧烈运动、长途乘车等可引发肾绞痛。膀胱结石和尿道结石的主要症状是排尿困难，排尿有时有明显的疼痛，完全梗阻时则发生急性尿潴留，并发感染者的尿道有脓性分泌物。

中医将尿路结石归为"淋证"范畴。

二、病因病机

本病的病机可概括为："诸淋者，由肾虚而膀胱热故也。"即"淋证"的病位在肾与膀胱。尿路结石的病机主要是肾虚，膀胱湿热、气化失司，可见肾气直接影响膀胱的气化与开合。日久不愈易致患者肾虚，肾虚日久又可导致外邪易于侵入膀胱，引起淋证的反复发作。淋证初起病时多为实证，久病多虚，实证多在膀胱和肝，虚证多在肾和脾。

三、辨证要点

本病的辨证因其病机不同而各有差异。热淋者起病急，以发热、小便热赤、尿时热痛、小便频急等症状为主，严重者每日小便可达数十次；石淋者尿道中积有砂石，或砂石阻塞于输尿管或肾盂中，排尿时尿流可突然中断，尿道窘迫疼痛，常致腰腹绞痛难忍，其小便中可见砂石；气淋者小便涩痛，排尿不尽；血淋者血尿伴有尿路疼痛；膏淋者小便浑浊如脂膏；劳淋者当过度劳累时可发作。

本病的辨证不但需要区别各种不同类型的淋证，还应辨识证候的虚实。因膀胱湿热、砂石结聚、气滞不利所致的尿路疼痛初起或在急性发作阶段者多为实证；长时间不愈伴有轻微疼痛，见有肾气不足，脾气虚弱之证，遇劳即发者，多属虚证。

各种淋证既可并存，也互因转化，应本着正气为本，邪气为标；病因为本，证候为标；旧病为本，新病为标等标本关系进行分析判断。

四、施膳原则

（一）辨证施膳

本病辨证施膳的基本原则是实则清利，虚则补益。实证患者膀胱湿热，可予清热利湿的膳食；如有热邪灼伤血络，则宜凉血止血；有砂石则重在通淋排石；气滞不利者需以利气疏导为主；脾虚者可健脾益气，肾虚者补虚益肾。

（二）饮食宜忌

结石的生成是因为湿热蕴结下焦，灼烁津液，防治结石应该清热利湿，因此本病患者可选择新鲜的蔬菜水果以及低蛋白、低脂肪、富含维生素的清淡食物，如黄瓜、豆角、绿豆芽、苹果、雪梨等。为加强排泄，要养成多饮水的习惯，也可多饮果汁、淡茶及其他饮料，如菊花晶、茅根竹蔗晶、夏桑菊等。

本病患者应避免食用高草酸、高钙食品，如巧克力、代乳粉、核桃、甜菜、菠菜、油菜、海带、芝麻酱、腌带鱼等。要严格控制酒、浓茶、浓咖啡的饮用量，禁食含胆固醇高的动物内脏、海虾、蛤、蟹等。

五、食疗方法

（一）下焦湿热证

【临床表现】腰部胀痛，牵引少腹，涉及外阴，尿中时夹砂石，小便短数，灼热赤痛，色黄赤或血尿，或有口苦、呕恶、汗出等症，舌质红，舌苔黄腻，脉弦数。

【施膳原则】清热利湿，通淋排石。

【食疗方】

金石赤豆粥

［组成］金钱草 50g，石韦 15g，赤小豆 30g，粳米 50g。

［制法］先将前二味水煎取液，后入赤小豆、粳米煮粥。

［应用］空腹食用，连服 10～15 天。

［功效］清热通淋，利尿排石。

［方解］金钱草、石韦为利尿清热，通淋排石要药；赤小豆利尿化湿；粳米和中养胃，共用可达到清热通淋、利尿排石的效果。

（二）湿热夹瘀证

【临床表现】腰酸胀痛或刺痛，小腹胀满隐痛，痛处固定，小便淋漓不畅，尿色深红，时夹砂石或瘀块，舌质紫暗或有瘀点，舌苔黄，脉弦涩。

【施膳原则】清热利湿，活血通淋。

【食疗方】

酸甜山楂藕片

［组成］鲜藕 150g，山楂糕 50g。

［制法］鲜藕去皮切片，烫熟，中间夹一片山楂糕。

［应用］点心随食。

［功效］清热凉血。

［方解］藕节性凉，凉血止血，配山楂化瘀，两者同食可共奏清热凉血，止血祛瘀的功效，适用于尿路结石而见血淋者。

（三）气虚湿热证

【临床表现】腰脊酸痛，神疲乏力，小便艰涩，时有中断或夹砂石，脘腹胀闷，纳呆或便溏，舌质淡红，舌苔白腻，脉细弱。

【施膳原则】健脾补肾，利湿通淋。

【食疗方】

茯苓核桃饼

［组成］茯苓 60g，鸡内金 15g，核桃仁 120g，蜂蜜适量。

［制法］将茯苓、鸡内金研磨成细粉，调糊做薄层煎饼；核桃仁用香油炸酥，加蜂蜜调味，共研磨成膏，作茯苓饼的馅。

［应用］食用时，可取馅平摊于 1 张薄饼上，再覆上 1 张薄饼即成。一日食完。

［功效］健脾补肾，通淋化石。

［方解］茯苓健脾利湿；鸡内金健脾化石；核桃仁补肾温阳，三者共用可补肾通淋。

玉米须车前饮

［组成］玉米须 30g，车前草 15g。

［制法］加水煎汤。

［应用］代茶饮，每日数次。

［功效］泄热通淋排石。

［方解］玉米须性平，味甘淡，入肝、肾、膀胱经，可利尿、泄热；车前草性味甘寒，能清热利尿。合用有利湿泄热、通淋排石之功效。

（四）阴虚内热证

【临床表现】腰酸耳鸣，头晕目眩，面色潮红，五心烦热，口干小便艰涩，尿中时夹砂石，舌红少苔，脉细数。

【施膳原则】滋阴降火，通淋排石。

【食疗方】

二石知金粥

［组成］石斛 10g，知母 10g，金钱草 30g，石韦 10g，粳米 50g。

［制法］前 4 味洗净，水煎两次，去渣取汁，药汁中加入粳米煮粥，粥成之后可加白糖少许调味。

［应用］早晚分两次服食。

［功效］滋阴清热，利水通淋。

［方解］石斛滋阴清热生津；知母清热泻火滋阴；金钱草、石韦利水通淋；粳米和中益胃。诸药食共用，共奏滋阴降火，通淋排石之功。

六、护理与预防

（一）饮食护理

尿路结石患者应多饮水，一般每天应饮水 1500～2500ml，加强尿路的冲洗、促进结石排出。不同成分的尿路结石患者还有不同的饮食宜忌：草酸盐结石宜少吃高草酸食物，如西红柿、苹果等；磷酸盐结石患者可多食用酸性食物，如乌梅、梅子、核桃仁、杏仁等；尿酸盐结石需注意控制嘌呤的摄入，如豆苗、香菇、动物内脏、鱼类等高嘌呤食物要加以避免。日常可定期用中药金钱草泡水口服。

（二）起居护理

泌尿系结石症易于复发，且多与生活起居有关。应告知从事久坐久站工作的患者适时变换体位，加强体育锻炼，尤其是下肢运动，如散步、慢跑。体力好者可以经常原地跳跃，同样有利于预防尿路结石复发。

（三）情志护理

结石梗阻时可伴有剧烈腰腹部绞痛，患者可并发少尿甚至无尿。患者往往高度紧张，极度担心预后，要给予解释和健康教育，重视心理调护。

（四）功能护理

指导患者就医并尽快消除尿路梗阻、感染、异物等不良因素，代谢异常的患者应积极治疗病因，降低结石发生的风险。提醒患者严格遵医嘱定期进行复诊，认真检查患者的尿液或者拍 X 线片和 B 超，仔细观察是否复发或者有残余结石。患者一旦出现剧烈肾绞痛、恶心、呕吐、寒战、高热、血尿等临床症状及时到医院进行治疗。

（五）导引调摄

中医名著《诸病源候论》中首次提出"石淋"之名并用导引法治疗，书中载："偃卧，令两手布膝头，取踵置尻下。以口内气，腹胀自极，以鼻出气，七息。除阴下湿，少腹里痛，膝冷不随。"动作解析：①取仰卧位，两臂置于身体两侧。②左腿弯曲，左足跟内收，置于会阴部位。左手贴近左膝关节，右腿弯曲，内收。右手靠近右膝关节。③用口吸气，腹部鼓起，用鼻呼气。呼吸缓慢深长，重复7次。通过仰卧盘膝导引，刺激经络，补益脾肾、膀胱，疏散病邪，止痛化石。同时五禽戏也常用于尿路结石的治疗当中，可以固肾培元，通过拉伸任脉、督脉、膀胱经等穴位，清泄下焦湿热，配合整体运动达到蠕动排石的作用。

❀ 古籍选校

《太平圣惠方》："治五淋，小便涩痛，常频不利，烦热。麻子粥方。麻子（五合，熬研，水滤取汁） 青粱米（四合，淘之），上以麻子汁煮，作粥；空心渐食之，一日二服，常益佳。"

第四节　前列腺增生症

➡ 案例引导

案例　患者，男，68岁，自10年前出现排尿困难，尿线变细，尿滴沥等症状。入院时查体：前列腺指诊Ⅲ°肿大，质硬，压痛（+），中央沟消失，血尿素氮增高。入院时前列腺B超显示大小为：6.4×6.5×6.3cm，重量约137.1g，呈球型，突入膀胱2.8×5.9×4.8cm，脉沉细，舌质红，苔微黄腻。

讨论　1. 患者所患疾病是什么？
　　　　2. 有哪些适合的食疗方？

一、概述

前列腺增生是以排尿困难为主要症状的老年男性常见病，又称前列腺良性肥大。一般40岁以上男性病理上均有不同程度的前列腺增生，50岁以后逐渐表现出症状。由于人群平均寿命的延长，前列腺增生的发病率、患病率均有较大增加，成为老年男性常见病。城市居民的发病率高于农村居民。前列腺增生本身并无严重危害，但增大的腺体可以引起尿路梗阻，并进一步引起肾积水、尿路感染、结石，严重的还可以引起肾功能损害，不仅影响健康，甚至危及生命。中医学将前列腺增生归入"癃闭"范畴。

二、病因病机

中医学认为本病涉及肺、脾、肾三脏。《素问·宣明五气篇》云："膀胱不利为癃，不约为遗溺。"明确指出病位在膀胱，还指出了本病病机为气化不利，与三焦、肾、中气有密切关系。

1. 湿热蕴结　常食肥甘厚味或起居不慎，酿成湿热，流注下焦，膀胱涩滞，可致小腹胀满，尿濇频数热赤，热伤阴络则可见尿血。

2. 脏腑虚弱　肾阴不足可致水液不利；肾阳不足，下元亏耗，命门火衰可致膀胱气化无权；或肺为水之上源，肺气失宣，水道不利，累及下焦而致小便淋漓或涓滴不通；或肝郁日久，气滞血瘀，瘀阻膀胱，或病久而成瘀，致血瘀膀胱；或在不良膳食、疲劳以及反复感受外邪等因素的作用下频繁发作，迁延不愈，导致脾肾出现阴阳虚亏，气化不行，终至小便不通。

三、辨证要点

本病辨证应以辨明标本虚实，分清所属证型为要点。首先应分清本虚标实的主次，对本虚以脾肾阴阳衰惫为主，还要分清是脾肾阳虚还是脾肾阴虚；标实以湿浊毒邪多见，应区分寒湿与湿热。

四、施膳原则

（一）辨证施膳

对前列腺增生患者以补肾化气、活血化瘀为施膳基本原则，在此基础上，根据辨证结果的不同再选择与之相应的食物。

（二）饮食宜忌

本病忌酒及辛辣刺激、大补食物。湿热证患者的饮食应偏寒凉清利为主，多选用菠菜、芹菜、蘑菇、黄瓜、绿豆等清热除湿、利尿的食物。虚证的患者饮食应以平补或温补为主，宜用牛奶、赤豆、鲤鱼等补益通利的食物。同时要多饮水，不饮水则尿液浓缩，水道更易阻塞，可加重病情。

> **知识拓展**
>
> 前列腺增生患者的主要营养相关性疾病：①膀胱结石：由于前列腺肥大增生，原本通畅的尿路变得狭窄，膳食中钙盐、草酸盐、磷酸盐、尿酸盐更容易形成结石并储留在尿路中。②疝：前列腺增生症可能诱发老年人的疝（小肠气）等疾病。

五、食疗方法

（一）湿热下注，膀胱涩滞证

【临床表现】小便频数，点滴不尽，茎中灼热刺痛，尿色黄赤或见尿血，脘腹胀满，渴不欲饮，烦躁不安，大便不畅或干结，舌质红，苔黄腻，脉滑数。

【施膳原则】清热利湿，泄浊通淋。

【食疗方】

冬瓜薏米汤

〔组成〕冬瓜350g，薏苡仁50g，糖适量。

〔制法〕将冬瓜洗净，切成块，薏苡仁洗净，加冬瓜煎汤，放糖调味。

〔应用〕以汤代茶饮。

〔功效〕健脾利湿，清热利水。

〔方解〕冬瓜、薏苡仁均为甘寒之品，合用通淋的功效更显著。

茅根赤豆粥

［组成］鲜茅根 100g，赤小豆 60g，粳米 100g。

［制法］将鲜茅根洗净加水煎煮半小时，去渣取汁；赤小豆和粳米淘洗干净，加入茅根汁及适量清水煮粥，豆烂粥成。

［应用］分餐服食。

［功效］清热解毒，利尿软坚。

［方解］鲜茅根性味甘寒，补血清热，导上热从下行，消疸利水；赤小豆可行瘀利水、消坚散肿；粳米性味甘平，可健脾养胃、止渴除烦，合用可共奏清热解毒，利尿软坚之功效。

（二）肺热壅滞，水道不利证

【临床表现】小便涓滴不出或点滴不爽，咽干口燥，心烦欲饮，胸中郁闷，呼吸短促，或有咳嗽喘息，舌质红，苔薄黄，脉数。

【施膳原则】清热利水，开泄肺气。

【食疗方】

鹌鹑粥

［组成］鹌鹑肉 150g，猪五花肉 50g，粳米 100g，赤小豆 50g，葱、姜、盐、肉汤、麻油适量。

［制法］将鹌鹑肉和猪肉切块，加葱、姜、盐蒸烂，将粳米、赤小豆加肉汤煮成粥，倒入蒸好的肉上，调味即成。

［应用］可作中晚餐菜肴，分次适量服用。

［功效］清宣肺气，利水消肿。

［方解］鹌鹑肉性味甘平，功在利水消肿、补中益气；五花肉味甘性平，补肾养血、滋阴润燥、利二便；赤小豆可行津液、利小便、消肿胀。合用可清宣肺气，利水消肿。

鱼腥草车前草煲猪肺

［组成］鲜鱼腥草 60g，鲜车前草 60g，猪肺 150g，精盐少许。

［制法］用纱布包鱼腥草和车前草，待猪肺洗净切块后加水煲汤，武火煮沸，文火炖熬后加盐少许调味。

［应用］饮汤食猪肺，佐餐食用。

［功效］清热利水。

［方解］鱼腥草味辛，性寒凉，既能清泻肺热，又能利尿通淋；车前草味甘性寒，下利尿，上清肺；猪肺味甘平，清热润肺。三者合用，共奏清肺泻热，利尿通淋之效。

（三）中气下陷，膀胱失约证

【临床表现】时欲小便，欲解不得，尿色发白，少腹闷胀，肛门下坠，身沉体倦，神疲懒言，气短不续，舌质淡胖，苔薄白，脉细弱或濡。

【施膳原则】补中益气。

【食疗方】

芋头粥

［组成］芋头 20g，粳米 100g，砂糖适量。

［制法］将芋头切小块，与粳米一起煮粥，粥熟加入砂糖再煮沸即可。

［应用］可作早、晚餐服食。

［功效］健脾益气，散结消肿。

［方解］芋头治中气不足，久服可补肝肾、填精益髓、散结消肿，合粳米共奏健脾益气，散结消肿之功。

茯苓夹饼

［组成］茯苓50g，面粉500g，鲜猪肉300g，生姜、胡椒、食盐等调料适量。

［制法］将茯苓去皮洗净，用水润透，蒸软切片，每次加水250g，加水煮提3次，3次的药汁合并滤净，茯苓水加面合成面团；猪肉绞碎后加调料搅匀，逐个包好夹饼，双面烤至微黄，熟即可。

［应用］可作零食常服。

［功效］温脾助阳，行气利水。

［方解］茯苓性味甘淡平，渗湿利水、宁心安神；鲜猪肉甘咸平，滋阴润燥；生姜辛温，温脾助运；胡椒辛热，温中行气、消痰解毒。合用共奏温脾助阳、行气利水、宁心安神之功。

（四）下焦蓄血，瘀阻膀胱证

【临床表现】小便淋漓，点滴而出，或尿如细线，甚至完全阻塞不通，少腹拘急，窘迫难忍，胀满疼痛，舌质紫暗或有瘀点，脉弦滑或涩。

【施膳原则】破血行瘀，通利水道。

【食疗方】

桃仁煲墨鱼

［组成］墨鱼1条，桃仁6g。

［制法］将墨鱼洗净连骨切片，加水与桃仁同煮。

［应用］吃鱼饮汤。

［功效］活血化瘀，散结利尿。

［方解］墨鱼味咸，性平，养血补脾、益肾滋阴；桃仁性平，味甘苦，有破血行瘀的功效，二者合用可活血化瘀、散结利尿。

桃仁薏苡仁粥

［组成］桃仁60g，薏苡仁10g，粳米100g。

［制法］粳米煮粥，桃仁捣烂入粥，文火煮沸，粥面见油，加糖调味即可。

［应用］早晚餐。

［功效］消瘀散结利水。

［方解］桃仁性平，味甘苦，有破血行瘀、润燥滑肠的功效；薏苡仁味甘淡，性寒，功能健脾补肺、利水渗湿。二者与粳米配伍煮粥，粳米可健脾养胃，承载消瘀利水的效果更好。

（五）肾阴不足证

【临床表现】尿少黄赤，溺癃不爽，欲解不得或闭塞不通，手足心热，耳鸣眩晕，面赤心烦，失眠多梦，大便干结，舌质红少津，苔少，脉细数。

【施膳原则】滋阴降火。

【食疗方】

生地黄粥

［组成］生地黄200g，赤小豆50g，粳米100g。

［制法］生地黄先煮取汁200ml，将赤小豆及粳米煮粥拌入药汁，食用时加入白糖即可。

［应用］可作早、晚餐服食。

［功效］滋肾阴。

［方解］生地黄滋阴补血；赤小豆利水除湿、消肿解毒；粳米健脾养胃。合用则补消结合，更为顺畅。

三仙酒

［组成］桑椹60g，锁阳30g，白酒1000ml，蜂蜜60g。

［制法］桑椹和锁阳捣碎后加入白酒浸泡，密封七日后开封，过滤去渣。将蜂蜜炼后加入药酒，搅匀后即可。

［应用］可佐餐饮用。

［功效］滋肾阴。

［方解］桑椹性寒，入肝肾经，既滋补肝肾又润燥滑肠，适用于阴血亏虚；锁阳性味甘温，可平肝补肾；蜂蜜性味甘平，可滋阴润燥，与白酒浸泡后可滋补肾阴。

（六）肾阳不足证

【临床表现】小便不畅或点滴不通，排出无力，面色白，神色怯，腰膝酸软，形寒肢冷，舌质淡，苔薄白，脉沉迟或两尺脉无力。

【施膳原则】温补肾阳。

【食疗方】

壮阳狗肉汤

［组成］菟丝子10g，狗肉250g，食盐、葱姜适量。

［制法］将狗肉洗净，切成3cm长块，加姜片煸炒后倒入砂锅中，加入用纱布袋装好的菟丝子，调味加清汤，武火烧沸后改文火煨炖熟即可。

［应用］吃肉喝汤，可佐餐之用。

［功效］温肾助阳，补益精气。

［方解］菟丝子可补益肾精；狗肉可补肾气、暖下元、温脾胃、养气血，共用可补益肾精。

桂浆粥

［组成］肉桂3g，粳米100g，适量红糖。

［制法］肉桂煎取浓汁去渣；粳米煮粥，粥熟后，倒入桂汁及适量红糖，同煮至米烂成粥。

［应用］早晚餐食用。

［功效］补肾阳，暖脾胃。

［方解］肉桂性大热，味辛甘，可补火助阳、活血通经；粳米性味甘平，健脾养胃，合用可调和肾阳、健脾和胃。

六、护理与预防

（一）饮食护理

前列腺增生症患者应注意饮食清淡，多食青菜、水果，多饮水，戒烟少酒，慎食辛辣，并保持大便通畅。为避免加重前列腺充血肿胀，不可食用大补类食物、生冷食物。吸烟者应戒烟，减轻对前列腺充血的影响。

（二）起居护理

患者要多活动，久坐不起易导致前列腺充血，加重病情。多数患者由于夜尿不尽，睡眠较差，需适时补充睡眠。有尿意时应正常排尿，不宜憋尿。憋尿对膀胱和前列腺不利，易诱发慢性前列腺炎。要注意保暖，寒冷会导致病情加重。

（三）情志护理

由于排尿不畅或者淋漓不尽，患者易紧张，要对患者耐心做好解释工作，消除患者紧张心理，帮助他们树立自信，取得患者的积极配合。

（四）功能护理

患者需保持阴部清洁。若男性阴部通风差就容易藏污纳垢，致使局部细菌乘虚而入，这样就会导致前列腺炎、前列腺增生症、性功能下降等，因此，清洗会阴部是重要的护理环节。清洗应用温水，因为洗温水澡可以降低肌肉与前列腺的紧张，有助于减轻前列腺充血。

预防前列腺增生症还应注意性生活要适度，既不要纵欲也不要禁欲，两种生活方式对前列腺均有不良影响。如果前列腺增生比较严重，要及时治疗，不能只依赖于食疗或者自愈，以防病情加重。

（五）导引调摄

《诸病源候论》中记载治疗"癃闭"的导引功法为"跟膝胫式……以两足踵布膝，除癃"。

动作解析：①取平坐姿势，两手自然置于身体两侧。②左足跟从右腿踝关节内侧开始沿着小腿内侧向上提拉，至右膝关节处。再从右膝关节沿着胫骨向下推按，直到左踝关节。如此重复。③右足跟从左踝关节内侧沿胫骨向上提拉，至左膝关节处，再由上向下推按。本导引动作具有开合下焦、补肾纳气、祛除下焦湿热的作用，可以一定程度缓解因前列腺增生带来的小便不畅、小腹不适的症状。同时可以配合练习八段锦，增强脏腑功能，促进气血运行，活血化瘀。

❀ 古籍选校

《饮膳正要·卷二·食疗诸病》。葵菜羹：治小便癃闭不通。葵菜叶（不以多少，洗择净），上煮作羹，入五味，空腹食之。

目标检测

答案解析

单项选择题

1. 肾病综合征发病多迁延日久，水液的吸收、运行、排泄有赖于三焦的气化，以下不易受此病影响的是（　　）

A. 脾   B. 心   C. 肾   D. 肝   E. 肺

2. 慢性肾功能衰竭不宜食用的食物有（   ）

A. 大豆   B. 猕猴桃   C. 鲜枣   D. 猪肝   E. 鱼肉

3. 白茯苓粥不可用于调理（   ）

A. 健脾益胃   B. 利水消肿   C. 脾肾阳虚   D. 肝经风火   E. 脾不统血

4. 患者，男，42 岁。面色苍白，神疲倦怠，腰膝酸软，肿及全身，以下半身为重，小便不利，尿液混浊，舌质淡，脉细无力，临床最佳食疗方为（   ）

A. 白果石苇汤   B. 海带通草炖豆腐

C. 芪杞炖乳鸽   D. 金石赤豆粥

E. 黄芪母鸡汤

5. 患者，男，尿少黄赤，溺癃不爽，欲解不得或闭塞不通，手足心热，耳鸣眩晕，面赤心烦，失眠多梦，大便干结，舌质红少津，苔少，脉细数。其最佳的食疗方为（   ）

A. 加味防风粥   B. 白术猪肚粥

C. 二石知金粥   D. 肉苁蓉粥

E. 生地黄粥

书网融合……

本章小结   题库

第十二章　妇科疾病

PPT

学习目标

知识要求：

1. 掌握 功能性子宫出血、更年期综合征、乳腺增生、缺乳的施膳原则和食疗方法。

2. 熟悉 功能性子宫出血、更年期综合征、乳腺增生、缺乳的定义、辨证要点。

3. 了解 功能性子宫出血、更年期综合征、乳腺增生、缺乳的预防与护理。

技能要求：

1. 能够对本章疾病进行辨证。

2. 能够制作各证型主要的食疗药膳。

素质要求：

1. 具备食疗基础理论知识，对妇科疾病患者不同的辨证分型进行辨证施膳。

2. 密切关注食疗知识的发展，对食疗知识进行宣传，在求实基础上具备创新能力。

第一节　功能性子宫出血

一、概述

⇒ 案例引导

案例 患者，女，31岁，已婚，于15岁月经初潮，每25天左右行经一次，经量多，经期约14天左右，前7天量多，后7天经色淡红如水。本次月经提前1周来潮，现经量较多，伴腰腹胀痛，脉弦沉，舌质红，舌苔灰黄。

讨论 1. 患者所患疾病是什么？

2. 有哪些适合的食疗方？

功能性子宫出血（简称功血）是指由于神经内分泌机制失常导致的子宫异常出血。功血是妇科常见病，可发生于月经初潮至绝经间的任何年龄。临床可分为无排卵性功血与排卵性功血两类，其中无排卵性功血约占80%，发生于青春前期和绝经前期者占90%，少数发生于生育期。排卵性功血多见于育龄期妇女，常需与器质性病变相鉴别。功血属于中医"崩漏""月经先期""月经过多""经期延长""经间期出血"的范畴，往往可伴有"不孕"。该病主要表现为月经周期缩短、延长或紊乱，经量增多或淋漓不净以及经间期出血，即经血非时而下。

二、病因病机

本病主要是由于劳伤血气、脏腑损伤，血海蓄溢异常，致病因素与体质因素相互作用，导致脏腑、冲任、胞宫发生寒、热、虚、实等改变，引起冲、任二脉不能制约经血。虽然病因较复杂，但可概括为虚、热、瘀三个方面。虚、热、瘀三者单独成因或复合成因，或互为因果，最终导致冲任损伤，不能制约经血。

1. 气虚 素体脾胃虚弱，饮食不节，劳倦思虑过度，伤及脾气，脾气虚弱，统摄无权，冲任不固，不能制约经血，则致月经先期、或量多、或经期延长。

2. 血热 热扰冲任，迫血妄行，使血海不宁，可导致月经先期、月经过多或经期延长。

（1）阳盛实热 素体阳盛，或多食辛温助阳之品，或感受热邪，热蕴血海，冲任不固，则月经提前或经量过多。

（2）肝郁血热 情志郁结，肝气失于疏泄，长时间郁结化火，木火妄动，下扰冲任，迫血妄行，致月经先期或经量过多。

（3）阴虚内热 素体阴虚，或久病失血进而伤阴，或产多乳众，阴血亏虚，虚火内生，热扰冲任，血海不宁，则月经先期而行；或经血失于约制，则经期延长，日久不净。

3. 血瘀 情志不遂，肝气郁结；或经行产后，感受外邪，阻滞气机；或有手术、异物伤害，瘀血内留胞宫，阻滞冲任，新血不得循经，则经量增多，或经期延长。若瘀血阻塞胞脉，冲任不畅，血行受阻，经血难以下行，则月经量少。

4. 肾虚 先天肾气不足，或胎产房劳，伤精耗血，肾失封藏，冲任失调，血海蓄溢失常，则出现月经先后不定期；若肾精亏损，精血不充，冲任不足，血海充而不盈导致经行量少；若命门火衰，脏腑失于温养，冲任不足，血海亏虚，经血不能按时下泻则月经错后。

气虚和血热均可导致月经先期、月经过多和经期延长，但月经过多常属实热，而经期延长多为虚热；血瘀可引起月经过多、经期延长或月经过少；肾虚可导致月经后期、月经先后无定期和月经过少。

三、辨证要点

功血的辨证主要根据月经的周期、量、色、质，并结合全身症状、舌脉辨其寒热虚实。一般而言，经血量多、色淡、质稀，多为气虚；量少、色淡红、质稀，多为血虚；经血量少、色鲜红、质黏，多为虚热；量多、色深红、质稠，多为实热；量少、色淡暗、质稀，多为虚寒；量多、色暗红有块，多为实寒；经量多少不定，色紫暗有块，多为血瘀。如在经期，重在调经止血，非经期则主要针对病因病机，固冲任以治本。

四、施膳原则

（一）辨证施膳

功血临床表现不一，施膳要因病、因证、因人制宜。功血在出血期首先是止血，出血时间长者需注意预防感染。非出血期可以食疗止血固冲，辅助调整月经周期至正常。血止后，固本善后，恢复正常的月经周期是施膳的关键。针对病机，要根据阴道出血期、量、色、质的变化及其全身证候辨明寒、热，或补或清。根据辨证，虚者补之，实者泻之，热者寒之，滞者行之，疏通经脉以调经。以中医辨证分型为基础，选择相宜的食疗组方调经固本。功血辨证施膳时还要参考患者的年龄，青春期功血患者主要是肾气不充，更年期功血以肾气亏虚兼夹血瘀多见。

（二）饮食宜忌

功血患者饮食宜忌要根据自身情况。血热者，宜食清凉之品而忌辛燥，可配食莲藕、生地、芦笋以及水果，姜、酒、辣椒等辛燥助火之品尽量不用。血瘀者，宜食化瘀止血之品而忌寒凉，如红糖、藕节、益母草。崩漏日久者宜食益气健脾养血之品，如山药、大枣、茯苓、桑椹等。乳鸽、鸡、鸭以及阿胶等血肉有情之品可用于失血量多者。

💡 **知识拓展**

　　引起功能性子宫出血营养不良的主要原因：①全身性因素：包括不良精神创伤、应激、内分泌和代谢紊乱，如血液病和出血病、糖尿病、甲状腺和肾上腺疾病。②食物含有各种激素：各种具有激素生物活性的食品进入体内可导致生殖激素释放节律紊乱、反馈功能失调、排卵和黄体功能障碍。③低铁：铁是重要的微量元素，关系到血红蛋白的形成和正常行使功能，缺铁还易导致感染，加重出血。④医源性因素：包括甾体类避孕药、部分药物、器械干扰正常下丘脑—垂体—卵巢—子宫轴功能。某些全身疾病的药物（尤以精神、神经系）可经神经内分泌影响正常月经功能。

五、食疗方法

（一）肾阴虚证

【临床表现】经血非时而下，出血量少或多，淋漓不断，血色鲜红，经血质稠，头晕耳鸣，腰膝酸软，手足心热、颧红唇赤，舌质红，舌苔少，脉细数。

【施膳原则】滋肾益阴，固冲止血。

【食疗方】

猪皮胶冻

［组成］猪皮 500g，黄酒 120ml，红糖 120g。

［制法］将猪皮切片，加水适量，小火炖至稠黏状，加黄酒、红糖调匀，停火、冷藏备用。

［应用］每次 20g，每日 3 次。

［功效］滋阴清热固冲。

［方解］猪皮味甘性凉，入肾经，功效滋阴清肺，熬胶有助于养血固冲；黄酒味甘苦辛，性温，有助于通血脉、增食欲，红糖甘温，养血温经通脉，合用可滋补肾阴、活血通经。

甲鱼虫草汤

［组成］甲鱼 1 只，约 500g，冬虫夏草 2g，藕节 50g。

［制法］甲鱼去头及内脏后切块洗净，与虫草和鲜藕节一起放入砂锅中，加水适量，文火炖 1 小时，加精盐等调料。

［应用］可做菜肴辅食，饮汤食肉。

［功效］滋阴益肾，凉血止崩。

［方解］甲鱼味甘性平，滋阴清热；冬虫夏草味甘性温，补虚益肾；藕节可凉血止血，诸药食合用，滋阴清热止血之力益增。

（二）肾阳虚证

【临床表现】经血非时而下，量多且淋漓不尽，色淡质稀，腰痛如折，畏寒肢冷，小便清长，大便溏薄，面色晦暗，舌质暗，舌苔薄白，脉沉细无力。

【施膳原则】温肾固冲，调经止血。

【食疗方】

炮姜当归烧羊肉

［组成］羊肉 500g，当归 12g，生地 10g，炮姜 10g，酱油、米酒、糖适量。

［制法］将羊肉切块，用砂锅加其后诸味，文火煮熟透即可。

［应用］可作中晚餐菜肴，分次适量服用。

［功效］温经固冲止血。

［方解］羊肉温肾养血；炮姜温里散寒止血；当归补血，配伍生地滋阴生津，使温而不燥。四物合用可温经固冲止血。

菟丝枸杞瘦肉汤

［组成］菟丝子 20g，枸杞子 30g，瘦猪肉 200g，生姜 10g，红枣 10 枚。

［制法］瘦猪肉切块，诸物洗净加入药包后放入锅内，加清水适量，文火煮 2～3 小时，去药包，加食盐调味。

［应用］喝汤吃肉，随量食用。

［功效］温经固冲止血。

［方解］菟丝子味甘性温，归肝、脾、肾经，不温不燥，补而不腻，有补养肝肾的作用；枸杞子味甘，性平，归肝、肾经，可滋补肝肾；瘦肉味甘性平，补肾养血；姜味辛性微温，红枣味甘性温，益气养血。五味合用可实现温经固冲止血的效果。

（三）血热证

【临床表现】经血非时而下，量多如崩，或淋漓不断，血色深红，经血质稠，心烦少寐，渴喜冷饮，头晕面赤，舌质红，舌苔黄，脉滑数。

【施膳原则】清热凉血，固冲止血。

【食疗方】

生地藕节饮

［组成］鲜生地 30g，鲜藕节 60g，牡丹皮 15g，红糖适量。

［制法］将鲜生地、鲜藕节、牡丹皮放入砂锅内，加水适量，煎半小时，去渣，加糖即可。

［应用］每日 1 剂，分 2 次服用。

［功效］清热凉血，止血不留瘀。

［方解］生地味甘苦，性寒，清热凉血、养阴生津；牡丹皮味苦辛，性微寒，清热凉血、活血散瘀；藕节味甘涩，性平，止血散瘀，配红糖带入血分，更奏其效。

玉米须炖瘦猪肉

［组成］玉米须 20g，瘦猪肉 80g，精盐适量。

［制法］将瘦肉切块，与玉米须一起放入陶罐内，加水 300ml，上蒸笼加盖清蒸至肉熟，加精盐，趁热服用。

［应用］每日 1 剂，佐餐食用。

［功效］凉血止血补血。

［方解］玉米须味甘淡，性平，泻热凉血、利水止血；瘦肉味甘性平，补肾补血。合用则补泻结合，凉血止血。

（四）血瘀证

【临床表现】经血非时而下，量或多或少，淋漓不净，血色紫暗有块，小腹疼痛拒按，舌质紫暗或有瘀点，脉涩或弦涩。

【施膳原则】活血化瘀，固冲止血。

【食疗方】

田七鸡

［组成］田七 5g，鸡肉 200g。

［制法］田七碎与鸡肉一起放入炖盅，加水适量，隔水蒸炖 1 小时，加盐少许即可。

［应用］饮汤食肉。

［功效］益气养血。

［方解］田七味甘，微苦而温，配鸡肉益气养血，祛瘀而不伤正。

益母草香附鸡蛋汤

［组成］益母草 50g，香附 15g，鸡蛋 2 个。

［制法］加水适量同煮，熟后剥去蛋壳取蛋再煮 5 分钟，去药渣。

［应用］吃蛋饮汤，每日一剂。

［功效］活血调经。

［方解］益母草苦辛，性微寒，具有活血调经的作用；香附辛微苦甘，性平，可调经止痛；鸡蛋养血，同食可祛瘀养血。合用可活血调经，祛瘀养血。

（五）气虚证

【临床表现】经血非时而下，量多如崩，或淋漓不断，色淡质稀，神疲体倦，气短懒言，不思饮食，四肢不温，或面浮肢肿，面色淡黄，舌淡胖，舌苔薄白，脉缓弱。

【施膳原则】健脾益气，固冲止血。

【食疗方】

参芪鸽汤

［组成］西洋参 3g，黄芪 15g，乳鸽 1 只。

［制法］乳鸽去毛及内脏，加入西洋参片和黄芪，加水适量，隔水蒸炖 1 小时，加盐少许即可。

［应用］每日服用，连服 7 天。

［功效］健脾益气，固冲摄血。

［方解］西洋参甘微苦凉，功效益阴补气；黄芪健脾益气摄血；乳鸽补脾肾、治虚劳。参芪合用可补气，加之乳鸽补虚劳，诸药食合用共奏健脾益气、固冲摄血之效。

六、护理与预防

（一）饮食护理

除按照上述食疗原则与方法使患者摄入充足的热能、蛋白质及富含维生素、铁的食品之外，还应避免患者食用过冷、过热、生硬的食物，避免饮用咖啡、茶及可乐等饮料。属于实热者，膳食要注意清淡易消化，主食以米面、药粥为主，副食可选青菜、胡萝卜、莲藕、百合、瓜果等。属虚证者，可进滋补性食物，虚寒者可食用羊肉、乌鸡、桂圆、红枣等，阴虚血热者要清补，如鸭、蛋、鱼、瘦肉、银耳等。

（二）起居护理

服药期间，忌食炙煿动火之物，以免迫血妄行。注意月经来潮的时间、色、质、量。观察药后有无口渴、咽干、口鼻生疮、便秘、头目胀痛等现象。注意休息，保证充足睡眠。穿着柔软、宽松、舒适，不宜过暖，汗出及时更换，避免复感风寒和过度的体力劳作，有意识地进行气息调理。

（三）情志护理

要加强精神护理，给予患者针对性的指导和健康教育，重视心理调护。患者患病与紧张情绪有关，在护理时应了解其心理状态及情绪变化。气滞月经失调者，多劝导，调情志，消除情绪抑郁，保持气血畅行。

（四）功能护理

患者需劳逸适度，节制房事，防止损伤冲任。注意外阴及阴道卫生，内裤勤换勤洗，并在日光下曝晒，不宜阴干。注意饮食调摄，忌食生冷、苦寒之品，配合气功、太极拳等体育锻炼，以助气血运行，维持妇女的正常生理功能。

（五）导引调摄

功血的导引调摄以补虚、清热、化瘀为基，调理冲任为本，有"仰卧服气"式，动作解析：①仰卧位，口吸鼻呼，呼吸调匀。②两手掌互相搓热，按摩腹部。仰卧服气可以温运中焦、培补元气、活血化瘀、清泄虚热，同时起到安神定志的作用。建议配合八段锦中的"两手攀足固肾腰"共同练习，摩运经脉，调理冲任，同时刺激肾脏，使肾中精气得以充盈。

> ❀ **古籍选校**
>
> 《太平圣惠方》："治妇人月水不断。口干烦热。吃食减少。四肢无力。熟干地黄散方。熟干地黄，黄芩，当归（锉微炒），地榆（锉），伏龙肝，艾叶（微炒），柏叶（微炒，以上各一两），上件药。捣粗罗（箩）为散。每服三钱。以水一中盏。入生姜半分。枣二枚。煎至五分。去滓。每于食前温服。"

第二节　更年期综合征

> ⇒ **案例引导**
>
> **案例**　患者，女，61岁，四年前绝经后即感精神疲惫，烘热阵作，频频汗出，心悸健忘，烦躁易怒，夜寐欠安，渐至精神抑郁，忧愁寡欢，悲伤欲哭，屡经治疗，症状未见明显改善。诊诉烘热阵作，烦躁易怒、汗出疲惫。舌质偏红，苔白腻，脉细数。
>
> **讨论：** 1. 患者所患疾病是什么？
> 　　　　 2. 有哪些适合的食疗方？

一、概述

更年期综合征是妇女在绝经前后卵巢分泌雌激素水平发生波动或下降所导致的以自主神经系统功能紊乱为主，伴有神经心理症状的一组证候群。半数以上的妇女在绝经前后会出现症状，10%～15%的症状较严重。随着社会进步，妇女对生活质量愈来愈重视，本病日益受到关注。本病属于中医学"绝经前后诸证"的范畴，妇女在绝经前后，出现烘热面赤，进而汗出，精神倦怠，烦躁易怒，头晕目眩，耳鸣心悸，失眠健忘，腰酸背痛，手足心热，或伴有月经紊乱等与绝经有关的症状，又称"经断前后诸证"。这些证候常兼杂出现，发作次数和时间无规律性，病程长短不一，短者数月，长者可迁延数年以至十数年不等。

二、病因病机

古代医籍中无"更年期综合征"病名，但有关本病的病因病机、临床表现及治疗论述较多，散见于"老年血崩""脏燥""百合病""郁证""老年经断复来"等病证中。如《金匮要略·妇人杂病脉证并治》指出："妇人脏燥，喜悲伤欲哭，像如神灵所作，数欠伸……"清代肖埙《女科经纶·月经门·妇人经水当止不止属邪气攻冲》记载："女子以血为主，七七则卦数已终，终则经水绝。冲、任虚衰，天癸绝，而地道不通，而无子。或劳伤过度，喜怒不时，经脉衰微之际，又为邪气攻冲，则当止不止而复下。"

"肾为先天之本"，又"五脏相移，穷必及肾"，故肾阴阳失调，每易波及其他脏腑，而其他脏腑病变，久则必然累及肾，故本病之本在肾，常累及心、肝、脾等多脏、多经，致使本病证候复杂。但因妇女一生经孕、产、乳，数伤于血，往往是"有余于气，不足于血"，所以临床上以阴虚证居多。

1. 肾阴虚　经断前后，天癸渐竭。若素体阴虚，精血衰少，复加忧思失眠，营阴暗损，或多产房劳，精血耗伤；或失血大病，阴血耗伤；肾阴更虚，脏腑失养，遂致经断前后诸证发生。若肾水不足以涵养肝木，易致肝肾阴虚或肝阳上亢；肾阴亏虚，肝血不足，肝失柔养，疏泄失常，出现肾虚肝郁；肾水不足，不能上济心火，出现心肾不交。

2. 肾阳虚　经断前后，肾气渐衰。若素体虚弱，肾阳虚衰，或过用寒凉及过度贪凉取冷，可致肾阳虚惫、脏腑失煦，遂致经断前后诸证发生。若命门火衰而不能温煦脾阳，则出现脾肾阳虚。

3. 肾阴阳俱虚　肾为水火之宅，内藏元阴元阳。阴阳互根，阴损及阳，或阳损及阴，真阴真阳不足，不能濡养、温煦脏腑或激发、推动机体正常的生理活动而致经断前后诸证发生。

三、辨证要点

本病以肾虚为本，病位在肾，辨证以肾阴虚、肾阳虚为纲。在病情演变和转归过程中，又常虚实夹杂，且体质、情志等因素对本病亦有很大影响，在治疗上应注意调理肾阴肾阳，使之恢复平衡。若涉及他脏者，则兼而治之。

四、施膳原则

（一）辨证施膳

本病的证候复杂，往往寒热错杂，虚实并存，涉及多个脏腑。在施膳时一般要同时兼顾，但在具体食疗组方上要尽可能避免相互矛盾，使滋阴清热而不伤阳，温阳散寒又不伤阴。本病虽以肾虚为主，但由于诸多因素的影响，还可出现心脾两虚、气滞血瘀、痰湿内阻等证，需辨证明确再选择合适的食物制作相应的药膳。

（二）饮食宜忌

更年期时人体正处于阴阳失调之际，多食辛辣之物如胡椒、辣椒、花椒、茴香、咖喱、芥末等会伤津耗液，加重阴阳失调，且助阳动风，上扰头部，更加重病情，需要忌食。还应忌食热性之物，如狗肉、牛肉、羊肉以及高糖、高盐、高脂的食物。同时需要补足维生素、微量元素，注意饮食多样化和营养平衡。

💡 **知识拓展**

　　更年期综合征并发症相关营养因素：①高脂高热量食物：部分患者有假性心绞痛，有时伴心悸、胸闷，少数患者出现轻度高血压，特点为收缩压升高、舒张压不高，阵发性发作，血压升高时出现头昏、头痛、胸闷、心悸。但高脂饮食可导致心血管发生器质性病变，加大患病风险。②缺钙：妇女从围绝经期开始，骨质吸收速度大于骨质生成，促使骨质丢失而骨质疏松，缺钙在更年期尤为严重，由于内分泌紊乱，会导致严重的骨质疏松症。

五、食疗方法

（一）肾阴虚证

【临床表现】头晕目眩耳鸣，头部、面颊阵发性轰热、汗出、五心烦热，腰膝酸痛，或心悸怔忡，健忘失眠，多梦易惊，或紧张头痛，两目干涩，四肢麻木，或皮肤干燥，口干，舌红，少苔，脉细数。

【施膳原则】滋养肾阴，佐以潜阳。

【食疗方】

生地黄精粥

[组成] 生地 30g，黄精（制）30g，粳米 30g。

[制法] 先将生地、黄精水煎去渣取汁，用药汁煮粳米为粥。

[应用] 食粥，每日 1 剂，可作早晚餐用。

[功效] 滋补肝肾，益脾助肾

[方解] 生地味甘性苦寒，有养阴生津、清热凉血之功；黄精味甘性平，可润肺滋阴、补脾益气；粳米味甘性平，益脾补虚。三味合用可滋补肝肾，益后天之脾助先天之肾，主治肝肾阴虚的更年期综合征。

（二）肾阳虚证

【临床表现】面色晦暗，精神萎靡，心悸怔忡，形寒肢冷，腰膝酸冷，倦怠乏力，纳呆腹胀，大便溏薄，或经行量多，或崩中暴下，色淡或暗，有块，面浮肢肿，夜尿多或带下清稀，舌淡，苔薄白，脉沉细无力。

【施膳原则】温肾扶阳，温中健脾。

【食疗方】

干姜羊肉汤

[组成] 干姜 30g，羊肉 150g。

[制法] 干姜、羊肉共炖，至羊肉熟烂。食时佐以盐料。

[应用] 食肉饮汤。

[功效] 温补脾肾。

[方解] 干姜味辛热，可温中回阳，温经止血；羊肉味甘性温热，有补虚温中、益肾壮阳之功效。合用则温补脾肾之功益著。

红枣猪腰汤

[组成] 红枣 15g，猪腰 1 付。

［制法］红枣去核，猪腰洗净剖开去筋膜，将去核的红枣放入猪腰内扎紧，煮熟加调料即成。

［应用］吃猪腰和红枣，喝汤。

［功效］温补脾肾。

［方解］红枣可滋阴补阳补血；猪腰性平，味甘咸，可补肾益气。两者合用则共奏温补脾肾之功。

六、护理与预防

（一）饮食护理

更年期女性的糖、脂代谢发生紊乱，易出现血糖升高、血脂升高、肥胖以及糖尿病、动脉粥样硬化等病症，应少吃甜食、动物脂肪和动物内脏，宜多食粗粮。还应多吃鱼、虾皮、芝麻、豆制品等含钙丰富的食品，以预防骨质疏松等症。

不少更年期女性月经紊乱、经血量多、经期延长、周期缩短，常可导致贫血。对此，首先要积极治疗月经紊乱，饮食以高蛋白、高维生素、低盐、低脂肪为宜，多食含钙、铁食物。可多吃瘦肉、鸡鸭血及新鲜蔬菜、水果、红枣、桂圆、糯米等，可达到健脾益气养血的作用。

（二）起居护理

注意休息，保证充足睡眠。穿着柔软、宽松、舒适，不过暖，有汗要及时更换衣物，避免感染风寒和过度的体力劳动，有意识地进行气息调理。

（三）情志护理

患者在长期患病的状态下易产生急躁、易怒、抑郁等负面情绪，应重视心理调护，评估患者的社会心理适应情况，对其进行心理疏导，加强精神护理，给予针对性的指导和健康教育。通过说理开导，解除疑惑、疏导解郁、移情易性、安静养神等来达到七情调和的目的。根据患者个性特点及对疾病的认识情况，帮助其正确认识绝经前后的生理变化与身心反应，对疾病发生、发展、转归有正确的认识。必要时请家庭成员共同帮助患者消除对疾病的忧虑和恐惧，适应生理、心理和社会的变化，提高自我调节和控制的能力，树立战胜疾病的信心。

（四）功能护理

更年期综合征患者往往不能正确认识该病，需要加强对本病相关知识的宣传教育。在护理时应指导患者合理安排时间，坚持适当的体育锻炼，增加户外活动，多晒太阳，练习太极拳或做保健操等。虽然更年期由于体内激素水平变化较大，可能出现各种异常症状，但随着年龄的增长，各种疾病发生的机会也在增长，要定期体检，无病先防，有病早治，不能将更年期发生的症状一律用更年期综合征解释。

（五）导引调摄

更年期综合征患者由于体内激素异常，肾脏虚弱，冲任虚损而导致其他脏腑的异常反应，故而需要运用中医导引功法进行全身性的运动，改善机体内环境，复五脏于康健，临床上常运用易筋经等导引功法，可以起到强壮五脏，调理脏腑气血运行的功能，同时可以改善机体激素水平，从而有效缓解围绝经期低雌激素引起的各种异常情绪。

❀ **古籍选校**

《太平圣惠方》："治心下烦热多渴。恍惚。寒水石粥方。寒水石（二两捣碎），粳米（二合），牛蒡根（四两切），上二味。以水四大盏。煎至二盏半。去滓。下米煮粥食之。"

第三节　乳腺增生

⇒ 案例引导

案例　患者，女，32 岁，患者近半年来，触及右乳房上有条索样的肿块，不痛不热，皮色如常。近年乳房有胀痛刺痛感，前来就诊。脉弦迟，舌质色绛，苔白而润，经汛约 50 天一次，血量少，色紫暗。

讨论　1. 患者所患疾病是什么？
　　　　2. 有哪些适合的食疗方？

一、概述

乳腺增生是乳腺组织非炎性、非肿瘤的良性增生性疾病，表现为单侧或双侧乳房疼痛并出现肿块，乳痛和肿块与月经周期及情志变化密切相关。乳房肿块大小不一，形态不一，边界不清，质地不硬，活动度好，常于经前增大，经后缩小，自觉乳房胀痛，尤以经前明显，经后则减轻或消失。中医属于"乳癖"的范畴。本病好发于 25 ~ 45 岁的中青年妇女，是临床上最常见的乳房疾病，有一定的癌变危险，城市妇女的发病率高于农村妇女。年龄较大而未婚、未育、未哺乳以及精神抑郁的女性易患该病。要避免乳腺增生，最好及时结婚生育，并在产后坚持母乳喂哺。

二、病因病机

该病病位在乳房，肝郁气滞、情志内伤在乳癖的发病过程中有重要影响。

1. 情志因素　患者多有情志不遂，或受到精神刺激，气滞不舒，导致肝气郁结，气机阻滞，气血周流失度，蕴结于乳房胃络，乳络经脉阻塞不通，进而引起乳房疼痛；或思虑伤脾，脾失健运，痰浊内生，肝郁痰凝，气滞血瘀挟痰结聚为核，循经留聚乳中，形成乳中结块。

2. 肝肾不足　肾为五脏之本，肾气化生天癸，天癸激发冲任，冲任下起胞宫，上连乳房，冲任之气血，上行为乳，下行为经，且妇女以肝为先天，肝肾不足，冲任失调时，上则乳房痰浊凝结而发病，下则经水逆乱而月事紊乱。

三、辨证要点

本病局部有肿块，情志抑郁，食欲不振，或胸闷、头晕，苔薄白，脉弦滑。多因肝郁痰凝或冲任失调而发病，结块随喜怒消长。善郁易怒的患者，多为肝郁痰凝证，而结块变化与月经周期关系密切者，多为冲任失调。

四、施膳原则

（一）辨证施膳

肝气郁滞，痰凝血瘀阻于乳络，以致聚积成核，伴乳房刺痛。肝郁不舒则心烦易怒，失眠多梦。治宜疏肝解郁，化痰散结。冲任失调，致月经周期紊乱，脾失健运，气血亏虚，阳虚痰湿，故腰酸乏力，神疲倦怠，经血量少色淡，甚或闭经。治宜调理冲任，温阳化痰。

（二）饮食宜忌

本病患者的饮食以清淡为宜，应多食蔬菜类，少食肉类。多食海带、芋艿、地粟、慈菇等有软坚散结作用的食品。

💡 知识拓展

引起乳腺增生的主要营养性原因：①滥用化妆品、补品：美容保健品、蜂王浆、药妆等多含有激素，易对乳腺产生不良刺激。②蔬菜水果摄入不足或大量食用反季节性蔬菜：缺乏 B 族维生素、维生素 C 或钙、镁等矿物质，前列腺素 E 的合成就会受到影响，乳腺就会在其他激素的过度刺激下出现或加重增生。反季节蔬菜含大量生长素或激素，可导致内分泌紊乱，并刺激乳腺增生。③摄入较多的脂肪和动物蛋白，会刺激乳房腺体过度增生，会导致疾病更加严重。④摄入过多咖啡、酒、辛辣刺激性食物。咖啡和酒含较多的黄嘌呤，而辛辣刺激性的调味品或食物也会加重乳腺增生病情。

五、食疗方法

（一）肝郁痰凝证

【临床表现】青年妇女乳房肿块，质韧不坚，伴胀痛或刺痛，随喜怒消长；伴有胸闷胁胀，善郁喜怒，失眠多梦，心烦口苦；舌淡红，苔薄黄，脉弦滑。

【施膳原则】疏肝解郁，化痰散结。

（二）冲任失调证

【临床表现】中年妇女，乳房肿块，经前加重，经后缓解，乳房疼痛较轻或无疼痛，伴有腰酸乏力，神疲倦怠，月经失调，量少色淡，或闭经；舌淡，苔白，脉沉细。

【施膳原则】调摄冲任。

【食疗方】

归参龙眼炖乌鸡

[组成] 当归身30g，人参10g，龙眼肉50g，乌骨鸡1只，调味品适量。

[制法] 当归、人参切片布包，乌鸡宰杀去毛去内脏洗净，一同放入砂锅，加水与调味品文火煮炖，鸡肉熟时去布包即可食用。

[应用] 每日1剂，分2~3次食用。

[功效] 益气调中，扶助正气。

[方解] 人参甘温，大补元气，补肺健脾；当归甘温，补血活血；龙眼肉甘温，养血安神；乌鸡肉甘平，补肝肾、益气血、清虚热。诸种药食相合，则可益气调中，扶助正气。本方药物偏温，有热者不宜，且不宜久食。

六、护理与预防

（一）饮食护理

本病患者应少吃油炸食品、动物脂肪、甜食和进补食品，多摄入牛奶及乳制品、蔬菜和水果，多吃粗粮、坚果、豆制品、海带、鱼类等。同时要多进食富含纤维素的蔬菜，纤维可以影响胃的排空、小肠的吸收速度以及食物经过消化道的时间，减少脂肪吸收，抑制脂肪合成，从而使激素水平下降，利于疾病的恢复。大豆和大豆制品中含有异黄酮，能够降低女性体内的雌激素水平，减少乳房不适，故增加大豆食品的摄入对乳房健康大有裨益。

（二）起居护理

生活要有规律、劳逸结合，保持性生活和谐，调节内分泌失调。保持大便通畅可减轻乳腺胀痛，并对乳腺增生的预防起到一定作用。禁止滥用避孕药及含雌激素美容用品，注意避免人流。产妇多喂奶，能防患于未然。

（三）情志护理

本病治疗需要情志通畅，要多与患者沟通和交流，减轻患者心理压力，树立战胜疾病的信心。由于缺乏正确认识，乳腺增生对人体的危害主要在于心理损害，过度紧张刺激、忧虑悲伤，可造成神经衰弱，加重内分泌失调，促使疾病加重，故应解除各种不良的心理刺激。对于心理承受能力差的患者，医护人员更应注意告诫患者保持情绪稳定，保证规律的生活，调整心态，放松心情，加强锻炼，培养兴趣爱好，消除不良情绪。

（四）功能护理

乳腺增生患者要加强自我检查和定期复查。注意乳腺增生的发展和内分泌变化情况，若出现肿块，应注意及时调理，避免病情加重。

（五）导引调摄

乳腺增生症患者的导引调理以疏肝解郁、理气止痛为主，临床上常选用"六字诀·嘘字诀"进行日常养生调摄。动作解析：①两手松开，掌心向上，手指向前，收于腰间。②深吸气，呼气的时候发"嘘"。同时身体左转，右掌向左侧穿出，掌心向上，目视左方。③做反式动作，身体右转，穿左掌，发"嘘"。④一左一右为一次，共练习3次。动作要领：每次的呼吸不要刻意追求发音的时长，而是在我们练完这个呼吸，下一次呼吸不会觉得憋气，掌握到这样的幅度就可以了。通过练习"嘘字诀"可以起到拉伸筋脉、疏肝解郁、散结消肿的作用，有效缓解病情，提升患者的生活质量。

⚛ 古籍选校

《太平圣惠方》："治妇人乳生结核。疼痛。散毒瓦斯。止疼痛。当归散方。当归（三分锉微炒），甘草（一两锉），川芒硝（一两），黄连（三分去须），黄药（三分），川大黄，上件药。捣细罗（箩）为散。用鸡子白调为膏。于生绢上涂贴。服效为度。"

第四节　缺　乳

⇒ 案例引导

案例　患者，女，24岁，足月顺产，出血较多。产后旬余恶露甚少，色黑紫夹有血块，复因调摄不善，情怀失畅，致产后乳汁不行，两乳胀痛，食少纳呆，腰酸肢软，时有腹痛，舌质紫暗，苔薄白，脉弦细而涩。

讨论　1. 患者所患疾病是什么？

　　　　2. 有哪些适合的食疗方？

一、概述

产后乳汁甚少或全无，不足以喂养婴儿者，称为"缺乳"。又称"乳汁不足""乳汁不行"。缺乳多发生于产后数天至半个月内，也可发生在整个哺乳期。我国母乳喂养失败者，因乳汁不足者约占35%，且有上升趋势。西医学之产后泌乳过少等病可参照本病论治。

二、病因病机

本病最早见于隋代《诸病源候论》："妇人手太阴少阴之脉，下为月水，上为乳汁……即产则水血俱下，津液暴竭，经血不足者，故无乳汁也。"《格致余论》对其病因病机有进一步论述，提出"乳子之母，不知调养，怒气所逆，郁闷所遏，厚味所酿，以致厥阴之气不行，故窍不得通，而乳汁不得出"的观点。乳汁为血所化生，来源于中焦脾胃，产后失血或素体脾虚，脾失健运，或先天禀赋不足等，均可致乳汁生化乏源，无乳可下；产后忧思过度，肝失条达，加之产后恣食膏粱厚味、辛辣刺激，损伤脾胃，痰湿内阻，或产后瘀血阻滞，或产后外邪侵袭留滞等，均可致乳络壅滞不通，乳不得下。

1. 气血虚弱　素体气血亏虚，或脾胃素弱，复因分娩失血耗气，加重气血亏虚，或脾胃虚弱，气血生化不足，以致气血虚弱无以化乳，则产后乳汁甚少或全无。

2. 肝郁气滞　素性抑郁，或产后情志不遂，肝失条达，气机不畅，气血失调，以致经脉涩滞，阻碍乳汁运行，因而缺乳。

三、辨证要点

产后缺乳病位在乳络，与脾、胃、肝密切相关，不外乎虚实两证。虚者主要是因为气血两虚，乳汁化源不足，运化不及；实者多因情志所伤，肝气郁结，气机不畅，乳络涩滞。

四、施膳原则

（一）辨证施膳

缺乳有虚有实，产后虽然多虚，亦不宜峻补，应以调理气血、通脉下乳为治疗原则。虚者补气养血，实者疏肝解郁，均宜给予通乳食品。在治疗中还应注意产妇恶露情况。产后恶露过多可影响乳汁的化生，应同时治疗。脾虚痰湿壅滞亦可造成缺乳，虽形体肥胖，乳房丰满，脂肪组织多但乳腺组织少，痰湿壅滞乳络，行乳无力，宜健脾化痰通乳。同时，精神紧张、劳逸失常或哺乳方法不当等，均可影响乳汁分泌。

（二）饮食宜忌

饮食宜清淡，多摄入富有营养且容易消化的食物，不宜过用寒凉或辛热刺激性食物及坚硬、煎炸、肥甘厚腻的食物。注意营养供给要全面，但应避免某些饮食成分可能通过乳汁对乳儿产生不良影响。宜多进食营养丰富的汤汁类饮食，以补充津液。

💡 知识拓展

　　引起产后缺乳的营养相关因素：①机体能量消耗增加，补给不足：孕妇在妊娠早期会出现程度不等的妊娠反应，如食欲不振、挑食、恶心、呕吐等，后期如果未能及时补充摄入足够的高蛋白、高脂肪营养素，一些孕妇常出现机体营养失衡。②节食或者挑食：孕期节食会造成蛋白质、脂肪摄取不足，缺乏锌、钙等微量元素。③不足月产：患者由于不足月即已生养，机体尚未全面完成调节，尚不适应哺乳的需要，导致乳汁稀少。④进食不科学：用水果代替正餐，或不停地吃零食，没有摄取足够的主食。

五、食疗方法

（一）气血虚弱证

【临床表现】产后乳少，甚或全无，乳汁清稀，乳房柔软，无胀满感，神疲食少，面色无华，舌淡，苔少，脉细弱。

【施膳原则】补气养血，佐以通乳。

【食疗方】

归芪鲤鱼汤

［组成］黄芪20g，当归8g，鲤鱼一尾。

［制法］鲤鱼洗净去鳞和内脏，与当归、黄芪同煮。

［应用］饮汤食鱼。

［功效］补气养血通乳。

［方解］鲤鱼性味甘平，滋养气血，下气通乳；当归味甘、辛，性苦温，有补血活血的效果；黄芪甘温，有益气健脾的效果。合用则可协同发挥补气养血通乳的功效。

（二）肝郁气滞证

【临床表现】产后乳汁涩少，浓稠，或乳汁不下，乳房胀硬疼痛，情志抑郁，胸胁胀闷，食欲不振，或身有微热，舌质正常，苔薄黄，脉弦细或弦数。

【施膳原则】疏肝解郁，活络通乳。

【食疗方】

通草猪蹄

［组成］丝瓜5g，通草6g，猪蹄4个。

［制法］将前二药水煎去渣后，加入猪蹄文火炖熟即可。

［应用］饮汤吃肉，每日吃1个猪蹄。

［功效］泄热活血，通络下乳。

［方解］通草甘淡性寒，通经下乳；丝瓜味甘性寒，可活血通络；猪蹄味甘咸性平，有健胃养血充乳之功，合用可有通络下乳之效。

六、护理与预防

（一）饮食护理

乳母需要摄入充足的热能和各种营养、水分，以满足自身和哺乳的需要。饮用热汤后即出汗是气血津液通畅、营卫调和的表现。哺乳期间以高蛋白食物及新鲜蔬菜为宜，少食多餐、多饮汤水，多食催乳食品，如猪蹄、鲫鱼、鲢鱼、鲶鱼、河虾、淡菜、赤小豆、花生、无花果、芝麻、甜米酒等。忌食辛辣刺激、助阳化火之品。气血虚弱，乳汁缺乏者，应加强饮食调理，选用催乳汤等。重在补益脾气，使气血充足，乳汁自生。

（二）起居护理

母婴同室，及早开乳。注意休息，保证充足睡眠，保持良好个人卫生习惯。穿着柔软、宽松、舒适，不用过于保暖，出汗要及时更换，避免复感风寒和过度的体力劳作。

（三）情志护理

加强精神护理，保持心情舒畅，忌烦恼及忧虑，调情志，心境平和，乳汁畅行。对哺乳信心不足的患者，要谈经验，帮助其树立哺乳的信心。

（四）功能护理

产后应适当活动，劳逸结合，使气血流通。通过做简单体操，逐渐增加运动强度。产前检查如发现乳头凹陷者，应指导孕妇经常把乳头向外牵拉，并保持乳头清洁。乳母要掌握正确的哺乳姿势，养成良好的哺乳习惯，勤哺乳，按需哺乳，一侧乳房吸空后再吸另一侧。若乳儿未吸空，应将多余乳汁挤出。忌用肥皂和酒精清洗乳头，以免引起局部皮肤干燥皲裂。每次喂奶前，按摩乳房，以利于刺激泌乳。哺乳后挤出少许乳汁涂于乳头上，以保护乳头。

（五）导引调摄

产后妇女多虚，但不耐峻补，需要简单的导引配合呼吸进行温养气血、活血通络，促进脾胃运化，增加乳液的产生，临床上常选用八段锦与《诸病源候论》的"振肘式"进行调养。"振肘……两手抱两乳，急努，前后振摇，极势，三七。手不动摇，两肘头上下来去三七。去两肘内劳损，散心向下，众血脉遍身流布，无有壅滞。"动作解析：①站立姿势。②两手由体侧抬起，成侧平举，肘关节弯曲，两手分别推按在左右胸膺部位。③两肘关节同时向前、向后，反复振摇 21 次。④两肘再向上，向下运动，重复 21 次。通过练习"振肘式"可以很好地起到乳房血液循环，起到刺激肘部及胸背部经络的作用，补虚通络，建议配合八段锦一同练习，特别是"两手托天理三焦"与"调理脾胃须单举"两式，结合食疗方共同调理脏腑，使气血化生有源。

⚛ 古籍选校

《太平圣惠方》："治产后乳不下。闭闷妨痛。猪肝羹方。猪肝（一具），粟米（一合），上一如常法作羹粥。空心食之。"

目标检测

答案解析

单项选择题

1. 患者头晕目眩耳鸣，头部、面颊阵发性轰热、腰膝酸痛，或心悸怔忡，健忘失眠，多梦易惊，或两目干涩、四肢麻木，或皮肤干燥、口干，舌红，少苔，不宜使用的食物有（　　）

　　A. 鱼　　　　　B. 虾　　　　　C. 水果　　　　　D. 羊肉　　　　　E. 玉米

2. 产后缺乳不宜食用的食物有（　　）

　　A. 猪蹄　　　　B. 鲢鱼　　　　C. 红烧肉　　　　D. 芝麻　　　　E. 甜米酒

3. 对于有产后乳汁涩少，浓稠，乳房胀硬疼痛，情志抑郁，胸胁胀闷，食欲不振的患者，可以选用的食疗方是（　　）

　　A. 归芪鲤鱼汤　　　　　　　　　　B. 炮姜当归烧羊肉

　　C. 通草猪蹄　　　　　　　　　　　D. 归参龙眼炖乌鸡

　　E. 甲鱼虫草汤

4. 妇女乳腺增生不应食用（　　）

  A. 肉苁蓉   B. 党参   C. 蜂蜜   D. 金橘   E. 赤芍

5. 患者，女，58 岁，面色晦暗，精神萎靡，心悸怔忡，形寒肢冷，腰膝酸冷，倦怠乏力、纳呆腹胀，大便溏薄，或经行量多，或崩中暴下，色淡或暗，有块，面浮肢肿，夜尿多或带下清稀，舌淡、苔薄白，脉沉细无力。其最佳的食疗方为（　　）

  A. 干姜羊肉汤   B. 冬瓜薏米汤

  C. 海带通草炖豆腐   D. 山茱萸煨鸭汤

  E. 红豆莲子汤

6. 患者，女，36 岁，经血非时而下，量多如崩，或淋漓不断，血色深红，经血质稠，心烦少寐，渴喜冷饮，头晕面赤，舌质红，舌苔黄，脉滑数。其最佳的食疗方为（　　）

  A. 人参核桃饮   B. 二金藕节饮

  C. 黄芪母鸡汤   D. 冬花枇杷茶

  E. 生地藕节饮

书网融合……

本章小结

题库

第十三章　恶性肿瘤

📖 学习目标

知识要求：

1. 掌握　恶性肿瘤的施膳原则和食疗方法。

2. 熟悉　恶性肿瘤的定义、辨证要点。

3. 了解　恶性肿瘤的预防与护理。

技能要求：

1. 能够正确对本章疾病进行辨证。

2. 能够制作各证型主要的食疗方。

素质目标：

关心患者，具备医者仁心的良好职业素养。

一、概述

恶性肿瘤是指细胞生长调控失常，导致单克隆性异常增生而形成的新生物。这种新生物不仅生长迅速，且可产生多种有害物质，甚则转移到身体其他部位，破坏正常的器官结构，使机体功能失调，甚至夺取生命。恶性肿瘤的分化程度较低、生长较快，可对器官的结构和功能造成浸润性破坏，对机体健康造成极大威胁。异常增生除了可引起局部压迫和阻塞，还可见疼痛及发热症状。恶性肿瘤晚期还可出现乏力、严重消瘦、贫血和全身衰竭等症状。

中医学很早以前就描述过多种恶性肿瘤，如《内经》的"石瘕""肠覃""膈中"，《诸病源候论》的"石痈""癥瘕""石疽"，《难经》的"积聚"及后世所说的"失荣""肾岩""石疔"，这些多属于胃肠、肝、胰等脏器和体表的肿瘤。

⇒ 案例引导

案例　患者，男，67 岁，乙型肝炎病史 20 余年。近来自觉消瘦、乏力、厌食。右胁胀痛连及后背，羸瘦乏力，少气懒言，厌食纳少，头晕恶心，脘腹痞满，入夜尤甚，常彻夜难眠，时发热，烦燥，口干咽燥，下肢浮肿，大便秘结，舌红、苔光，脉细数。经 CT 检查，诊断为原发性肝癌。

讨论　1. 有哪些适合该患者的食疗方？

2. 是否可以长期使用同一食疗方？

二、病因病机

本病多因气滞、痰凝、湿滞、瘀血、毒聚等搏结所致，长期积滞形成有形肿块。历代医家大多将恶性肿瘤归因于瘀滞痰湿，但恶性肿瘤的发生发展还与特异性致病因素——癌毒有关。引起癌肿的"毒"是一种特殊的毒邪，而癌症的始动之因正是这种毒邪在体内滋生。"癌毒"多因外感六淫、饮食劳倦、内伤七情等长期作用于机体致使经脉受阻，气血失调，脏腑失和，浊邪积聚，机体在这种情形下变生出一种强致病物质并成为新的致病因素。机体患有恶性肿瘤的初期可无显著症状，随着病情的发展，当脏腑功能失代偿时就进入了临床阶段。

本病病机复杂多样，有气滞、痰凝、湿滞、瘀血、毒聚等多种。

1. 气机阻滞　气机阻滞的原因很多，感受外邪，饮食失节，情志不舒，以及痰浊、瘀血阻滞均可导致。由于气机阻滞，气血运行不畅，导致脏腑或病变部位出现胀满、疼痛。

2. 痰凝湿阻　津液依赖于肺、脾、肾的布散、运化转输和温煦蒸化。外感或内伤等多种原因可致其异常，进而痰浊内生；亦可导致肺、脾、肾功能失调，水液代谢障碍，津液停聚而形成湿滞，可出现湿困中焦的改变，常表现为食欲不振、呕吐、泄泻、腹胀等。

3. 血脉瘀滞　饮食失调，情志不舒，跌仆损伤，感受外邪，以及久病正虚等多种原因均可导致血行滞涩，脉络瘀阻，或壅遏发热，日久形成积块。

4. 毒邪积聚　由于外感热邪，或湿滞、痰凝、瘀血等内生病理产物影响气机的运行，郁久化热，或内外合邪，使热邪亢盛形成毒邪。热邪亢盛可致发热，迫血妄行而导致出血。痰凝、湿滞、瘀血壅遏，故可形成肿块。

恶性肿瘤患者机体多虚，其气血津液被病变耗伤，因此中晚期患者大部分会出现阴阳两虚，气血亏虚等病机转变。由于癌毒、疼痛等所导致的饮食失调，水谷精微匮乏，使气血生化无源；或因老年体衰、长期生病、疲劳过度等，导致脏腑机能减退，阴阳气血失调。患者因正气不足出现倦怠乏力，精神萎顿，自汗，易于感冒等症状，进一步发展可致阳虚，出现神倦嗜卧，形寒肢冷等虚寒症状。由于燥热伤阴或久病伤及元阴导致阴虚，出现口干唇燥，皮肤干燥等症状，阴虚则阳亢，又会出现五心烦热，潮热盗汗等虚热症状。当营养不良、脾胃虚弱、失血过多、久病不愈以及血液化生障碍时可致血虚，患者常表现为头晕目眩，神疲乏力，面色萎黄，唇甲不荣等症状。

三、辨证要点

癌症属于正虚邪实，邪盛正衰的一类疾病，随着病因、体质、环境等因素的变化可能出现不同的证，而不同的肿瘤可能出现相同的证，临床上经常是多种证候同时出现。如肝癌其病位在肝，但与胆、脾、胃、肾密切相关。肝癌早期以肝郁气滞，脾虚为主，进而出现湿热、血瘀等证，晚期则多见肝失疏泄，肝肾阴虚，肾失温煦与滋养，脾失运化与统摄，正虚邪盛，正不胜邪。其病性多见本虚标实，虚实夹杂，临床辨证要注意其本虚，并要顾及邪实。本虚表现为乏力倦怠，气短懒言，面色萎黄，形体逐渐消瘦等。标实表现为右肋下缘或剑突下有坚硬肿块而拒按，甚至伴黄疸，脘腹胀满而闷，腹部胀大等。主要辨证分型包括气滞血瘀，肝气郁结，肝阴亏虚，湿热聚毒。

四、施膳原则

（一）辨证施膳

恶性肿瘤的疾病发展过程根据肿瘤性质不同而各有特点，每个患者病情又不尽相同，辨证分型亦经常变化，故而需要恰当的辨证施膳。施膳的基本原则是扶正祛邪，攻补兼施，综合分析，做到"治实当顾虚，补虚勿忘实"。依据正虚侧重的不同以及主要病变脏腑而分别采用补阳、补阴、补气、补血等膳食；理气行气，活血化瘀，化痰散结，清热解毒则是祛邪时主要采用的施膳原则。

肺气虚者，症见喘息短气，语声低怯，易感冒汗出等。可用补益肺气法，如食用补虚正气粥、芪参汤等。

脾气虚者，症见精神困顿，四肢无力，食少便溏，气短声怯，大便滑泄，吐血，便血，齿衄，肌衄，崩漏等，可用补益脾气法，如食用大枣粥、山药面等；或用健脾除湿法，如食用莲子猪肚、赤小豆鲤鱼汤等。证属中气下陷者，可用益气升陷法，如食用归芪鸡、人参粥。出现吐血，便血，齿衄，肌衄，崩漏者属于气不摄血，可用益气摄血法，如食用花生红枣汤、归芪鸡等。

血虚者，症见面色苍白，爪甲无华，眩晕，心悸怔忡，健忘失眠，视物昏花，眩晕胁痛，筋惕肉瞤，手足麻木等，可用益气生血法，如食用归参鳝鱼羹、济生当归羊肉汤等。也可用补血养心法，如食用玉灵膏、蜜饯姜枣龙眼、归参炖猪心等。还可用补血养肝法，如食用猪肝炒枸杞苗、枸杞当归葡萄酒等。

肺胃阴伤者，症见口渴口燥，咽干，大便燥结，鼻干，咽喉干痛，干咳无痰，或痰中带血以及肌肤干燥等。可选用养肺胃阴，生津液的食物，如五汁饮、益胃汤。

气滞血瘀，湿聚痰凝者，因气机不调致血行不畅而瘀滞，运化失司而痰湿停聚发为瘤病。可食夏枯草、当归、川芎、杏仁以及海带、魔芋、辣椒、大蒜、山楂、柚子等食物行气活血散瘀，祛湿化痰。

（二）饮食宜忌

对恶性肿瘤患者进行食疗，可改善患者的生活质量，延长其生存时间，增强机体免疫力，减少放化疗的毒副反应。患者饮食忌过饱，忌坚硬、油腻、生冷食物，忌辛温、煎炒、油腻、荤腥、炙煿、陈腐、发霉等食物。因为这些食物对人体有刺激性，有的甚至含有毒素或其他致癌物质，如亚硝胺类、黄曲霉毒素等。饮食宜调补脾胃，少食多餐，以软质易消化的食物为主，宜进食香菇、火腿、瘦猪肉、鲫鱼等补脾之品。恶心呕吐者可频服生姜汁、甘蔗汁。

《黄帝内经》："辛甘发散为阳，酸苦涌泄为阴，咸味涌泄亦属阴，淡味渗泄为阳。"故表现为热证、阳证的癌症患者，饮食应忌温燥、辛辣等热性食物；表现为寒证、阴证的患者则应忌咸味、苦酸、油腻、荤腥等食物；而湿证、痰证的患者，应禁食黏腻、甘甜之品；表现为气滞、血瘀的患者，则应禁食壅滞气血的食物，如花生、马铃薯以及生冷寒凉的瓜果蔬菜等。

五、食疗方法

（一）气滞血瘀证

【临床表现】肿块经久不消，坚硬如石，凹凸不平，唇舌紫暗或有瘀斑，静脉怒张，皮肤暗黑有斑块，肌肤甲错，局部刺痛，痛处固定不移，日轻夜重，脉涩滞。

【施膳原则】行气活血，化瘀解毒。

【食疗方】

佛手粥

[组成] 佛手10g，粳米50g，冰糖适量。

[制法] 先将佛手洗净，切碎，加清水1200ml，煎取1000ml果汁，放瓦罐中备用；粳米淘洗干净，与冰糖一起放入佛手汁中，小火慢炖30分钟成粥即可。

[应用] 每日1~2次。

[功效] 行气活血，化瘀止痛。

[方解] 佛手辛苦酸温，入脾、胃、肝经，理气止痛、健胃止呕；粳米性味甘平，健脾养胃。

（二）痰热蕴肺证

【临床表现】咳嗽痰盛，胸闷气短隐痛，纳差，便秘或恶心呕吐，舌红苔薄黄腻，脉滑数。

【施膳原则】清热化痰。

【食疗方】

蕺菜薏米粥

[组成] 蕺菜 30g，全瓜蒌 15g，七叶一枝花 30g，冬瓜子 15g，生薏仁 30g，白糖适量。

[制法] 生薏米浸透心，将瓜蒌、冬瓜子、七叶一枝花煎汤去渣后，加入蕺菜、生薏米煮粥，白糖调味服食。

[应用] 每日 1 次，可连服 3~4 周。

[功效] 清热化痰。

[方解] 蕺菜可清热解毒、活血消痈；瓜蒌配冬瓜子清热化痰、排脓消肿；生薏米能健脾利湿；七叶一枝花止咳平喘，合用可清热平喘、化痰消肿。

川贝白果粥

[组成] 川贝母 5g，白果 50g，粳米 100g，猪瘦肉 60g。

[制法] 白果去壳，除膜，水浸漂一日，备用。川贝母打成粉，猪瘦肉切碎，粳米淘洗干净后放入砂锅，加白果、猪瘦肉和适量的水煮至米烂粥成，再加入川贝母粉，搅拌均匀，继续煮片刻后，加入盐、味精等调味即成。

[应用] 每日 1 次，温热服食。

[功效] 润肺化痰。

[方解] 川贝母具有清热化痰、润肺止咳之功，白果有敛肺止咳、缩尿止带之功。粳米可补中益气、健脾和胃，猪瘦肉可补肾养血、滋阴润燥，合用可润肺化痰。

（三）瘀毒内结证

【临床表现】 吞咽障碍，胸骨后痛，大便坚硬、小便不利，口干舌燥，或有低热，舌红或绛或暗紫，苔黄或无苔，脉小弦或细涩。

【施膳原则】 化瘀解毒。

【食疗方】

豆根桃仁糖

[组成] 北豆根 60g，桃仁 45g，山楂 30g，生姜汁 2 汤匙，丁香粉 5g，红糖 250g，食用油适量。

[制法] 北豆根、桃仁、山楂加水煎 2 遍，去渣浓缩，加入红糖，以小火熬稠，加入姜汁、丁香粉调匀，将熬好的糖倒在表面涂过食用油的器皿中，用刀切成 50 块。

[应用] 不拘时含服，连用 15~20 天。

[功效] 活血解毒，化瘀消积。

[方解] 北豆根苦寒，清热解毒、消肿止痛；桃仁、山楂化瘀消积、活血润燥；姜汁、丁香降逆止呕；红糖益气活血，合用可活血解毒、化瘀消积。

（四）气血双亏证

【临床表现】 形体消瘦，面色㿠白，肢倦乏力，头晕目眩，虚烦不眠，舌质淡，苔薄白，脉细弱。

【施膳原则】 益气养血。

【食疗方】

黄芪猴头汤

[组成] 猴头菌 150g，黄芪 30g，嫩鸡肉 250g，小白菜心 100g，葱姜等调料适量。

　　[制法] 温水发猴头，削去底部，洗净，切厚片，猴头浸出液沉淀，滤渣备用；鸡肉切片。将鸡肉、黄芪、葱姜入油锅煸炒，入盐、酒、汤与猴头片，大火烧沸，文火慢炖 1 小时，入小白菜心即可出锅。

　　[应用] 每日佐餐 2 次食用。

　　[功效] 补气养血，和中消食。

　　[方解] 猴头菌性甘平，健脾养胃、行滞消肿；黄芪可增加补脾益气的效果；鸡肉补益五脏；小白菜和中消食，共用可收补气养血，消肿利尿之效。

贞芪虫草香菇鸭

　　[组成] 女贞子 30g，生黄芪 50g，冬虫夏草 5g，香菇 30g，肥鸭 1 只，调味品适量。

　　[制法] 女贞子、黄芪、冬虫夏草洗去泥土，纱布包裹；香菇水发洗净；鸭宰杀去毛除内脏洗净。共入砂锅，加葱、姜、料酒、精盐、味精及水，文火煮炖至鸭肉脱骨，去药。

　　[应用] 食肉喝汤，每日佐餐 2 次食用。

　　[功效] 气血阴阳并补，健脾和中。

　　[方解] 黄芪为补气健脾之佳品；女贞子补肝肾之阴；冬虫夏草肺肾同补；香菇重在补气，鸭肉养阴；共用可气血阴阳并补。

归参龙眼炖乌鸡

　　[组成] 当归身 30g，人参 10g，龙眼肉 50g，乌鸡 1 只，调味品适量。

　　[制法] 当归、人参切片布包。乌鸡宰杀去毛除内脏洗净。诸物入砂锅加调味品及水适量，文火煮炖，至鸡肉脱骨熟烂，去布包即可。

　　[应用] 食肉喝汤，每日佐餐 2 次食用。

　　[功效] 补气养血，健脾和中。

　　[方解] 当归补血，人参补气，龙眼肉补血，乌鸡气血并补，共用气血双补之力益甚。

鹌蛋牛奶饮

　　[组成] 鹌鹑蛋 3~4 个，鲜牛奶 300ml，冰糖 20g。

　　[制法] 将冰糖打碎后溶入鲜牛奶中，将牛奶煮沸，冲入鹌鹑蛋，稍搅拌成蛋花状，勿久煮。

　　[应用] 每日食用 1 次。

　　[功效] 健脾益气，补虚生血。

　　[方解] 鹌鹑蛋可补气益血，强壮疗虚，牛奶入肺、胃经，有补益虚损，滋润肺胃之功，冰糖性味甘平，可补脾养胃，诸药食共用可达补益气血之功。

六、护理与预防

(一) 饮食护理

　　恶性肿瘤患者要养成良好的饮食习惯，不食过辣、过冷、过烫、变质食物，控制油炸、腌熏食品的摄入，最好是不食用。按时进餐，细嚼慢咽，戒除烟酒；食物新鲜多样、粗细搭配适当。饮食应尽量做到色香味佳，富于营养且品种多样。有吞咽困难者应进食半流质或流质饮食，少食多餐；呕吐不能进食者，需要维持生命的必需，应适当补充液体、维生素和能量。由于癌症患者多数处于营养不良，机体免疫力降低的状态，因此若没有明显的阴阳寒热偏离，饮食无需禁忌，只要吃后感到舒适，都可继续食用。倘若忌口太多，反而加重营养不良。

（二）起居护理

生活要规律、加强锻炼可以增强机体抗病能力，避免接触致癌因素，戒烟戒酒，切实做好起居护理可以降低恶性肿瘤发病率。对于已患病者，调摄的目的在于提高生存率，延长生存期，改善生存质量。

（三）情志护理

精神创伤可诱发癌症。悲观恐惧心理，会加速癌症的恶化。据精神病学研究显示，人在极度紧张和失望的情况下，往往容易患癌，而快乐的人却极少患癌。压力是重要的癌症诱因，要有良好的心态应对压力，劳逸结合，不要过度疲劳。同时针对患者复杂的心理状态，对其进行心理治疗，使其保持乐观情绪，也有利于机体的康复。

（四）功能护理

养成良好的卫生习惯，经常运动，全面摄取营养，注意膳食种类要多、要杂，粗粮、精粮要互相搭配，克服偏食习惯，饮食要多样化，使营养成分达到平衡，从而增强机体的免疫功能，发挥抗癌作用。预防各类癌症，远离有放射性的物质和致癌化学物质。

⊕ 知识链接

"发物"与癌症的关系

从中医学的角度分析，"发物"指辛辣燥热刺激、肥甘厚味及低级海产生物等一类食物。《素问·热病论》谓："热病少愈，食肉则复。"当癌病者食用高蛋白、高脂肪或刺激性食物后，机体对异性蛋白（特别是低级海产生物）的反应造成发热、皮疹、胃肠消化功能紊乱而出现腹痛、腹胀、腹泻或便秘；刺激性食物对消化管黏膜作用出现发热及皮疹，黏膜及皮肤充血或溃破，这就是"发物"的致病机制和临床表现。癌症患者应该忌吃什么食物，与各种癌瘤的特性、癌瘤所侵犯的脏腑以及患者的体质反应有关。故正确地理解中医戒口和"发物"的概念和范畴，对于癌症患者饮食调养、促进机体康复，仍有积极的意义。

⊛ 古籍选校

《太平圣惠方》："治脾胃气弱，痰哕呕吐，不下饮食。半夏棋子粥方。半夏（二钱汤洗七遍去滑），干姜（一钱炮裂），白面（三两），鸡子白（一枚），上件药，捣罗为末。与面及鸡子白相和。溲切作棋子。熟煮。别用熟水淘过。空腹食之。"

目标检测

答案解析

单项选择题

1. 咳嗽痰盛，胸闷气短隐痛，纳差便秘或恶心呕吐，舌红苔薄腻或厚腻，脉弦滑或略细，宜食（　　）

A. 老鸭　　　　B. 海金沙　　　　C. 瓜蒌　　　　D. 羊肉　　　　E. 柿子

2. 吞咽障碍，胸骨后痛，大便坚硬、小便不利，口干舌燥，或有低热，舌红或绛或暗紫，苔黄或无苔，脉小弦或细涩，宜食用的食物有（　）

A. 北豆根　　　　B. 燕窝　　　　C. 佛手　　　　D. 猪肝　　　　E. 蜂蜜

3. 吞咽梗塞而痛，固体食物难进，汤水可下，形体消瘦，口干咽燥，大便干结，纳差乏力，舌红少津，苔薄，脉细，宜食用（　）

A. 茯苓薏苡杏仁粥　　　　　　　B. 黄芪猴头汤

C. 核桃人参饮　　　　　　　　　D. 杏仁桂圆炖银耳

E. 二仙羊肉汤

书网融合……

本章小结　　　题库

第十四章 儿科疾病

📖**学习目标**

知识要求：

1. **掌握** 小儿营养不良、小儿腹泻、小儿多动症及湿疹的施膳原则和食疗方法。
2. **熟悉** 小儿营养不良、小儿腹泻、小儿多动症及湿疹的定义、辨证要点。
3. **了解** 小儿营养不良、小儿腹泻、小儿多动症及湿疹的预防与护理、古籍选校。

技能要求：

1. 能够正确对本章疾病进行辨证施膳。
2. 能够制作各证型主要的食疗药膳。

素质要求：

关心患儿，具备医者仁心的良好职业素养。

　　小儿时期，是生长发育的关键期，无论从形体结构、生理功能，还是从病因、病机、疾病种类、疾病演变等方面来看，均与成年人有着很大的区别，不能简单地将儿科疾病当作成年人疾病的缩小版。历代医家对小儿的生理和病理特点描述很多，归纳起来，生理方面主要表现为脏腑娇嫩，形气未充，生机勃勃，发育迅速。病理方面主要表现为发病容易，传变迅速，脏气清灵，易趋康复。病因多与外感、食伤、先天因素有关。正确掌握小儿的这些特点，对指导小儿疾病的饮食调护具有重要意义。

　　本章重点介绍小儿营养不良、小儿腹泻、小儿多动症及湿疹等四种儿科常见疾病的饮食调护。

第一节　小儿营养不良

⇨**案例引导**

　　案例　患者，男，3岁，腹泻1天。患儿1天前开始出现腹泻，表现为泻下稀薄、色黄臭秽，肛门灼热，伴有腹痛、身热、口渴，小便短赤，舌苔黄腻，脉象滑数。诊断为小儿腹泻。

　　讨论　1. 该患儿腹泻属于何种证型？

　　　　　　2. 有哪些食疗方适合该患儿？

一、概述

　　小儿营养不良是一种以进行性皮下脂肪减少为特征的慢性营养缺乏性疾病。好发于3岁以内婴幼儿，患儿表现为形体消瘦，皮色苍白，乏力，厌食，智能发育迟缓。本病的发病没有明显季节性。

　　中医学古籍中未有小儿营养不良的描述，根据患儿临床表现，归属于中医学"疳证"的范畴。"疳"有两层含义：一是"疳者甘也"，言其病因，谓小儿多食肥甘厚腻之品，损伤脾胃所致；二为"疳者干也"，言其症状，谓气液干涸，全身消瘦，肌肤干瘪的临床症状。

本病起病缓慢,病程迁延,会不同程度地影响小儿的生长发育,严重者甚则阴竭阳脱,猝然凶险,被古人列为儿科四大要证之一。随着人民生活水平的提高和医疗条件的改善,本病的发病率已明显下降,特别是重症患儿显著减少。本病经恰当治疗,绝大多数患儿均可治愈,仅少数重证或有严重兼证者预后较差。

二、病因病机

《小儿药证直决·诸疳》云:"疳皆脾胃病,亡津液之所作也。"概括了疳证的病理,具有很好的指导意义。本病的病因较多,临床上以喂养不当、疾病影响以及先天禀赋不足为常见,病变部位主要在脾胃,可涉及五脏。病机关键是脾胃亏损,津液耗伤。

1. 喂养不当 小儿"脾常不足",易生积滞,所以有"乳贵有时,食贵有节"的合理喂养方法。若喂养不当,辅食添加失宜,乳食太过或不及,均可损伤脾胃,形成疳证。喂养不当主要是"太过"和"不及"。"太过"是指乳食无度,过多进食肥甘厚味、生冷坚硬难以消化之物,或妄投滋补食品,导致乳食壅滞中焦,损伤脾胃,脾胃受纳运化失司,腐熟功能障碍,不能运化水谷精微,化生气血津液,积久成疳。正所谓"积为疳之母"也。"不及"指母乳匮乏,代乳品质量低下,小儿断奶后或哺乳期间未能及时添加辅食,或过早断乳,摄入食物的数量、质量不足,或偏食、挑食,导致营养失衡,长此以往不能满足生长发育的需要,导致气液亏损,五脏六腑、四肢百骸、毛发肌肤得不到濡养,渐致机体赢瘦,终成疳证。

2. 疾病影响 小儿慢性消耗性疾病,如慢性腹泻、感染、肠寄生虫病等。一则失于调治或误用攻伐之品,导致脾胃功能受损,受纳运化障碍,气血津液不能正常化生;二则疾病本身消耗机体的营养,导致元气虚损,肌肉消灼,而成疳证。早产婴儿或先天性畸形患儿进食困难,也会导致营养缺乏,而成疳证。

3. 禀赋不足 先天禀赋不足,或早产、多胎,或孕期久病,药物损伤胎元,致元气虚惫,脾胃功能薄弱,纳化不健,水谷精微摄取不足,气血亏耗,脏腑肌肤失于濡养,形体赢瘦,形成疳证。

疳证一病虽为脾胃之病,但缠绵日久,也可累及他脏,因而容易出现各种兼证。若脾病及肝,肝失血养,不能上承于目,而见夜盲、白膜遮睛,称为"眼疳";脾病及心,心火上炎,而见口舌生疮,夜卧不眠,称为"口疳";脾肾阳虚则水气泛滥,而见水肿,称为"疳肿胀"。

三、辨证要点

本病有主证、兼证之不同,主证应以八纲辨证为纲,重在辨清虚实,兼证宜以脏腑辨证为纲。

1. 辨病因 导致疳证的原因很多,常多种原因互相掺杂,应注意掌握重点。

2. 辨轻重 按照病程长短、病情轻重、虚实分为疳气、疳积、干疳三种证候。疳气属脾胃失和,病情轻浅之虚证,临床表现为面黄发疏,食欲欠佳,形体略瘦,大便不调,精神如常;疳积属脾虚夹积,病情较重之虚实夹杂证,临床表现为形体明显消瘦,肚腹膨隆,烦躁易怒,夜卧不宁,嗜食异物或多食多便;干疳,属脾胃衰败,津液消亡之虚证重证,临床表现为形体极度消瘦,皮肤干瘪,大肉已脱,貌似老人,不思饮食,腹凹如舟,精神萎靡,甚则突然虚脱,病情危重。

3. 辨兼证 常在干疳或疳积重证阶段出现,因累及脏腑不同,症状不同。脾病及肝则目生云翳,干涩夜盲;脾病及心则口舌生疮;脾阳虚衰,水湿泛滥则肌肤水肿。皮肤出现紫癜为疳证恶候;神志恍惚,不思饮食,是胃气全无,脾气将败的危候,须引起重视。

四、施膳原则

(一) 辨证施膳

根据疳气、疳积、干疳的不同阶段，采取不同的饮食调护。疳气以和为主；疳积以消为主，或消补兼施；干疳以补为主。注意补脾须助运，使补而不滞；消积勿过用攻伐，以免伤正；出现兼证者，应按脾胃本病与他脏兼证合参而随症治之，以平为期。

疳气者，证见形体略瘦，面色少华，不思饮食，精神欠佳等。可采用养胃生津，消疳理脾之法，如食用山药、大枣、茯苓等。

疳积者，证见形体明显消瘦，面色萎黄，精神烦躁等。可采用导滞祛积，消疳理脾之法，如食用山楂、鸡内金、萝卜等。

干疳者，证见形体极度消瘦，皮肤干瘪起皱，精神萎靡等。可采用补益气血，理脾消疳之法，如食用鸡肉、鳝鱼、粳米等。

(二) 饮食宜忌

1. 疳证属于脾胃损伤之疾，食膳调养应以健运脾胃为主，可选择健脾养胃、容易消化之品，如山药、茯苓、大枣等，助其纳化，使气血丰盈、津液充盛、脏腑肌肤得养。本病常虚实错杂，多伴有积滞，应配以消化食积之品，如山楂、萝卜等。

2. 纠正小儿贪吃零食、偏食、挑食的不良习惯，养成定时、定量进食的习惯。忌食生冷、油腻、生硬之品，不宜进食油炸香燥类食物，以免加重脾胃负担。不宜暴饮暴食，以免损伤脾胃。

五、食疗方法

(一) 疳气

【临床表现】形体略瘦，面色少华，毛发稀疏，不思饮食，精神欠佳，性急易怒，脘腹胀满，大便干稀不调，舌瘦略淡，苔薄白或花剥，脉细，指纹青淡。

【施膳原则】养胃生津，消疳理脾。

萝卜饼

[组成] 白萝卜250g，面粉250g，瘦猪肉100g，姜、葱、食盐、菜油各适量。

[制法] 猪肉剁细，萝卜切细炒成五成熟，加入葱、姜、食盐调馅；再将面粉调成面团，切成小块，擀为薄片；以面粉片为皮，萝卜猪肉为馅，制成夹心小饼，放入油锅中烙熟。

[应用] 空腹食之。

[功效] 健脾开胃，行气消食。

[方解] 白萝卜健脾消食，行气化痰；猪肉补中气，滋阴液；面粉养心安神，调理脾胃。共奏健脾开胃，行气消食之功。

消食散

[组成] 谷芽、山楂、槟榔、枳壳各50g。

[制法] 谷芽、山楂、槟榔、枳壳各等份，共研为细末。

[应用] 每服1~2g，每日3次。

[功效] 健脾开胃、消食化积。

[方解] 谷芽、山楂、槟榔均具有消食之功，枳壳可行气宽中，四者共奏行气消食之功。

保元茶

〔组成〕山楂、谷芽、茯苓、神曲各 6g。

〔制法〕将山楂，谷芽，茯苓，神曲放入茶杯中，以沸水冲泡 10 分钟即可。

〔应用〕代茶饮。

〔功效〕益气健脾，消食化滞。

〔方解〕山楂、谷芽、神曲均可健脾消食，茯苓可健脾，四者共奏健脾消食之功。

淮山药鸡内金粥

〔组成〕淮山药 20g，鸡内金 6g，粳米 50g。

〔制法〕将淮山药、鸡内金研成细末，与粳米共煮粥，待粥熟烂后，加入适量白糖调味即成。

〔应用〕温热食之，日服 2 次。

〔功效〕益气健脾，开胃消食。

〔方解〕山药和粳米均可益气健脾，鸡内金为消食佳品，三者共奏益气健脾消食之功。

（二）疳积

【临床表现】面色萎黄，形体明显消瘦，毛发稀疏结穗；精神烦躁，睡眠露睛；脘腹膨胀，甚则青筋暴露；或伴有揉眉挖鼻，吮指磨牙，动作异常；食欲不振或多食多便，或嗜食异物；舌质淡红，苔腻，脉濡滑。

【施膳原则】导滞祛积，消疳理脾。

【食疗方】

椒香酸菜

〔组成〕白菜、茴香、椒末、盐、醋。

〔制法〕白菜去黄叶后，劈开两半，晒软，撒上炒盐，腌渍 1~2 天，晾干水汽；干净坛中一层白菜一层茴香、椒末，装满按实，灌醋至满，加盖密封，腌渍 30~40 天，即可开封备用。

〔应用〕可佐餐食用。

〔功效〕消积化滞，和中开胃。

〔方解〕白菜清热除烦，助消化；茴香温中散寒，行气宽中；花椒温中消食。共奏开胃消积之功。

锅焦糕

〔组成〕锅焦 1500g，砂仁 62g，神曲（炒）125g，山楂（炒）125g，莲子肉 300g，粳米（炒）1500g，鸡内金（炒）30g，白糖 1500g。

〔制法〕将上述诸药研为细末，加入适量白糖调匀，做成糕。

〔应用〕早晚随食。

〔功效〕补中，健脾，消食。

〔方解〕锅焦、莲子肉、粳米均可健脾；砂仁行气，神曲、山楂、鸡内金消食。共奏健脾消食之功。

糖椒梅

〔组成〕梅子（半青半黄），盐、砂糖、花椒、姜丝各适量。

〔制法〕把梅子锤破去核，盐腌；于瓦罐中，按铺一层梅子、一层砂糖、一层花椒、一层姜丝的顺序铺至八分满，加盖，放入锅内蒸煮 30 分钟，取出瓦罐，用纱布蒙住罐口，晒 10 天后即可食用。

［应用］随意食之。

［功效］生津止渴，消食开胃。

［方解］梅子生津止渴，消食，花椒、生姜均可健运脾胃，共奏消食生津之功。

砂仁粥

［组成］砂仁 2g，粳米 50g。

［制法］将砂仁拣去杂质，洗净后，晒干或烘干，研为极细末；将粳米淘洗干净，放入砂锅中，加水武火煮沸后改用文火，煮成稠粥，粥成时加入砂仁细末，搅拌均匀，继续文火煨煮 2 分钟。

［应用］早、晚分食。

［功效］化湿醒脾、温中行气。

［方解］砂仁化湿行气、温中，粳米补气健脾，两者配伍，可化湿健脾，温中行气。

（三）干疳

【临床表现】形体极度消瘦，皮肤干瘪起皱，呈老人貌，毛发干枯结穗，精神萎靡，啼哭无力，泪少，腹凹陷如舟，不思纳食，大便稀薄或便秘，舌淡苔薄，脉沉细无力。

【施膳原则】补益气血，理脾消疳。

【食疗方】

归参鳝鱼羹

［组成］鳝鱼 300g，当归 15g，党参 15g，大葱 25g，鲜姜 15g，食盐适量。

［制法］先将鳝鱼剖洗干净后切丝；当归、党参用布包扎，共放入锅内，加水适量，煎煮约 1 小时，捞出药包，加入葱、姜、盐调味，稍煮二三沸即可。

［应用］吃鱼喝汤。

［功效］益气补血，消疳积。

［方解］鳝鱼为补气佳品，当归补血，党参补气，共奏气血双补之功。

沙参玉竹鹅肉汤

［组成］鹅肉 250g，北沙参、玉竹各 15g，山药 30g。

［制法］将鹅肉洗净，切成小块，沸水中氽去血水；北沙参、玉竹、山药用纱布包裹后放入砂锅内，加水适量，煮至鹅肉熟烂，弃纱布包，加食盐等佐料调味即可。

［应用］每日 1 剂，佐餐饮汤食肉，10 日为 1 疗程。

［功效］补益脾胃，清热生津，健脾开胃。

［方解］鹅肉补益脾胃，北沙参、玉竹滋养肺胃之阴，山药补气健脾，共奏补气生津健脾之功。

白术猪肚粥

［组成］白术 30g，生姜 2g，槟榔 10g，猪肚 1 个，粳米 60g. 酱油、麻油适量。

［制法］将猪肚洗净，切成小块，同白术、槟榔、生姜共煮，至猪肚熟烂，取汁，以汤入粳米煮粥，以麻油、酱油拌猪肚。

［应用］喝粥，猪肚佐餐，每日 2 次。

［功效］健脾益气，消食开胃。

［方解］白术补气健脾，生姜温中止呕，开胃，槟榔消食，猪肚、粳米健脾，共奏健脾消食之功。

六、护理与预防

营养不良的预防至关重要，预防工作的重点应是加强儿童保健，进行营养指导，宣传合理的喂养知识，注意卫生，预防疾病。

1. 合理喂养　大力提倡母乳喂养，生后 4 个月内完全母乳喂养，4~6 个月应逐渐按需添加辅食。母乳不足者，或不宜母乳喂养者应采取合理的混合喂养或人工喂养，不应该单独供给淀粉类或炼乳、麦乳精等喂养。及时给孩子添加辅助食品，如蛋黄、菜汁、果汁、鱼泥、肉末、蔬菜、水果等，以补充各种营养素。对幼儿应注意食物成分的正确搭配，对偏食、挑食的习惯予以纠正。当孩子进餐时，要避免训斥、打骂或强迫进食等不良刺激，以免影响孩子的进食和消化，并避免由此使孩子对进食产生逆反心理。

2. 防治疾病　保持居住环境的清洁，经常开窗通风，保持室内空气新鲜，有呼吸道疾病的人最好不要和孩子接触，以免感染孩子。对极度消瘦的孩子，要让他睡比较软的床，要经常翻身，避免长期压迫身体的某些部位而发生压疮。注意食具的消毒，防止胃肠道疾病的发生，按期进行预防接种。对有先天消化道畸形的孩子，如唇裂、腭裂、幽门狭窄及先天性巨结肠等疾病，应及时治疗，以保证孩子能正常地摄取食物和对食物消化吸收。

3. 生长发育监测　应用生长发育监测图，定期测体重并在生长发育监测图上标出，将测量结果连成曲线，如发现体重增长缓慢、不增或下跌，应及时分析原因，进行检查及治疗。

4. 执行合理的生活制度　保证充足的睡眠，经常带小儿到屋外呼吸新鲜空气，多晒太阳，进行适当的户外运动，锻炼身体，增强体质。

第二节　小儿腹泻

一、概述

小儿腹泻是一组由多病原、多因素引起的以大便次数增多和大便性状改变为特点的儿科常见病。一年四季均可发病，夏秋季节较为多见，不同季节发生的小儿腹泻表现有所不同。2 岁以下婴幼儿发病率高，是造成小儿营养不良、生长发育障碍和死亡的主要原因之一，也是我国婴幼儿最常见的疾病之一。

临床上分为感染性（病毒、细菌、寄生虫等）和非感染性（饮食性、过敏性、症状性、其他腹泻病）。以腹泻、呕吐为主要表现，严重者可引起脱水、酸中毒及电解质紊乱。通过合理的辨证配餐，减轻胃肠负担，改善吸收功能，对小儿腹泻常可以取得较好的疗效。

本病归属于中医学"泄泻"范畴。

二、病因病机

小儿泄泻的病因，以在外感受六淫，在内伤于乳食、脾胃虚弱、卒受惊恐多见。夏秋季节多与进食生冷及不洁蔬菜、瓜果有关；冬春两季则多因受寒着凉所致。

病位主要在脾胃。脾损则不能化，胃损则不能纳，致水谷不分，并走大肠而成泄泻。病机关键为脾困湿盛，升降失司，水反为湿，谷反为滞，清浊合而下降，形成泄泻。

1. 感受外邪　泄泻的发生，与气候有着密切的关系。由于时令季节不同，风寒致泻四季均有，但泄泻以夏秋多见，长夏多湿，故前人有"无湿不成泻""湿多成五泻"之说，其中又以湿热泻最为多见。小儿脏腑娇嫩，肌肤薄弱，若调护失宜，易为外邪侵袭。若风寒外侵，内入肠胃，客于小肠，而致小肠不得成聚而发为泄泻；若外受暑热之邪，内入肠胃，邪热下迫，多致暴注下泻；若湿邪外侵，内留肠胃，升降之机能失调，水谷不分，合污而下致泄泻。

2. 伤于乳食 小儿脾常不足，饮食不知自节。若乳食不节，或过早喂养不易消化的食物，过食生冷瓜果，肥甘厚味及坚硬、不洁的食物等，皆易损伤脾胃，致运化失职，不能消磨水谷，清浊不分，并走大肠而成泄泻。故有"饮食自倍、肠胃乃伤"之说。

3. 脾胃虚弱 因禀赋素弱，或因病后失调，或因寒凉之药攻伐太过，都可致脾弱。脾虚则运化失职，胃弱则腐熟无能，不能化生精微，因而水反为湿，谷反为滞，并走于下，而成脾虚泄泻。亦有泄泻实证，因失治误治，久病迁延导致脾胃虚弱，转成脾虚泄泻者。

4. 脾肾阳虚 脾虚致泻，病程迁延，先耗脾气，继损脾阳，日久则损及肾，导致脾肾阳虚。肾阳不足，脾失温煦，阴寒独盛，水谷不化，并走肠间，形成澄澈清冷、洞泄而下的脾肾阳虚泻。

5. 卒受惊恐 小儿神气怯弱，不耐精神刺激。如果突然遭受惊吓，会导致精神紧张，肝气横逆，气机疏泄失常，影响消化，也会产生泄泻。

由于小儿为稚阴稚阳之体，发病"易虚易实，易寒易热"，故发生泄泻后易于伤阴伤阳，重证泄泻由于泻下太过，易耗气伤阴，导致气阴两伤，甚则阴伤及阳，出现阴竭阳脱的危重变证。若久泻不止，导致脾虚肝旺而生内风，可成慢惊风；脾虚失运，生化乏源，气血不足以荣养脏腑肌肤，日久则导致疳积、五迟、五软等缠绵难愈的病证。

三、辨证要点

本病以八纲辨证为主，次辨常证、变证。

1. 辨病因 大便稀烂夹有乳凝块或食物残渣，其气酸臭，腹胀纳呆，多伤于乳食；大便清稀有泡沫，臭气不甚，肠鸣腹痛，多感受风寒；泻下急迫，水样或蛋花汤样便，次数多，色黄秽臭，多属湿热。

2. 辨寒热 大便清稀如水，臭味不甚者属寒；大便黄褐而臭秽者属热。

3. 辨虚实 暴泻起病急，病程短，泻下急迫，夹有不消化的食物，纳呆，腹胀或痛，泻后痛减，属实证；久泻病程迁延，反复不愈。食后易泻，大便澄澈清冷，完谷不化，属于虚证或虚中夹实。

4. 辨轻重 轻者病程短暂，便次不多，精神尚好；重者泻下急暴，量多次频，精神萎靡，思睡，面色苍白或灰白。

5. 辨常证、变证 常证轻者表现为便次不多，大便呈糊状或蛋花汤样，微热或不发热，精神尚好；重者表现为大便量多次频，伴发热、恶心、呕吐，口干尿少；或精神萎靡，大便清稀，久泻不止，面色不华，形寒肢冷。变证表现为泄泻不止，精神萎靡，目眶凹陷，皮肤干瘪，无尿肢厥，口渴唇红；或面色青灰，神情萎靡，四肢厥冷，脉微欲绝。

四、施膳原则

（一）辨证施膳

伤食泻者，症见大便稀溏，气味酸臭，泻前腹痛，泻后痛减，不思乳食，腹胀拒按，嗳气酸臭等。可采用消食化滞，运脾止泻之法，如食用山楂、萝卜等。

风寒泻者，症见大便清稀，色淡夹有泡沫，臭味不甚，或伴恶寒发热，鼻流清涕等。可采用疏风散寒，化湿止泻之法，如食用生姜、紫苏叶等。

湿热泻者，症见泻下急迫，量多次频色黄，气味臭秽，或有少许黏液，肛门灼热等。可采用清热利湿，安肠止泻之法，如食用马齿苋、蕹菜等。

脾虚泻者，症见时泻时止，日久不愈，大便稀溏，多见于食后作泻，时轻时重，食欲不振，精神倦怠等。可采用健脾益气，助运止泻之法，如食用山药、粳米等。

脾肾阳虚泻者，症见久泻不止，食入即泻，澄澈清冷，形寒肢冷等。可采用温补脾肾之法，如食用花椒、干姜等。

（二）饮食宜忌

1. 节制饮食，合理喂养，注意饮食卫生。饮食宜清淡、细软、少渣、少油和无刺激性。不宜吃难以消化、膳食纤维多的粗糙食物和过于油腻的食物。

2. 急性水泻初期，禁食 8 ~ 12 小时。泄泻次数减少后，胃肠功能尚未恢复，可先喂米汤，渐喂母奶或加水稀释的牛奶，然后喂稀粥、面片、菜汤等。饮食应由少到多，由稀到稠，直到恢复正常饮食。

3. 不宜食香蕉、蚕豆、豌豆、番薯等易造成大便次数增多和腹胀的食品。

4. 忌食生冷、油腻、坚硬、燥热之物，宜食健脾和胃的食物，如芡实、莲子、扁豆、山药等。

五、食疗方法

（一）伤食泻

【临床表现】大便稀溏，夹有乳片或食物残渣，大便气味酸臭或如败卵，每日 5 ~ 6 次或更多。泻前腹痛，吵闹，泻后痛减，不思乳食，腹胀拒按，嗳气酸臭，或有呕吐，夜寐欠安，舌质淡红，舌苔厚腻，或微黄，脉滑实，指纹紫滞。

【施膳原则】消食化滞，运脾止泻。

【食疗方】

健脾饮

［组成］陈皮 3g，山楂 3g，麦芽 10g，白糖少许。

［制法］先将山楂炒黄，再将陈皮、山楂、麦芽放入锅内，加清水适量，用武火煮沸后，转为文火煮 30 分钟，去渣留汁，加适量白糖搅匀即成。

［应用］日 1 剂，早晚各 1 次。

［功效］健脾消食，行滞。

［方解］陈皮理气健脾，山楂、麦芽健脾消食，共奏健脾化滞，行气之功。

内金苹果糊

［组成］鸡内金 12g，白术 10g，苹果 1 个。

［制法］前 2 味炒黄研末过筛，苹果连皮放在瓦片上用武火煨烘后，去皮核，取果肉 50g 捣烂，与上 2 味药混合成糊状，装罐备用。

［应用］早晚各 1 汤匙。

［功效］健脾消食。

［方解］鸡内金为消食之佳品，白术为补气健脾第一要药，苹果生津止渴，补气健脾。三者共奏健脾消食之功。

消食方

［组成］莱菔子 9g，鸡内金 6g，淮山药、白糖各适量。

［制法］将莱菔子、鸡内金水煎取汁。将山药研粉，与药汁一起煮粥，调入适量白糖即成。

［应用］连服 3 ~ 5 日。

［功效］消食导滞，健脾开胃。

［方解］莱菔子、鸡内金可健脾消食，山药可肺脾肾三脏气阴双补，偏于补脾。共奏健脾消食之功。

麦芽糕

［组成］麦芽120g，陈皮、炒白术各30g，神曲60g，米粉150g，白糖适量。

［制法］将麦芽、陈皮、炒白术、神曲共为细粉，再与米粉、白糖拌匀，加入少量清水调成粉团，做成小糕饼，放入蒸笼蒸熟即可。

［应用］作点心食用。

［功效］健脾开胃，理气消食。

［方解］麦芽、神曲消食，陈皮理气健脾，白术补气健脾，共奏健脾消食之功。

（二）风寒泻

【临床表现】大便清稀，色淡夹有泡沫，臭味不甚，肠鸣腹痛，或伴恶寒发热，鼻流清涕，咳嗽，咽痒，舌质淡，苔薄白，脉浮紧，指纹淡红。

【施膳原则】疏风散寒，化湿止泻。

【食疗方】

生姜红糖饮

［组成］生姜5g，红糖10g。

［制法］将生姜、红糖放入锅内，加水煮沸即可。

［应用］趁热顿服。

［功效］散寒止泻。

［方解］生姜解表散寒，温中止呕，红糖补中缓急，两者共奏散寒止泻之功。

防藿葱蔻粥

［组成］防风3~5g，藿香2~3g，葱白2段，白蔻1g，粳米30g。

［制法］上四味加水共煎，沸后10分钟去渣取汁，另用粳米煮粥，待粥将熟时，加入药汁，煮成稀粥。

［应用］每日分2次服完，连服3日。

［功效］祛风散寒止泻。

［方解］防风解表散寒，止泻，藿香祛风散寒化湿，豆蔻行气化湿，温中止泻，共奏祛风散寒止泻之功。

柿蒂二皮饮

［组成］柿蒂7个，生姜2片，枣树皮3片，石榴皮1片。

［制法］将4味加水2碗同煮，熬至1碗，去渣取汁。

［应用］每日分2次服完，连服3日。

［功效］散寒止泻。

［方解］生姜解表散寒，柿蒂为降气止呃之佳品，石榴皮可收涩止泻，共奏散寒止泻之功。

（三）湿热泻

【临床表现】大便如水样，内有不消化食物，泻下急迫，量多次频色黄，气味臭秽，或有少许黏液，每天十余次，腹部疼痛，肛门灼热，恶心呕吐，或身热口渴，小便短赤，舌红，苔黄腻，脉滑数，指纹紫。

【施膳原则】清热利湿，安肠止泻。

【食疗方】

马齿苋粥

［组成］马齿苋20g，粳米30g。

［制法］先将马齿苋洗净、切碎、晾干备用，粳米加水煮成粥，粥成加入马齿苋稍煮片刻即可。也可加入适量食盐或白糖调味。

［应用］一日1剂，分2次服完。

［功效］清热利湿止泻。

［方解］马齿苋可清热解毒，凉血止痢，利湿，粳米可补气健脾，配伍可清利湿热止泻。

苡米白头饮

［组成］薏苡仁30g，白头翁15g，高粱米、白糖各适量。

［制法］高粱米放锅内爆炒，取6g与薏苡仁、白头翁同煎取汁，加适量白糖即成。

［应用］每日1剂，分2~3次服用，连服数日。

［功效］清热利湿，健脾止泻。

［方解］薏苡仁具有利水渗湿，健脾止泻之功；白头翁清热解毒，凉血止痢；高粱米可涩肠止泻，诸药食合用；共奏清热利湿，健脾止泻之功。

（四）脾虚泻

【临床表现】大便时泻时止，日久不愈，大便稀溏或水样，带有奶瓣及不消化的食物残渣，多见于食后作泻，日泻数次或10余次，时轻时重。面色苍白，食欲不振，精神倦怠，睡时露睛，形体消瘦，舌淡，苔薄白，脉缓弱，指纹淡。

【施膳原则】健脾益气，助运止泻。

【食疗方】

芡莲山药粉

［组成］莲子100g，芡实100g，山药100g。

［制法］先将各药焙干后研成细末，混匀，装入瓶内备用。

［应用］每次用20g，加白糖适量．开水调成稀糊状，蒸熟食之。

［功效］补气健脾，助运止泻。

［方解］莲子、芡实均可补气健脾止泻，山药脾肺肾气阴双补，三者共奏健脾止泻之功。

燕窝糯米粥

［组成］燕窝5g，糯米50g。

［制法］取燕窝用水泡发，拣净羽毛和杂质，加水适量，文火久炖，待烂熟，再加糯米煮粥。

［应用］日1剂，分2次服用。

［功效］健脾止泻。

［方解］燕窝可补虚养胃，粳米可补气健脾，二者合用可健脾止泻。

二君子粥

［组成］党参6g，茯苓9g，大枣5个，炒米30g，红糖适量。

［制法］上四味加水煮粥。

［应用］每日1剂，分次服用，连服2~3日。

［功效］补益脾胃，健脾止泻。

［方解］党参、茯苓均为四君子汤的药物组成，故称二君子。大枣、炒米均可补气健脾，故配伍后可健脾止泻。

栗子羹

［组成］栗子仁、白糖适量。

［制法］将栗子仁磨成粉，煮成稀糊，加白糖调匀。

［应用］每日1~2次，连服3~5日。

［功效］养胃健脾、益肾止泻。

［方解］板栗补气健脾，止泻，故栗子羹为治疗脾虚泄泻之佳品。

（四）脾肾阳虚

【临床表现】久泻不止，食入即泻，澄澈清冷，或见脱肛，形寒肢冷，面色淡白，精神萎靡，寐时露睛，舌淡，苔白，脉细弱。

【施膳原则】温补脾肾。

【食疗方】

五味子散

［组成］五味子18g，吴茱萸6g。

［制法］两药一同炒香，共研细末，过筛混匀。

［应用］每日2g，温开水冲服。

［功效］温补脾肾，助阳止泻。

［方解］五味子五味俱全，以酸甘为主，既可涩肠止泻，又可补肝肾；吴茱萸散寒止痛，助阳止泻，二者配伍共奏温补脾肾之功。

六、护理与预防

1. 注意饮食卫生，食品应新鲜、清洁，不吃变质食物，饭前、便后要洗手。

2. 注意合理喂养，提倡母乳喂养，避免在夏季时断奶，添加辅食应遵循原则，品种不宜过多，变换不宜过频，饮食营养搭配要合理。

3. 对泄泻患儿要控制饮食。轻证者应减少喂养的量和次数；重证者应禁食8~12小时，同时注意补充液体，随着病情好转，逐渐增加饮食量。忌食油腻、生冷及不易消化的食物。

4. 对患儿应多些安抚，消除其紧张感，保证充足的睡眠，病重者应卧床休息。

5. 居室环境应清洁卫生，空气流通，勿让小儿久卧、久坐潮湿之地。

6. 加强户外活动，注意气候变化，防止感受外邪，避免腹部受凉。

7. 保持皮肤清洁干燥，勤换尿布。每次大便后，用温水清洗臀部。

8. 对感染性腹泻患儿隔离治疗，避免与患儿接触。

9. 密切观察病情变化，及时用药，防止发生变证。

第三节　小儿多动症

小儿多动症又称注意缺陷多动障碍，是儿童和青少年时期常见的行为障碍性疾病。患儿常既有兴奋不宁、多动不安、烦躁易怒等阳躁表现，又有神志涣散、健忘失聪、动作迟滞笨拙等体虚表现。临床突出特征为与年龄不相符的注意缺陷障碍、多动和冲动。

本病多见于学龄前儿童，在不同的文化背景、不同地域患病率为3%～6%，男女性别比为4∶1。发病与遗传、环境、产伤等有一定关系。预后受患儿家庭环境、遗传、父母文化素养等因素的影响。若及早发现，改善环境，加强教育，适当治疗（心理治疗与药物治疗），绝大多数患儿到青春期逐渐好转，注意力涣散、情绪不稳、多动可逐渐减少，不影响正常生活和学习。症状较重的患儿，需综合治疗。部分患儿治疗后，多动虽可减轻，但注意力不集中和性格异常可持续至成年。

小儿多动症在中医学文献中未见记载，根据临床表现可归属于中医学"躁动""失聪""健忘"等病证范畴。

二、病因病机

本病病因主要是先天禀赋不足，父母身体欠佳，或母亲孕期多病，常致患儿脑髓失养，稍有感触即阴阳偏颇，引发疾病。后天护养不当，过食肥甘厚味，损伤脾胃，则厚味化为痰热，阻滞气机，扰乱心神，多动不安；教育不当，易养成孩子任性冲动的习惯，稍有不顺，即急躁发脾气，自制力差。除此之外，外伤瘀滞或情志失调等，亦可引起气血瘀滞，心肝失养，神魂不安。其他因素如感染、中毒、家庭学校环境不良、父母离异、单亲或双亲病故、精神刺激等是本病的常见诱因。

本病以注意障碍和多动不安为特征。病位主要在心、肝、脾、肾。注意障碍责之于心神散乱，多动不安责之于阳亢妄动。虚证者多由心神失养，阴虚阳亢所致。实证者多由肝风痰热，扰乱心神。

1. 肾虚肝亢　小儿为稚阴稚阳之体。如果先天禀赋不足，肾阴不足，水不能涵木，则肝阳上亢，表现为多动难静，神思涣散；如果患儿多动常遭师长训斥，烦劳则伤肾，或久病伤肾，导致肾阴亏虚。肾阴亏虚，水火不济，则注意力不集中，难以安静。肾为先天之本，乃作强之官，技巧出焉，肾虚则动作笨拙；水不涵木，肝阳偏亢，则多动多语，急躁易怒，冲动任性；阴虚火旺，则两颧潮红，五心烦热，盗汗，大便秘结。

2. 心脾两虚　脾为后天之本，气血生化之源。脾虚则气血生化不足，心失所养。心气不足，心失所养则心神失守而精神涣散，注意力不集中；脾气不足则表现为静谧不足，兴趣多变，言语冒失，健忘；心脾两虚，则神思涣散，注意力不集中，记忆力差，做事有头无尾，自汗出，睡眠不深，神疲乏力；脾虚肝旺，则小动作多而杂乱，无目的性，暴躁。

3. 心肝火旺　小儿"心常有余""肝常有余"，如果教育不当，会导致心理失和，或情志失调，导致五志化火，或素体热盛，喜食油煎辛辣之品，助热生火，扰动心肝，而见多动冲动，烦躁不安。

4. 痰火扰心　小儿素体肥胖，属于痰湿体质，平素又嗜食肥甘厚味之物，或喜食辛辣香燥之品，会导致痰火内生。痰热扰神，则神思涣散，注意力不能集中，多动难安，烦躁不宁，懊侬不眠，舌红，苔黄厚腻，脉浮滑数亦为痰热内阻之象。

三、辨证要点

本病的实质是虚证为主，标证为辅，临床多见虚实夹杂之证。本病辨证，以辨虚实、辨脏腑、辨阴阳为纲。

1. 辨虚实 虚证多起病缓慢，病程较长，症见神思涣散，多动而不暴戾，动作不灵活，记忆力差，伴见形体瘦弱，面色少华，脉象偏弱等症；实证多动而精力不衰，动作难以制约，伴见胸闷纳呆，舌红苔黄腻，脉滑数等症。

2. 辨脏腑 在心者，主要表现为注意力不集中，情绪不稳定，多梦烦躁；在肝者，主要表现为容易冲动、动怒，不能自我控制，好动难静；在脾者，主要表现为兴趣多变，做事有头无尾，记忆能力差；在肾者，主要表现为学习成绩差，记忆能力低下，有时会出现遗尿、腰膝乏力等现象。

3. 辨阴阳 阴精不足，主要表现为专注力低下，自我控制能力差，情绪不稳定，神思涣散；阳亢躁动，主要表现为动作过多，冲动任性，急躁易怒。

四、施膳原则

本病以调和阴阳为调护原则。病属本虚标实，主要涉及心、肝、脾、肾四个脏，饮食调护以滋阴潜阳、补益心脾、清心平肝、泻火豁痰为主。可根据兼证不同配伍不同的食物，如兼有痰浊可配伍化痰饮食；兼有痰火，可配伍清热化痰饮食；伴有瘀血，可配伍活血饮食。由于小儿脏腑娇嫩，易虚易实，治疗时应注意滋阴而不伤脾，祛邪而不伤正，不要使用苦寒之品，注意安神益智。

（一）辨证施膳

肾虚肝亢型者，证见精神涣散，多语多动，烦躁易怒，好冲动，睡眠不安等。可采用滋养肝肾，平肝潜阳之法，如食用牡蛎、菊花等。

心脾两虚者，证见精神涣散，多语多动，面色少华，神疲乏力，纳少体瘦等。可采用健脾益气，养心安神之法，如食用莲子、龙眼等。

心肝火旺者，证见多动不安，任性冲动，急躁易怒等。可采用清心平肝，安神定志之法，如食用菊花、苦瓜等。

痰火扰心者，证见精神涣散，多语多动，烦躁，冲动难以抑制等。可采用清热化痰，安定神志之法，如食用海蜇、荸荠等。

（二）饮食宜忌

1. 本病属于脏腑虚弱本虚标实之病证，宜进食补肝肾安神之品，如桑椹、龙眼肉、酸枣仁、百合等，滋阴潜阳、清化痰热之品亦可用之。

2. 适当应用健脾和中之品，因滋阴潜阳或清化痰火之品长期服用，易损伤脾胃，影响运化，应适当配伍山药、大枣、粳米等，以固护脾胃。

3. 宜多食新鲜蔬菜及水果，保持二便通畅。

4. 饮食宜清淡，忌用辛辣、油腻厚味、过咸之食物，以免助火生痰。

五、食疗方法

（一）肾虚肝亢型

【临床表现】多动难静，烦躁易怒，好冲动，难以自制，精神涣散，注意力不集中，很难静坐，或伴有记忆力差，学习成绩差，或伴有遗尿，腰膝酸软，或伴有五心烦热，睡眠不安，大便干结，舌质红，苔少，脉细弦。

【施膳原则】滋补肝肾，平肝潜阳。

【食疗方】

百合熟地龙齿汤

［组成］百合15g，熟地黄15g，龙齿15g。

［制法］龙齿先煎 40 分钟，再加入百合、熟地黄同煮，取汁饮服。

［应用］日 1 剂。

［功效］补益肝肾，平肝潜阳。

［方解］百合善于补肾之阴，熟地善于补肝肾之阴，龙齿善于平肝潜阳，三者配伍标本兼顾，共奏滋阴潜阳之功。

枸杞枣仁汤

［组成］枸杞子 15g，酸枣仁 10g，百合 10g，红枣 5 枚。

［制法］酸枣仁纱布另包与另 3 味同煮，以百合软烂为度。

［应用］日 1 剂。

［功效］补益肝肾，安神。

［方解］枸杞子滋补肝肾，酸枣仁养心安神，百合补肾阴、安神，红枣养血安神，共奏滋补肝肾，养心安神之功。

（二）心脾两虚型

【临床表现】精神涣散，注意力不集中，面色少华，神疲乏力，纳差体瘦或虚胖，多动而不暴躁，言语冒失，做事虎头蛇尾，睡眠不佳，记忆力下降，伴有自汗盗汗，唇舌色淡，脉细弱无力。

【施膳原则】健脾益气，养心安神。

【食疗方】

甘麦大枣汤

［组成］小麦 30g，甘草 6g，红枣 10 枚。

［制法］共同煎煮取汁。

［应用］日 1 剂。

［功效］益气健脾，养心安神。

［方解］小麦补气、安神，红枣养血、安神，甘草调和诸药。三者共奏补气健脾，养心安神之功。

参枣桂圆粥

［组成］党参 10g，炒酸枣仁 15g，龙眼肉 10g，粳米 100g，红糖适量。

［制法］将前 2 味纱布另包，与后 2 味同煮成粥，加糖即成。

［应用］日 1 剂。

［功效］补气健脾，养心安神。

［方解］党参和粳米补气健脾，龙眼养血安神，酸枣仁养心安神。共奏补气健脾，养心安神之功。

（三）心肝火旺型

【临床表现】多动不安，任性冲动，急躁易怒，注意力不集中，做事鲁莽，或常与人打闹，或面赤烦躁，大便秘结，小便短赤，舌质红或舌尖红，苔薄或薄黄，脉弦或弦数。

【施膳原则】清心平肝，安神定志。

【食疗方】

桑菊竹叶饮

［组成］桑叶 3g，菊花 3g，竹叶 5g。

［制法］放入茶壶内，用沸水冲泡温浸 30 分钟。

［应用］频频代茶饮

［功效］清泻心肝之火。

［方解］桑叶、菊花善清肝平肝，竹叶善清心经之热。三者配伍，共奏清泻心肝之火之功。

（四）痰火扰心型

【临床表现】多动多语，烦躁不安，易冲动难以抑制，兴趣多变，注意力不集中，胸中烦热，纳少口臭，便干溺赤，舌质红，苔黄腻，脉滑数。

【施膳原则】清热化痰，安定神志。

【食疗方】

二竹代茶汤

［组成］竹叶 10g，竹茹 6g。

［制法］二者共同水煎取汁，或沸水冲泡代茶。

［应用］日 1 剂。

［功效］清热化痰，除烦。

［方解］竹茹清热化痰、除烦，竹叶清心泻火、除烦。二者配伍共奏清热化痰，除烦之功。

橘茹饮

［组成］陈皮 6g，竹茹 6g，麦冬 10g，小麦 30g。

［制法］上药共同煎煮取汁。

［应用］日 1 剂。

［功效］清热化痰，除烦安神。

［方解］陈皮燥湿化痰，竹茹清热化痰、除烦，麦冬清心安神，小麦除烦安神，共奏清热化痰，除烦之功。

六、护理与预防

（一）预防

1. 孕妇应保持心情愉快，精神安宁，避免七情刺激。

2. 孕妇应饮食清淡而富有营养，禁烟酒，慎用药物。

3. 孕妇应谨摄寒温，劳逸适度。

4. 妊娠期应定期做产前检查，及时纠正胎位，争取顺利分娩，避免早产、难产及新生儿窒息。

5. 减少进食膨化食品及含有添加剂的食物，预防铅中毒。

6. 营造安静和谐的家庭环境，保证儿童有规律的生活，及时纠正孩子的不良习惯。

7. 保证充足的睡眠，合理喂养，避免小儿精神创伤及意外事故的发生。

8. 早期发现小儿的异常表现，及时疏导与治疗，防止攻击性、破坏性等危险行为产生。

（二）调护

1. 关心体谅患儿，对孩子的进步及时表扬，不伤害孩子的自尊心。切忌简单粗暴，应做到既不惩罚、打骂，也不溺爱、迁就孩子，以免加重精神创伤，抑或不能自制。

2. 帮助患儿树立信心，磨练意志，培养学习兴趣，给孩子以良好的教育和正确的心理指导。

第四节 湿 疹

一、概述

湿疹是由内外多种因素引起的一种具有明显渗出倾向的炎症性皮肤病。临床以皮损形态多样，对称分布，剧烈瘙痒，有渗出倾向，反复发作为特征。

中医典籍无此病名的专门记载，大多归属于"疹""疥""癣""疮"范畴。发于2岁以内的小儿，归属于中医学"奶癣""胎疮"范畴。本病发病特点：可泛发或局部，没有明显发病季节，可发生于任何年龄段，但以生后1~3个月发病尤为多见，一般1~2岁后渐轻，大多自愈，少数迁延不愈；有家族过敏史。

二、病因病机

本病多由内外因素引起。在内常因先天禀赋不足，乳食喂养不当，脾胃受损，湿热内生；在外感受风湿热邪，内外邪气相互搏结，郁于肌肤而致。其发病与脾、肺、心、肝等脏腑关系密切。

1. 禀赋不足，胎火湿热遗留　小儿先天禀赋不足，若孕母又嗜食辛辣刺激之品，湿热内蕴，母体胎火湿热遗于小儿，蕴于肌肤则发为湿疹。

2. 乳食喂养不当，调护失宜　小儿脾胃娇嫩，如若乳食喂养不当，脾胃容易受损，导致不能正常运化水谷，水湿内生，泛于肌肤；或者水湿郁而化热，湿热俱盛，搏于肌肤；或者平时调护不当，接触过敏物质、衣物摩擦、肥皂水洗等不良刺激，均可能诱发湿疹。

湿疹若迁延日久，易耗伤津血，导致血虚风燥，肌肤失养，容易反复发作，缠绵难愈。

三、辨证要点

1. 辨皮损形态　本病分急性、亚急性和慢性三类。急性者起病急，好发于患儿头面部，严重者可波及躯干和四肢，常呈对称分布，皮损多样。初起为丘疹及红斑，很快变为丘疱疹及小水疱，水疱破后糜烂，有黄色渗液或有黄白色浆液性痂覆盖，逐渐向四周蔓延。总之，急性者以丘疱疹为主，炎症明显，容易渗出；亚急性者红肿、渗液减轻，但仍有少量丘疹和丘疱疹，糜烂面结痂、脱屑，时间较长的皮损可有轻度浸润；慢性者皮肤粗糙肥厚，以干燥、脱屑、苔藓样变为主，常反复发作。

2. 辨皮损性质　皮损有脂溢性、湿性、干性之分。脂溢性多见于1~3个月的婴儿，一般在前额、面颊、眉间出现皮肤潮红，覆有黄色油腻鳞屑，头顶可见黄色发亮的结痂，颈部、腋下、腹股沟也常出现轻度糜烂，一般6个月后由于饮食结构的改善可自愈；湿性常好发于3~6个月的婴儿，患儿多外形肥胖、消化不良，可见红斑、丘疹、水疱、片状糜烂渗出，黄浆液性结痂，易继发感染；干性多发于6个月~1岁以上患儿，皮损潮红、干燥、脱屑，或有丘疹和片状浸润，常反复发作，不易痊愈。

3. 辨风湿热邪　湿热俱盛者，一般表现为皮疹以红斑、水疱，糜烂为主，伴有大便干燥，小便短赤，舌红苔黄腻，脉象滑数；脾虚湿盛者，皮疹以水疱、糜烂、渗液为主，伴有纳呆、大便溏泄，舌淡苔白腻；风邪为患，常表现为剧烈瘙痒。风、湿、热三种邪气常相互搏结，临证当辨清风湿热邪之轻重，随证加减。

四、施膳原则

（一）辨证施膳

1. 风盛型者　证见皮肤潮红，遇风痒甚且肿胀等。可采用疏散风邪之法，如食用薄荷、桑叶、菊花等。

2. 热盛型者　证见皮损红肿流水，瘙痒剧烈，尿黄，便秘等。可采用清热解毒之法，如食用绿豆、红小豆等。

3. 脾虚湿盛者　证见发病较缓，皮疹暗红不鲜，有水疱、渗液，伴有腹泻便溏、纳呆等脾虚症状。可采用益气健脾渗湿之法，可食用山药、薏米等。

4. 湿热俱盛者　证见发病较快，皮损常见红斑、丘疹、水疱、糜烂、黄水，大便秘结，小便短赤等。可采用清热利湿之法，如食用红小豆等。

5. 血虚风燥者　病程久，皮损反复发作，皮肤粗糙肥厚，皮疹干燥、脱屑、色素沉着等。可采用养血润燥，祛风止痒之法，如食用大枣、龙眼等。

（二）饮食宜忌

1. 乳母不宜过食蛋奶制品和辛辣香燥、鱼虾、鸡、鸭、牛、羊肉等发物。

2. 患儿少吃蛋奶制品和虾、蟹、鱼、牛、羊肉等腥味食品，畜禽水产品等血肉有情之品。

3. 属风寒者应少食凉性食物如绿豆、小麦等；属风热者则忌高粱、黄豆、栗子等；脾胃湿热盛，则少用黄豆、薯类、糯米等难消化食物。

五、食疗方法

（一）风盛型

【临床表现】皮肤泛发潮红，遇风痒甚且肿胀，舌质红，脉浮弦。

【施膳原则】疏散外风。

【食疗方】

苍耳子防风红糖煎

［组成］苍耳子60g，防风60g，红糖25g。

［制法］将苍耳子、防风加水浓煎熬膏，加红糖。

［应用］每次2汤匙，开水冲服。

［功效］发散风寒。

［方解］苍耳子解表散寒，防风解表散风，红糖为温热之品，有助散寒，三者配伍可发散风寒。

（二）热盛型

【临床表现】皮损红肿流水，瘙痒剧烈，尿黄，便秘，舌质红，苔黄，脉弦数。

【施膳原则】清热泻火解毒。

【食疗方】

白菜萝卜汤

［组成］新鲜白菜100g，胡萝卜100g，蜂蜜20ml。

［制法］将白菜、胡萝卜洗净切碎，按2碗菜1碗水的比例，先煮开水，然后加菜煮5分钟，即可食用。

［应用］饮汤时加入蜂蜜，每日2次。

［功效］清热泻火。

［方解］白菜清热除烦，胡萝卜健脾化滞、润燥，蜂蜜滋润，三者配伍既可清热泻火，又可润燥。

（三）脾虚湿盛型

【临床表现】发病较缓，皮疹暗红不鲜，有水疱、渗液，部分干燥结痂，瘙痒，伴有腹胀便溏、纳呆，或吐乳，舌淡苔白腻，脉濡缓，指纹淡红。

【施膳原则】健脾除湿止痒。

【食疗方】

绿豆苡米海带汤

［组成］绿豆30g，薏米30g，海带20g。

［制法］水煎，加红糖适量服。

［应用］每日1~2次。

［功效］健脾利水。

［方解］绿豆清解暑热、利水解毒；薏苡仁利水、健脾，为治疗皮肤病之佳品；海带消痰利水。三者配伍可健脾利水，治疗湿疹。

（四）湿热俱盛型

【临床表现】发病较快，皮损常见红斑、丘疹、水疱、糜烂，黄水淋漓，浸淫成片，或有结痂，瘙痒难忍，伴有烦躁不安或啼哭，食欲不振，小便短赤，大便干结，舌红苔黄腻，脉滑数，指纹青紫。

【施膳原则】清热利湿，祛风止痒。

【食疗方】

红豆薏米汤

［组成］红豆30g，薏米30g。

［制法］红豆和薏米提前浸泡，然后加水煎煮。

［应用］饮汤时加入蜂蜜，每日2次。

［功效］清热利湿。

［方解］红小豆利水消肿退黄，清热解毒消痈；薏米利湿渗湿、健脾，二者配伍可清热利湿。

（五）血虚风燥型

【临床表现】病程久，皮损反复发作，皮肤粗糙肥厚，皮疹干燥、脱屑、色素沉着，苔藓样改变，分布局限，瘙痒难忍，伴有口干，大便干结，舌淡苔薄白或苔少，脉弦细，指纹淡。

【施膳原则】养血润燥，祛风止痒。

【食疗方】

荆防归芍汤

［组成］荆芥3g，防风3g，当归6g，白芍6g。

［制法］水煎。

［应用］日1剂，分2次服用。

［功效］祛风，养血润燥。

［方解］荆芥、防风疏散外风，止痒；当归、白芍养血润燥。四者配伍共奏养血润燥，疏风止痒之功。

六、护理与预防

1. 乳母和幼儿不宜进食发物、辛辣香燥及厚味等。

2. 远离诱发湿疹的各种因素，如花粉、皮毛、化纤衣物、油漆等。

3. 避免强烈日光照射，不宜穿过厚衣物，可头部戴柔软的布帽，以减轻后枕部的摩擦。

4. 避免不良刺激，患处不要用热水擦洗或使用肥皂水等碱性刺激物；痂皮厚者不宜硬性剥除，可使用消毒麻油湿润，再轻轻去掉痂皮。

5. 保持皮肤清洁，修剪幼儿指甲，可用纱布或袜子套住患儿双手，防止患儿瘙抓，引起继发感染。

6. 急性发作期暂缓预防接种，避免接触单纯疱疹患者。

目标检测

答案解析

单项选择题

1. 形体极度消瘦，皮肤干瘪起皱，呈老人貌，毛发干枯结穗，精神萎靡，啼哭无力，泪少，腹凹陷如舟，不思纳食，大便稀薄或便秘。舌淡苔薄，脉沉细无力。最宜食用（　）
   A. 萝卜饼　　　B. 消食散　　　C. 保元茶　　　D. 归参鳝鱼羹　　　E. 椒香酸菜

2. 以下哪项不是小儿营养不良的防护原则（　）
   A. 提倡母乳喂养　　　　　　　　　B. 添加辅食越晚越好
   C. 防治疾病　　　　　　　　　　　D. 生长发育监测
   E. 执行合理的生活制度

3. 小儿大便稀溏，夹有乳片或食物残渣，大便气味酸臭或如败卵。泻前腹痛，吵闹，泻后痛减，不思乳食，腹胀拒按，嗳气酸臭。舌质淡红，舌苔厚腻，或微黄，脉滑实。不宜食用（　）
   A. 生姜红糖饮　　B. 麦芽糕　　　C. 消食方　　　D. 健脾饮　　　E. 内金苹果糊

4. 小儿大便如水样，内有不消化食物，泻下急迫，量多次频色黄，气味臭秽，肛门灼热，小便短赤。舌红，苔黄腻，脉滑数，指纹紫。宜食用（　）
   A. 防藿葱蔻粥　　B. 麦芽糕　　　C. 艾莲山药粉　　D. 二君子粥　　　E. 马齿苋粥

5. 小儿精神涣散，注意力不集中，面色少华，神疲乏力，纳差体瘦或虚胖，多动而不暴躁，伴有自汗盗汗，唇舌色淡，脉细弱无力。宜食用（　）
   A. 百合熟地龙齿汤　　　　　　　　B. 枸杞枣仁汤
   C. 二竹代茶汤　　　　　　　　　　D. 参枣桂圆粥
   E. 橘茹饮

6. 小儿皮肤泛发潮红，遇风痒甚且肿胀，舌质红，脉浮弦。宜食用（　）
   A. 白菜萝卜汤　　　　　　　　　　B. 绿豆苡米海带汤
   C. 苍耳子防风红糖煎　　　　　　　D. 红豆薏米汤
   E. 八珍糕

书网融合……

本章小结　　　题库

参考文献

［1］洪莉．营养教育（创新教材）［M］．北京：人民卫生出版社，2021．

［2］余桂恩．食品营养与卫生［M］．北京：高等教育出版社，2015．

［3］孙远明．食品营养学［M］．北京：科学出版社，2018．

［4］全国卫生专业技术资格考试专家编委员会．营养学［M］．北京：人民卫生出版社，2021．

［5］孙长颢．营养与食品卫生学．8版．北京：人民卫生出版社，2020．

［6］中国营养学会．中国居民膳食指南（2022）［M］．北京：人民卫生出版社，2022．